Dermatoscopia Diagnóstica

JB
A mi padre.

JP
A mi esposa Ana por todo su apoyo.

AC
A mi esposa Helen, a mis hijos Henry, Imogen y Thomas, y a mis padres John y Christine.

Dermatoscopia Diagnóstica

Guía ilustrada

SEGUNDA EDICIÓN

Jonathan Bowling MBChB FRCP

Dermatólogo Consultor, Oxford, Reino Unido

DIRECTORES CONSULTORES

John Paoli PhD

Profesor del Departamento de Dermatología y Venereología, Instituto de Ciencias Clínicas, Academia Sahlgrenska, Universidad de Gotemburgo
Dermatólogo Consultor, Hospital Universitario Sahlgrenska, Gotemburgo, Suecia

Alex Chamberlain MBBS (Hons) FACD

Profesor Adjunto de la Escuela Clínica Central, Universidad Monash
Dermatólogo Especialista, Servicio de Melanoma de Victoria,
Alfred Health, Prahran, Victoria, Australia

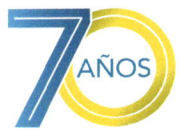

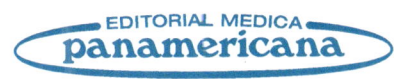

Desde 1953 formando Profesionales de la Salud

Buenos Aires - Bogotá - Madrid - México
www.medicapanamericana.com

Título del original en inglés
Diagnostic Dermoscopy. The ilustrated guide. 2nd edition/Jonathan Bowling
Copyright ©2022 by John Wiley & Sons Ltd.

Traducción y revisión científica de Editorial Médica Panamericana, efectuada por la doctora Adriana Morando.

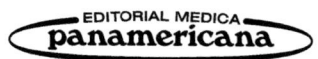

Visite nuestra página web:
http://www.medicapanamericana.com

ARGENTINA
Av. Maipú 1300, CP C1006ACT, Ciudad Autónoma de Buenos Aires, Argentina
e-mail: cinfo@medicapanamericana.com

COLOMBIA
Carrera 7a N° 69-19 – Bogotá DC., Colombia
Tel: (57-601) 314-5014 / 345-4508
e-mail: infomp@medicapanamericana.com.co

ESPAÑA
Calle Sauceda 10, 5a planta (28050) – Madrid, España
Tel: (34-91) 1317800 / Fax: (34-91) 4570919
e-mail: info@medicapanamericana.es

MÉXICO
Av. Miguel de Cervantes Saavedra N°233 piso 8, Oficina 801, Colonia Granada, Alcaldía Miguel Hidalgo, C.P. 11520, Ciudad de México, México
Tel: (52-55) 5250-0664
e-mail: infomp@medicapanamericana.com.mx

ISBN: 978-84-1106-245-9 (Versión impresa + Versión digital)
ISBN: 978-84-1106-246-6 (Versión digital)

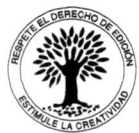

Ilustración de cubierta: Imagen de Adobe Stock. Doctor examining patient skin moles with dermoscope.

© 2025, EDITORIAL MÉDICA PANAMERICANA, S. A.
Sauceda, 10, 5ª planta - 28050 Madrid
Depósito legal: M-11217-2024
Impreso en España

Índice

3-3. Melanoma: características dermatoscópicas

3-4. Melanoma: contextos de alto riesgo

Capítulo 4. Lesiones no melanocíticas

Capítulo 5. Carcinoma basocelular

Capítulo 6. Displasia queratinocítica

Capítulo 7. Sitios especiales

7-1. Lesiones melanocíticas acrales

7-2. Onicoscopia

7-3. Lesiones faciales

7-4. Lesiones del cuero cabelludo

7-5. Tricoscopia

Capítulo 8. Lesiones vasculares

Capítulo 9. Inflamoscopia

Capítulo 10. Genodermatosis

Capítulo 11. Entomodermoscopia

Capítulo 12. Otras lesiones

Prefacio

Desde la primera edición de este libro de texto, hace 10 años, la utilización de la dermatoscopia ha evolucionado constantemente. Aunque los principios y la tecnología siguen siendo relativamente los mismos, el principal desarrollo se relaciona con el lenguaje y la terminología utilizados, y la adopción generalizada de la dermatoscopia en la práctica clínica, más allá del diagnóstico de lesiones cutáneas solamente.

Una tendencia en evolución ha sido describir las estructuras dermatoscópicas en un lenguaje o terminología que se traduzcan fácilmente en todo el mundo. Esto significa que el futuro de la dermatoscopia, y este libro de texto, tendrá menos "nubes xantomatosas" y "vasos de flor de cerezo" y más puntos, glóbulos, manchas, círculos y líneas.

Tener un lenguaje reproducible es claramente una ventaja para la educación y el aprendizaje, que reduce la incertidumbre y el potencial de mala comunicación. Además, este lenguaje minimalista se presta a aplicaciones más amplias, desde la teledermatoscopia hasta la inteligencia artificial.

Por lo tanto, siempre que ha sido posible, este libro ha evolucionado y adaptado su terminología para abrazar esta nueva estandarización del lenguaje dermatoscópico. Sin embargo, habrá escenarios y ejemplos donde las descripciones históricas se conservan para dar más detalle y riqueza a la paleta diagnóstica y descriptiva; esperamos que el lector comprenda esta estrategia y no sea causa de confusión.

El aprendizaje es un proceso complejo que está influenciado por muchos factores. Cómo aprendemos es único para cada individuo. El mantra médico histórico de "ver uno, hacer uno, enseñar uno" se ha repetido durante generaciones, especialmente cuando se aprenden tareas basadas en procedimientos. Sin embargo, este mantra no es relevante para el ámbito diagnóstico, ya que claramente sería necesario ver más de dos melanomas antes de ser competente en el diagnóstico de melanoma. Asimismo, para mejorar el diagnóstico clínico, confiamos en la experiencia basada en la exposición clínica repetida, la enseñanza clínica, además de aprender de una variedad de medios médicos. En esta edición, nuestro objetivo ha sido aumentar el aprendizaje sobre los cánceres de piel y particularmente el melanoma, destacando sus formas de presentación, que son muchas. Pero, en lugar de atribuir el diagnóstico de melanoma como mercurial, impredecible y aleatorio, hemos ilustrado patrones morfológicos distintos y reproducibles que crean un mapa morfológico del melanoma. Además, al ilustrar muchos ejemplos de cada característica, pretendemos influir en el aprendizaje perceptual y, por lo tanto, aumentar la confianza y la capacidad diagnóstica de los lectores para la detección del melanoma.

Comprender las presentaciones de este diagnóstico médico más maligno es el objetivo principal de este libro porque el diagnóstico temprano es el factor más importante para influir en la supervivencia del melanoma.

Estos cambios no habrían sido posibles sin las valiosas contribuciones de mis coeditores, Alex Chamberlain y John Paoli. Ambos son conocidos internacionalmente por su entusiasmo por la educación en dermatoscopia y su experiencia dermatológica. A lo largo de este proyecto, he aprendido numerosas perlas de sabiduría de estos apasionados del diagnóstico. Alex tiene un talento natural para la edición y cuando se combina con el enfoque multilingüe de John a la literatura dermatoscópica, el resultado es un texto completo, enfocado y mejorado. Su experiencia en dermatoscopia ha enriquecido este libro con consejos expertos, referencias precisas y estandarización de terminología.

Juntos, este trío dermatoscópico ha pasado muchos meses creando y editando contenido, y destilando el mensaje del diagnóstico en un texto conciso y legible. Esperamos que el lector esté de acuerdo y lo encuentre una valiosa adición a su práctica clínica.

Jonathan Bowling

Ha sido un gran placer unirme a mis colegas John Paoli y Jonathan Bowling en la coedición de la segunda edición de Dermatoscopia Diagnóstica. Guía ilustrada. Me siento afortunado de haber comenzado mi camino en la dermatología justo cuando la dermatoscopia estaba despegando como una nueva disciplina, de ahí mi fascinación e interés. Este texto reúne más de 60 años de experiencia colectiva en dermatoscopia, y la distancia entre nuestras ciudades natales en polos opuestos del mundo no ha disminuido el proceso colaborativo en lo más mínimo. Debo mucho a mentores, tanto en Australia como en el extranjero, y a expertos mundiales con los que he tenido el privilegio de conectarme en reuniones y congresos. No hay duda de que la dermatoscopia ha cambiado absolutamente la forma en que abordamos el diagnóstico de las lesiones cutáneas y, con los esfuerzos de investigación concertados de muchos, ¡el campo ha seguido evolucionando justo cuando pensábamos que ya todo se había descrito! Insto a aquellos que están al principio del camino a continuar su desarrollo profesional a través de la lectura, la reflexión y la auditoría, ya que nunca dejamos de aprender.

Me gustó mucho la primera edición del "libro de Bowling". Era muy legible, las imágenes eran excelentes y las perlas no estaban alineadas con algoritmos. Lo recomendé con gusto a los estudiantes y, de hecho, lo respaldé para la lista de lectura requerida para el Australasian College of Dermatologists. Mi breve tiempo trabajando con Jonathan, en 2007, en Oxford fue un período fructífero, y estoy emocionado de que hayamos podido colaborar nuevamente muchos años después. Este texto está dirigido a todos los profesionales de la salud que quieran emplear un dermatoscopio. Sus contenidos se han ampliado con naturalidad desde la primera edición. Con suerte, generará mayor entusiasmo entre los lectores para compartir la pasión, enseñar, publicar y seguir empujando los límites del diagnóstico no invasivo.

Alex Chamberlain

Desde que comencé a enseñar dermatoscopia he recomendado la primera edición de Dermatoscopia Diagnóstica. Guía ilustrada, de Jonathan Bowling, a mis estudiantes. La combinación de descripciones concisas y simples de hallazgos dermatoscópicos, la vasta colección de casos y la codificación práctica de colores para un acceso rápido al capítulo de interés lo convierten en una obra de referencia fantástica para todos los que aprenden dermatoscopia. Por lo tanto, ha sido un enorme honor ser invitado a contribuir como editor consultor, junto con Alex Chamberlain, a esta nueva edición. La segunda edición ofrece aún más casos para disfrutar y aprender, y mantiene el concepto ganador de Jonathan de textos breves, pero completos, presentados de manera ordenada. Los capítulos sobre lesiones melanocíticas y melanoma han crecido considerablemente. El de melanoma se ha dividido en cuatro secciones separadas y el capítulo anterior sobre sitios especiales ahora se ha convertido en el número cinco para una lectura y comprensión aún más fáciles. Además, se han agregado nuevos diagnósticos al capítulo de dermatología general, y se han incorporado capítulos completamente nuevos sobre estructuras vasculares, condiciones genéticas, entomodermatoscopia y escenarios clínicos diversos. Además de nuevas imágenes y una categorización de capítulos más práctica, también se ha aumentado el número de valiosos consejos clínicos y referencias, que ahora se pueden encontrar en la parte inferior de prácticamente todas las páginas. Finalmente, la terminología dermatoscópica se ha modernizado y estandarizado tanto como ha sido posible para evitar confusiones al comparar nuestro libro con otra literatura moderna relevante sobre dermatoscopia.

Ha sido un verdadero privilegio y una experiencia muy gratificante colaborar con Jonathan y Alex en este libro. Disfruté mucho de nuestras reuniones semanales a través de Zoom y las conversaciones por correo electrónico y discusiones de WhatsApp, que nos ayudaron a superar las diferencias horarias de diez horas y convirtieron el viaje que llevó al producto final en una verdadera aventura. Los cambios y optimizaciones fueron el resultado de un trabajo en equipo fructífero y nuestra pasión compartida por la dermatoscopia y la enseñanza. En general, estoy muy seguro de que este libro será disfrutado por usted, lector.

John Paoli

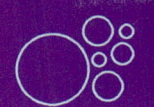

La dermatoscopia ha sido definitivamente adoptada por los dermatólogos y todos aquellos involucrados en el diagnóstico del cáncer de piel como el método de referencia para el examen clínico y el diagnóstico. Es simple de utilizar, rápida de aplicar y requiere muy pocos recursos adicionales, además del propio dispositivo de dermatoscopia o dermatoscopio.

Sin embargo, si no se comprende la utilidad de la dermatoscopia en la práctica clínica más amplia, es posible que el médico no pueda aprovechar todo su potencial diagnóstico.

Formato e imágenes

Este libro es específicamente un texto con énfasis en el diagnóstico y solo en el diagnóstico. De esta manera, el lector encontrará en él una guía completa de las presentaciones más habituales de las lesiones cutáneas observadas en las clínicas y también de algunas de las menos frecuentes. A partir de este punto inicial del diagnóstico se desarrolla el resto del manejo médico. Con un diagnóstico más fiable, se puede lograr reducir la realización de biopsias innecesarias, lo cual libera recursos para satisfacer la creciente demanda secundaria al aumento de las tasas de cáncer de piel. Además, la detección de cáncer de piel en una etapa evolutiva más temprana insume menos recursos de tratamiento médico y quirúrgico, y reduce la morbimortalidad del paciente.

En cada tema desarrollado, las imágenes clínicas se encuadran en modos estandarizados de iluminación y de orientación que ayuden al reconocimiento, además de ilustrar las principales características clínicas. La imagen dermatoscópica contigua se centra en las características diagnósticas clave que, combinadas con la información clínica, serían suficientes para arribar a un diagnóstico específico o, por lo menos, a un diagnóstico diferencial limitado.

En todos los casos posibles, se han tomado imágenes de afecciones en diversos tonos de piel, con distintos dispositivos de dermatoscopia y en diferentes modos de imagen para ilustrar la amplia variedad de presentaciones para el médico.

Por consiguiente, es previsible que este libro se convertirá en una guía fácil de usar en la práctica clínica no solo por médicos y enfermeras, sino también por cualquier personal paramédico auxiliar que participe en el diagnóstico de lesiones cutáneas.

Teledermatoscopia

Este formato también es adecuado para el creciente campo de la teledermatoscopia.

Dado que la teledermatoscopia se está convirtiendo en una parte integral de la práctica clínica, es útil contar con una colección de casos ilustrados como referencia. Por lo tanto, a lo largo de este libro, en cada tema analizado se incluye un conjunto mínimo de datos con una breve descripción clínica de la lesión, el sitio anatómico, la edad y el sexo del paciente, una imagen clínica clara y la imagen dermatoscópica correspondiente que destaca una característica diagnóstica. En consecuencia, este libro de texto se convierte en un manual de referencia útil, de más de 500 casos, para cualquier persona involucrada en las consultas de teledermatoscopia.

Dispositivos dermatoscópicos

En los últimos 10 años, el mayor cambio en los dermatoscopios ha sido la estandarización y la incorporación de modos de imagen con luz polarizada y sin luz polarizada en la mayoría de los equipos. Esto determina un aumento de la información diagnóstica dermatoscópica disponible para la interpretación; un simple botón para alternar o pulsar permite cambiar entre los dos modos de imagen y se puede crear en la "corteza occipital" una imagen compuesta para la interpretación y el diagnóstico.

Existen múltiples dispositivos que el médico puede elegir. Este libro no tiene como objetivo aconsejar qué dispositivo es el más adecuado para el médico: solo se podría recomendar que el dispositivo elegido tenga una calidad que permita que el usuario pueda ver una imagen clara y brillante para la interpretación. Asimismo, el dispositivo debe ser lo suficientemente resistente para un uso diario regular y tener un diseño ergonómico que resulte cómodo para la mano del médico. La óptica de alta calidad asegurará una imagen enfocada nítida para la interpretación o la captura de imágenes con una cámara. El tamaño del campo de visión debe proporcionar una imagen clara, pero no demasiado grande, ya que puede comprometer la óptica o la utilidad.

Una consideración importante para todos los dispositivos es la capacidad de que el dermatoscopio se mantenga completamente cargado durante el uso clínico.

En consecuencia, por las variables antes mencionadas, no sería inusual que el entusiasta de la dermatoscopia utilizara más de un dermatoscopio de manera regular.

Optar por el dermatoscopio más adecuado para la propia práctica es una elección personal del médico. Lo más importante es que el profesional seleccione uno que le resulte cómodo y que se adapte a su objetivo de práctica clínica.

Correlación clínica e histopatológica

Cabe destacar que el diagnóstico clínico es un proceso complejo, que se basa en la suma de toda la información clínica relevante de la anamnesis, la exploración clínica y el examen dermatoscópico. Además, no se puede subestimar la importancia de la estrecha correlación clínico-patológica. Como la dermatoscopia proporciona una vista aérea horizontal de las microestructuras de la piel, siempre se deben proporcionar los resultados dermatoscópicos (además de la anamnesis detallada y los hallazgos del examen clínico) en todas las muestras enviadas para histopatología. Para ayudar al diagnóstico y mejorar la calidad del informe, se pueden incorporar refinamientos simples, como marcar la muestra para la orientación o agregar un mapa de la zona de interés patológico.

Si persiste la preocupación clínica, pese al informe histopatológico, se aconseja realizar una revisión del caso con colegas de histopatología para garantizar que se arribe, finalmente, al diagnóstico correcto en beneficio del paciente.

Por ser el responsable de las propias decisiones, el médico debe basarlas en la mejor evidencia posible. Es el deseo de los autores que este libro sea de utilidad en este proceso.

El diagnóstico está en los detalles.

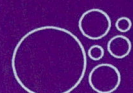
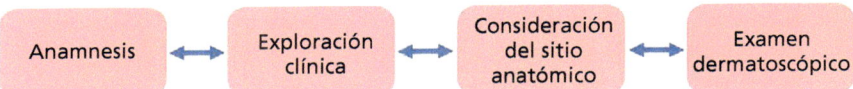

Anamnesis ⟷ Exploración clínica ⟷ Consideración del sitio anatómico ⟷ Examen dermatoscópico

Un diagnóstico clínico se basa en la suma de los componentes disponibles para la interpretación. No es un hilo continuo que avanza, sino una trama dinámica y multientrelazada. La información de cada paso progresivo, la anamnesis, la exploración, las especificidades del sitio y la dermatoscopia deberían ser retransmitidas a las etapas previas para guiar el análisis y refinar el proceso del diagnóstico. De esta manera, las características que inicialmente solo se consideraban visibles mediante la dermatoscopia ahora también pueden observarse en el examen clínico.

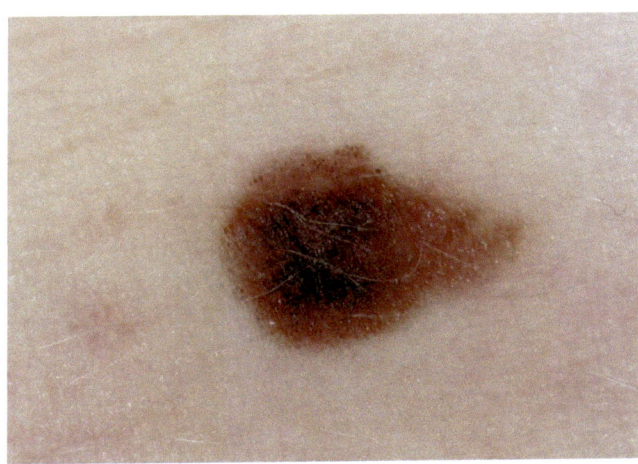
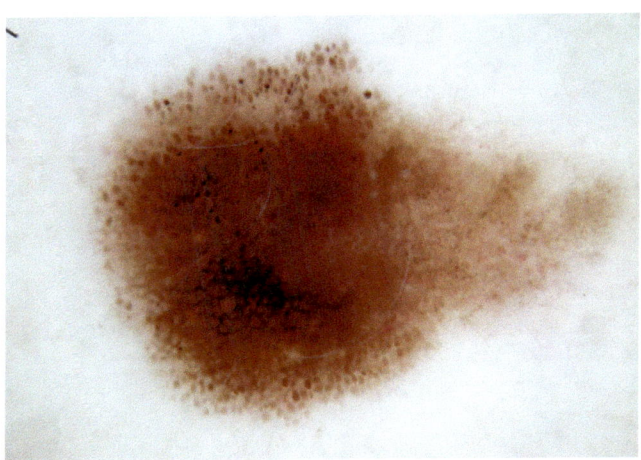

Mácula pigmentada en el brazo de una mujer de 40 años confirmada como un melanoma extensivo superficial (MES) de 0,3 mm de espesor: la dermatoscopia muestra glóbulos irregulares excéntricos que ahora también pueden visualizarse al revisar la imagen clínica.

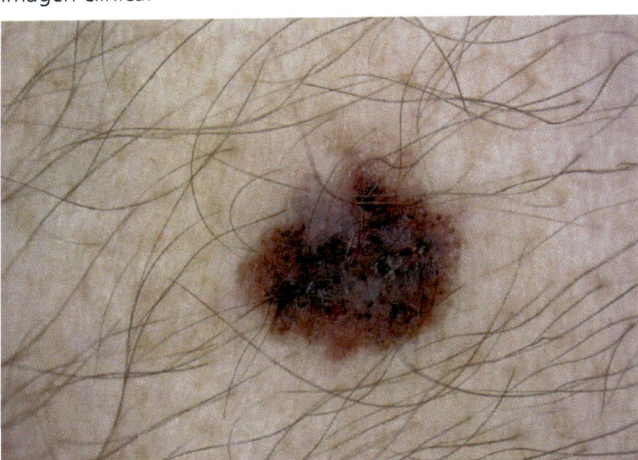
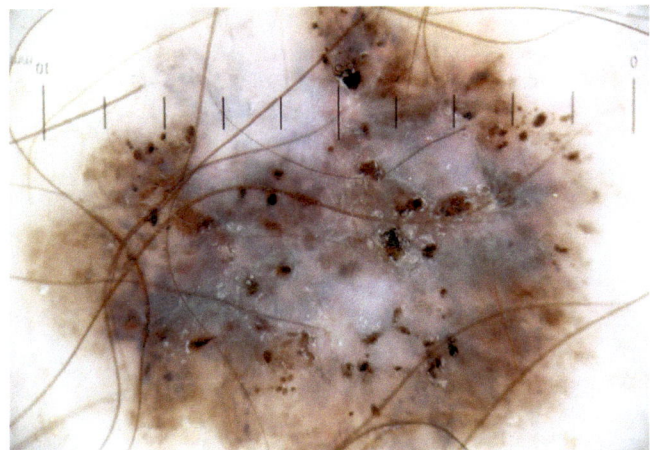

Mácula de pigmentación variable en el brazo de una mujer de 60 años confirmada como un MES de 0,8 mm de espesor: la dermatoscopia muestra regresión excéntrica y glóbulos pigmentados atípicos que ahora también pueden observarse al revisar la imagen clínica.

El objetivo es mejorar y refinar constantemente el examen clínico mediante la revaluación clínica de las estructuras morfológicas una vez que han sido identificadas en la dermatoscopia.

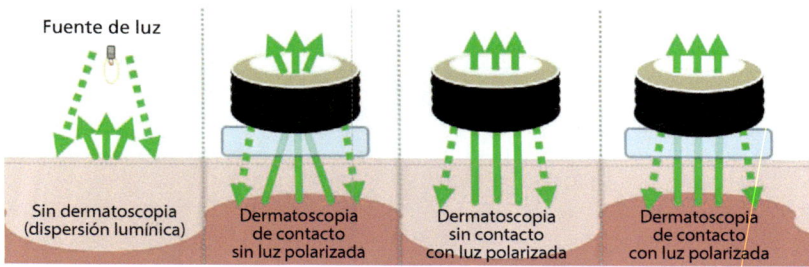

La piel no es lisa, sino una capa de escamas cutáneas superpuestas que dispersan la luz cuando son iluminadas, lo que compromete la visualización de sus estructuras internas. Esta dispersión de luz se puede superar mediante la aplicación de un medio de interfaz superficial, como gel de alcohol, o el uso de luz polarizada. Los dermatoscopios con una fuente de luz interna y una magnificación 10× se han convertido en los dispositivos de diagnóstico estándar para el examen de las lesiones cutáneas. Al combinar la dermatoscopia de contacto con luz polarizada y sin luz polarizada, se puede observar el máximo detalle diagnóstico.

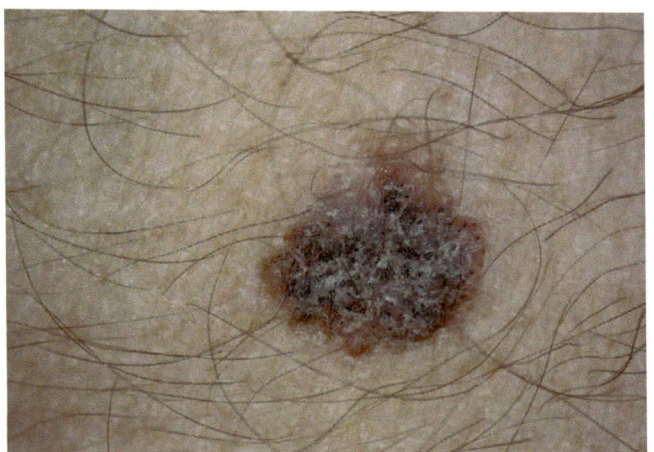 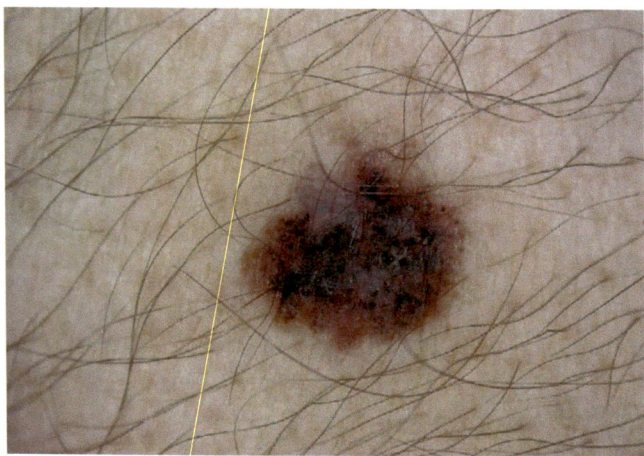

Los detalles observados en este MES de 0,8 mm de espesor se visualizan con mayor claridad en el examen clínico tras la eliminación de la dispersión lumínica mediante la aplicación de gel de alcohol.

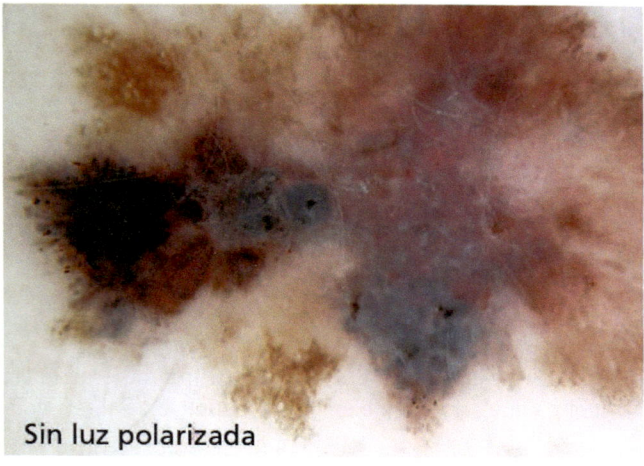 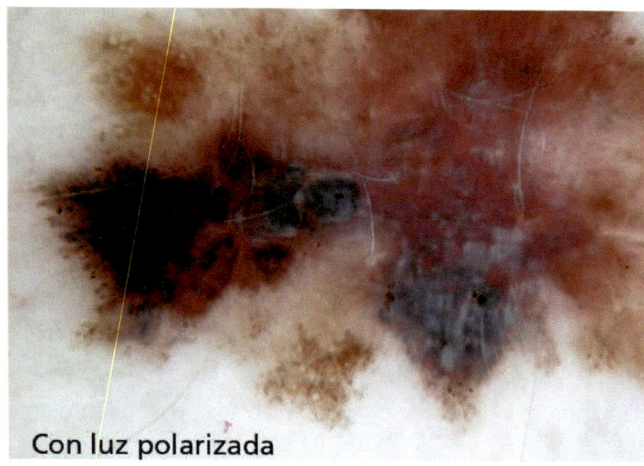

La combinación de las características dermatoscópicas de ambos modos de imagen, con luz polarizada y sin luz polarizada, aporta la máxima información para el diagnóstico de este MES de 0,8 mm de espesor.

La aplicación de alcohol en gel en la lesión cutánea antes de los exámenes clínico y dermatoscópico reduce la dispersión lumínica y ayuda al diagnóstico.

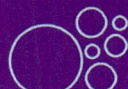

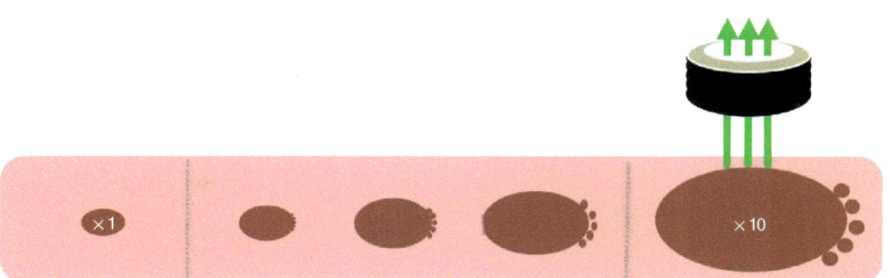

Los dispositivos de magnificación se han utilizado en la práctica clínica durante siglos. Gracias a la magnificación cada vez mayor, las microestructuras de la piel, invisibles a simple vista, de pronto se tornan visibles. Estas características sutiles pueden ser los únicos signos que permiten un diagnóstico temprano de melanoma; por lo tanto, se deben examinar tantas lesiones como sea posible con dermatoscopia, en lugar de preseleccionar a simple vista unas pocas. Los dispositivos dermatoscópicos varían en magnificación, aunque los de 10× se han convertido en el estándar.

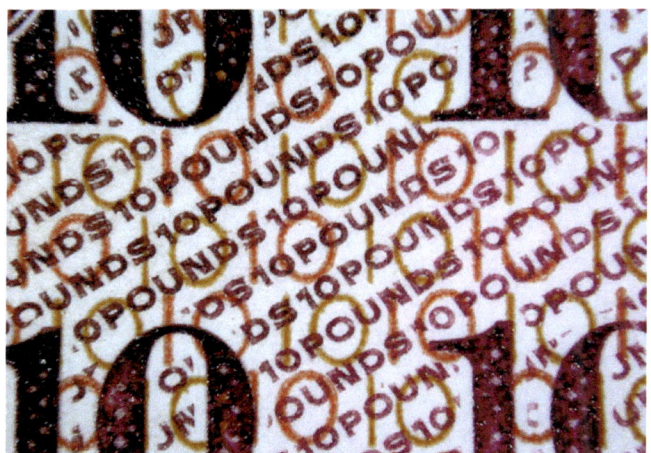

Estos billetes de bancos internacionales muestran la microimpresión, que solo es visible por dermatoscopia, e ilustran las limitaciones para detectar los detalles diagnósticos con la observación a simple vista.

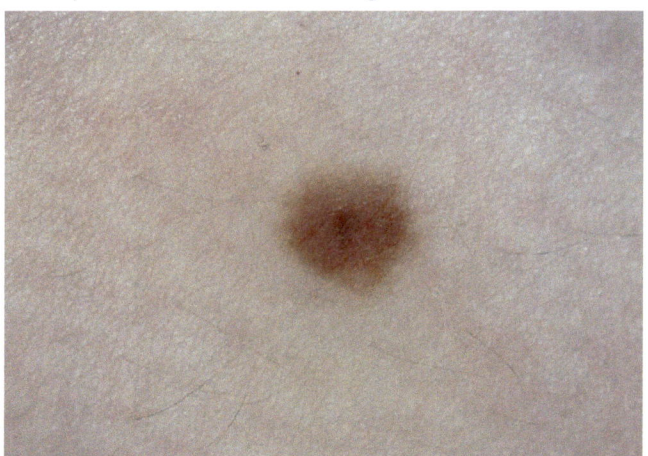

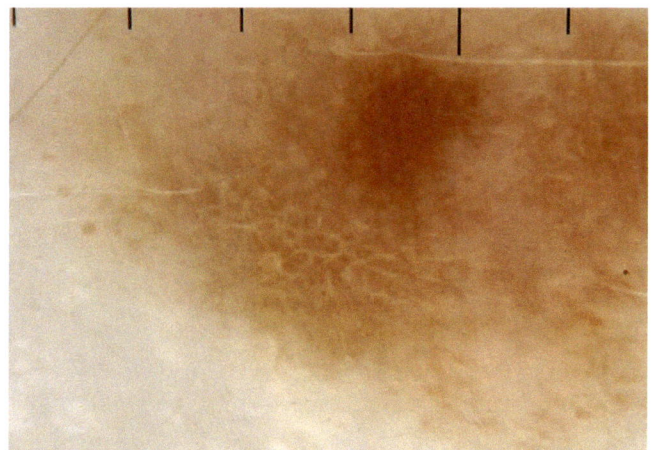

Lesión melanocítica en la rodilla de una mujer de 25 años: la dermatoscopia muestra glóbulos de pigmento excéntricos y un foco de red negativa, en este caso de melanoma *in situ*, que solo son evidentes en la dermatoscopia.

Dinnes J, et al. Dermoscopy, with and without visual inspection, for diagnosing melanoma in adults. *Cochrane DatabaseSyst Rev* 2018;12(12):CD011902.

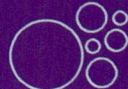

La melanina es el cromóforo pigmentario dominante en la piel, y existe en dos formas: eumelanina (color pardo y negro) y feomelanina (rojo y amarillo). Los colores dentro de las lesiones cutáneas melanocíticas dependen no solo de la proporción entre eumelanina y feomelanina, sino también de la profundidad del pigmento en la piel. El color negro se ve cuando hay eumelanina en la epidermis superior, los marrones cuando esta se localiza en la epidermis, el gris cuando se encuentra en la dermis papilar y el azul pizarra cuando se localiza en la dermis más profunda.

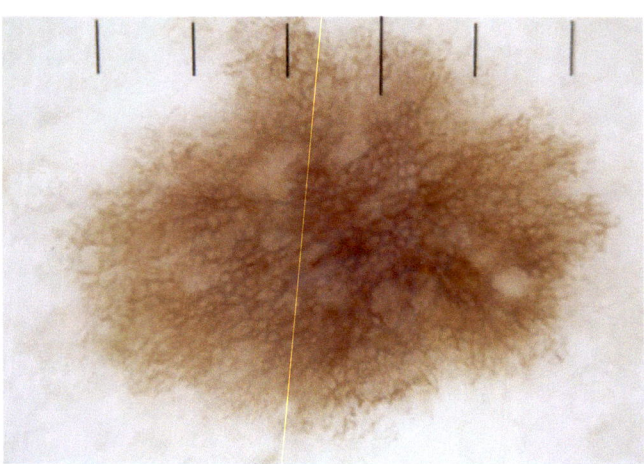

El negro es una característica de la eumelanina localizada en la parte superior de la epidermis y puede observarse en los lentigos en mancha de tinta, los nevos de Spitz y el melanoma; el pardo (marrón) es el color observado con más frecuencia en las lesiones melanocíticas y se debe a la melanina epidérmica.

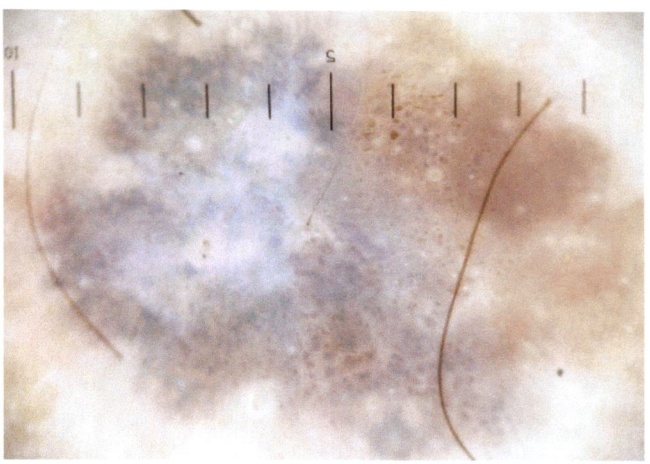

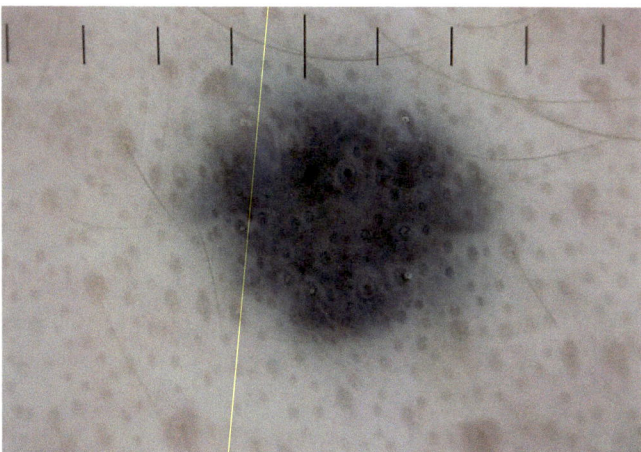

La pigmentación gris se observa cuando la eumelanina se encuentra en la dermis papilar (p. ej., regresión) y el azul pizarra, cuando la eumelanina se encuentra en la dermis más profunda (p. ej., nevos azules).

Nota: la pigmentación de melanina puede ser una característica dominante de los tumores no melanocíticos, como las queratosis seborreicas y los carcinomas basocelulares (CBC) pigmentados, en los cuales los agregados tumorales acumulan melanina de los melanocitos vecinos.

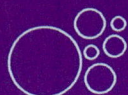
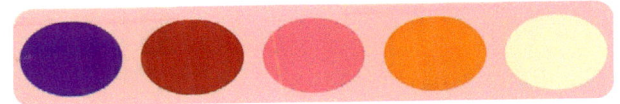

Los cromóforos no-eumelanina de la piel incluyen feomelanina (rojo y amarillo), hemoglobina (rojo y morado), queratina (blanco y amarillo), lípidos (amarillo) y colágeno (blanco). Las lesiones con estos cromóforos pueden mostrar una variedad de colores que varían de rojo, rosado, naranja, amarillo, crema a blanco. Si estos colores predominan en la lesión cutánea, el diagnóstico diferencial debe ampliarse para incluir no solo las lesiones cutáneas melanocíticas, sino también las lesiones cutáneas no melanocíticas, inflamatorias e infecciosas.

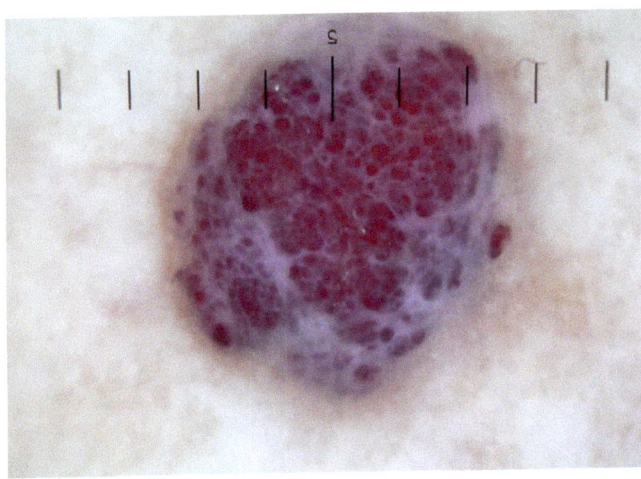

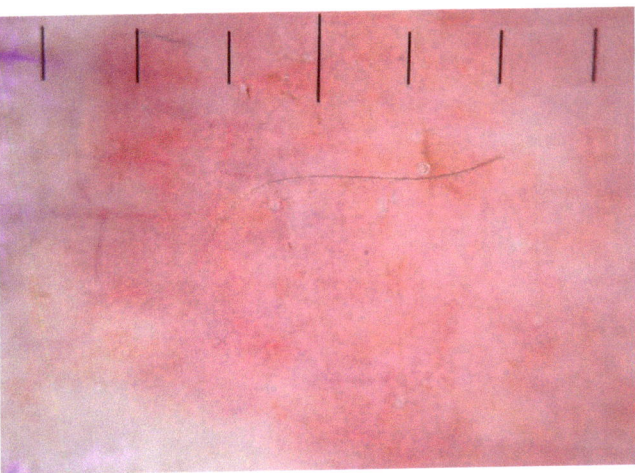

Los colores morado y rojo son típicos de las lesiones vasculares: el color rosa es muy inespecífico y puede observarse en lesiones melanocíticas, no melanocíticas, infecciosas o inflamatorias.

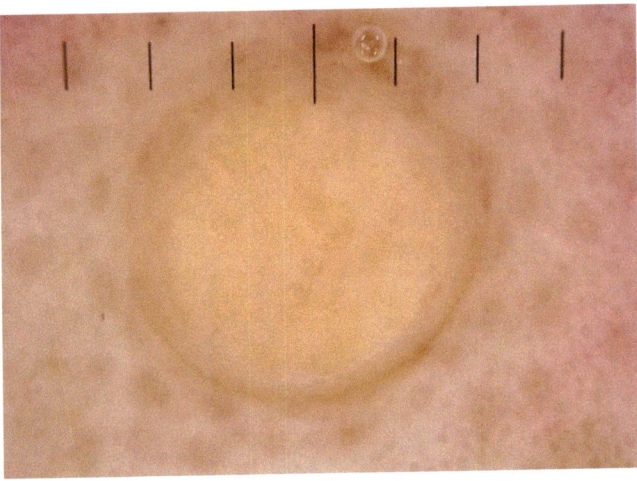

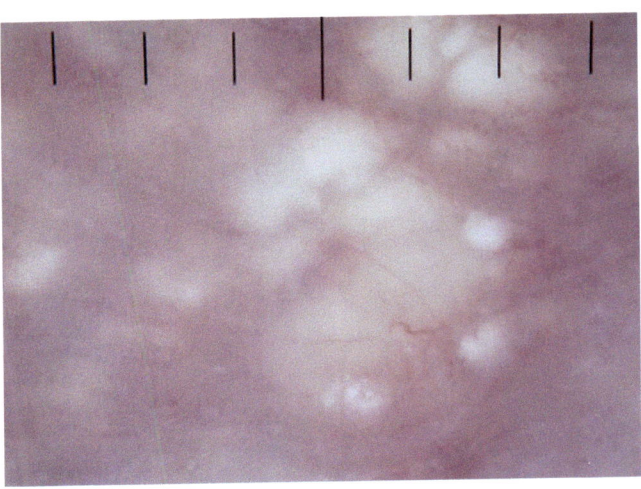

El naranja es un color que suele observarse en lesiones melanocíticas (feomelanina), linfáticas, granulomatosas y xantogranulomatosas; el color amarillo cremoso aparece en lesiones queratinizantes, xantomas, tofos gotosos y lesiones sebáceas.

Se debe prestar mucha atención a la lesión rosa solitaria. Las lesiones cutáneas rosas pueden ser melanocíticas, no melanocíticas, infecciosas o inflamatorias. El diagnóstico debe basarse en la anamnesis, el examen clínico, la dermatoscopia y, cuando esté indicado, la histopatología.

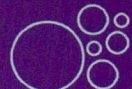

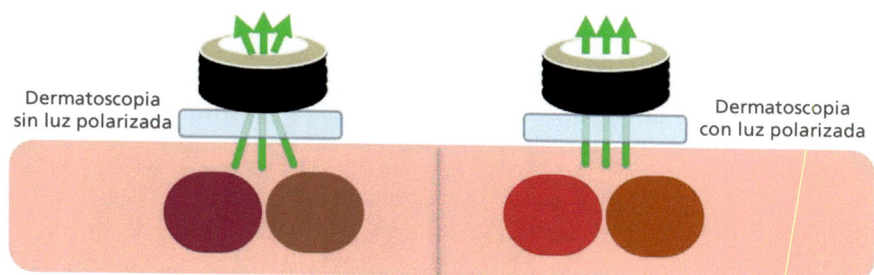

Se observan diferencias sutiles en la percepción del color entre los modos de imagen con luz polarizada y sin luz polarizada. Los cambios de color más notables se observan en las lesiones rojas y marrones. En la dermatoscopia con luz polarizada, los rojos y marrones parecen más intensos y brillantes. En la dermatoscopia sin luz polarizada, los rojos tienen un tono más morado y los marrones, un matiz más opaco. Estos cambios de color sutiles rara vez causan preocupación diagnóstica, aunque esto debe considerarse si se intentara estandarizar la imagen para la documentación o el seguimiento.

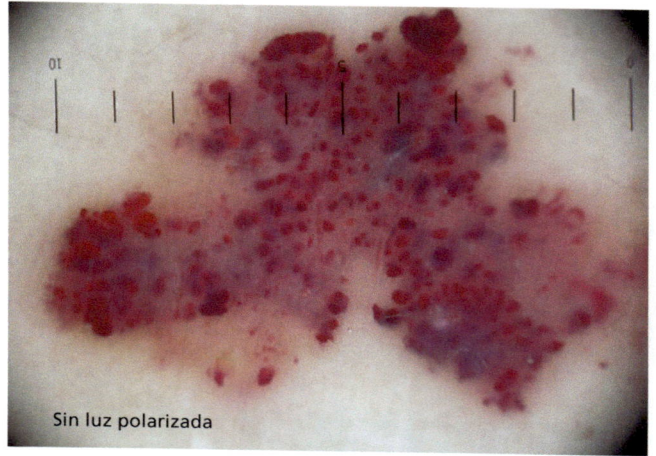

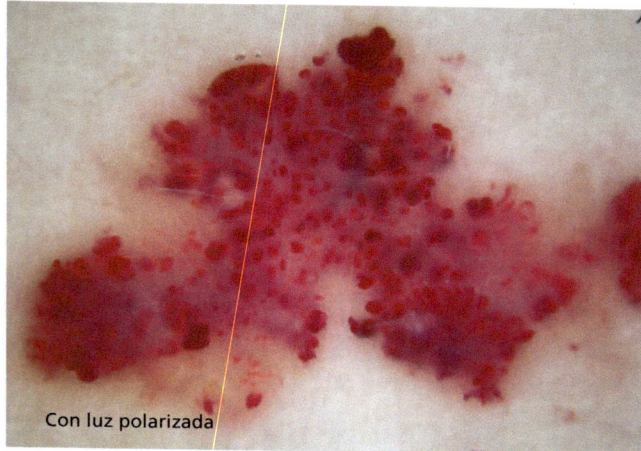

Dos imágenes dermatoscópicas de un hemangioma benigno que muestran los cambios sutiles de color rojo/morado del modo de imagen sin luz polarizada al de luz polarizada.

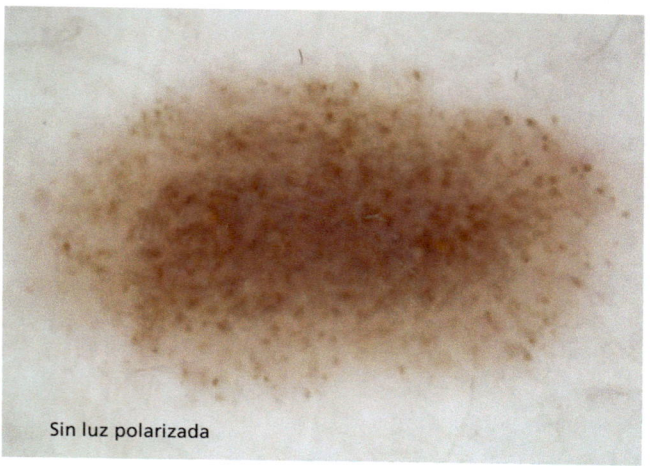

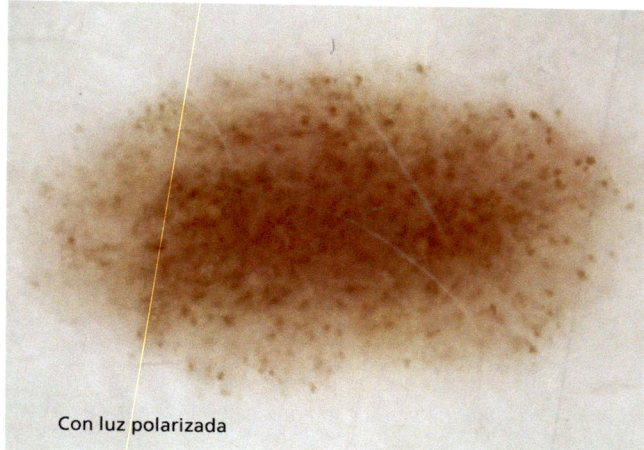

Dos imágenes dermatoscópicas de un nevo melanocítico que muestran los sutiles cambios de color pardo del modo de imagen sin luz polarizada al de luz polarizada.

Cuando se toman imágenes para comparar el cuadro inicial con el seguimiento, siempre que sea posible, asegúrese de utilizar los mismos modos de imagen y los mismos sistemas de dispositivo y cámara.

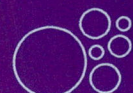

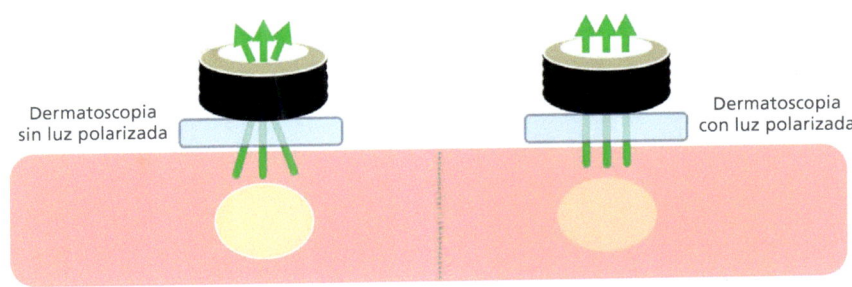

Dermatoscopia sin luz polarizada

Dermatoscopia con luz polarizada

Los dispositivos dermatoscópicos modernos ofrecen la oportunidad de examinar lesiones cutáneas en ambos modos de imagen: con luz polarizada o sin ella. De esta manera, pueden observarse cambios sutiles entre los dos modos de imagen. Es frecuente ver focos de queratina intraepidérmica en las queratosis seborreicas, pero también en una variedad de lesiones cutáneas, incluidas lesiones melanocíticas. En la dermatoscopia sin luz polarizada, aparecen como glóbulos amarillo-blancos brillantes, y en la dermatoscopia con luz polarizada son menos visibles.

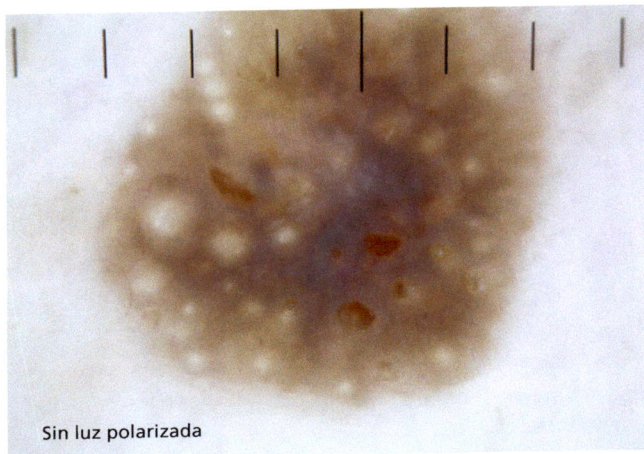

Sin luz polarizada

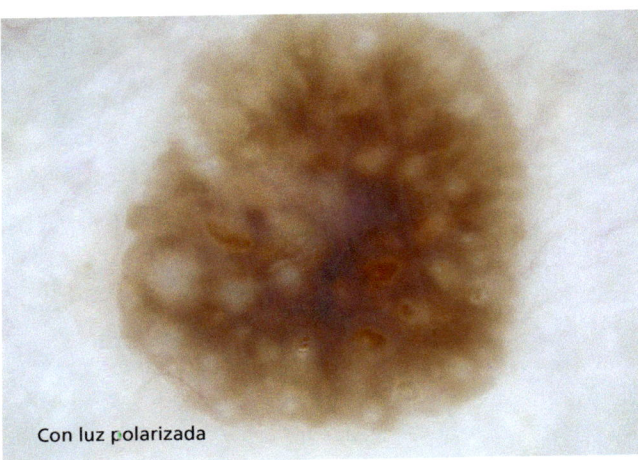

Con luz polarizada

En esta queratosis seborreica se pueden observar, mediante dermatoscopia sin luz polarizada, focos de queratina intraepidérmica como glóbulos amarillos bien definidos y brillantes; en cambio, en la dermatoscopia con luz polarizada aparecen como zonas borrosas y pálidas.

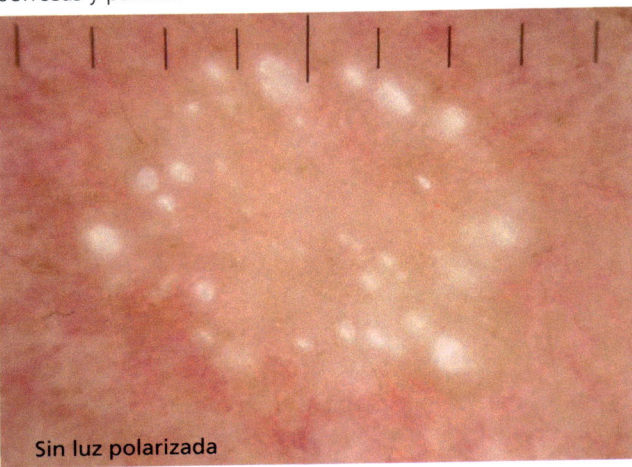

Sin luz polarizada

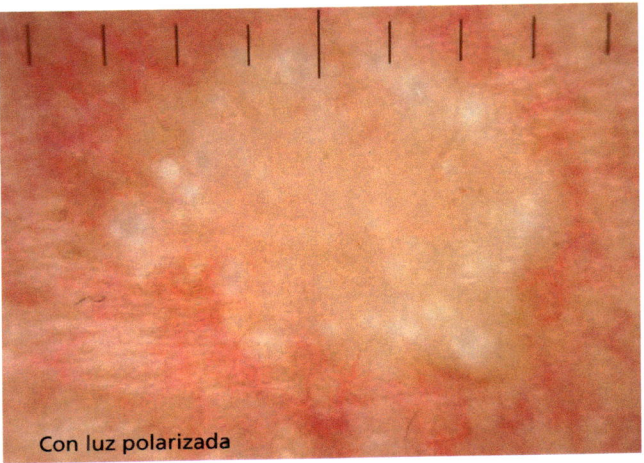

Con luz polarizada

En este carcinoma basocelular, la dermatoscopia de contacto muestra glóbulos amarillo-blancos brillantes y bien definidos; en cambio, en la dermatoscopia con luz polarizada son menos evidentes.

Cambiar entre los modos de imagen puede ayudar a ilustrar características para el diagnóstico.

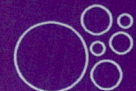

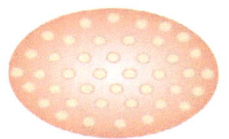 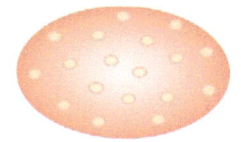 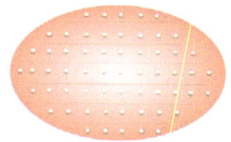

Las lesiones cutáneas de diferentes sitios presentan características modificadas debido a las estructuras específicas de la localización anatómica local. La piel del rostro tiene una mayor densidad de unidades foliculares y una reducción de las crestas interpapilares que la del tronco, cuya densidad folicular es menor y las crestas interpapilares son más pronunciadas. La piel acral carece de folículos pilosos, pero muestra un aumento de los conductos sudoríparos, que en la dermatoscopia se visualizan como puntos blancos a lo largo de las crestas de los dermatoglifos. Los tonos de piel más oscuros destacan estas características basales de la piel normal.

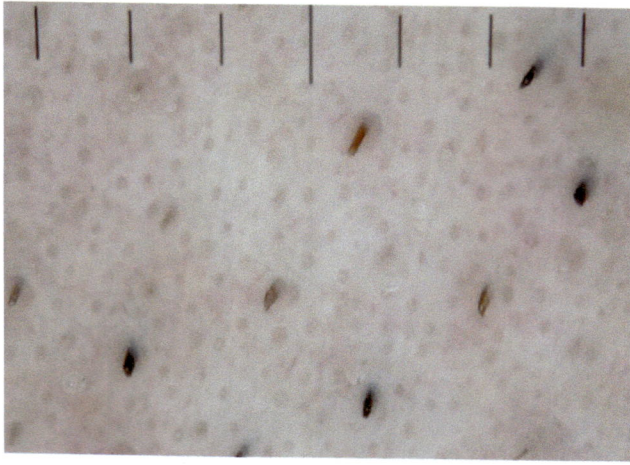 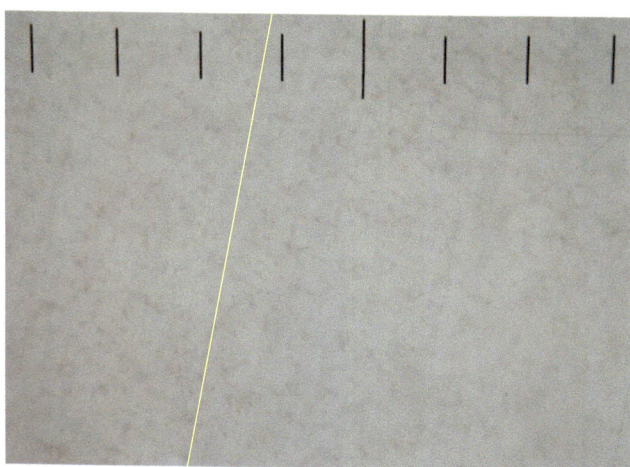

Dermatoscopia de la piel del rostro de un hombre de piel clara, que muestra mayor densidad folicular, con folículos pilosos maduros. La dermatoscopia de la piel del tronco de este mismo paciente muestra menos folículos.

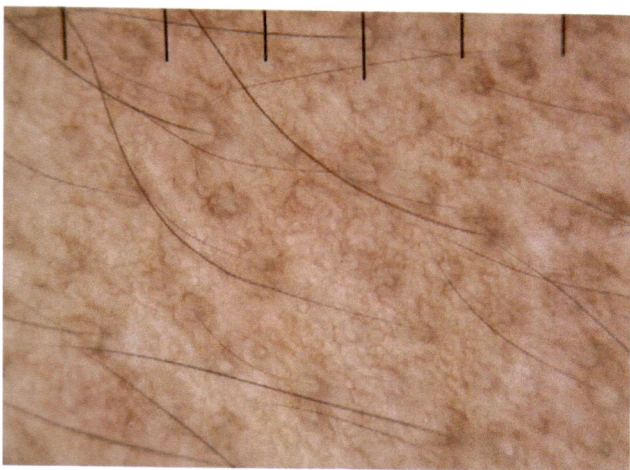 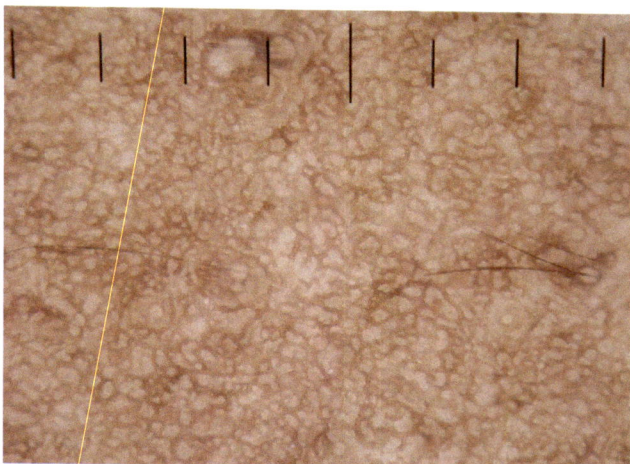

Dermatoscopia de la piel facial de una mujer de piel oscura, que muestra pigmentación reticular basal y mayor densidad folicular. La dermatoscopia de la piel del tronco de esta misma mujer revela una reducción en la densidad de los folículos pilosos.

Al interpretar las lesiones cutáneas se deben considerar las características específicas del sitio.

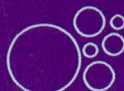
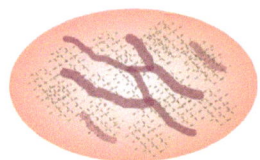

Por lo general, el fotoenvejecimiento crónico de la piel se manifiesta a través de cambios de pigmentación, vasculares y atróficos. La dermatoscopia muestra pigmentación reticular generalizada. Los vasos están mal enfocados y son anchos, y pueden tener una mayor visibilidad debido a la atrofia de la piel suprayacente.

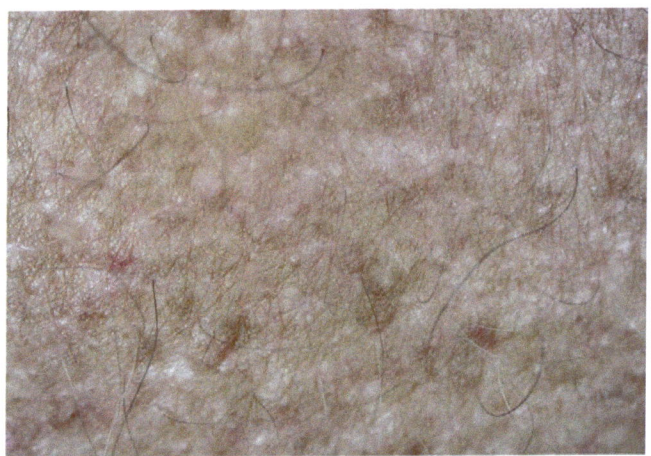
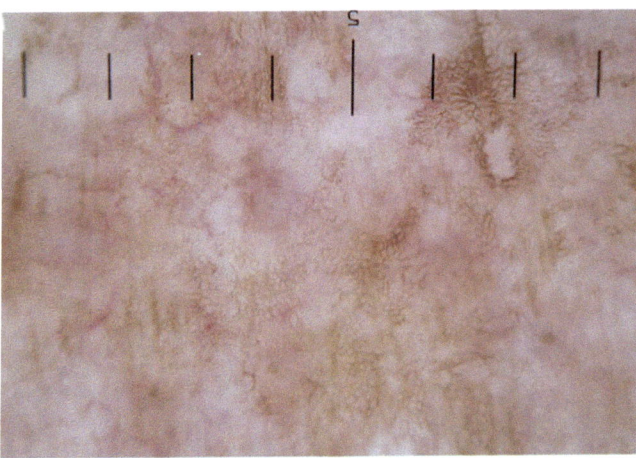

Pigmentación reticular generalizada en la espalda de un hombre de 60 años: la dermatoscopia muestra pigmentación reticular fina en parches, y vasos mal definidos y anchos en esta zona no lesional de piel fotoenvejecida.

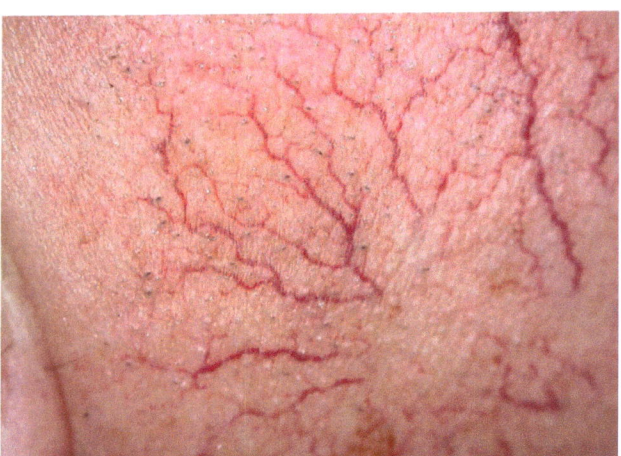
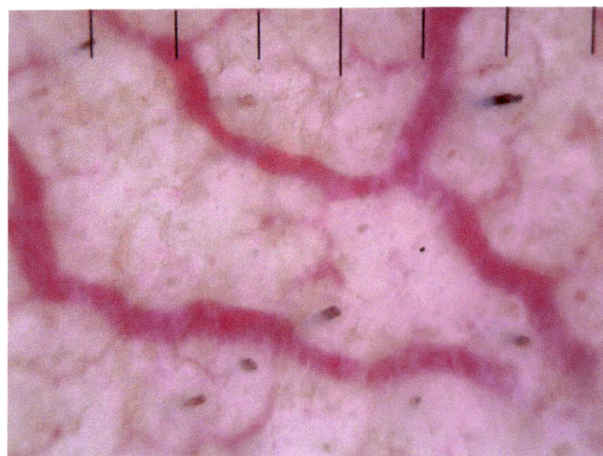

Telangiectasia facial prominente en las mejillas de un hombre de 70 años: la dermatoscopia muestra vasos anchos y mal enfocados prominentes, compatibles con fotoenvejecimiento crónico de base.

Reconocer las características dermatoscópicas halladas en la base de la piel fotoenvejecida ayudará a definir los márgenes de las lesiones cutáneas encontradas en estos sitios.

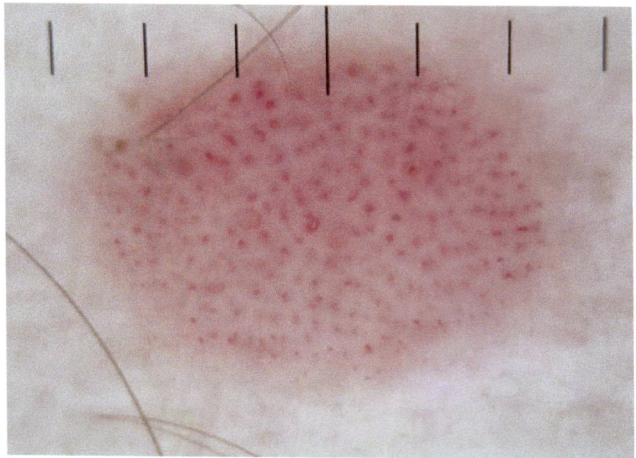

Cuando se observa el espectro completo de los tipos de vasos, estos pueden considerarse como un continuo vascular, lo que explica por qué los mismos tipos de vasos pueden estar presentes en múltiples diagnósticos, y el mismo diagnóstico puede exhibir múltiples tipos de vasos. Aunque se informan cuatro tipos principales (punteado, enrollado, lineal y curvo), es posible describir patrones intermedios, como helicoidales, serpiginosos, ramificados y curvilíneos, por nombrar algunos. Los tumores proliferativos (benignos o malignos) con una fase de crecimiento activa tienden a presentar más variación en los tipos de vasos, mientras que las lesiones no proliferativas tienden a un patrón más uniforme.

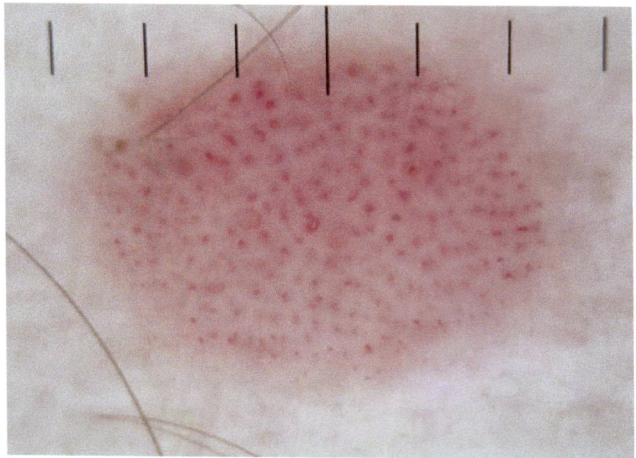
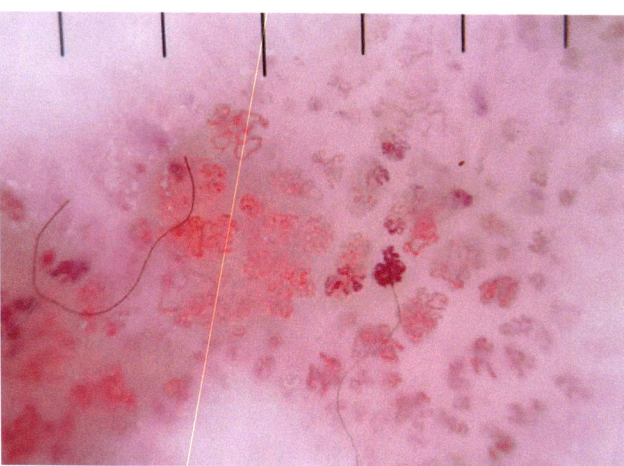

Los vasos punteados son comunes en lesiones melanocíticas, dermatofibromas y afecciones inflamatorias. Los vasos enrollados son características vasculares frecuentes en la enfermedad de Bowen.

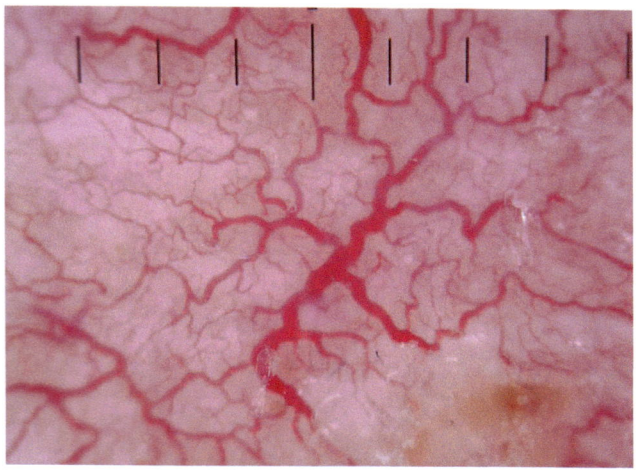
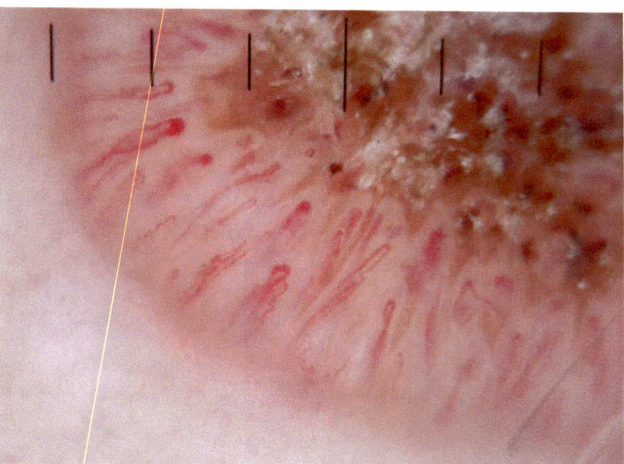

Los vasos ramificados lineales enfocados nítidamente son una característica vascular frecuente del CBC. Los vasos lineales en bucle de disposición radial son una característica común de las lesiones escamosas proliferativas.

Okkels F. Dynamic adaption of vascular morphology. *Front Physiol* 2012;3:390.

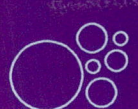
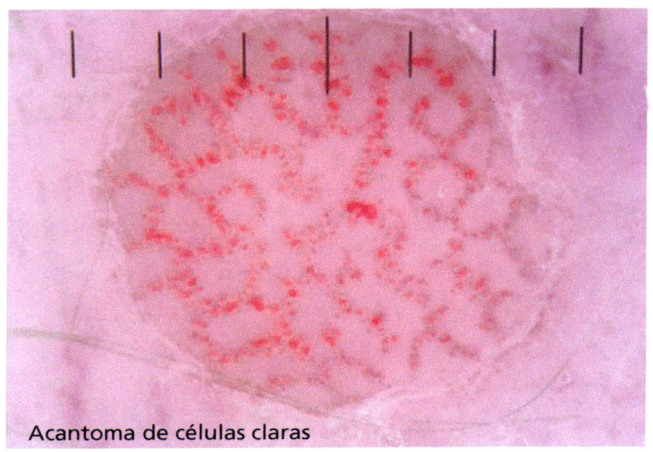

Acantoma de células claras

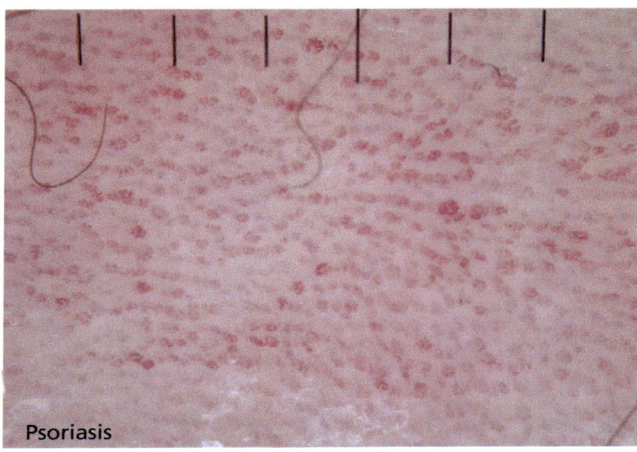

Psoriasis

Los patrones vasculares uniformes se observan con más frecuencia en afecciones benignas.

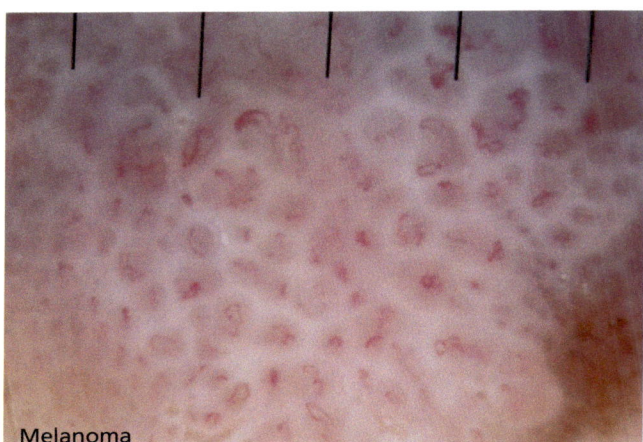

Melanoma

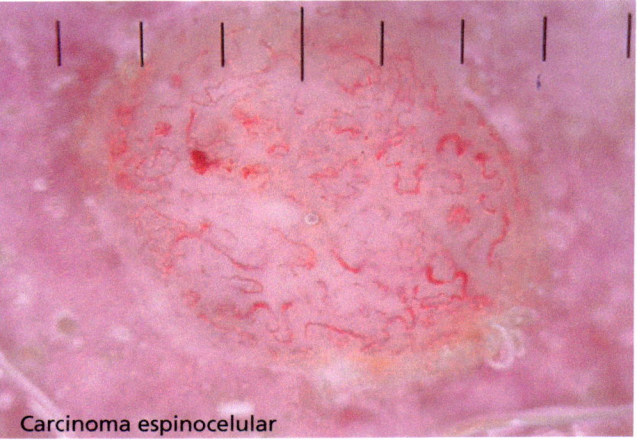

Carcinoma espinocelular

Los patrones vasculares no uniformes se observan con más frecuencia en afecciones malignas.

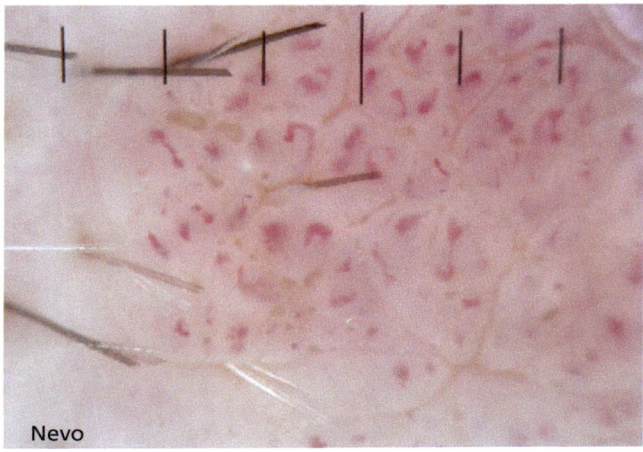

Nevo

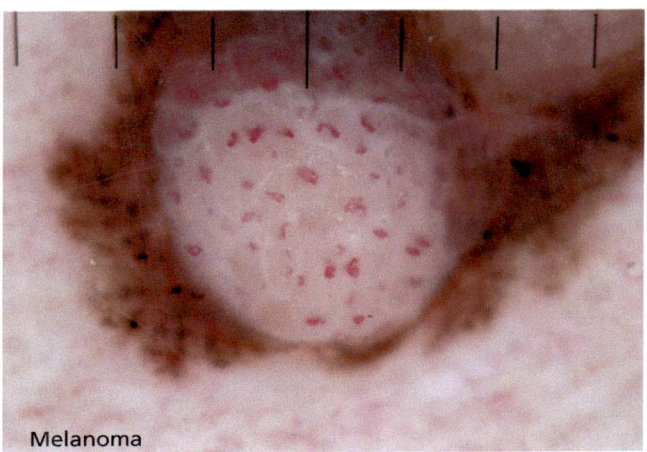

Melanoma

Los patrones vasculares pueden ser similares en lesiones tanto benignas como malignas.

Los patrones vasculares dermatoscópicos son útiles en el proceso diagnóstico, pero no deben interpretarse en forma aislada, sino en el contexto de toda la lesión.

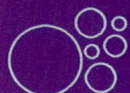
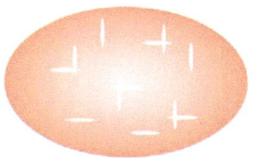 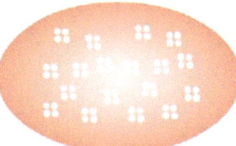 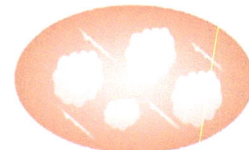

La dermatoscopia con luz polarizada puede mostrar otras características que no están presentes en la dermatoscopia de contacto sin luz polarizada. Estas estructuras blancas brillantes se han descrito como líneas ortogonales, rosetones, manchas y hebras. Las líneas ortogonales (líneas blancas perpendiculares entre sí) y las manchas y hebras blanquecinas son causadas por la rotura del colágeno, mientras que los rosetones son el resultado de la reflexión de la luz en la disqueratosis en los orificios foliculares.

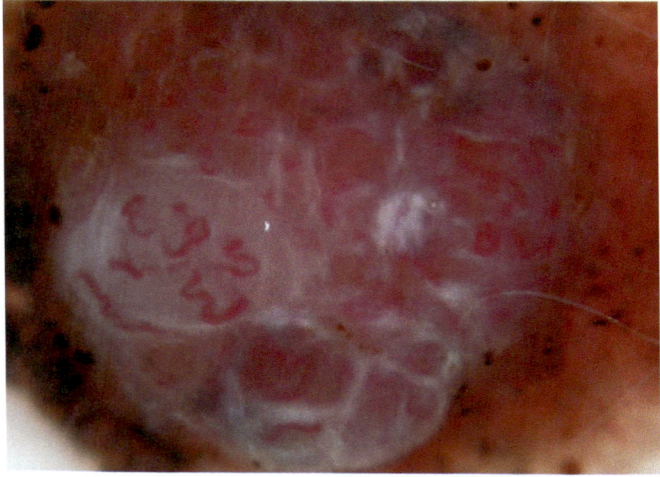

Líneas blancas ortogonales que indican rotura del colágeno en este melanoma invasivo.

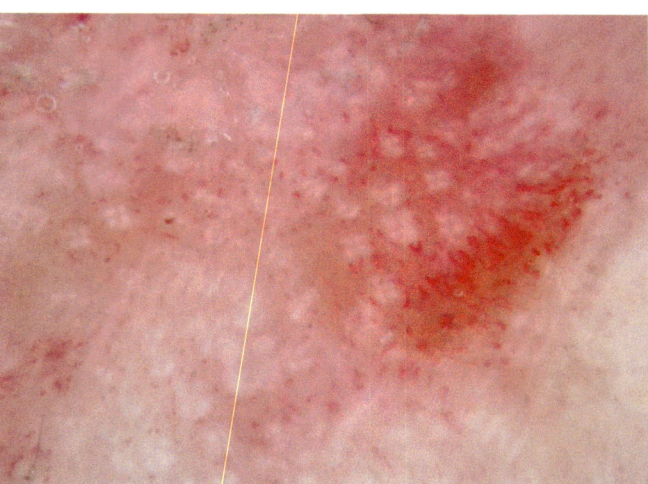

Múltiples rosetones en esta queratosis actínica.

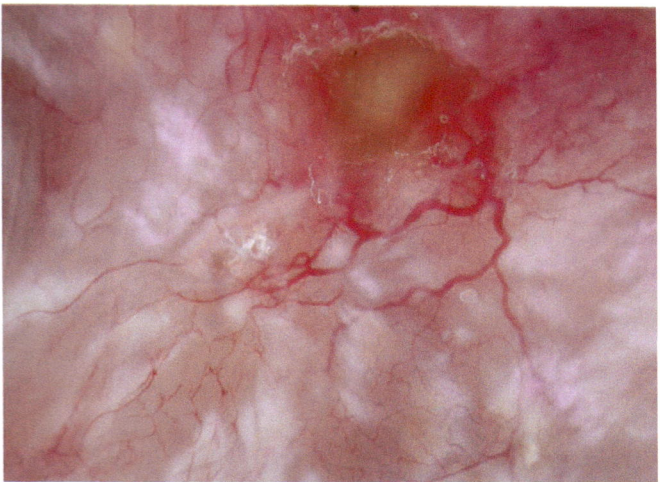

Múltiples manchas y hebras blancas brillantes en este CBC nodular.

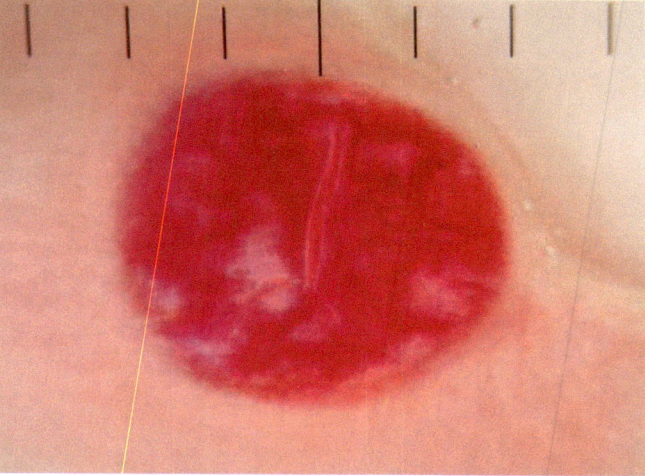

Manchas y hebras blancas brillantes en este granuloma piógeno.

Haspeglagh M, et al. Rosettes and other white shiny structures in polarised dermoscopy: histological correlate and optical explanation. *J Eur Acad Dermatol Venereol* 2016;30(2):311-3.

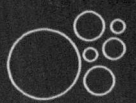

2 Nevos melanocíticos

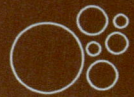

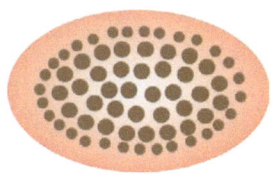

Desde el punto de vista clínico, los nevos benignos suelen ser redondos u ovalados, con múltiples ejes de simetría. Las características dermatoscópicas aportan indicios respecto del tiempo de evolución del nevo. En niños y adultos jóvenes, la morfología globular se asocia con una nueva lesión melanocítica en evolución, ya sean nevos dérmicos de la unión o congénitos tempranos, correspondiente a un nido melanocítico en la unión dermoepidérmica en la histopatología o agregados melanocíticos dérmicos.

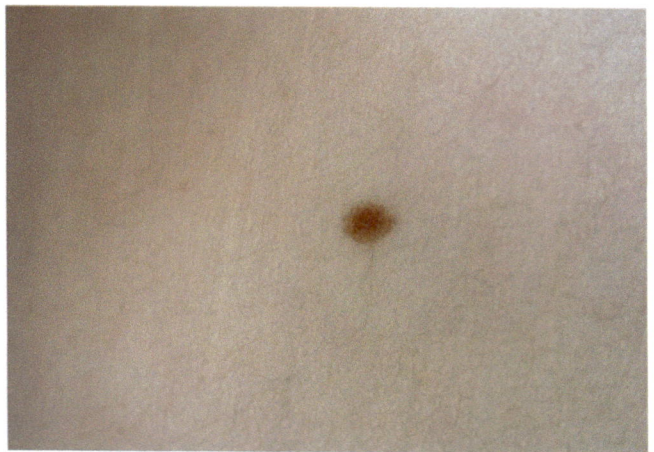

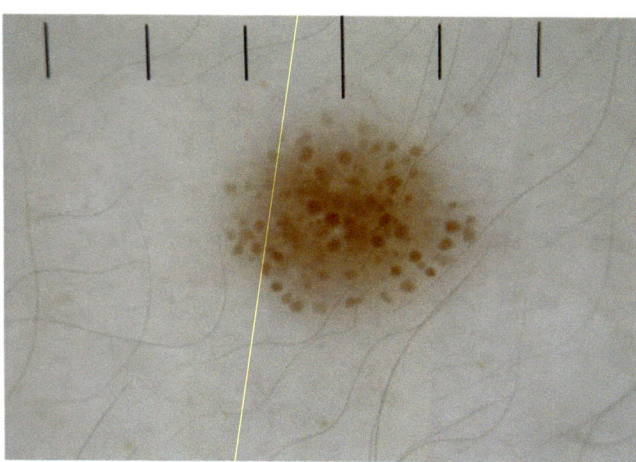

Mácula pigmentada en el tórax de un adolescente de 16 años: en este nevo, la dermatoscopia muestra una morfología predominantemente globular.

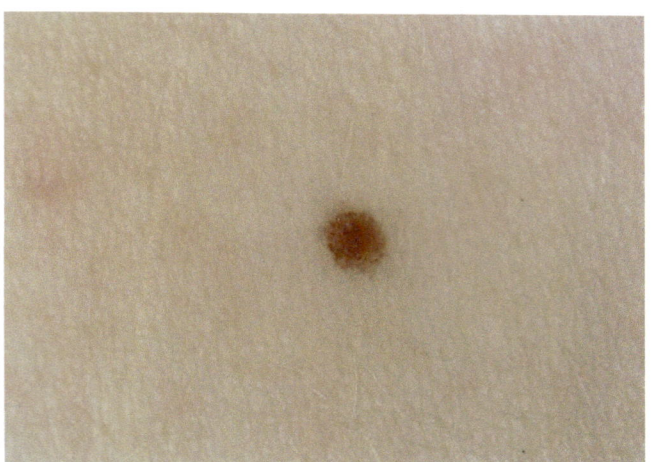

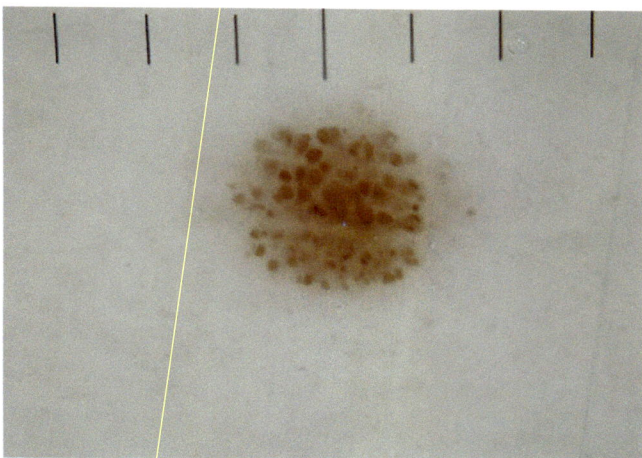

Mácula pigmentada en la zona lumbar de un niño de 13 años: en este nevo, la dermatoscopia muestra una morfología predominantemente globular.

Zalaudek I, et al. Age-related prevalence of dermoscopy patterns in acquired melanocytic naevi. *Br J Dermatol* 2006;154(2): 299-304.

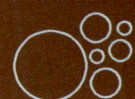

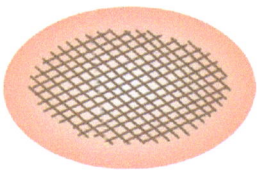

La morfología reticular formada por una red pigmentaria (reticulado pigmentario) es una característica típica de los nevos de la unión adquiridos, localizados con mayor frecuencia en las zonas del tronco y los miembros expuestas al sol. La morfología reticular suele observarse en nevos de la unión nuevos o establecidos que reflejan poblaciones de melanocitos que ilustran los contornos de la unión dermoepidérmica. El patrón reticular es más frecuente en adultos.

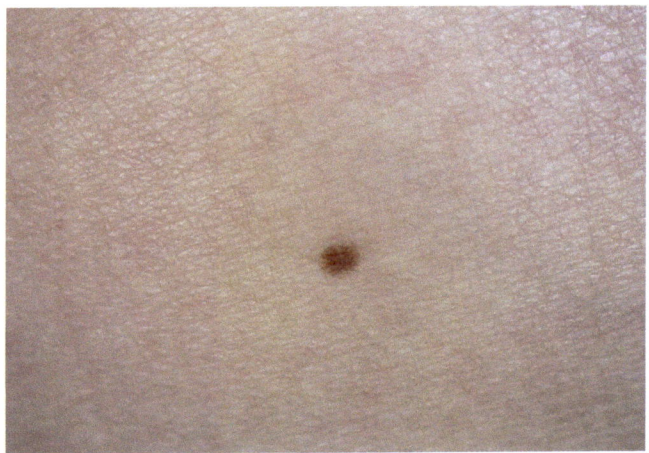

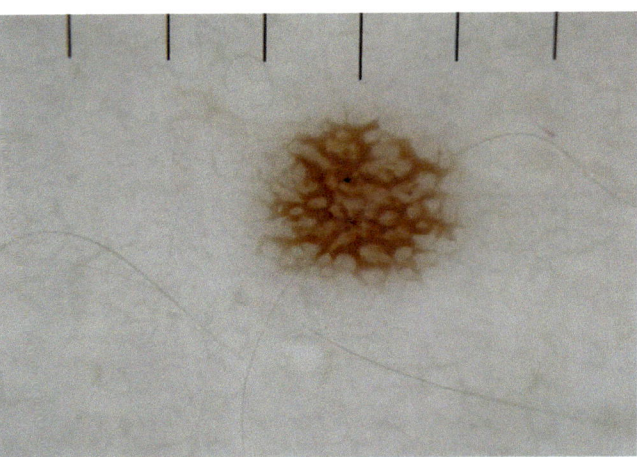

Mácula pigmentada en el brazo de una mujer de 25 años: en este nevo de la unión, la dermatoscopia muestra una morfología reticular uniforme que se desvanece de manera gradual.

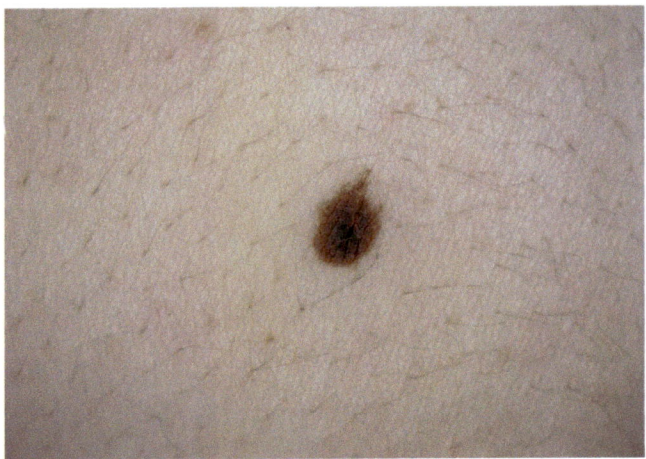

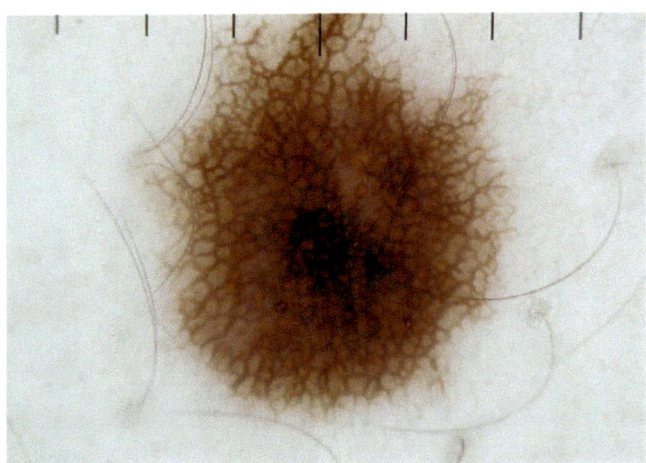

Mácula pigmentada en el muslo de un hombre de 30 años: en este nevo de la unión, la dermatoscopia muestra una morfología reticular uniforme.

Changchien L, et al. Age- and site-specific variation in the dermoscopic patterns of congenital melanocytic naevi: an aid to accurate classification and assessment of melanocytic naevi. *Arch Dermatol* 2007;143(8):1007-14.

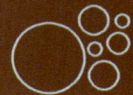

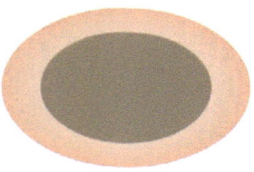

La morfología homogénea es una característica típica de los nevos adquiridos establecidos. Refleja las poblaciones de melanocitos a lo largo de la unión dermoepidérmica que enmascaran los detalles más finos del perfil de las crestas interpapilares. En los nevos de los adultos mayores es más frecuente observar un patrón homogéneo.

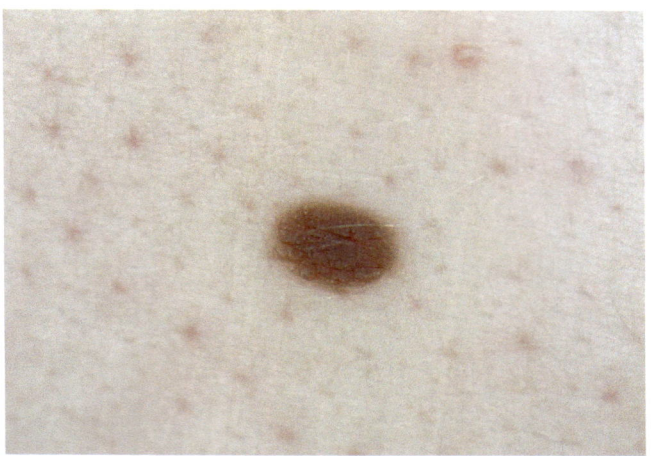

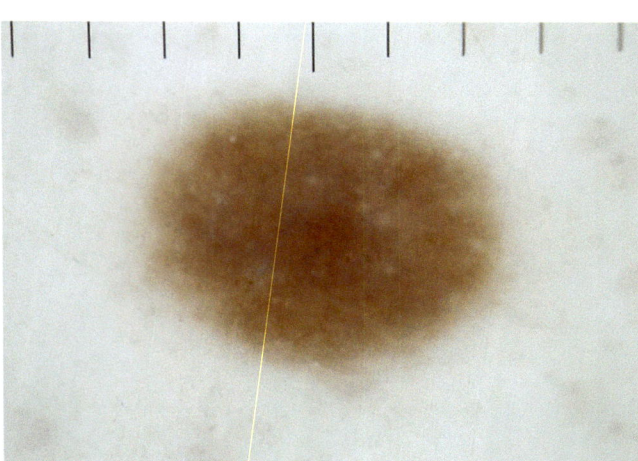

Mácula pigmentada en la parte superior de la espalda de una mujer de 55 años: en este nevo adquirido, la dermatoscopia muestra una morfología homogénea uniforme.

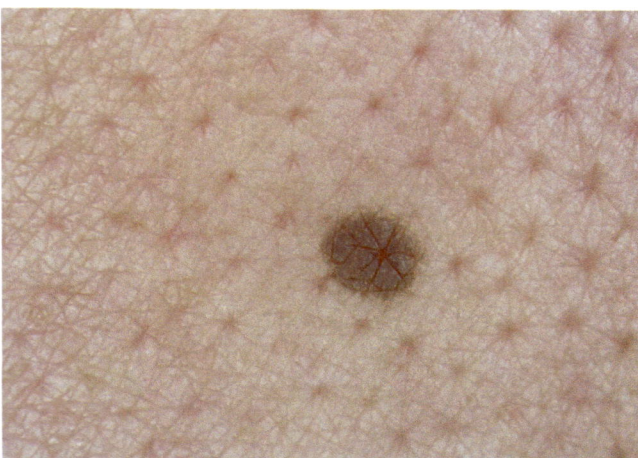

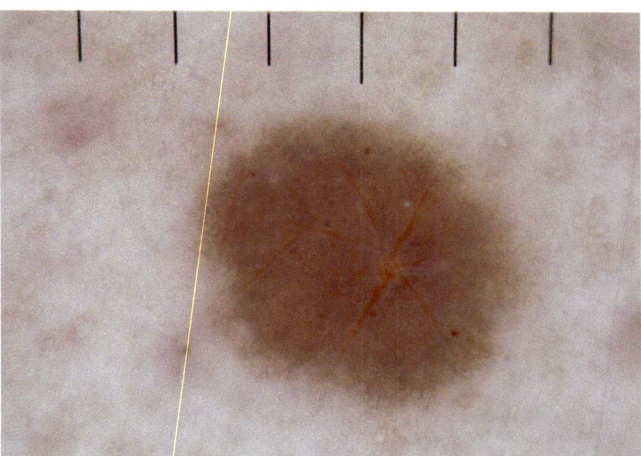

Mácula pigmentada en el brazo de una mujer de 40 años: en este nevo adquirido, la dermatoscopia muestra una morfología predominantemente homogénea.

Con la edad, los nevos melanocíticos adquiridos cambian su morfología de globular a reticular y, finalmente, homogénea. Por lo tanto, se debe sospechar si una nueva lesión melanocítica presenta una morfología globular en un adulto mayor.

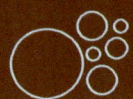
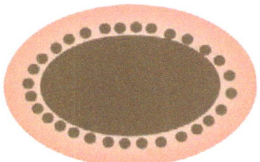

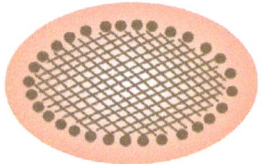

Los nevos melanocíticos adquiridos no aparecen de la noche a la mañana, sino que crecen y evolucionan hasta alcanzar la madurez. Si se detectan en esta etapa evolutiva, puede haber una combinación de características dermatoscópicas. Un borde simétrico de glóbulos uniformes con un patrón central reticular u homogéneo uniforme es típico de un nevo en evolución.

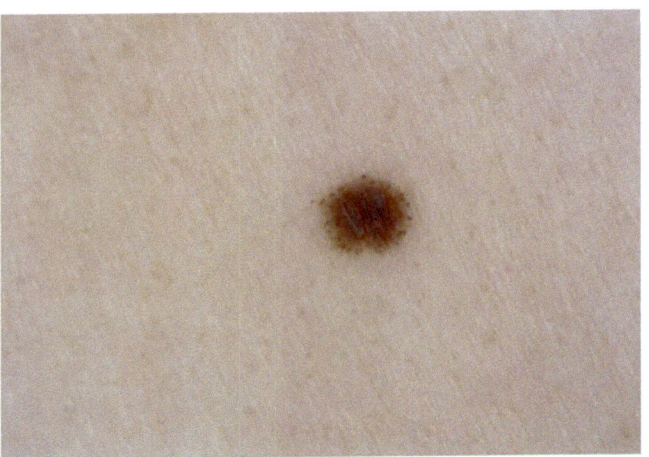

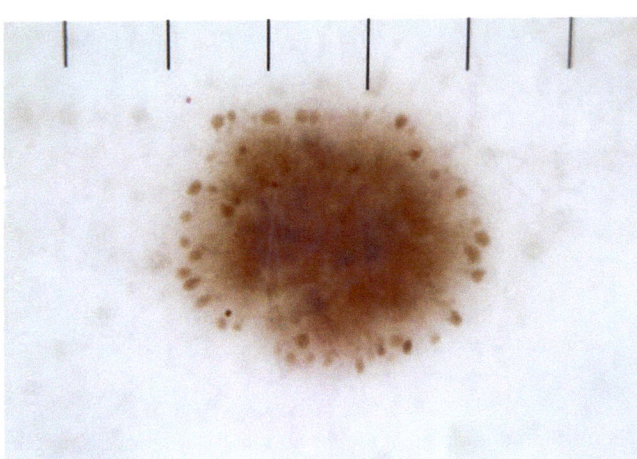

Mácula pigmentada de 3 mm en el brazo de una mujer de 30 años: en este nevo de la unión benigno en evolución, la dermatoscopia muestra una morfología globular homogénea, con glóbulos periféricos simétricos.

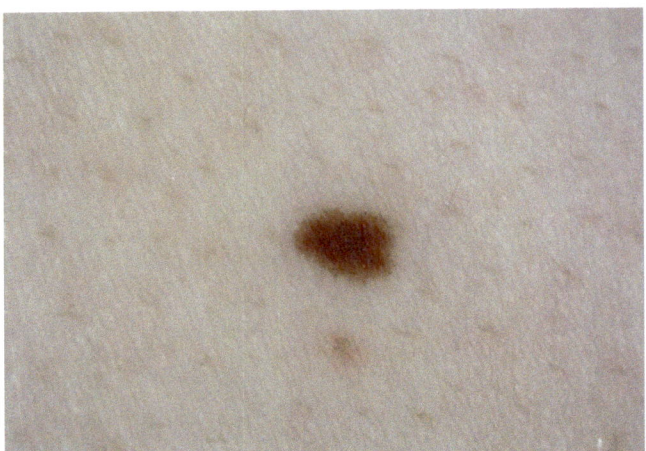

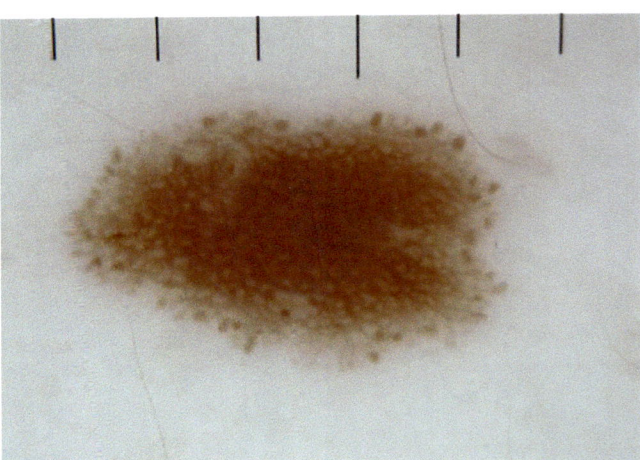

Mácula pigmentada de 4 mm en el muslo de una mujer de 30 años: en este nevo en evolución, la dermatoscopia muestra una morfología tanto globular como reticular, con glóbulos periféricos simétricos y pigmentación reticular uniforme central.

Se debe sospechar una lesión melanocítica evolutiva en pacientes mayores de 50 años o cuando el componente central muestra características no uniformes.

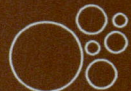

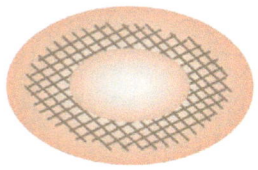

Los nevos melanocíticos adquiridos suelen mostrar un patrón predominante, que depende del fototipo cutáneo. Por lo general, las personas con piel clara tienen nevos con pigmentación reticular periférica e hipopigmentación central.

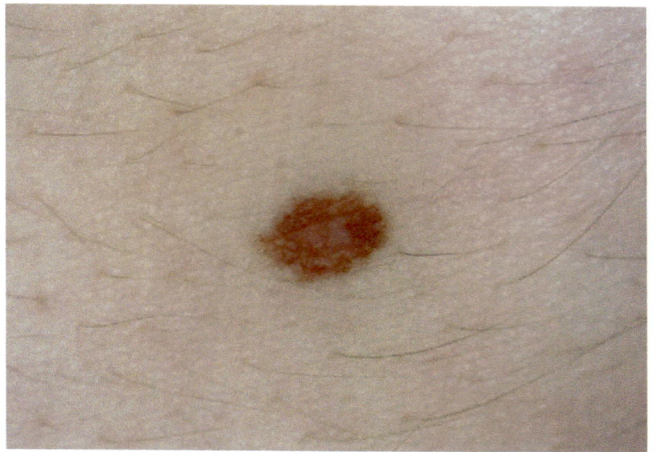

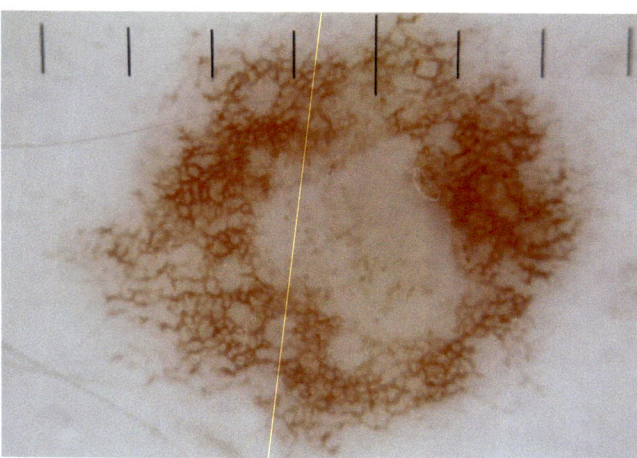

Mácula pigmentada en la región abdominal inferior de un hombre de 20 años: en este nevo adquirido, la dermatoscopia muestra pigmentación reticular periférica y pigmentación homogénea central.

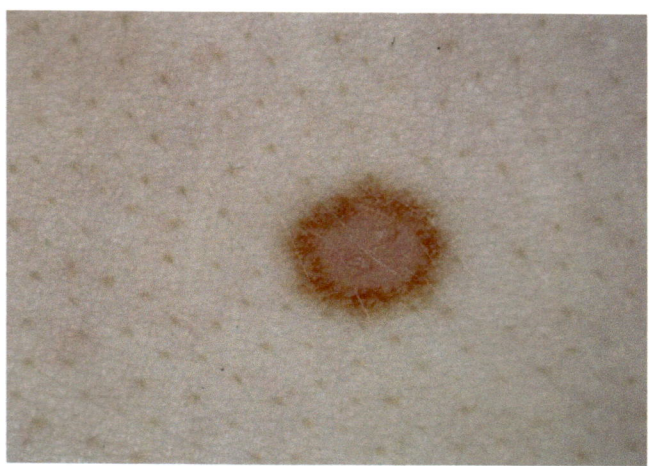

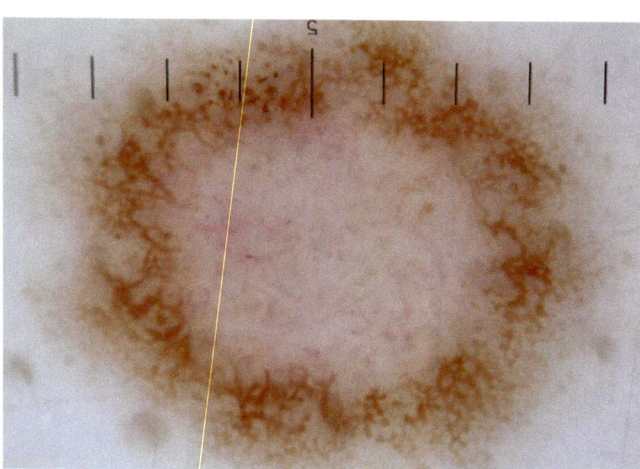

Mácula pigmentada en la parte superior de la espalda de una mujer de 30 años con antecedentes de melanoma: en este nevo adquirido, la dermatoscopia muestra pigmentación reticular periférica y pigmentación homogénea central.

Zalaudek I, et al. Nevus type in dermoscopy is related to skin type. *Arch Dermatol* 2007;143(3):351-6.

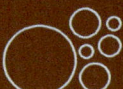

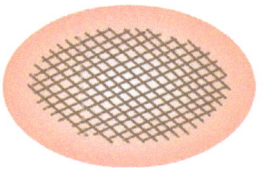

Los nevos melanocíticos adquiridos suelen mostrar un patrón predominante, que depende del fototipo cutáneo. Por lo general, las personas con piel de tono medio o más oscuro presentan nevos con pigmentación reticular uniforme en la dermatoscopia.

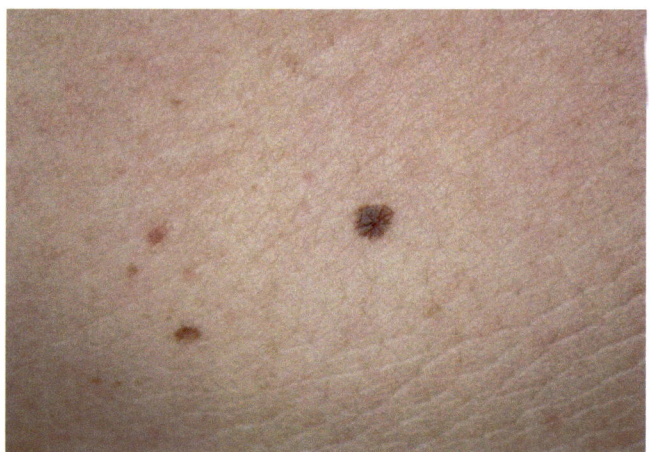

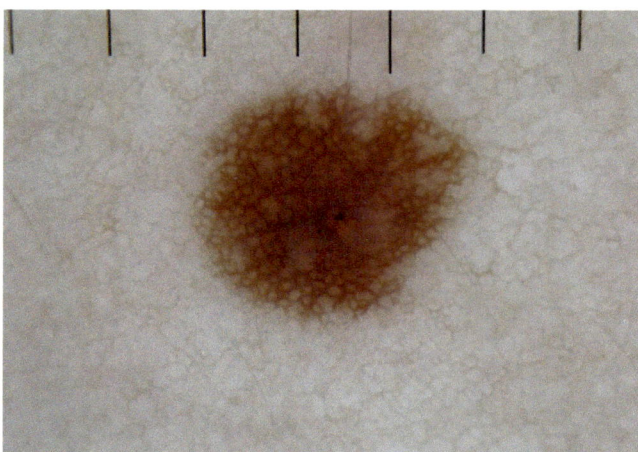

Mácula pigmentada en el muslo de una mujer de 40 años: en este nevo adquirido, la dermatoscopia muestra pigmentación reticular uniforme e hipopigmentación perifolicular.

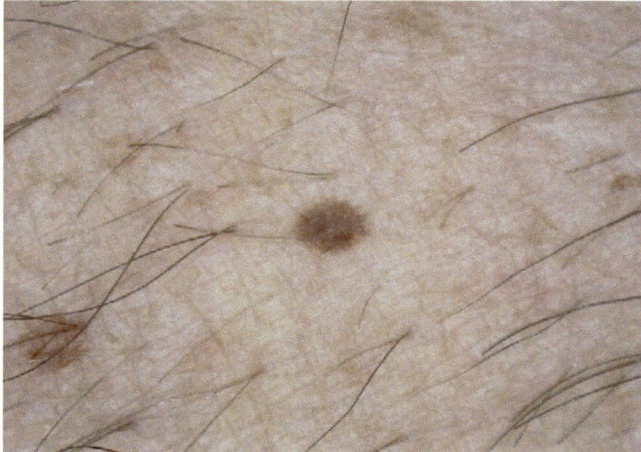

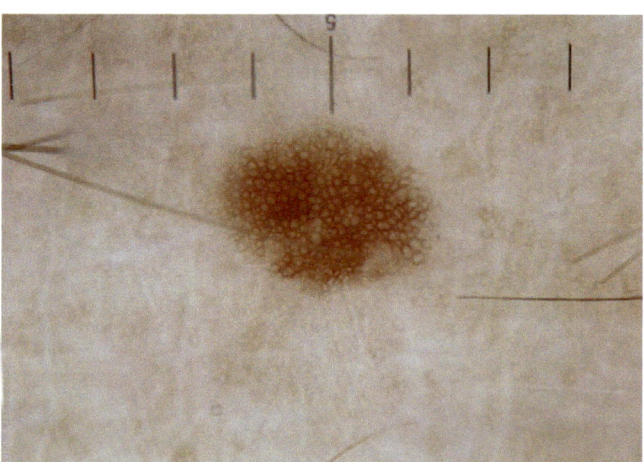

Mácula pigmentada en la parte superior de la espalda de un hombre de 30 años: en este nevo de la unión adquirido, la dermatoscopia muestra pigmentación reticular uniforme.

Se debe sospechar de cualquier lesión melanocítica solitaria que no se corresponda con la morfología esperada según el tono de la piel. Se debe considerar sospechosa una lesión melanocítica intensamente pigmentada a pesar de tener piel más clara, o rosa en una piel más oscura.

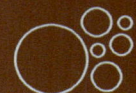

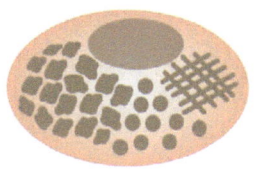

Las lesiones melanocíticas atípicas pueden ser solitarias o múltiples. Cuando las características de una lesión melanocítica atípica solitaria se superponen con las de un melanoma *in situ*, esta se debe extirpar. Desde el punto de vista histopatológico, un reticulado pigmentario amplio se correlaciona con la fusión de las crestas interpapilares. Los pacientes con múltiples nevos de características atípicas requieren una vigilancia más detallada y se beneficiarían de un seguimiento a largo plazo con fotografía de cuerpo completo y dermatoscopia digital.

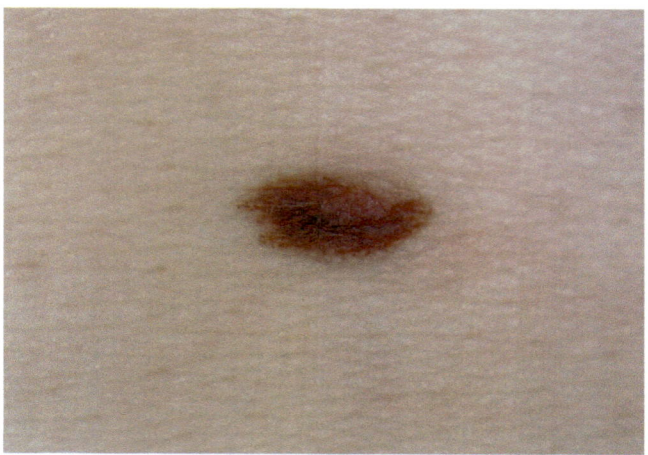
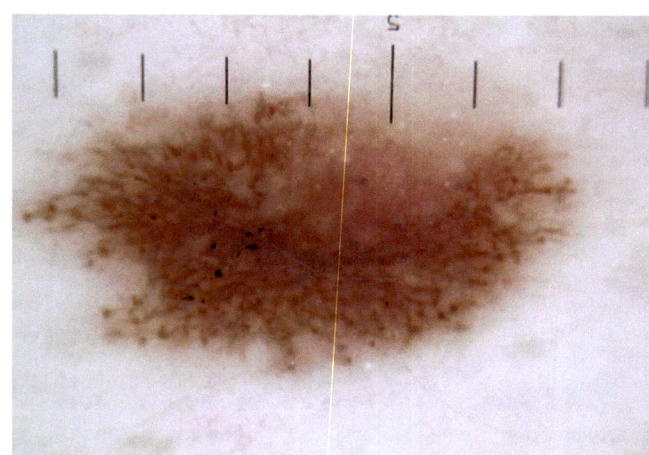

Mácula pigmentada "patito feo" en el abdomen de una mujer de 30 años: la dermatoscopia muestra glóbulos distribuidos en forma, red pigmentaria irregular y zonas homogéneas confirmadas por histopatología como un nevo displásico de bajo grado.

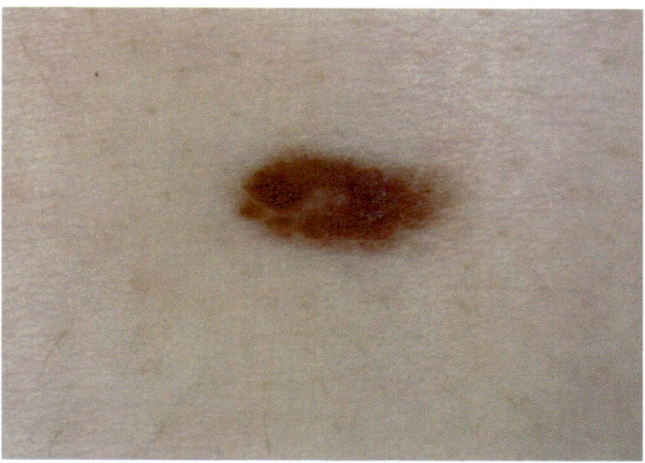
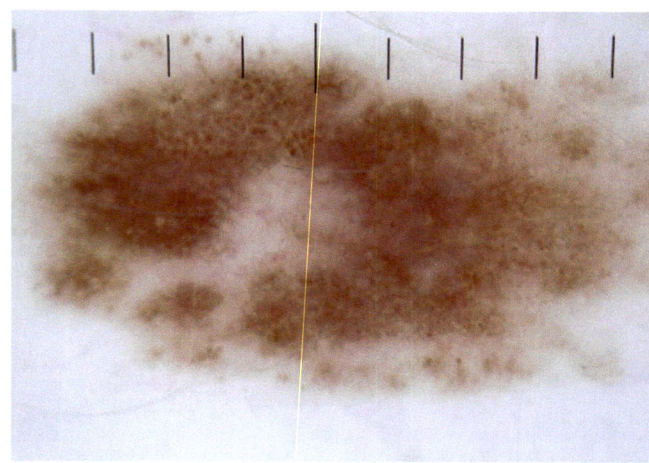

Mácula pigmentada "patito feo" en la espalda de una mujer de 25 años: en este nevo displásico, la dermatoscopia muestra forma irregular, reticulado pigmentario de manera irregular, glóbulos y agregados en empedrado distribuidos de manera atípica (reticulado negativo).

Thomas L, Puig S. Dermoscopy, digital dermoscopy and other diagnostic tools in early detection of melanoma and follow up of high-risk skin cancer patients. *Acta Dermatol Venereol* 2017; Suppl. 218:14-21.

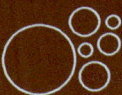
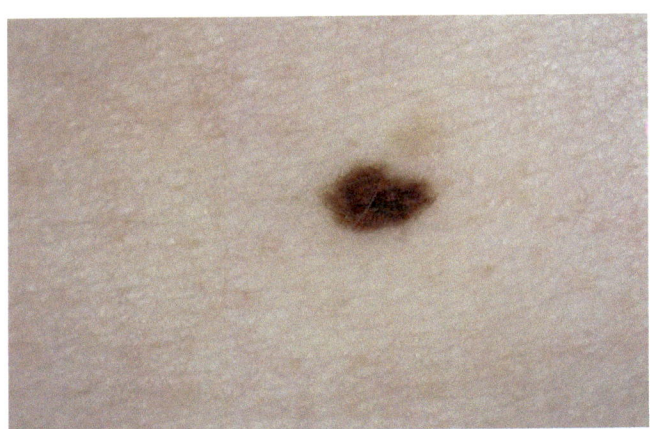
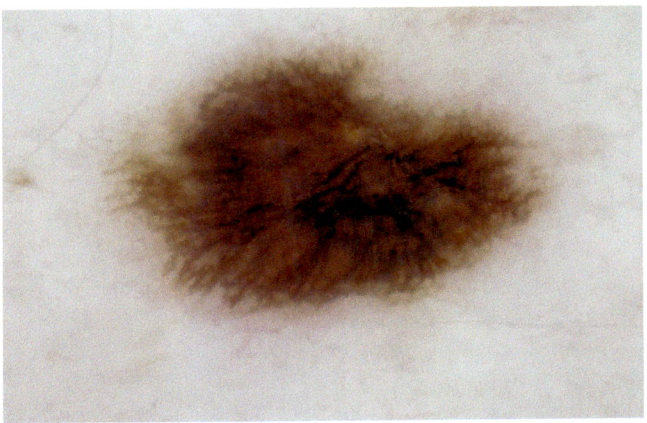

Mácula hiperpigmentada "patito feo" en la parte superior de la espalda de un hombre de 45 años: en este nevo displásico de alto grado confirmado por histopatología, la dermatoscopia muestra un reticulado pigmentario atípico.

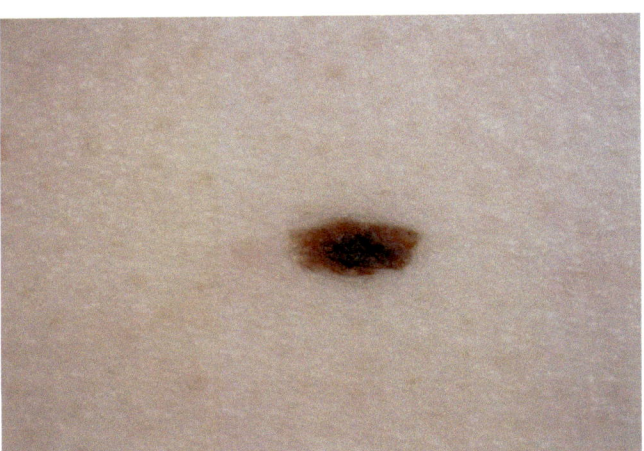
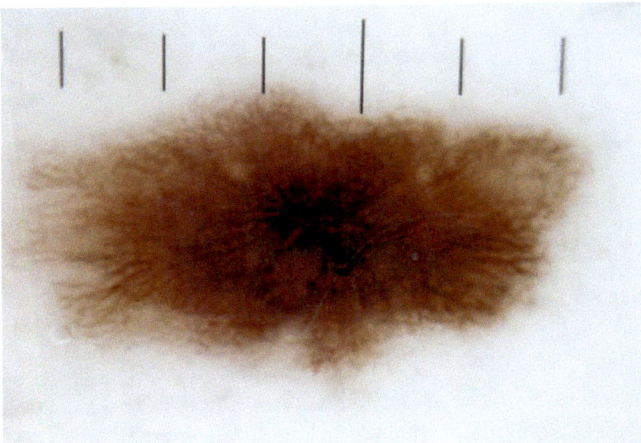

Mácula hiperpigmentada "patito feo" en el muslo de una mujer de 55 años: en este nevo displásico de alto grado confirmado por histopatología, la dermatoscopia muestra un reticulado pigmentario atípico y vetas pigmentadas periféricas atípicas.

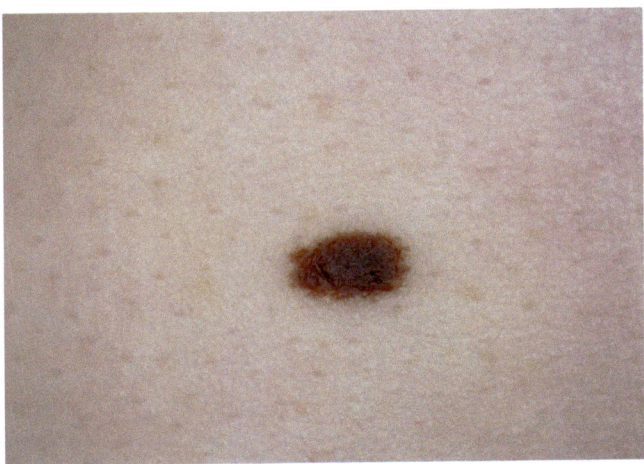
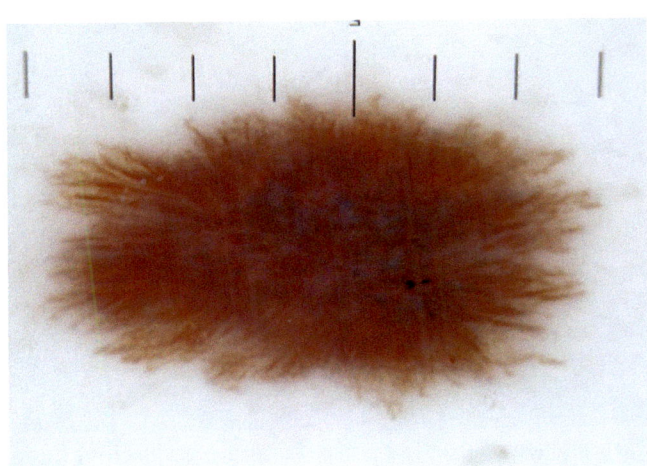

Placa "patito feo" en el abdomen de una mujer de 40 años: en este nevo displásico de bajo grado, la dermatoscopia muestra un reticulado pigmentario atípico, vetas pigmentadas periféricas, estructuras y glóbulos azul-blanquecinos centrales.

El grado de correlación entre la atipia dermatoscópica y la displasia histopatológica es difícil de predecir en las lesiones melanocíticas hiperpigmentadas solitarias. Por lo tanto, corresponde considerar la resección o realizar estudios por imágenes secuenciales.

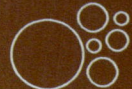
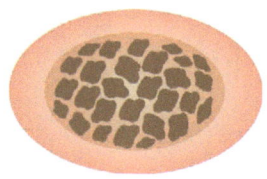

La pigmentación en empedrado es la característica predominante de los nevos de tipo congénito. Los glóbulos pigmentados son redondos, ovalados o angulados, de tamaño variable, uniformemente pigmentados y de esquinas suaves. El correlato histopatológico son los agregados dérmicos densos de melanocitos. Los nevos dérmicos aparecen como resultado de una predisposición genética, en lugar de adquirirse por exposición ultravioleta (UV), por lo tanto, se localizan con más frecuencia en el tronco, la cabeza y el cuello que en los miembros.

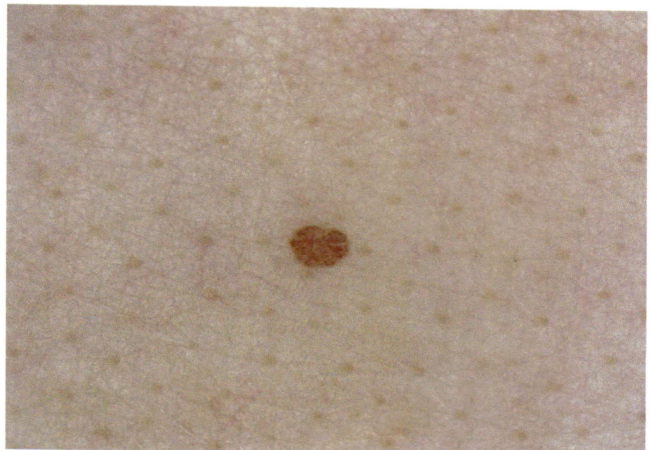

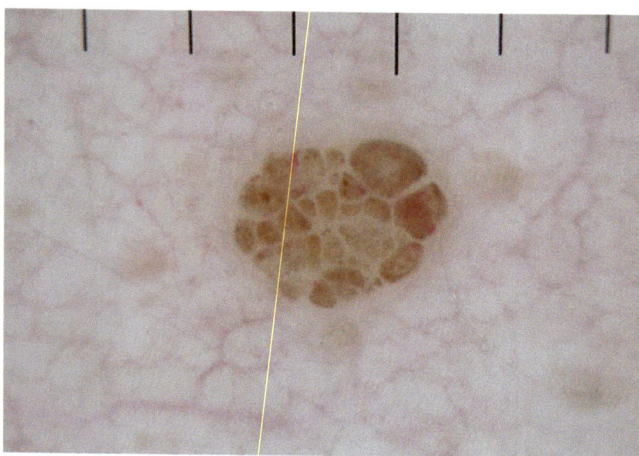

Pápula pigmentada en la parte superior de la espalda de una mujer de 20 años: en este nevo dérmico, la dermatoscopia muestra una morfología en empedrado uniforme con glóbulos angulados y de esquinas suaves.

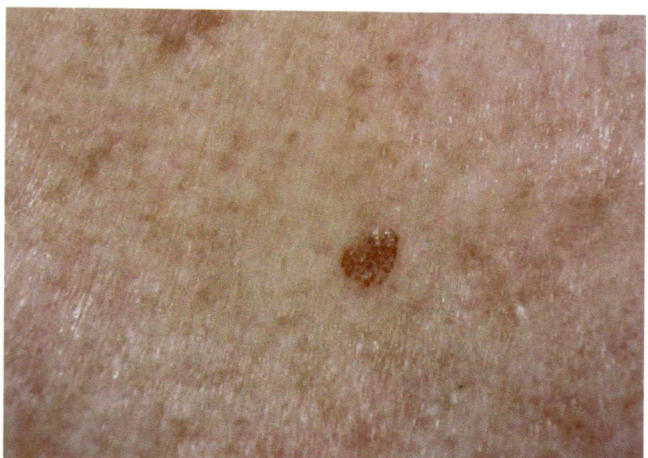

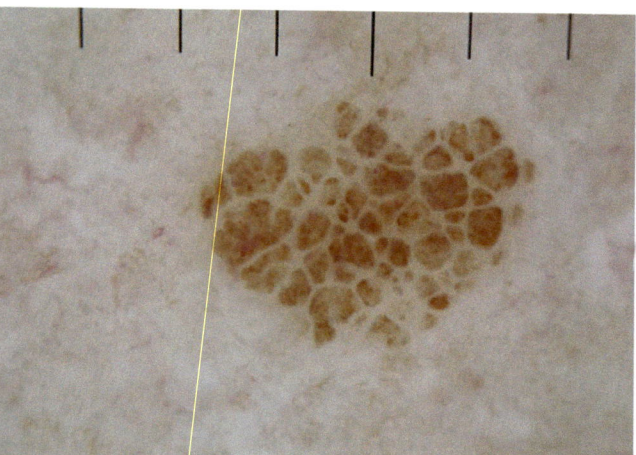

Placa pigmentada de largo tiempo de evolución en el tríceps de una mujer de 60 años con antecedentes de melanoma: en este nevo dérmico, la dermatoscopia muestra una morfología en empedrado con glóbulos de tamaño variable, angulados y de esquinas suaves.

Greco V, et al. Dermoscopic patterns of intradermal naevi. *Australas J Dermatol* 2020;61(4):337-41.

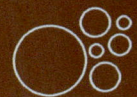
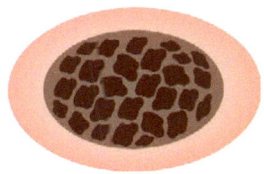

En los nevos dérmicos hiperpigmentados, la característica dominante son los agregados pigmentados en empedrado. En las hendiduras superficiales de los nevos más gruesos se puede acumular queratina. Los componentes vasculares pueden estar enmascarados debido al aumento de la pigmentación. El diagnóstico diferencial más importante es un melanoma grueso; por consiguiente, se debe considerar la resección si persiste alguna duda diagnóstica.

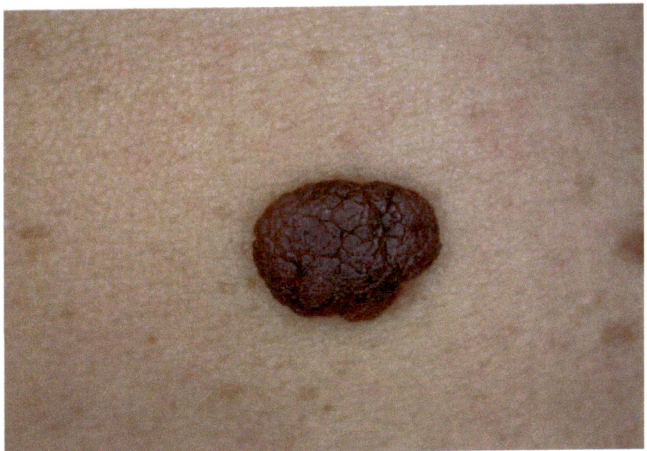

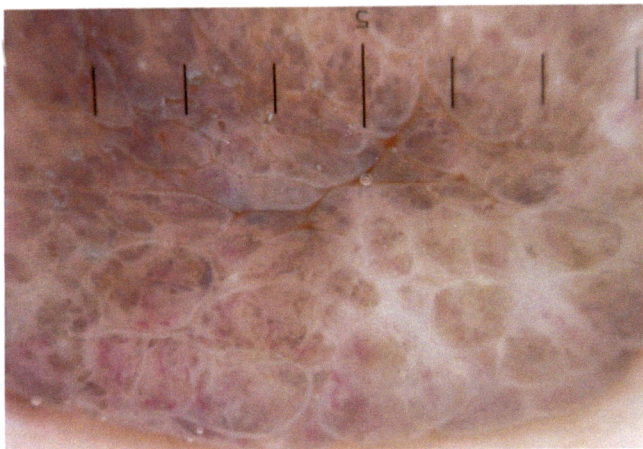

Lesión papilar hiperpigmentada exofítica de larga data en el abdomen de una mujer de 40 años: en este nevo dérmico, la dermatoscopia muestra agregados de pigmento en empedrado hiperpigmentados y vasos en coma mal enfocados.

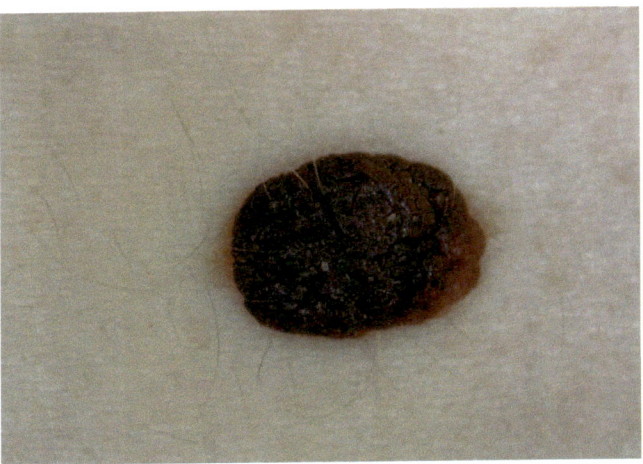

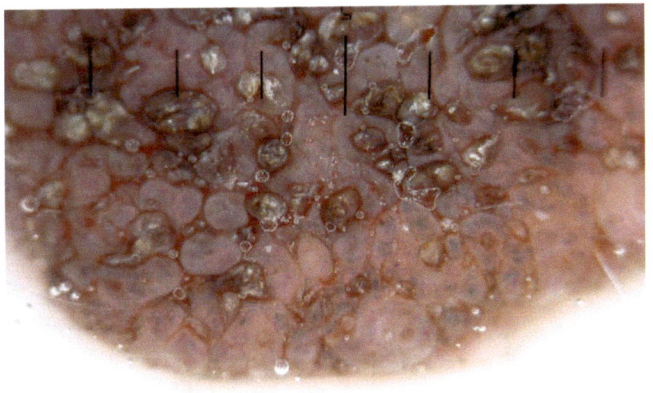

Nódulo hiperpigmentado exofítico de larga data en la espalda de un hombre de 60 años: en este nevo dérmico, la dermatoscopia muestra criptas llenas de queratina, agregados de pigmento en empedrado hiperpigmentados y vasos en coma mal enfocados.

Las personas, a menudo, tienen más de un nevo dérmico hiperpigmentado: se deben examinar todos los nevos para buscar características clínicas y dermatoscópicas similares y tranquilizadoras. Los nevos dérmicos suelen ser blandos, compresibles y se tambalean bajo el dermatoscopio.

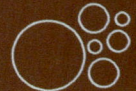
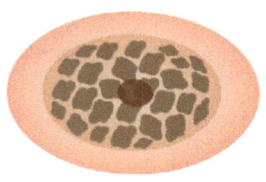

Los nevos dérmicos en personas con tonos de piel oscura pueden mostrar un patrón en empedrado, con características adicionales de hiperpigmentación perifolicular central. La variabilidad adicional de la pigmentación puede hacer que estos nevos parezcan más sospechosos dermatoscópicamente que clínicamente.

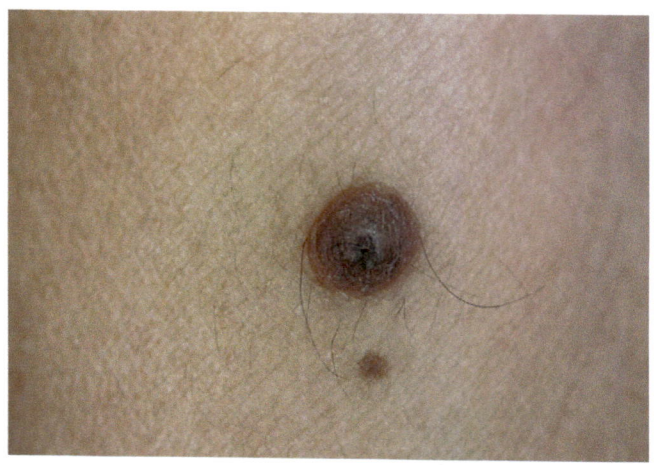

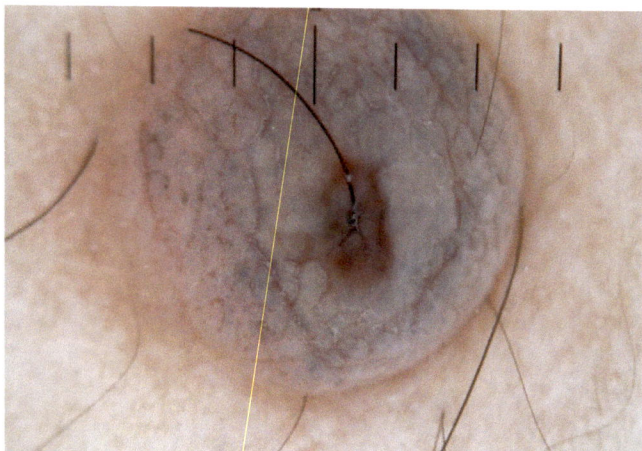

Pápula hiperpigmentada de larga data en el brazo de una mujer de 40 años: en este nevo dérmico, la dermatoscopia muestra una morfología en empedrado con hiperpigmentación perifolicular central.

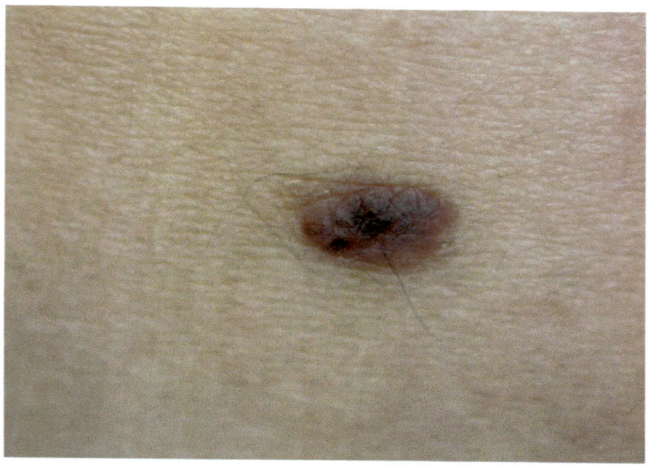

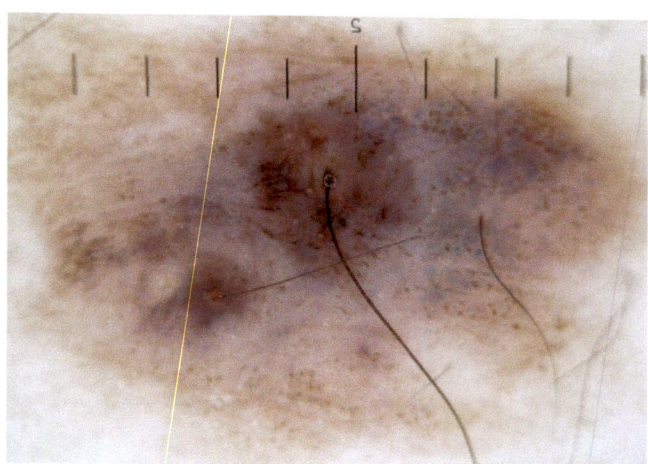

Placa pigmentada de larga data en la zona lumbar de una mujer de 50 años: en este nevo dérmico, la dermatoscopia muestra un reticulado periférico y glóbulos centrales con zonas azul pizarra con hiperpigmentación perifolicular.

A menudo, los individuos tienen más de un nevo dérmico hiperpigmentado: se deben examinar todos los nevos para buscar características clínicas y dermatoscópicas similares y tranquilizadoras. Ante cualquier duda diagnóstica, considerar realizar una biopsia.

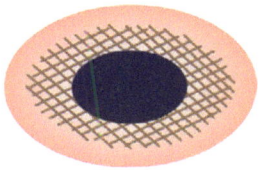

Un nevo combinado comprende dos poblaciones melanocíticas histopatológicas distintas. La presentación más frecuente es un nevo azul combinado con un nevo de la unión o dérmico. La dermatoscopia puede permitir la visualización de las dos poblaciones melanocíticas distintas. Sin embargo, como esta es una lesión melanocítica con un componente dérmico, se debe considerar la resección si persiste alguna preocupación diagnóstica después de la anamnesis y los exámenes clínico y dermatoscópico.

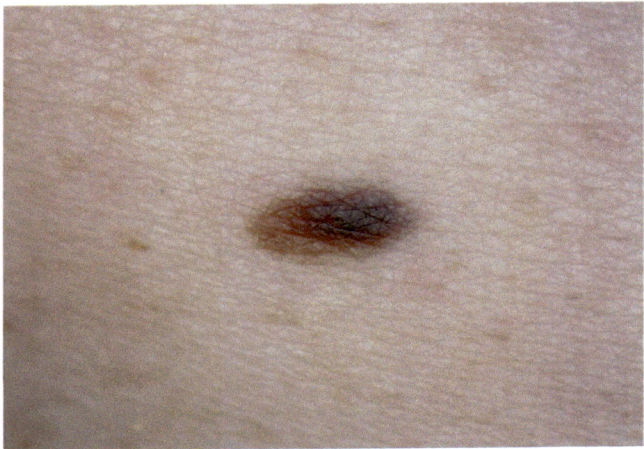
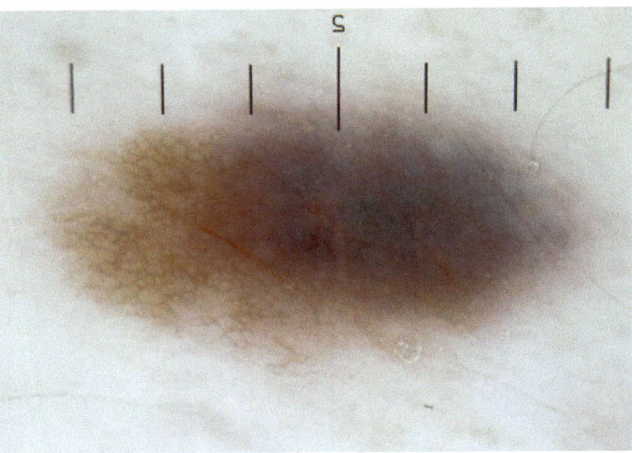

Lesión pigmentada en el brazo de una mujer de 50 años: en este nevo de la unión y azul combinado confirmado por histopatología, la dermatoscopia muestra un polo con pigmentación reticulada parda y en el polo opuesto, pigmentación azul pizarra.

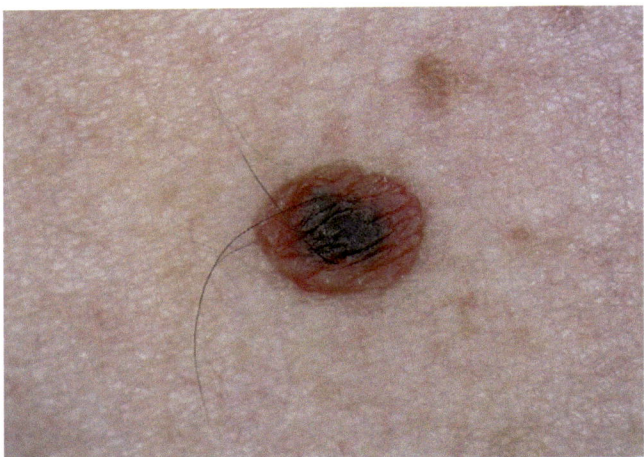
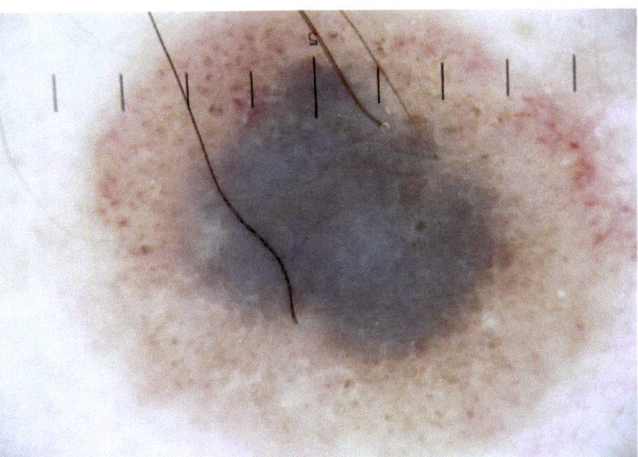

Placa de larga data con hiperpigmentación central en el tórax de un hombre de 40 años: en este nevo azul y dérmico combinado, la dermatoscopia muestra pigmentación azul pizarra central y remanentes en empedrado periféricos.

Los nevos azules combinados imitan al melanoma, especialmente cuando hay asimetría. Stojkovic-Filipovic J, et al. Dermatoscopy of combined blue naevi. A multicentre study of the International Dermoscopy Society *JEADV* 2021;35:900-5.

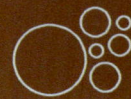

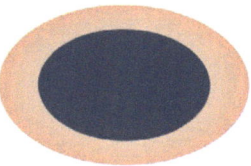

Los nevos azules se presentan como una pápula o mácula, con un color azul pizarra uniforme y, típicamente, ausencia de reticulado pigmentario en la dermatoscopia. Su color azul es un efecto óptico causado por los melanocitos densamente pigmentados ubicados en lo profundo de la dermis. Suelen aparecer en la infancia, pero también pueden observarse en adultos mayores, en quienes pueden causar preocupación diagnóstica, especialmente si surgen en un paciente con un melanoma previo.

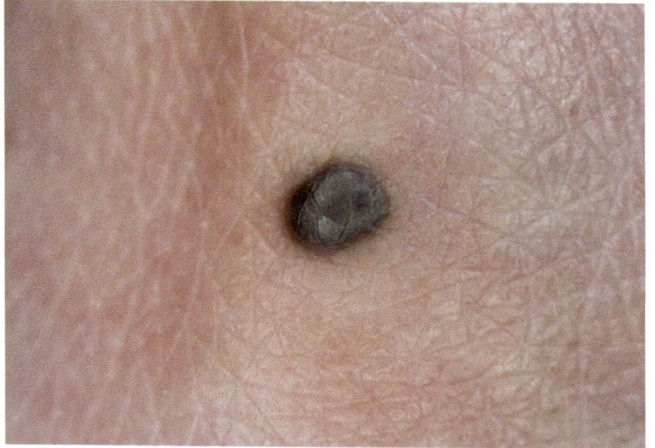
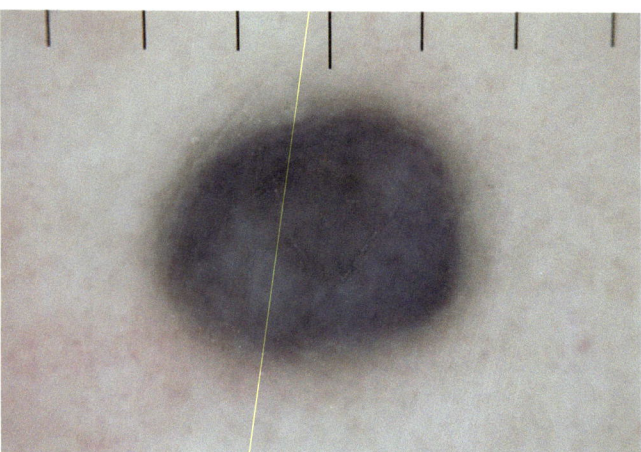

Pápula hiperpigmentada de larga data en el tobillo de una mujer de 40 años: en este nevo azul, la dermatoscopia muestra un color azul pizarra uniforme, sin características vasculares ni reticulado pigmentario.

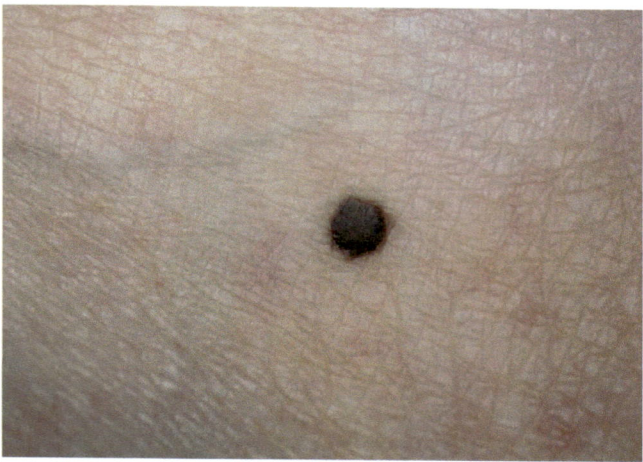
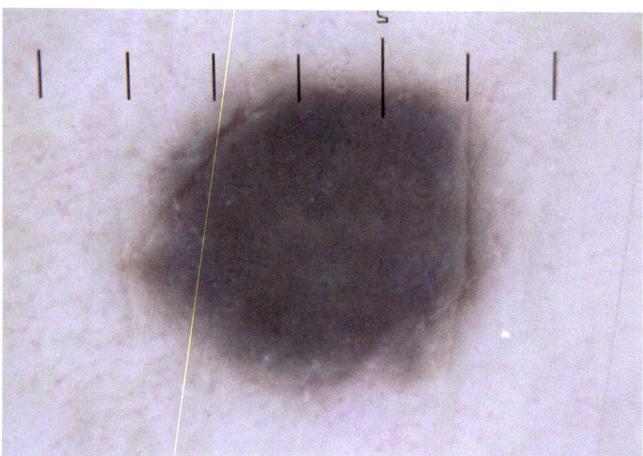

Pápula hiperpigmentada de larga data en el dorso de la mano de una mujer de 50 años: en este nevo azul, la dermatoscopia muestra un color azul pizarra uniforme y ausencia de características vasculares o reticulado pigmentario.

Di Cesare A, et al. The spectrum of dermatoscopic patterns in blue naevi. *J Am Acad Dermatol* 2012;67(2):199-205.

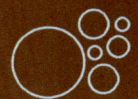

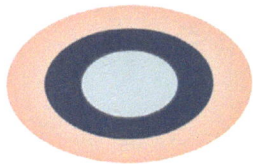

Los nevos azules con frecuencia tienen tejido conjuntivo esclerótico alrededor de los melanocitos. Si este tejido conjuntivo esclerótico aumenta, entonces, se vuelve evidente un nevo azul esclerótico. A diferencia de los nevos azules convencionales, el color azul pizarra suele hallarse en el borde de la lesión, con localización central de la(s) zona(s) hipopigmentada(s) esclerótica(s). Como esta es una lesión melanocítica dérmica, ante cualquier preocupación diagnóstica, se debe considerar la extirpación.

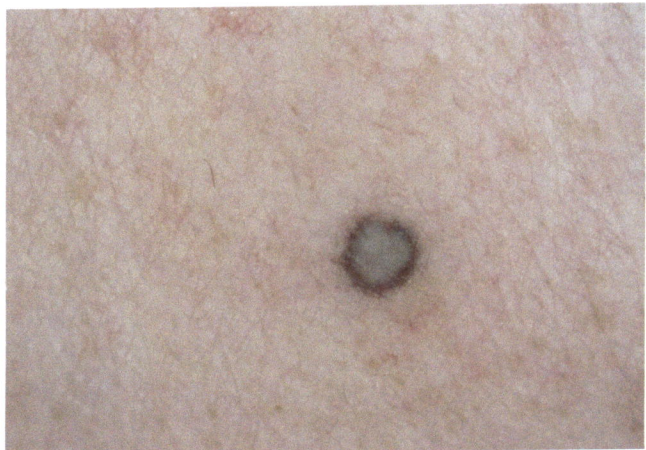

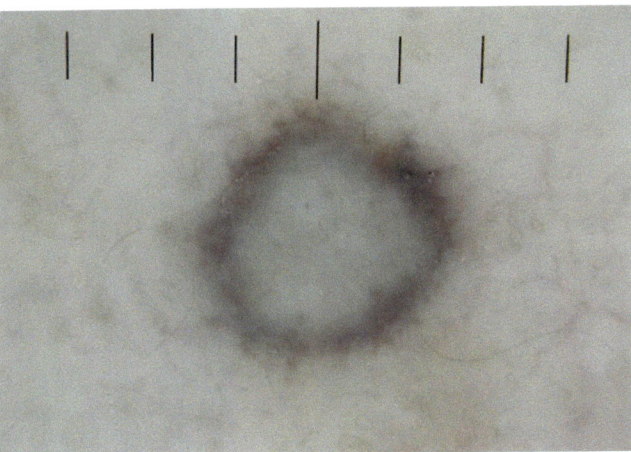

Mácula anular azul/gris de larga data en el antebrazo de una mujer de 70 años: en este nevo azul esclerótico, la dermatoscopia muestra un color azul pizarra uniforme periférico, con procesos dendríticos borrosos e hipopigmentación gris pálida central.

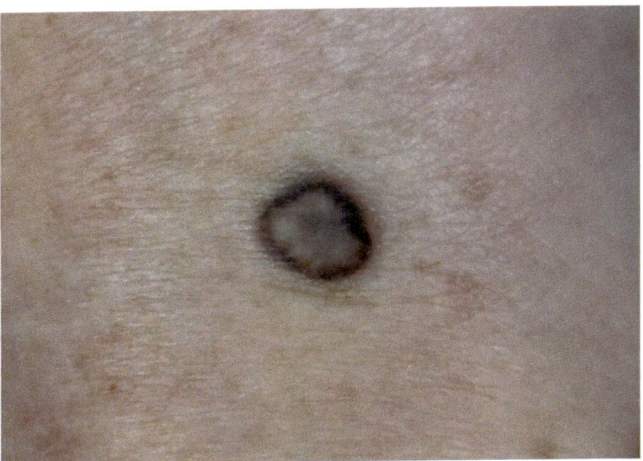

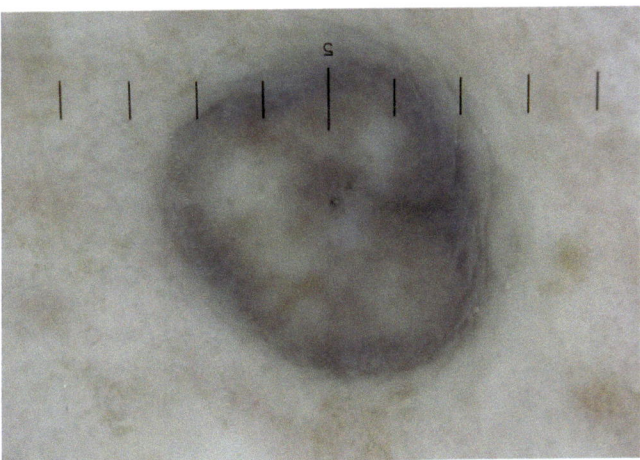

Nódulo azul/gris de larga data en el tobillo de un hombre de 50 años: en este nevo azul esclerótico confirmado por histopatología, la dermatoscopia muestra un color azul pizarra periférico con pigmentación gris-blanca central coalescente.

Los nevos azules pueden mostrar procesos dendríticos borrosos y mal definidos en su periferia (lo que se correlaciona bien con su histopatología). Ferrara G, et al. The many faces of blue naevus: a clinicopathologic study. *J Cutan Pathol* 2007;34(7):543-51.

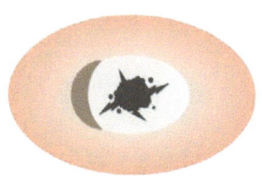

El nevo recurrente se origina en melanocitos residuales que producen pigmentación después de un episodio traumático, habitualmente la resección incompleta de un nevo preexistente. La pigmentación variable y las estructuras atípicas pueden aumentar el índice de sospecha, en particular, si la pigmentación es excéntrica y se extiende más allá del borde de la cicatriz. Si se extirpa, se debe informar al patólogo de la intervención quirúrgica anterior para que también se pueda revisar la histopatología original.

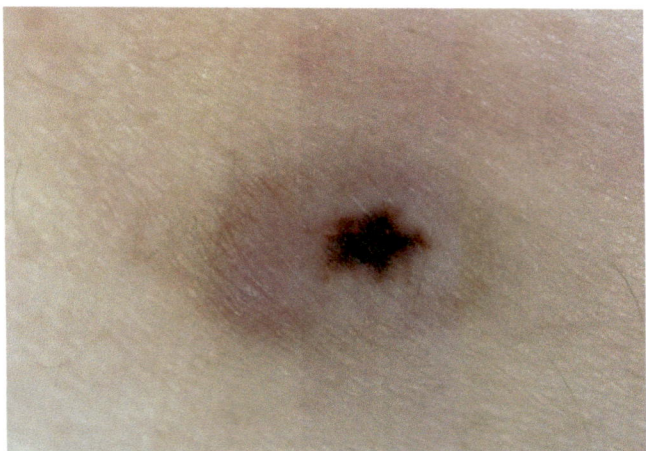

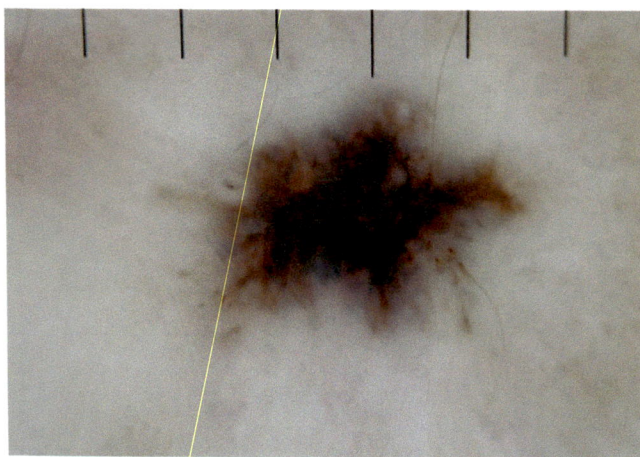

Mácula pigmentada en la espalda de una mujer de 20 años con antecedentes de una biopsia por rasurado: en este nevo recurrente confirmado por histopatología, la dermatoscopia muestra un reticulado pigmentario irregular y vetas radiales, glóbulos y zonas similares a cicatrices.

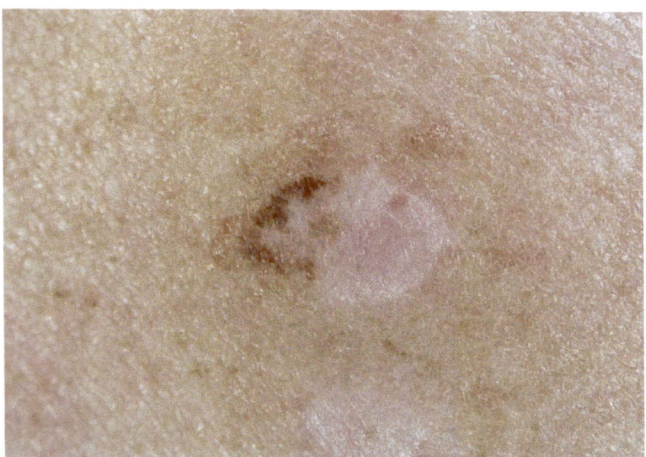

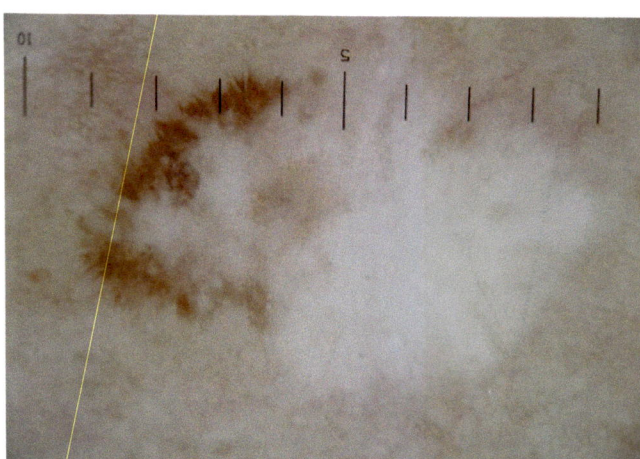

Lesión parcialmente pigmentada después de una biopsia por rasurado previa en la espalda de un hombre de 50 años: en este nevo recurrente confirmado por histopatología, la dermatoscopia muestra vetas radiales periféricas, pigmentación granular y zonas similares a cicatrices.

Blum A, et al. Recurrent melanocytic nevi and melanomas in dermoscopy: results of a multicenter study of the International Dermoscopy Society. *JAMA Dermatol* 2014;150(2):138-45.

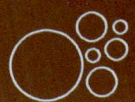

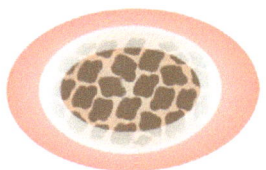

El nevo halo es un nevo melanocítico con un borde periférico de despigmentación. La pérdida de pigmento se debe a una respuesta del mecanismo inmunitario dirigida a los melanocitos. Son frecuentes en niños y adultos jóvenes y, a menudo, afectan a múltiples nevos. La regresión completa de los nevos halo puede demandar varios años. La población melanocítica residual central debe mostrar un patrón pigmentario típico. Si no es así, o si ocurre en un individuo mayor, se debe considerar la extirpación.

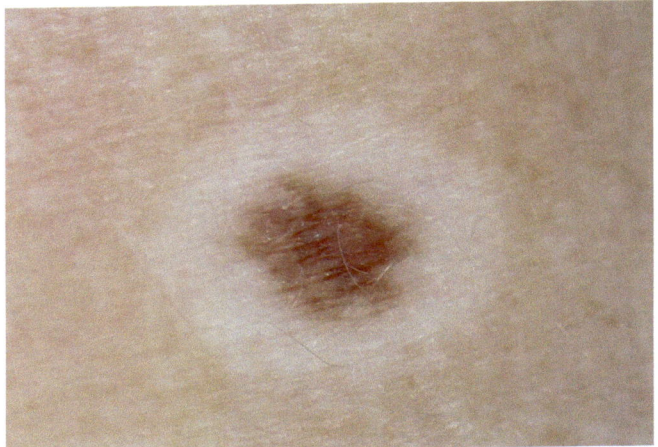
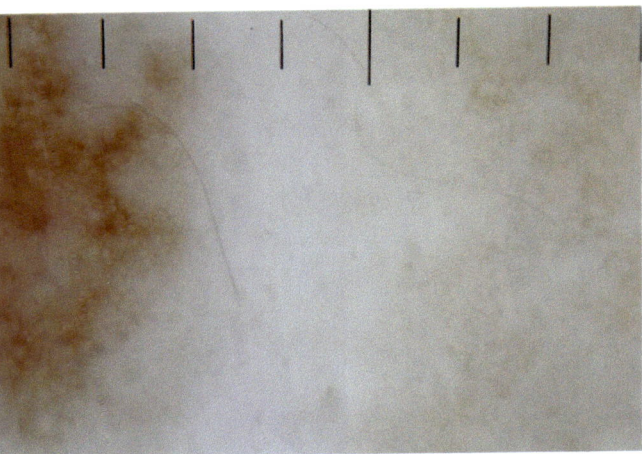

Nevo halo típico en la espalda de un adolescente: en este nevo halo, la dermatoscopia muestra despigmentación periférica y pigmentación reticular residual central.

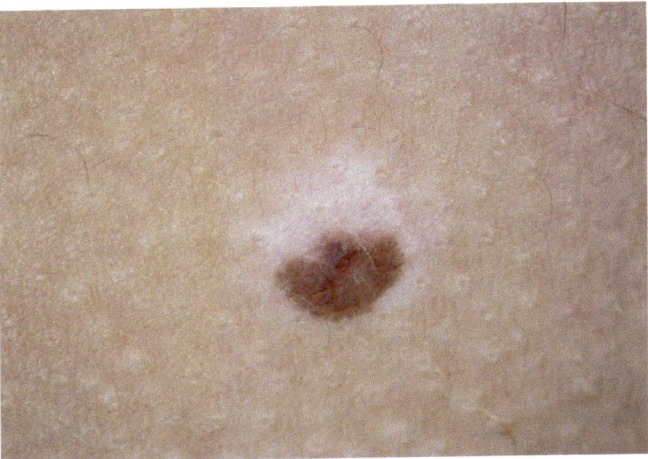
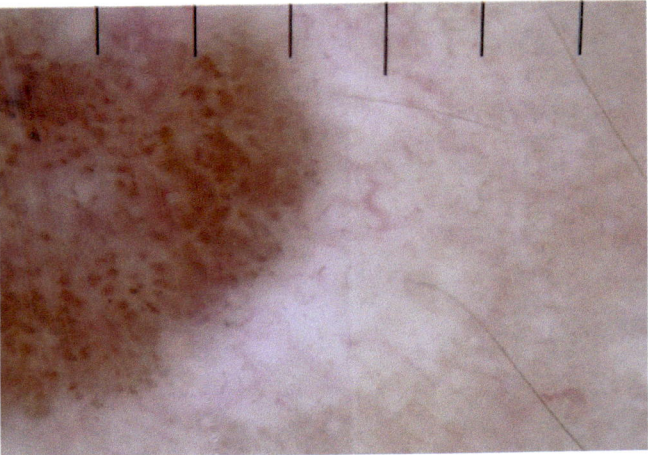

Nevo halo en la espalda de un hombre de 20 años, con un anillo excéntrico de despigmentación: en este nevo halo confirmado por histopatología, la dermatoscopia muestra un patrón en empedrado residual central y despigmentación periférica.

Aouthmany M, et al. The natural history of halo naevi: A retrospective case series. *J Am Acad Dermatol* 2012;67(4):582-6.

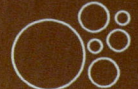

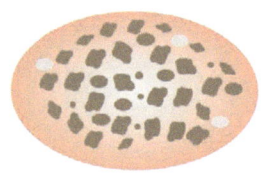

En la dermatoscopia, los nevos congénitos suelen presentarse con un patrón globular o en empedrado, con características clínicas adicionales de pápulas pigmentadas y no pigmentadas coalescentes. Asimismo, es frecuente observar pequeños nódulos o hipertricosis. A medida que el niño crece, los nevos congénitos aumentan proporcionalmente de tamaño.

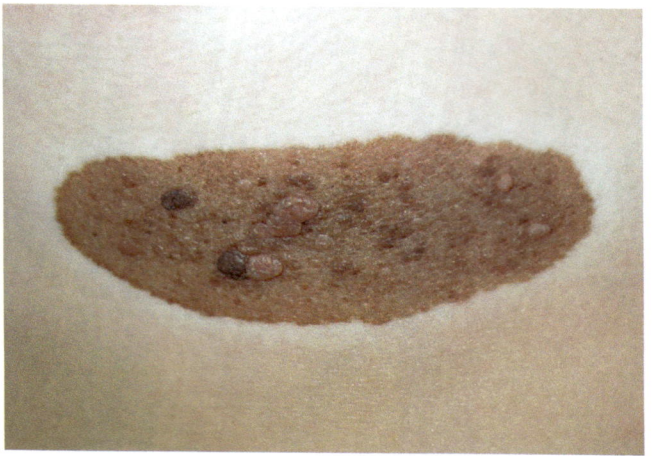

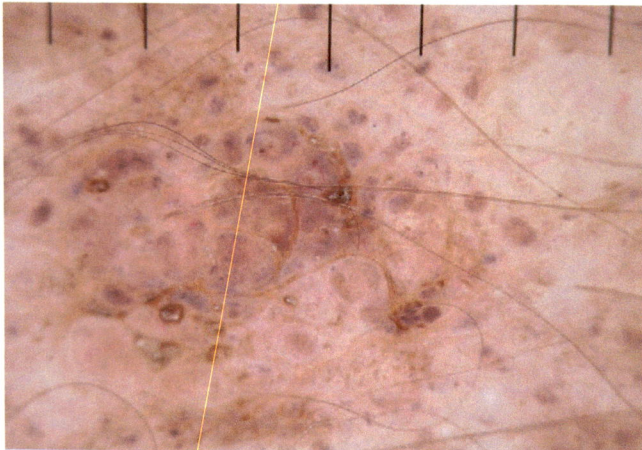

Nevo congénito de 10 × 4 cm, con múltiples pápulas hipopigmentadas e hiperpigmentadas monomórficas en el abdomen de una mujer de 20 años: la dermatoscopia muestra una morfología globular y en empedrado, con vasos en forma de coma e hipertricosis.

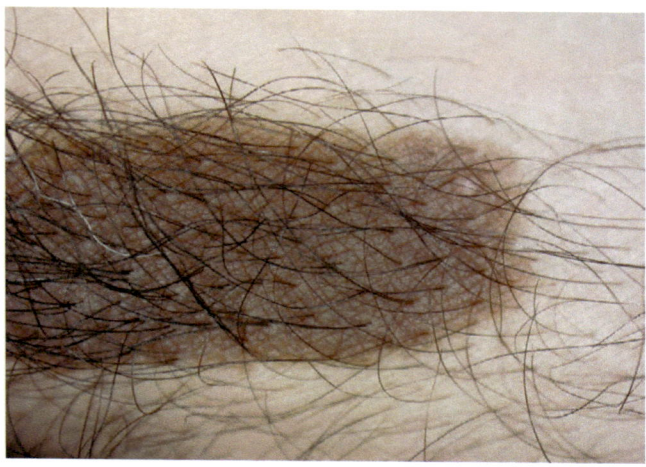

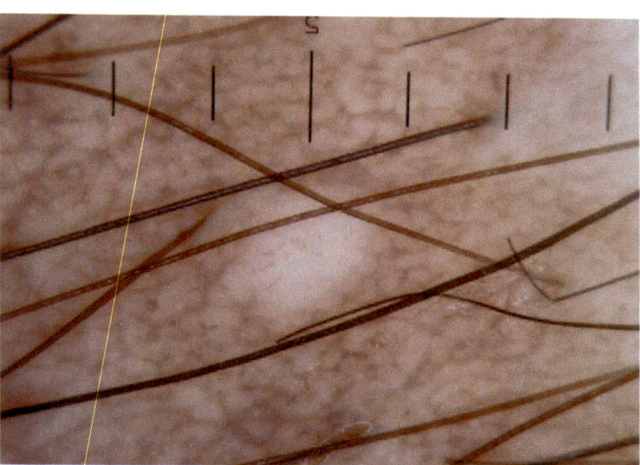

Nevo con hipertricosis y una pequeña pápula hipopigmentada excéntrica en la espalda de un hombre de 30 años: en este nevo congénito, la dermatoscopia muestra múltiples pelos terminales, pigmentación reticular e hipopigmentación focal.

Cengiz FP, et al. Dermoscopic features of small, medium, and large-sized congenital melanocytic nevi. *Ann Dermatol* 2017;29(1):26-32.

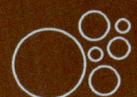

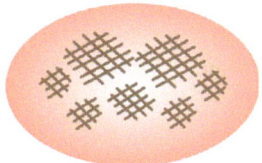
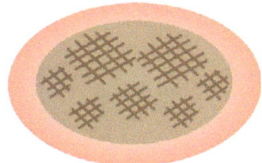

Los nevos agminados son grupos localizados de nevos sin pigmentación de fondo. El nevo *spilus* (o nevo lentiginoso moteado) consiste en un fondo lentiginoso bronceado sobre el cual se distribuyen múltiples máculas y pápulas separadas de nevos. El subtipo más común en la dermatoscopia es el de la unión con pigmentación reticular uniforme. La mayoría de los casos tienden a aparecer desde el nacimiento o la primera infancia y, por lo tanto, suelen considerarse un subtipo de nevo congénito.

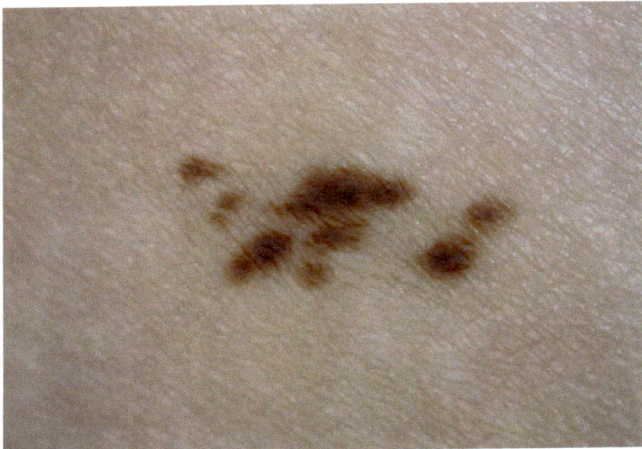
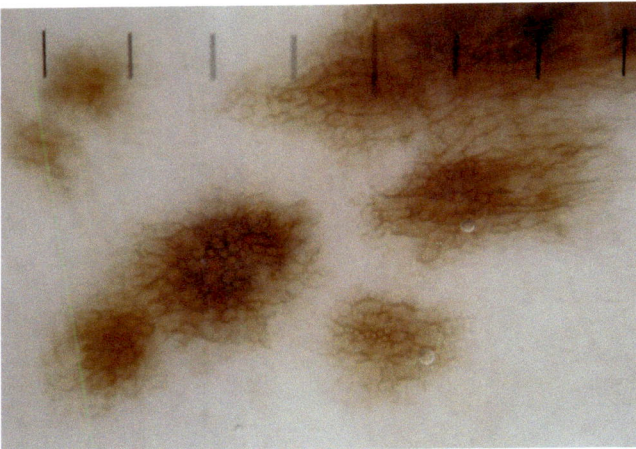

Grupo pigmentado de máculas estables de largo tiempo de evolución en la región lumbar de una mujer de 40 años: en este nevo agminado, la dermatoscopia muestra múltiples focos de pigmentación reticulada parda sobre un fondo de piel normal.

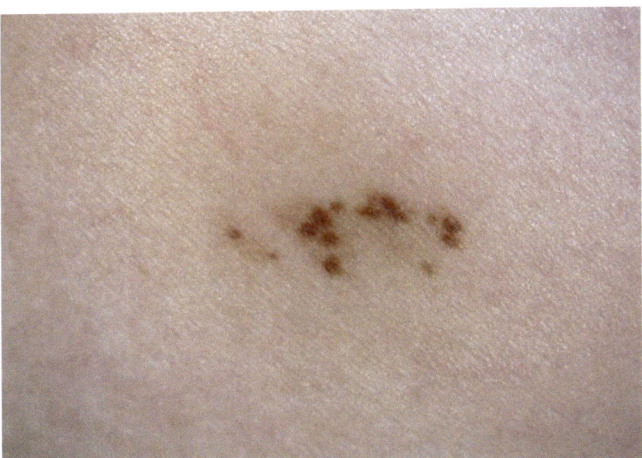
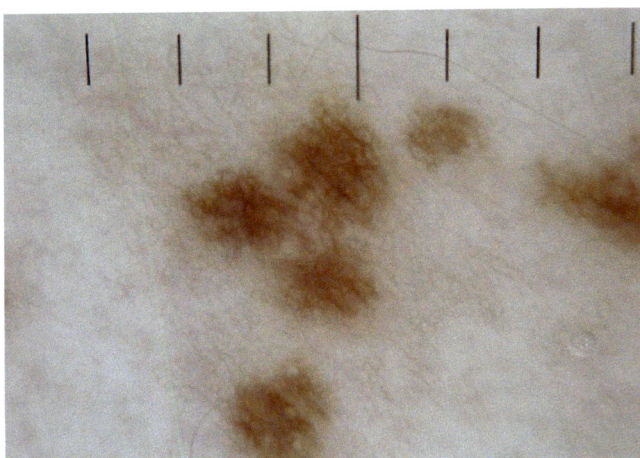

Mácula pigmentada estable de largo tiempo de evolución, con focos de hiperpigmentación en la espalda de una mujer de 30 años: en este nevo *spilus*, la dermatoscopia muestra múltiples focos de reticulado pardo sobre un fondo reticulado pardo claro.

El nevo *spilus* segmentario más grande debe ser controlado en busca de melanoma, que puede presentarse como una zona focal de cambio. Ly L, et al. Melanoma(s) arising in large segmental speckled lentiginous nevi: a case series. *J Am Acad Dermatol* 2011;64(6):1190-3.

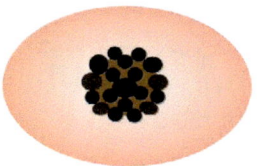
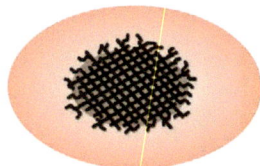

El nevo de Reed es una variante intensamente pigmentada del nevo de Spitz. Desde el punto de vista clínico, se presenta como máculas hiperpigmentadas y puede simular un melanoma. Los nevos de Reed son dinámicos en la dermatoscopia. Las variantes pigmentadas a menudo tienen una morfología globular inicial que puede progresar a reticular y, luego, a homogénea.

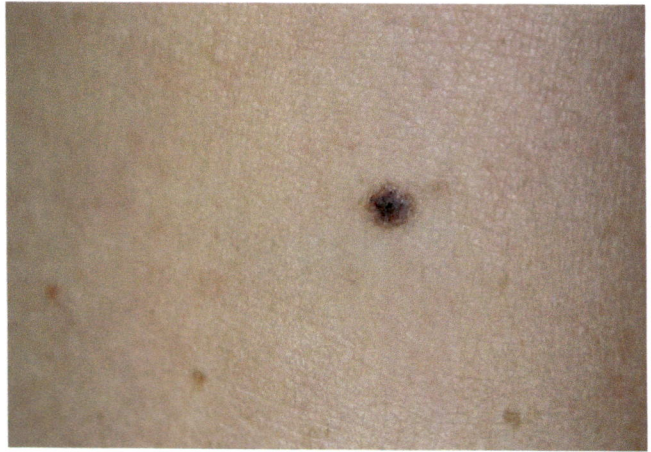
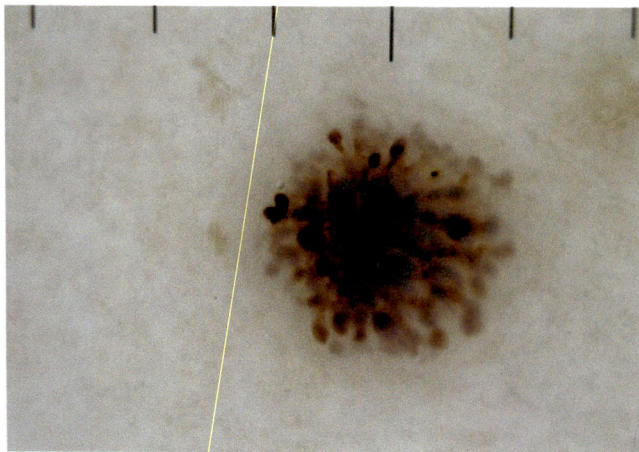

Mácula hiperpigmentada nueva en el deltoides de una mujer de 20 años: en este nevo de Reed confirmado por histopatología, la dermatoscopia muestra múltiples glóbulos pigmentados radiales de colores variables desde pardo hasta negro.

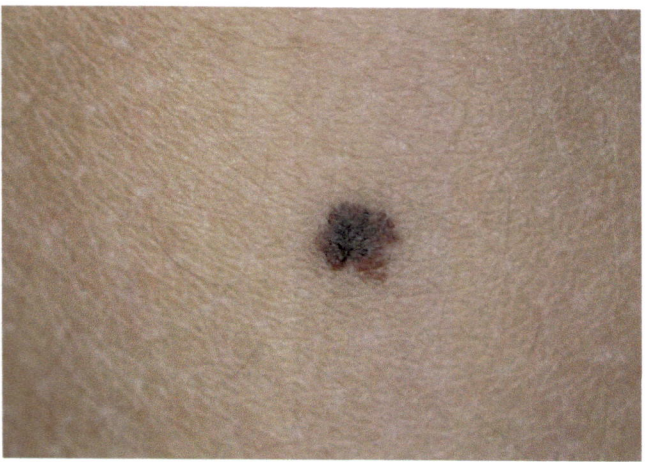
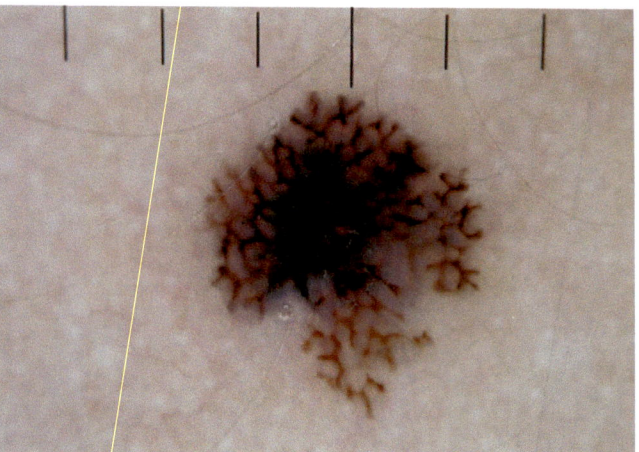

Mácula pigmentada nueva en la pierna de una mujer de 30 años: en este nevo de Reed confirmado por histopatología, la dermatoscopia muestra una morfología reticular amplia con vetas radiales marrones a negras.

Lallas A, et al. Update on dermoscopy of Spitz/Reed naevi and management guidelines by the International Dermoscopy Society. *Br J Dermatol* 2017;177(3):645-55.

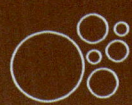
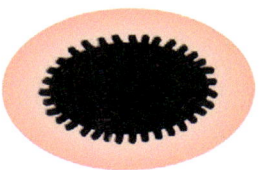

A medida que los nevos de Reed se desarrollan, la zona central se vuelve más homogénea. Las vetas periféricas pueden tornarse más uniformes, lo que crea un patrón descrito como "estallido de estrella". Clínicamente, este tipo de placa hiperpigmentada bien delimitada imita al melanoma. Si bien el patrón de "estallido de estrella" es tranquilizador en un niño, reconocerlo en un adulto es más preocupante y siempre se debe estudiar la anatomía patológica después de la extirpación.

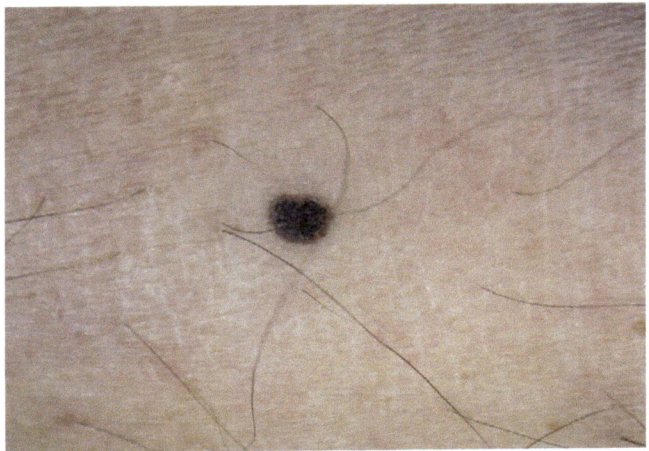

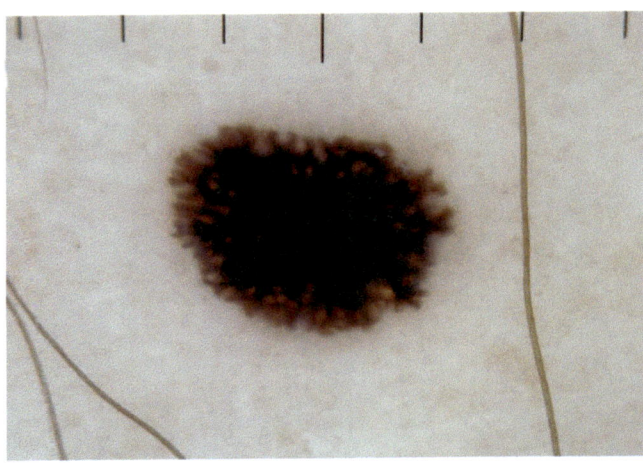

Mácula hiperpigmentada en el muslo de un hombre de 40 años: en este nevo de Reed confirmado por histopatología, la dermatoscopia muestra una mancha negra central, un reticulado hiperpigmentado amplio y vetas de pigmento circunferenciales.

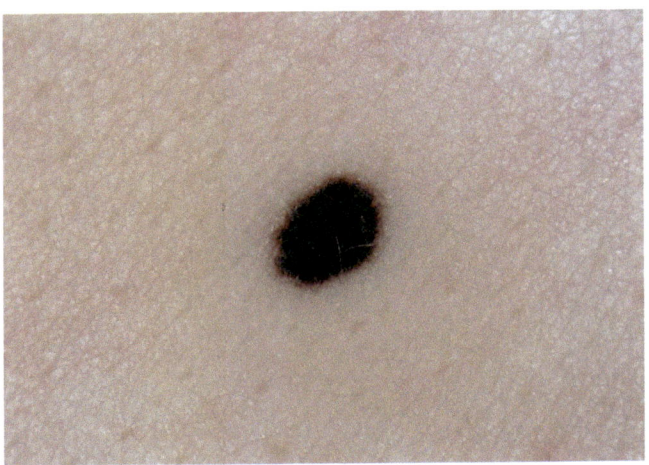

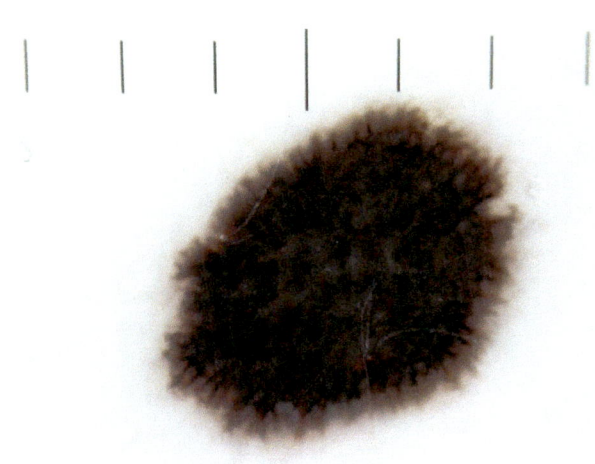

Mácula hiperpigmentada nueva en la espalda de un hombre de 30 años: en este nevo de Reed confirmado por histopatología, la dermatoscopia muestra hiperpigmentación central homogénea, con vetas de pigmento circunferenciales.<

Los nevos de Reed son dinámicos y, hasta que se estabilizan, suelen mostrar características evolutivas en imágenes repetidas, y causan preocupación clínica continua. Por lo tanto, puede ser práctico considerar la extirpación temprana en lugar del seguimiento.

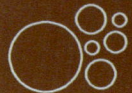

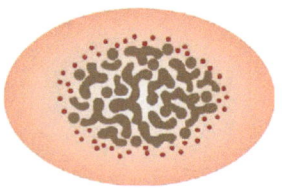

Además del nevo de Reed (la variante puramente pigmentada del nevo de Spitz), existe un patrón que comprende una mezcla de estructuras pigmentadas y no pigmentadas. Los glóbulos de pigmento rodeados por un reticulado pigmentario negativo (inverso) y vasos punteados son un patrón bien reconocido de los nevos de Spitz. La superposición de características clínicas y dermatoscópicas con el melanoma obliga a la resección.

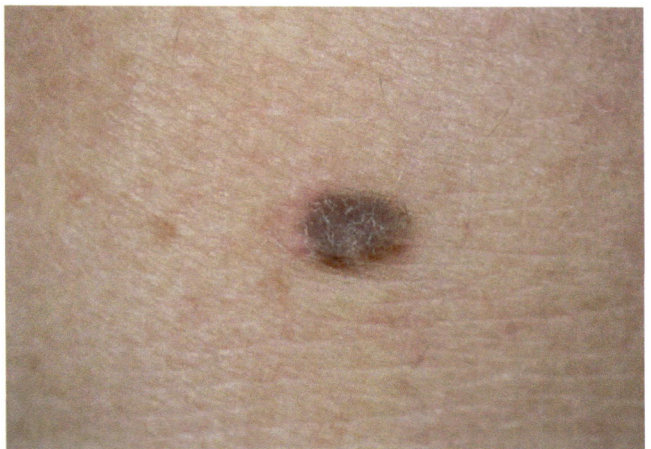

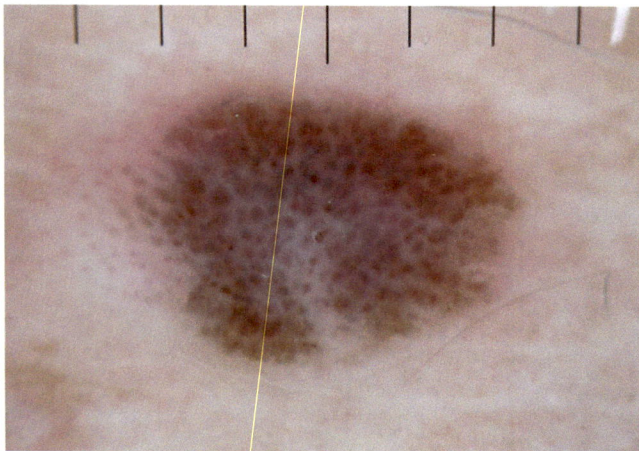

Placa pigmentada sospechosa en el segmento distal del antebrazo de una mujer de 50 años: en este nevo de Spitz pigmentado confirmado por histopatología, la dermatoscopia muestra glóbulos de pigmento, reticulado negativo y vasos punteados excéntricos.

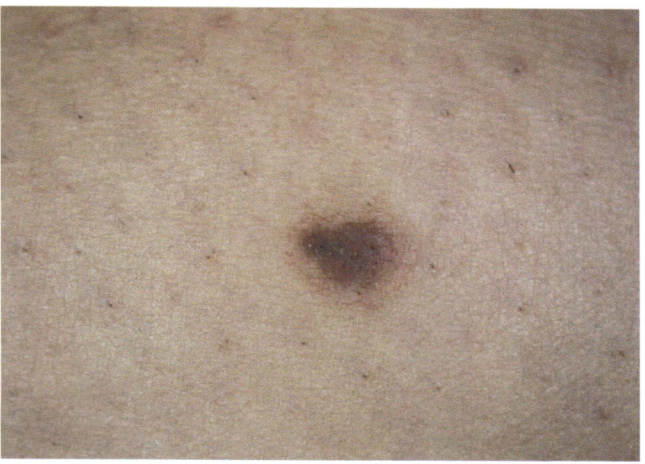

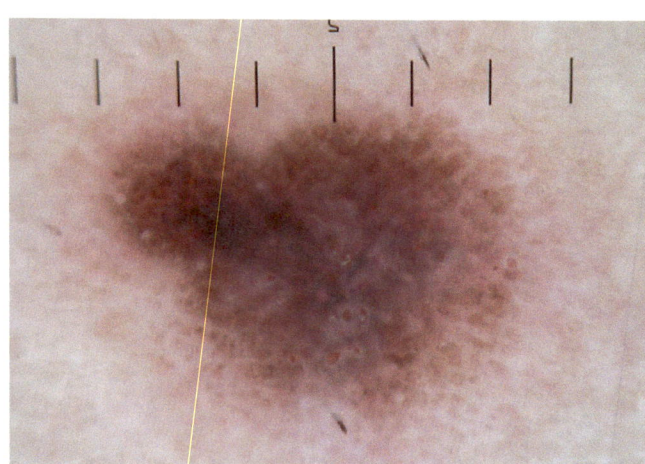

Placa multicolor nueva en la pierna de una mujer de 50 años: en este nevo de Spitz pigmentado confirmado por histopatología, la dermatoscopia muestra color azul-grisáceo, glóbulos pardos, vasos punteados periféricos y reticulado negativo.

Se debe considerar la extirpación en cualquier lesión cutánea de tipo Spitz. Bowling J, et al. Dermoscopy key points: recommendations from the International Dermoscopy Society. *Dermatología* 2007;214(1):3-5.

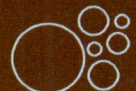

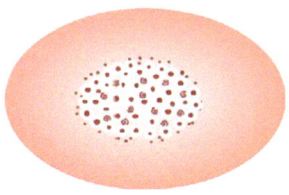

Los nevos de Spitz hipomelanóticos/hipopigmentados suelen presentarse como una pápula o nódulo rosa solitario con características dermatoscópicas de eritema solo o con vasos punteados y enrollados o glomerulares, y reticulado pigmentario negativo. Desde el punto de vista clínico, existe una superposición significativa con varios diagnósticos, especialmente el de melanoma nodular amelanótico, por lo que su resección es obligatoria.

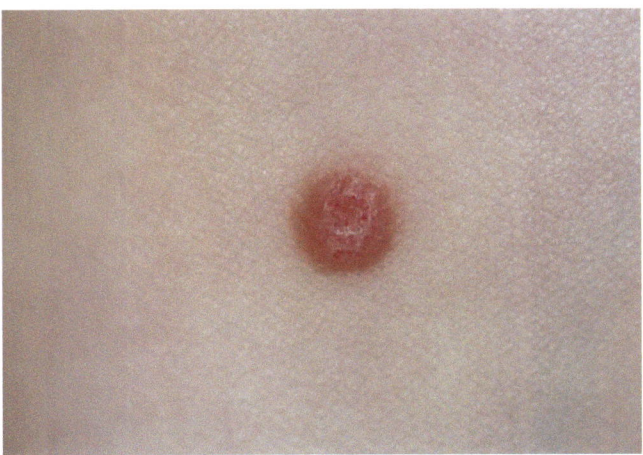

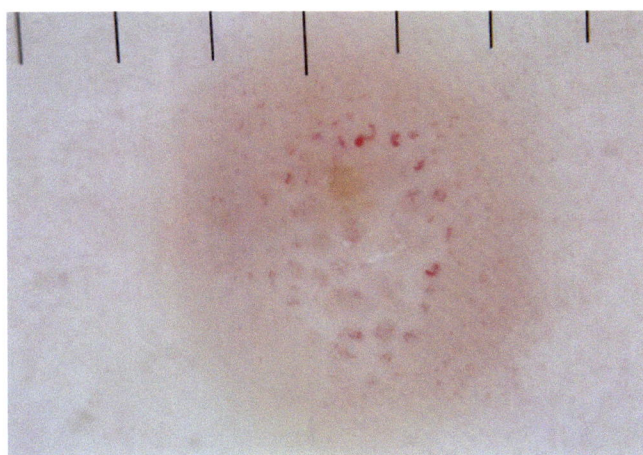

Pápula rosa en el brazo de una adolescente de 15 años: en este nevo de Spitz confirmado por histopatología, la dermatoscopia muestra vasos punteados y enrollados o glomerulares con reticulado negativo.

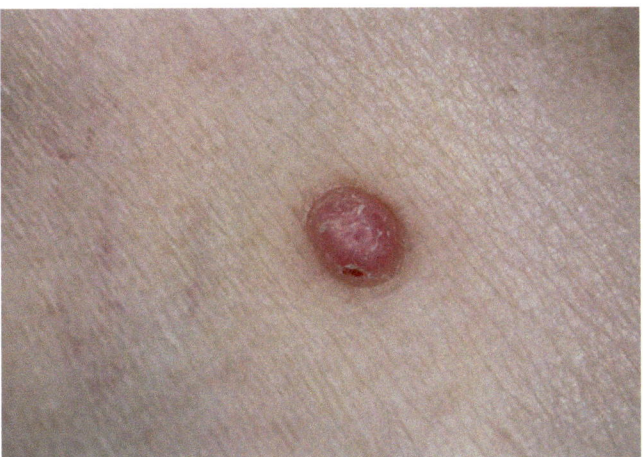

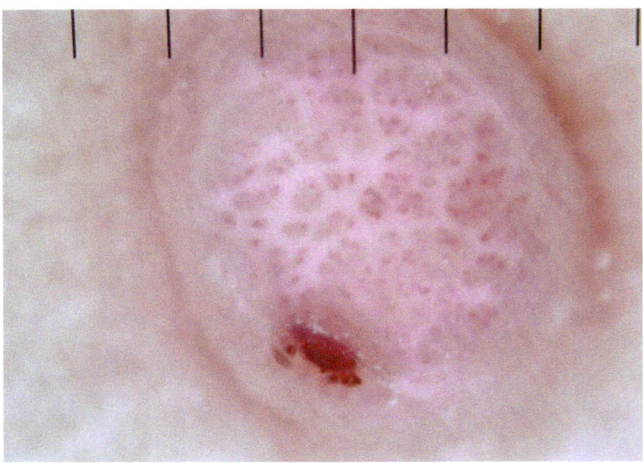

Nódulo rosa en el muslo de una mujer de 40 años: en este nevo de Spitz confirmado por histopatología, la dermatoscopia muestra vasos punteados y enrollados o glomerulares, reticulado negativo intercalado y un foco de ulceración traumática.

Se debe considerar la extirpación de cualquier pápula, placa o nódulo rosa solitario que aumente de tamaño, y asegurar que la muestra sea informada por un dermopatólogo experimentado. En casos difíciles, a veces se necesita correlación clinicopatológica o múltiples opiniones.

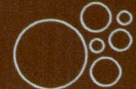

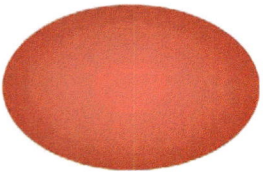

La desmoplasia, que representa una fibrosis densa, suele disminuir las características observadas en la dermatoscopia. El nevo de Spitz desmoplásico se presenta como una pápula o nódulo rosa, y en la dermatoscopia muestra un eritema rosado leve, lechoso y un fondo sin otras características. Hay una superposición clínica significativa con el melanoma amelanótico y desmoplásico; por lo tanto, la extirpación es obligatoria.

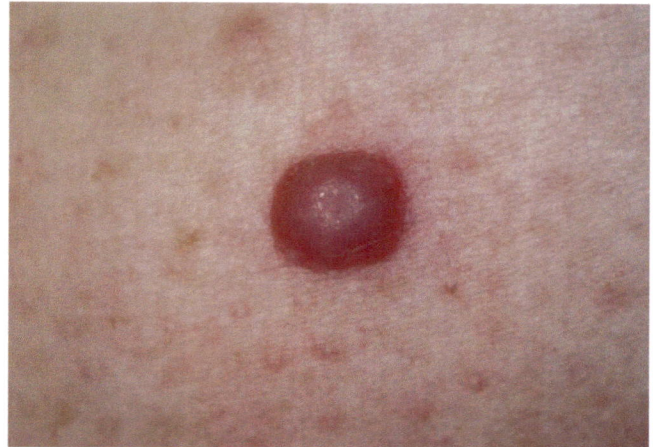

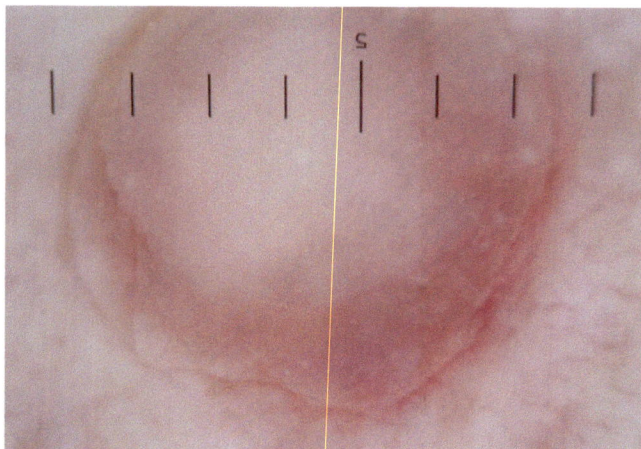

Nódulo rosa en la parte inferior de la espalda de una mujer de 55 años: en este nevo de Spitz desmoplásico confirmado por histopatología, la dermatoscopia solo muestra un eritema rosado lechoso y un fondo, sin signos distintivos.

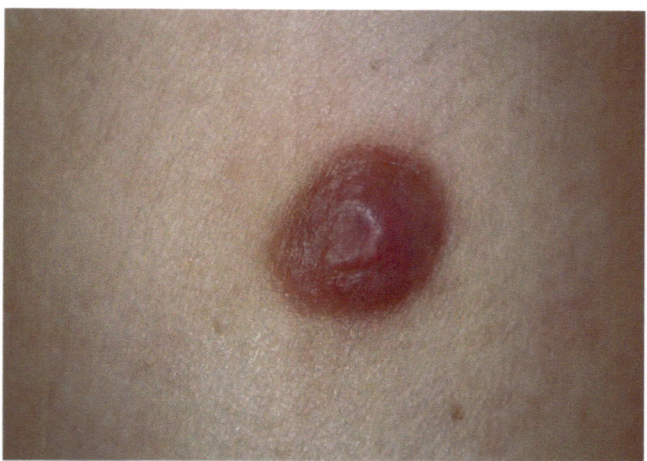

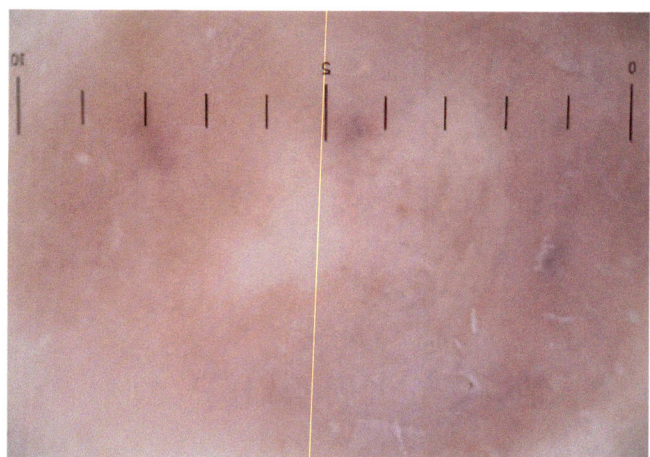

Nódulo rosa en el brazo de una mujer de 40 años: en este nevo de Spitz desmoplásico confirmado por histopatología, la dermatoscopia solo muestra un eritema rosado lechoso y un fondo sin signos distintivos.

El nevo de Spitz plantea un desafío tanto para el clínico como para el patólogo. Una buena correlación clinicopatológica, la comunicación con un dermopatólogo experimentado y un umbral bajo para la biopsia ayudan a que un melanoma spitzoide no pase inadvertido.

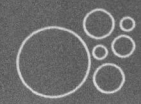

3-1 Melanoma: variantes clínicas

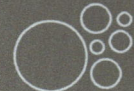

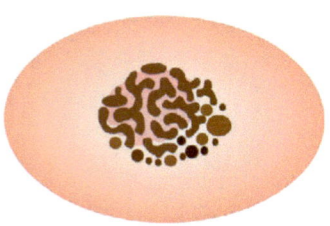

A medida que los melanomas evolucionan, presentan más características dermatoscópicas. Estas mismas características dermatoscópicas pueden observarse en lesiones melanocíticas de diámetro pequeño, lo que sugiere un diagnóstico de melanoma. Este principio también ayuda a identificar melanomas en imágenes dermatoscópicas secuenciales.

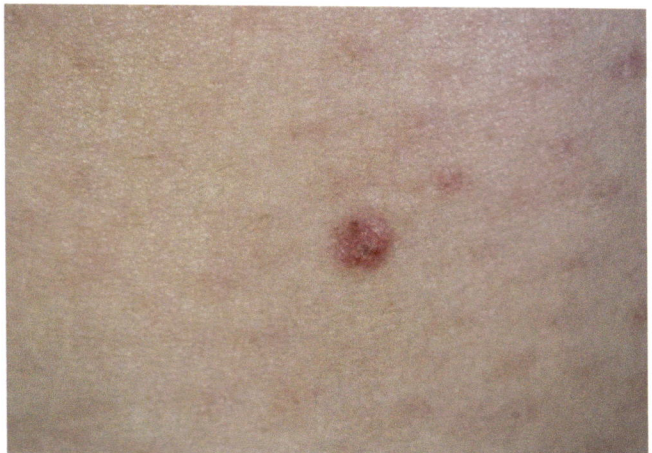

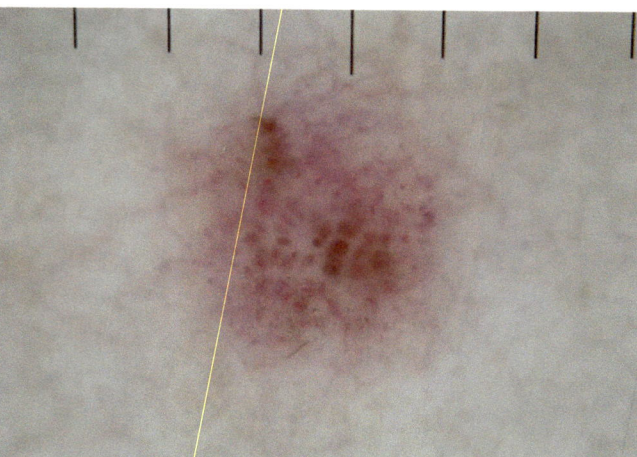

Mácula rosada de 3 mm en el hombro de una mujer de 19 años: en este melanoma extensivo superficial (MES) de 0,3 mm de espesor, la dermatoscopia muestra glóbulos marrones irregulares y vasos punteados.

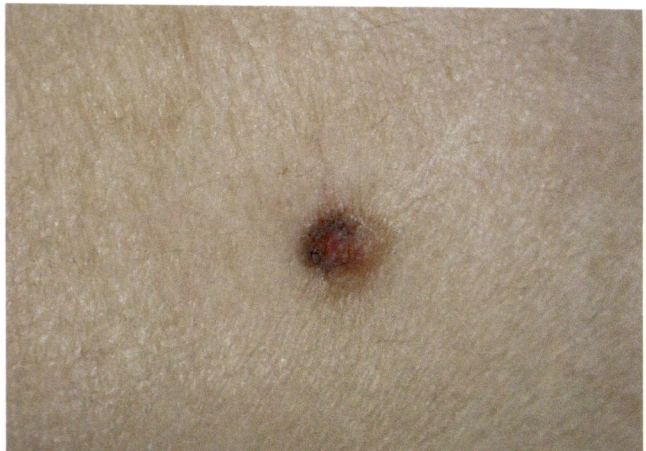

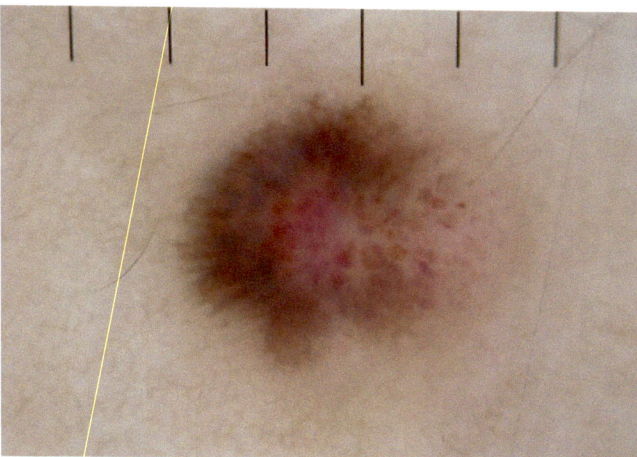

Mácula hiperpigmentada de 3 mm en la espalda de un hombre de 30 años: en este MES de 0,6 mm de espesor, la dermatoscopia muestra una lesión desordenada, con glóbulos marrones irregulares, vasos polimorfos y vetas periféricas.

Seidenari S, et al. Dermoscopy of small melanomas: just miniaturized dermoscopy? *Br J Dermatol* 2014;171(5):1006-13.

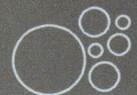

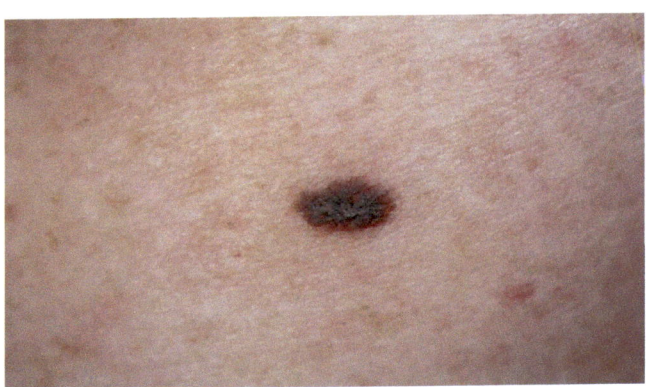
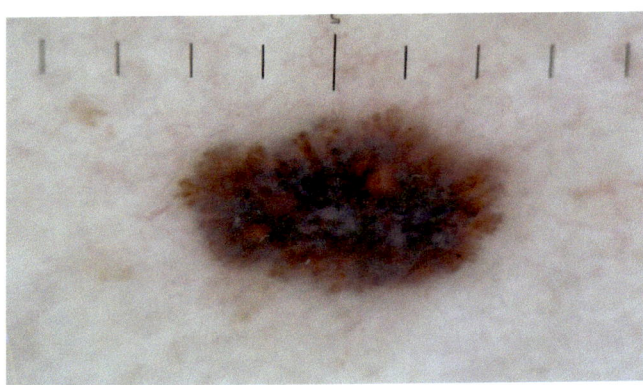

Mácula pigmentada de 4 mm en el hombro: en este MES de 0,3 mm de espesor, la dermatoscopia muestra glóbulos irregulares, vetas periféricas y un velo azul-blanquecino.

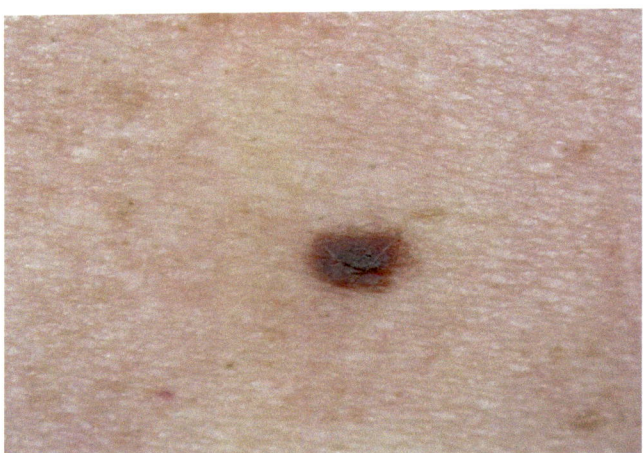
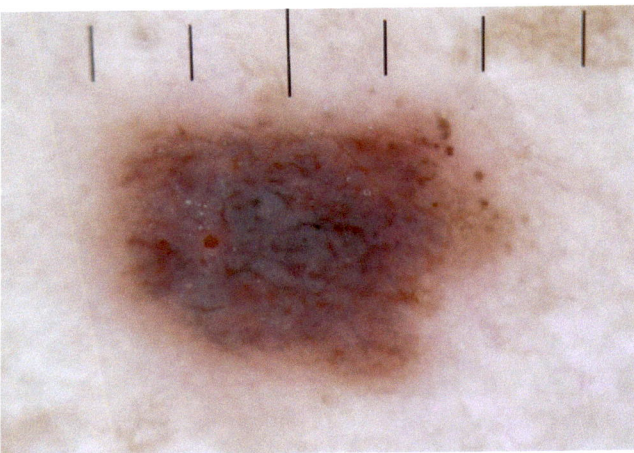

Mácula pigmentada de 4 mm en la pierna: en este MES de 0,6 mm de espesor, la dermatoscopia muestra glóbulos marrones irregulares excéntricos, vasos punteados y un velo azul-blanquecino.

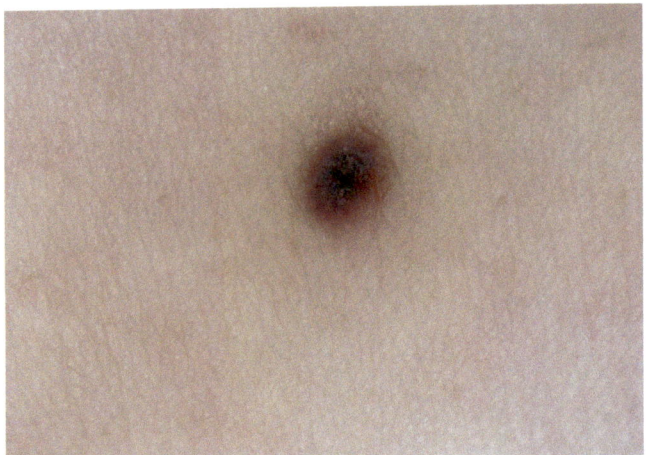
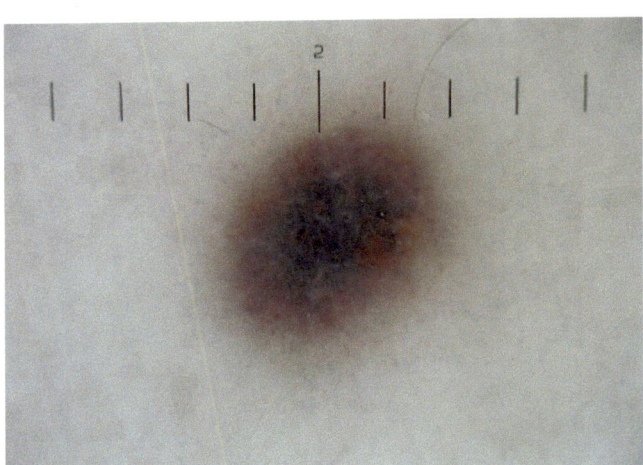

Mácula azul-parda de 4 mm en la espalda de un hombre de 20 años: en este MES de 0,4 mm de espesor, la dermatoscopia muestra múltiples colores, incluidos un velo azul-blanquecino central mal definido, vetas blancas brillantes, y vasos difusos y lineales punteados.

Los dermatoscopistas deben utilizar toda su perspicacia para identificar los melanomas de pequeño diámetro, ya que pueden ser invasores. Los melanomas sutiles pequeños diagnosticados por dermatoscopia pueden no ser muy característicos desde el punto de vista clínico (el denominado signo de "Caperucita Roja").

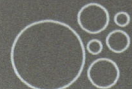

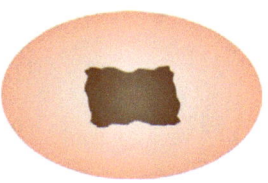

Las lesiones melanocíticas benignas suelen ser redondas u ovaladas, con múltiples ejes de simetría. Una lesión melanocítica solitaria angulada o de forma geométrica debe examinarse exhaustivamente en busca de características dermatoscópicas de melanoma. El margen angulado puede parecerse a una punta de flecha.

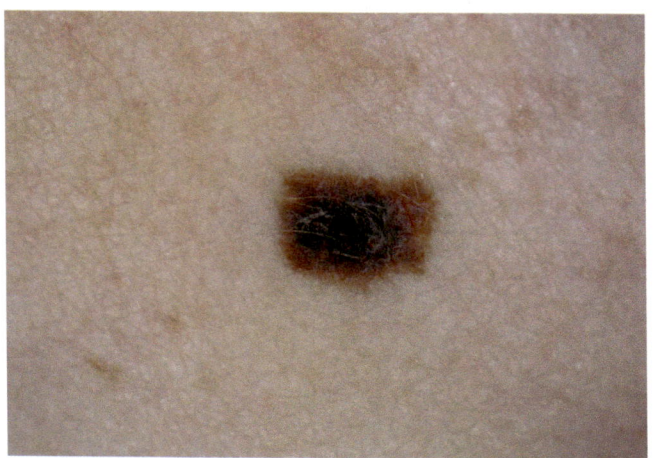

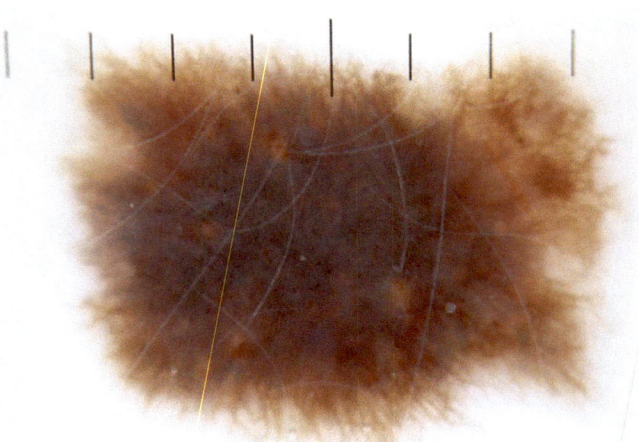

Mácula hiperpigmentada y geométrica en el hombro de una mujer de 50 años: en este melanoma *in situ* (MIS), la dermatoscopia muestra hiperpigmentación central, red pigmentaria atípica y vetas periféricas.

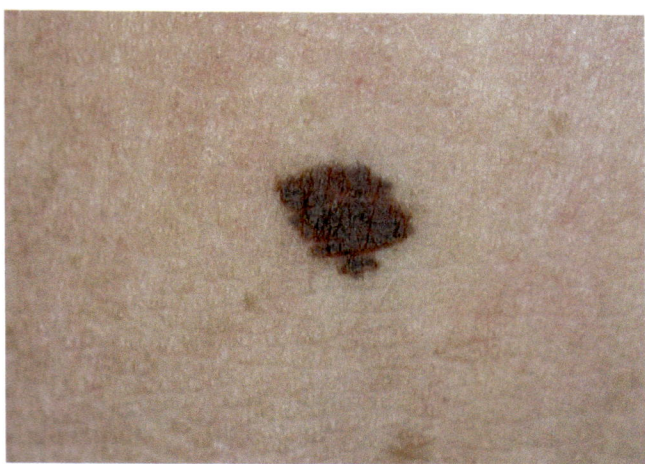

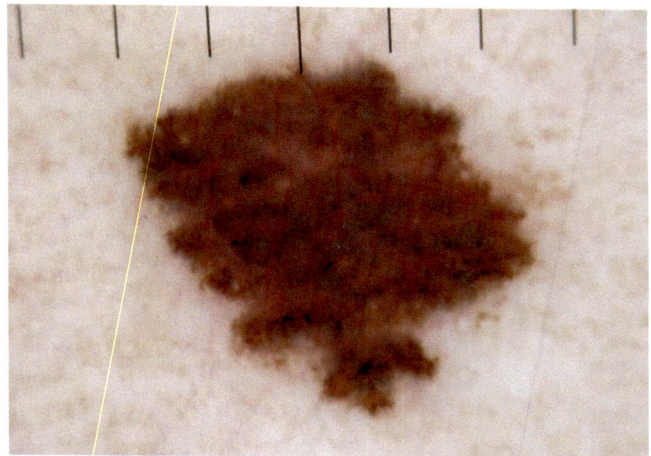

Mácula hiperpigmentada y geométrica en el abdomen de una mujer de 40 años: en este MES de 0,3 mm de espesor, la dermatoscopia muestra múltiples colores, puntos negros y vetas tanto en el centro como en el margen.

Morris AD, et al. Geometric Cutaneous Melanoma: A Helpful Clinical Sign of Malignancy? *Dermatol Surgery* 2003;29:827-9.

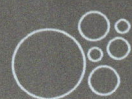

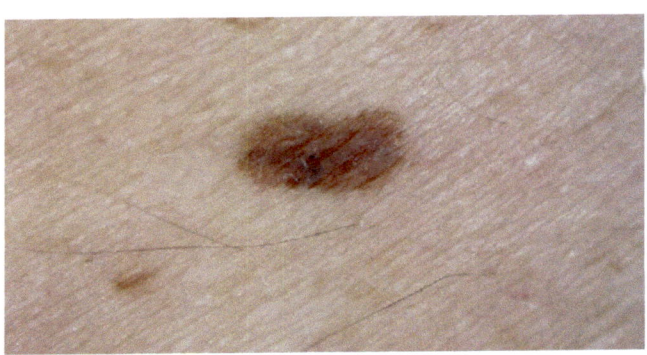

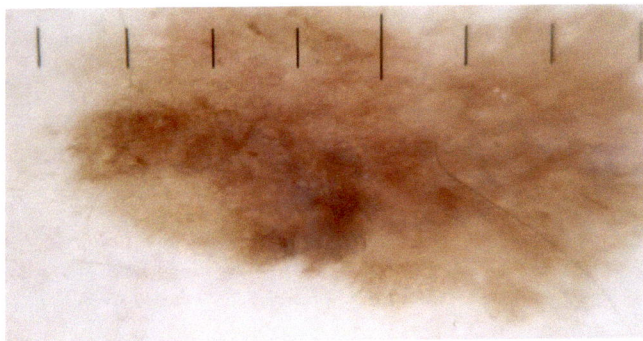

Lesión rectangular "patito feo" de color bronceado: la dermatoscopia muestra un foco excéntrico de red atípica ampliada que abarca un cuadrante de este MIS.

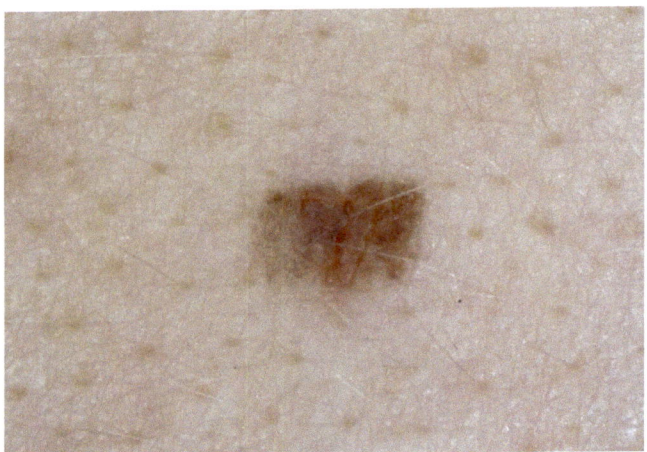

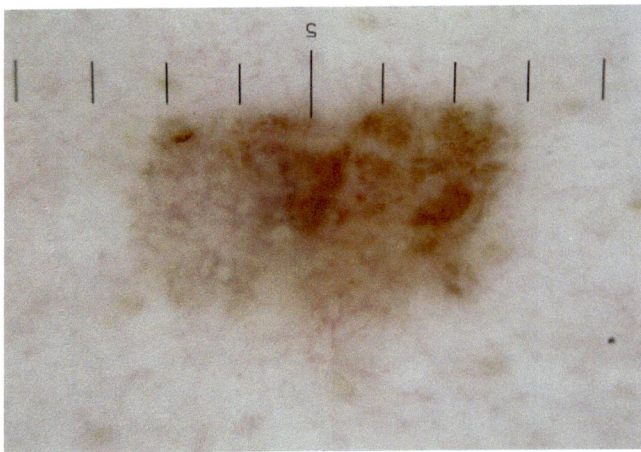

Mácula rectangular bronceada en la región lumbar: en este MIS, la dermatoscopia muestra pigmentación irregular y puntos grises granulares.

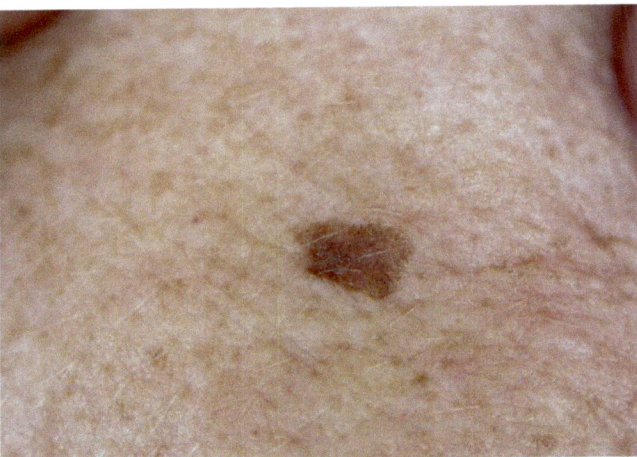

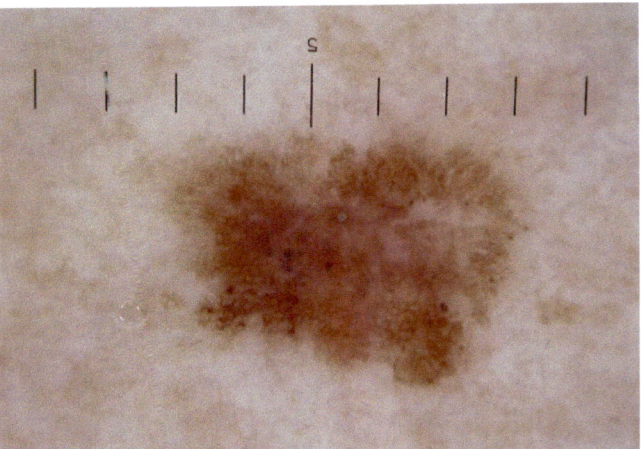

Mácula rectangular angulada en el abdomen de una mujer de 60 años: en este MES de 0,5 mm de espesor, la dermatoscopia muestra una red pigmentzria atípica y glóbulos irregulares de color pardo-grisáceo.

Gachon J, et al. First prospective study on the recognition process of melanoma in dermatological practice. *Arch Dermatol* 2005;141(4):434-8.

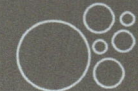

Al igual que en las lesiones melanocíticas de bordes geométricos, también se deben examinar cuidadosamente las lesiones melanocíticas de bordes geográficos para descartar características dermatoscópicas de melanoma.

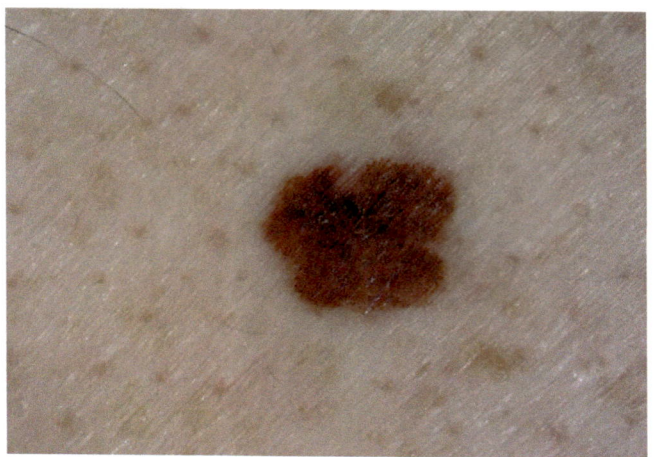

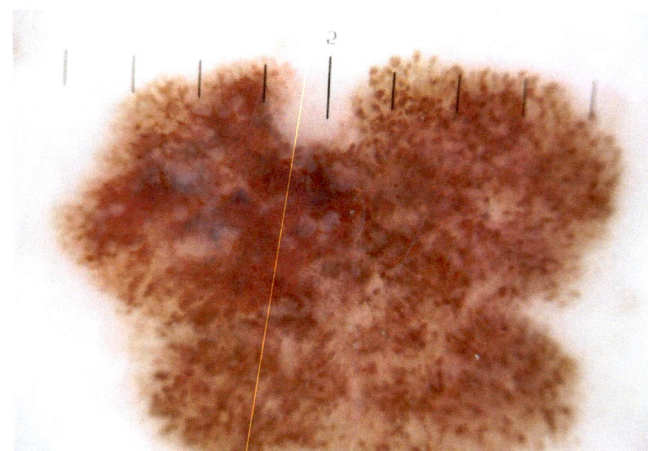

MES multilobulado hiperpigmentado de 0,5 mm de espesor en la parte superior de la espalda: la dermatoscopia muestra una morfología globular irregular, con un velo azul-blanquecino focal excéntrico.

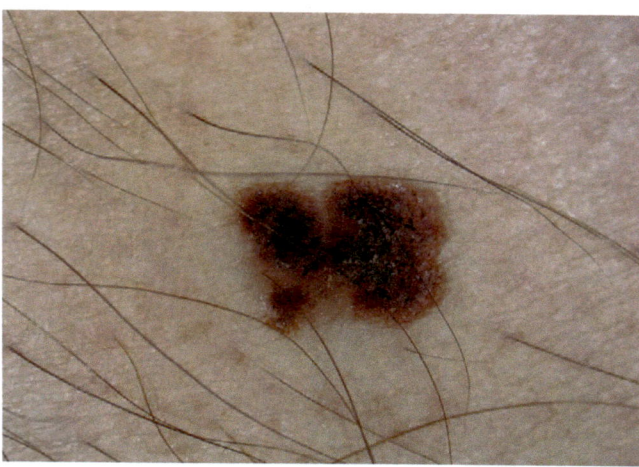

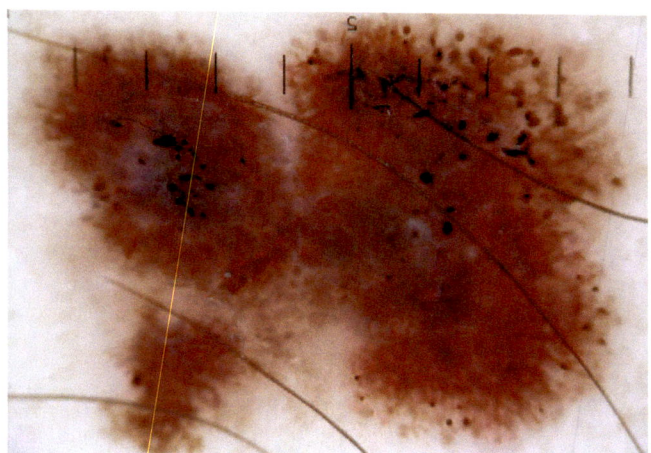

MES multilobulado hiperpigmentado de 0,7 mm de espesor en la pierna: la dermatoscopia muestra un patrón multicomponente asimétrico, con puntos y glóbulos negros irregulares, red pigmentaria atípica, velo azul-blanquecino y red negativa.

El melanoma suele presentarse como una lesión pigmentada de forma irregular. Si bien la regla ABCD se aplica bien a los melanomas en fase de crecimiento radial, esta no siempre es útil en el melanoma nodular.

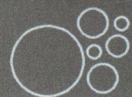

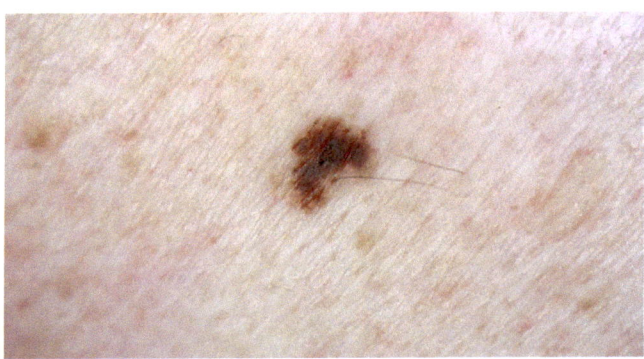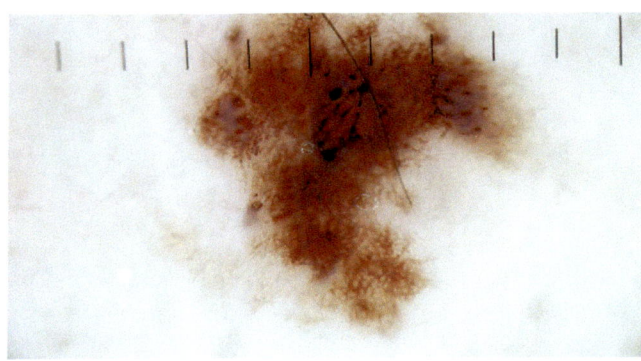

Mácula pigmentada "patito feo" irregular y de forma geográfica en la espalda de un hombre de 50 años: en este MIS, la dermatoscopia muestra puntos y glóbulos negros de distribución irregular.

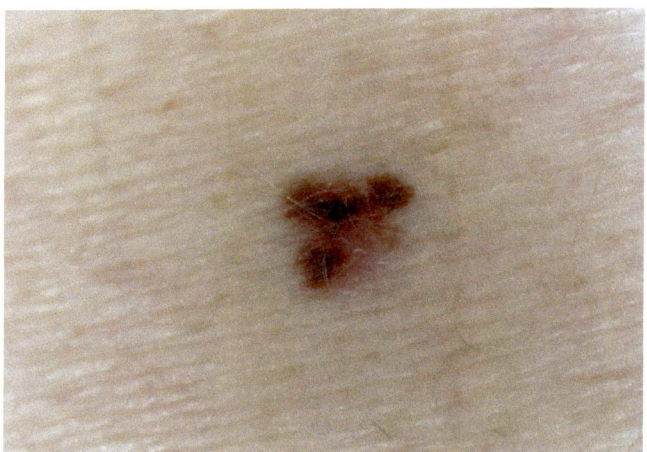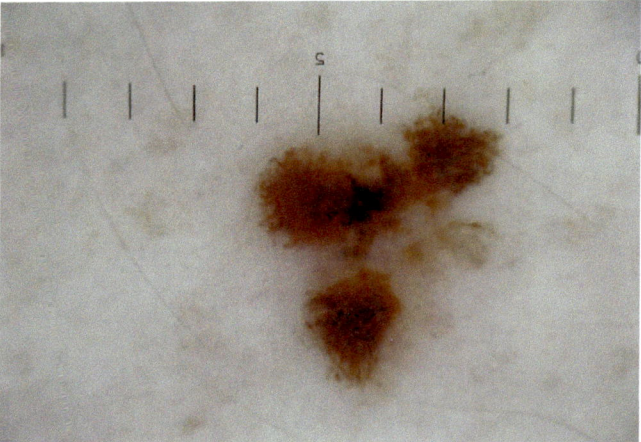

Mácula irregular "patito feo" en el muslo de una mujer de 65 años: en este MES de 0,2 mm de espesor, la dermatoscopia muestra una lesión desordenada, con puntos negros, pigmentación granular y vetas periféricas focales.

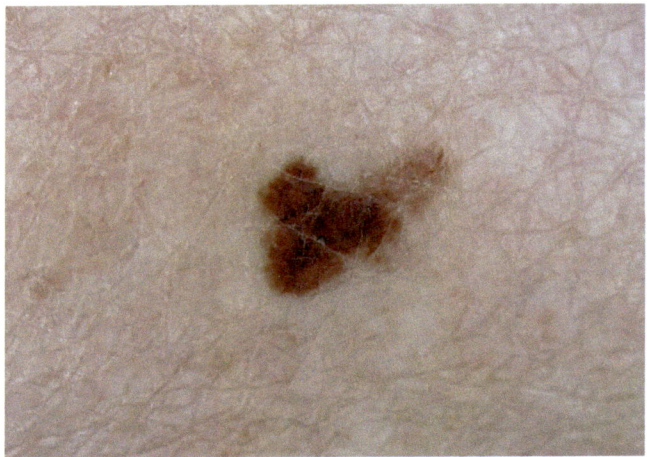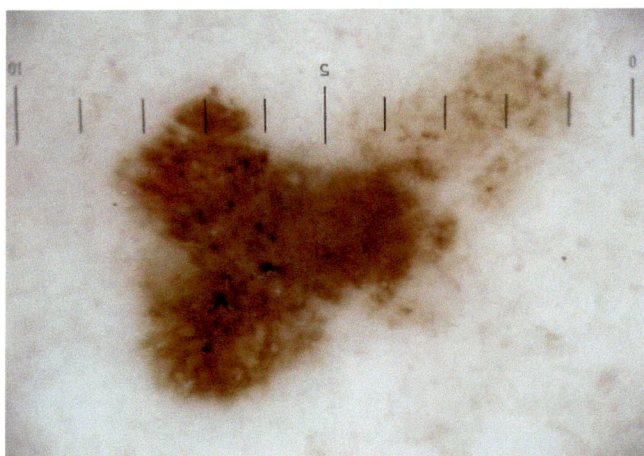

Mácula irregular "patito feo" en el muslo de una mujer de 70 años: en este MES de 0,3 mm de espesor, la dermatoscopia muestra una lesión desordenada, con una red pigmentaria ampliada y atípica y puntos negros.

Blum A, et al. Rorschach dermoscopy. *Arch Dermatol* 2012;148(11):1342.

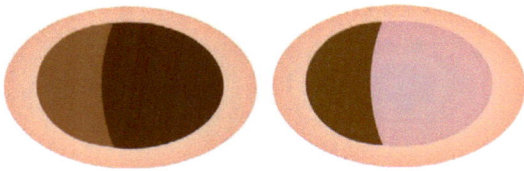

No es infrecuente que algunos pacientes presenten múltiples nevos con una combinación de dos tonos de pigmentación. Esto puede representar su nevo característico, un concepto importante. Sin embargo, una lesión melanocítica solitaria con polaridad de pigmentación o características dermatoscópicas debe plantear sospecha.

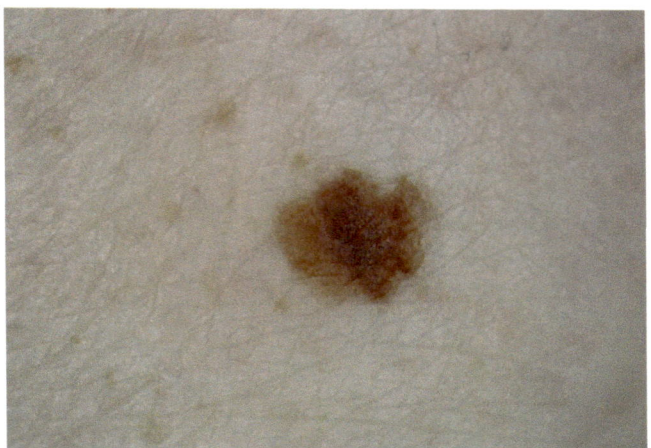
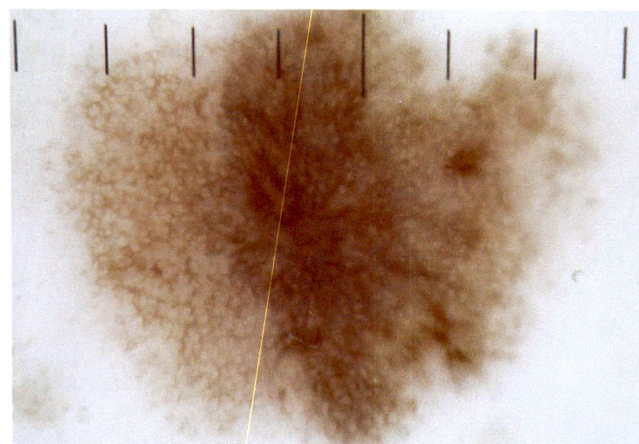

Mácula pigmentada de dos tonos en la espalda de un hombre de 50 años: la dermatoscopia muestra una pigmentación reticular bronceada en un lado, y una red más amplia y oscura en el otro lado de este MIS.

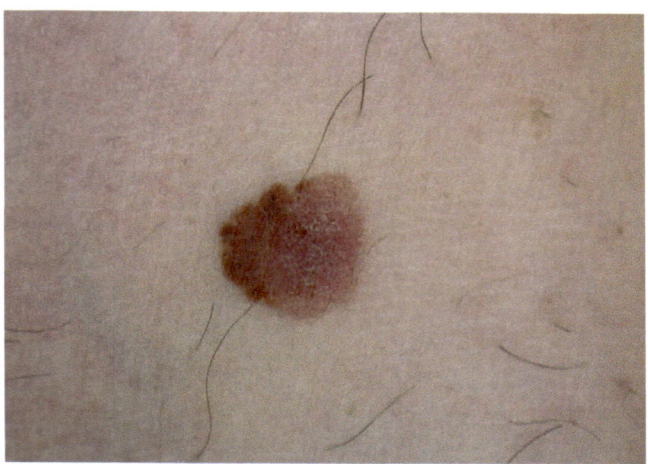
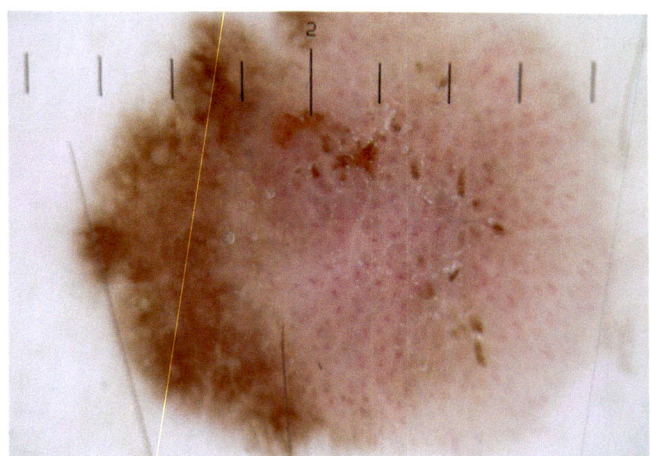

Placa rosada-parda de dos tonos en el hueco poplíteo de un hombre de 60 años: la dermatoscopia muestra una red pigmentaria atípica en un lado y vasos punteados, erosiones y red negativa en el otro lado de este MES de 0,9 mm de espesor.

Se debe sospechar de la lesión melanocítica solitaria de dos tonos. A veces, este patrón puede reflejar solo un nevo displásico. La presencia de una red negativa o inversa es un indicio de melanoma asociado a nevo.

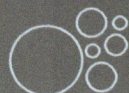

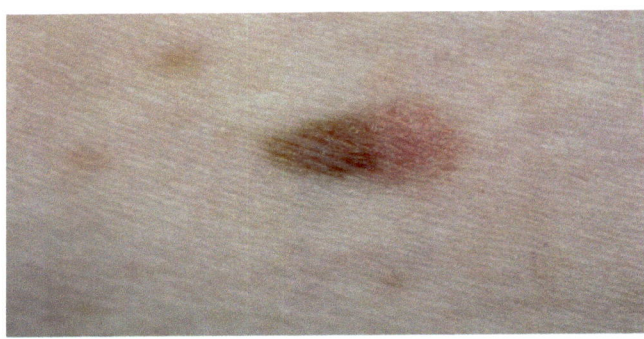
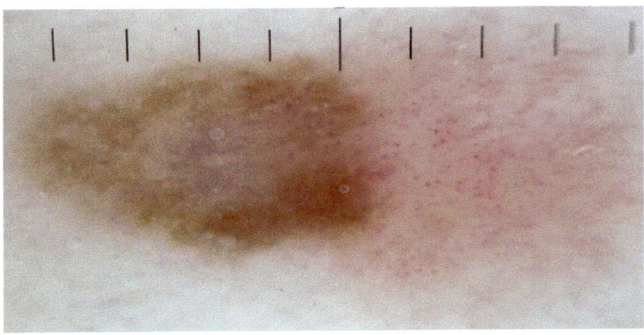

Mácula de dos tonos color rosado-pardo en el brazo de una mujer de 40 años: en este MIS, la dermatoscopia muestra variabilidad polar de la pigmentación, con un polo homogéneo bronceado con una zona central desprovista de estructura, y un polo rosado con vasos punteados.

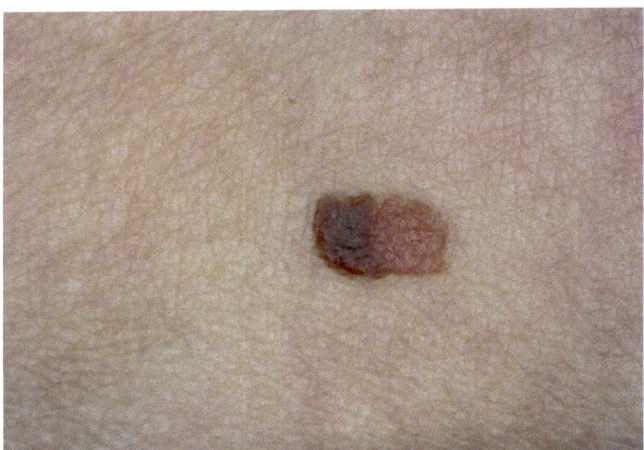
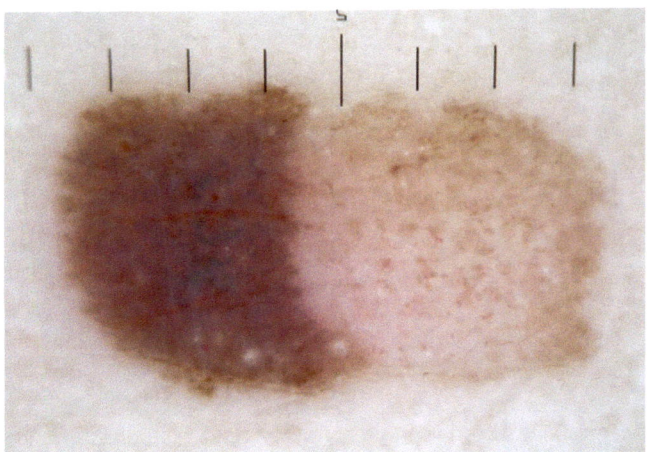

Placa rectangular de color rosado-pardo en el brazo de una mujer de 40 años: la dermatoscopia muestra patrones de pigmentación variables, con vetas en un margen de este tumor spitzoide atípico de potencial maligno incierto (TSAPMI).

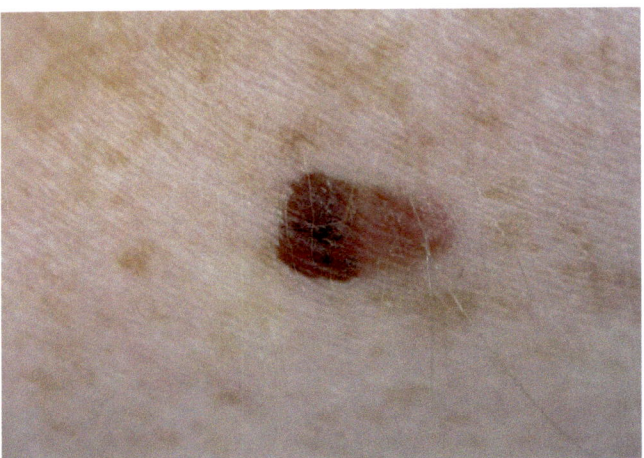
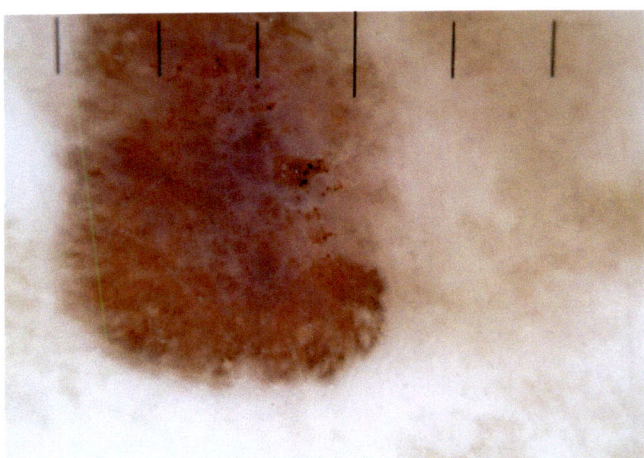

Placa de pigmentación variable en la pierna: en este MES de 0,9 mm de espesor, la dermatoscopia muestra múltiples colores, red atípica, red negativa, y puntos y glóbulos irregulares.

La pigmentación polar en una lesión melanocítica aislada a veces puede ser simulada por una colisión entre dos nevos de diferentes colores.

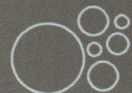
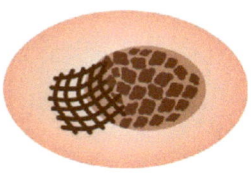

Aunque la mayoría de los melanomas surgen *de novo*, aproximadamente el 30% aparece dentro de un nevo preexistente. En las primeras etapas del melanoma asociado a nevo pueden coexistir características tanto del nevo previo como del melanoma en evolución. En etapas más tardías, predominan las características del melanoma, mientras que las del nevo solo pueden observarse en la histopatología.

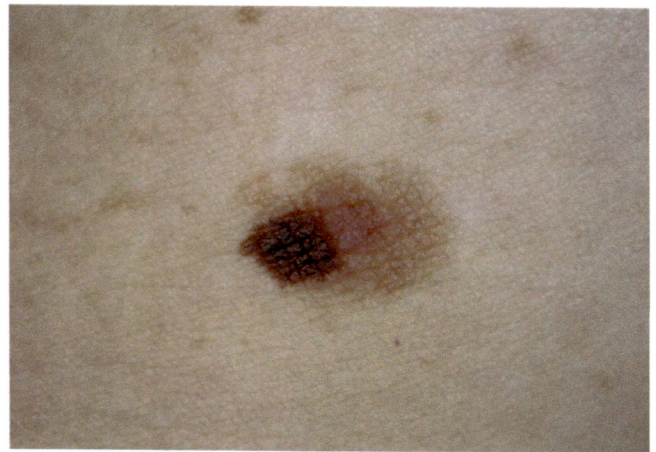

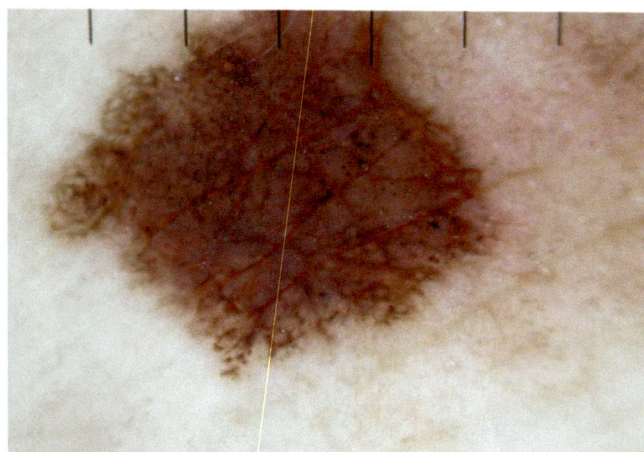

Mácula pigmentada con un foco excéntrico hiperpigmentado en el muslo de una mujer de 60 años: en este MIS que se origina en un nevo displásico, la dermatoscopia muestra un foco excéntrico de red pigmentaria atípica, vetas radiales y puntos negros.

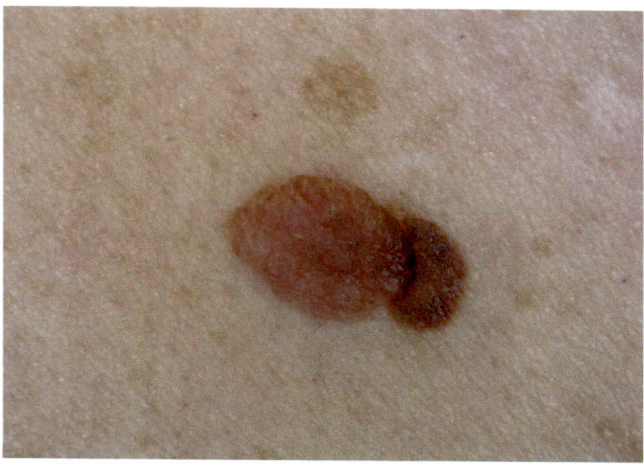

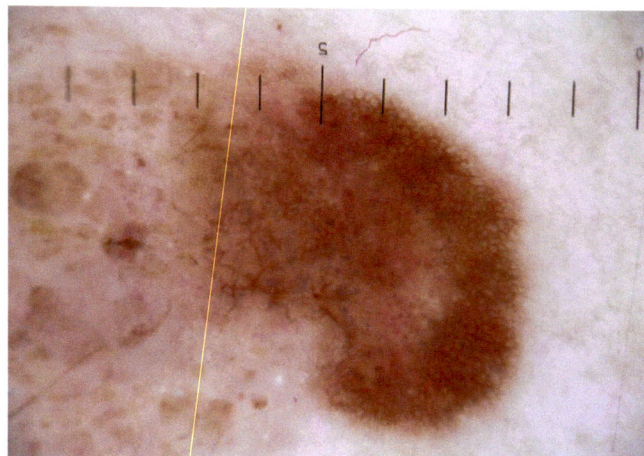

Placa bronceada con una mácula excéntrica hiperpigmentada en un hombre de 50 años: en este MIS que se origina en un nevo dérmico, la dermatoscopia muestra restos de empedrado y un foco excéntrico de reticulado bronceado con puntos grises focales.

Zalaudek I, et al. Clinical and dermoscopic characteristics of congenital and noncongenital naevus-associated melanomas. *J Am Acad Dermatol* 2020;83(4):1080-7.

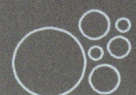

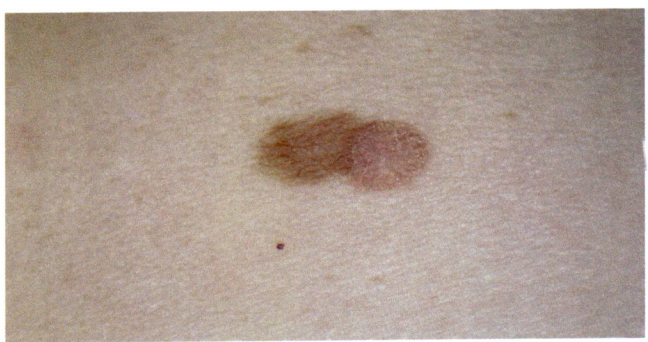

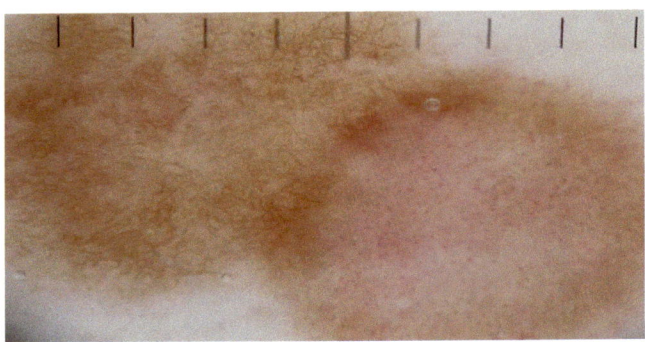

Mácula rosada y parda bilobulada en una mujer de 70 años: en este MIS asociado a nevo, la dermatoscopia muestra una lesión reticular combinada, con una zona excéntrica de vasos punteados y red negativa sutil.

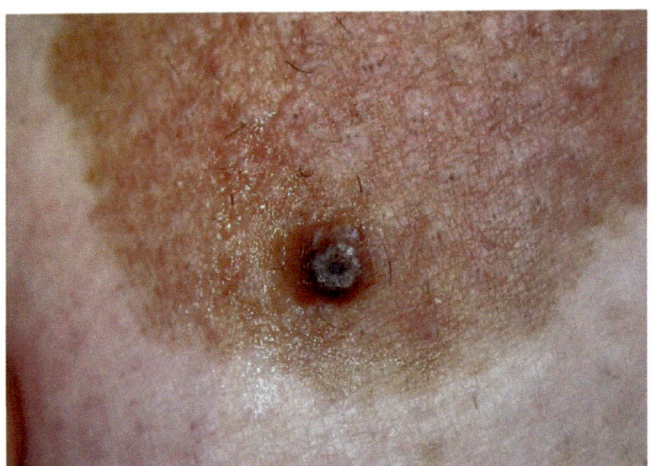

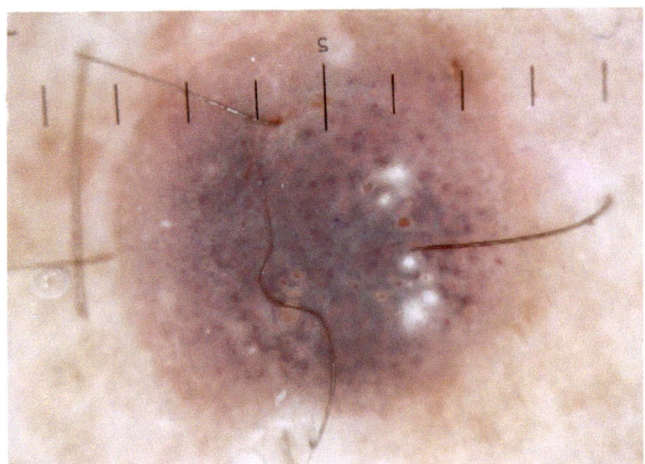

Mácula de pigmentación variable en el brazo de una mujer de 50 años: en este MES asociado a nevo de 0,3 mm de espesor, la dermatoscopia muestra un patrón multicomponente, con glóbulos marrones periféricos y vasos curvilíneos (en la parte superior).

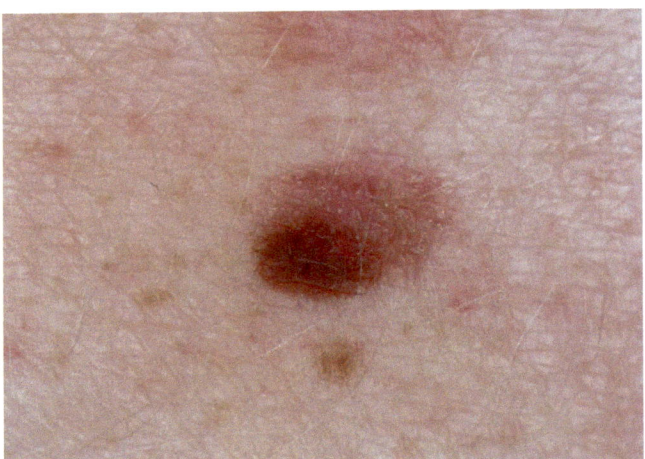

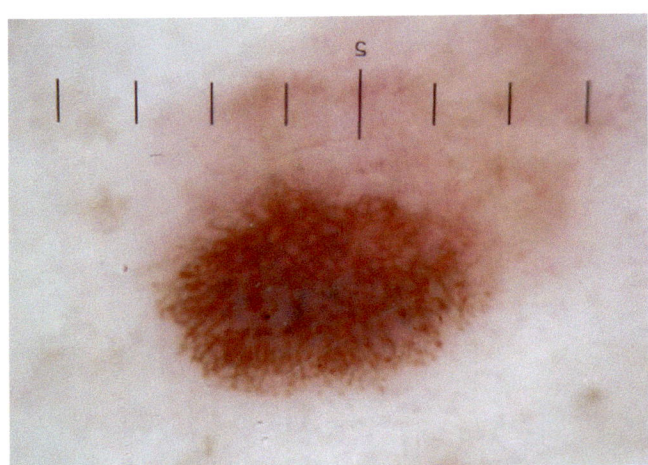

Placa de pigmentación variable en el muslo de un hombre de 25 años: en este MIS asociado a nevo, la dermatoscopia muestra un patrón multicomponente con red atípica, glóbulos periféricos y zonas sin estructura.

Pampena R, et al. A meta-analysis of nevus-associated melanoma: Prevalence and practical implications. *J Am Acad Dermatol* 2017;77(5):938-45.e4.

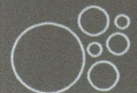

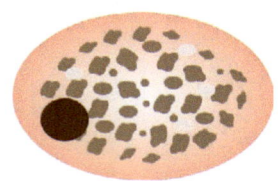

El riesgo de aparición de melanoma dentro de un nevo melanocítico congénito (NMC) es bajo, pero se incrementa a medida que el NMC aumenta de tamaño. Los NMC pueden clasificarse como pequeños (< 1,5 cm), medianos (1,5-20 cm) y grandes/ gigantes (> 20 cm). Las características dermatoscópicas del melanoma que surge dentro de un NMC consisten en manchas focales excéntricas de pigmento, velo azul blanquecino, ulceración y vasos atípicos. Cualquier cambio que sobrevenga dentro de un NMC debe considerarse de alto riesgo.

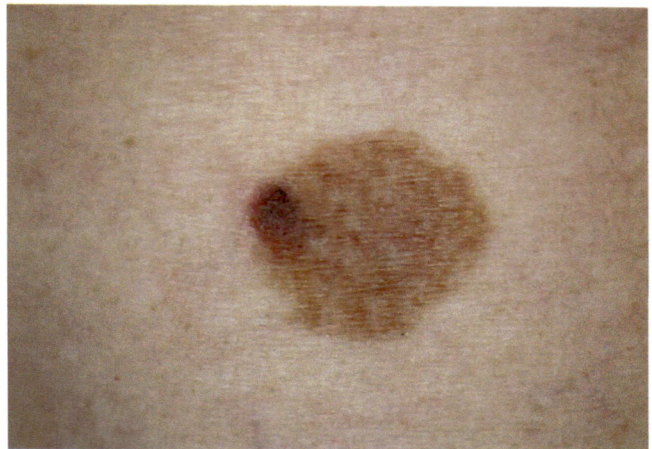

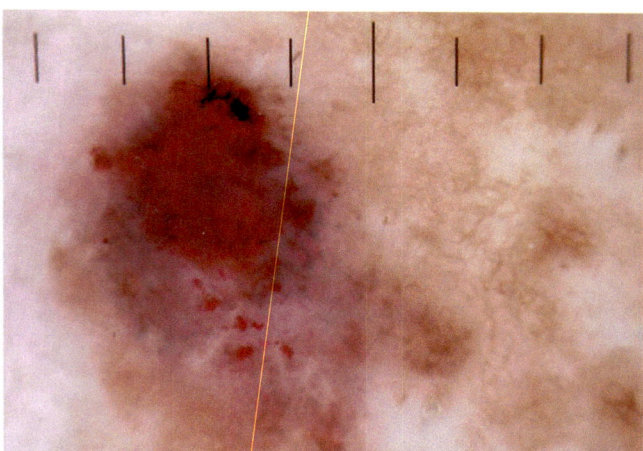

NMC de 21 mm de diámetro en la espalda de una mujer de 40 años: en este melanoma asociado a NMC de 0,4 mm de espesor, la dermatoscopia muestra pigmentación basal reticular, con ulceración focal, hemorragia, vasos enrollados, una mancha pigmentada y red negativa.

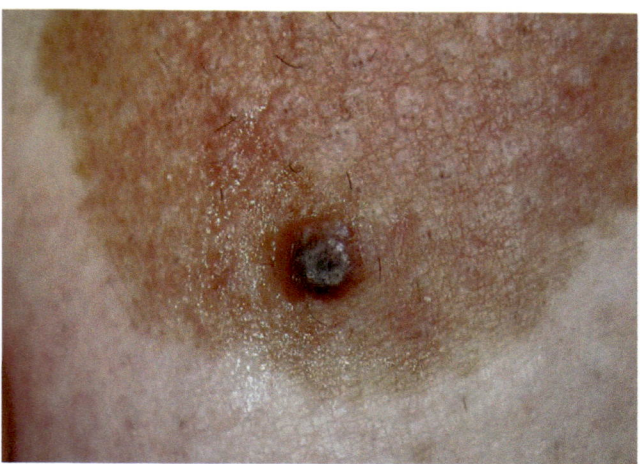

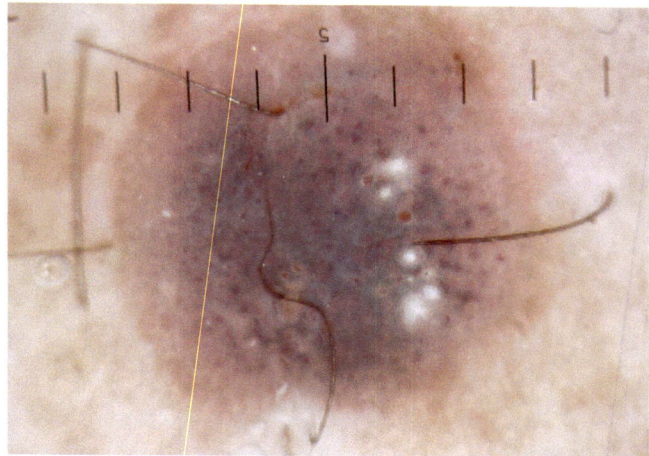

NMC con una pápula oscura en la pierna de una mujer de 60 años: en este melanoma asociado a NMC de 1,4 mm de espesor, la dermatoscopia muestra glóbulos oscuros irregulares, vasos punteados y vellos terminales dentro de la pápula.

Caccavale S, et al. Cutaneous Melanoma Arising in Congenital Melanocytic Nevus: A Retrospective Observational Study. *Dermatology* 2021;237:473-8.

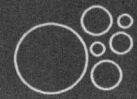

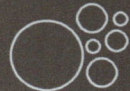
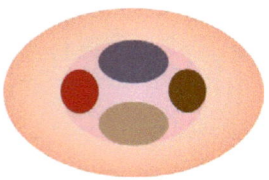

Los melanomas multicolores suelen ser tumores invasores. La variabilidad en el color refleja las diferentes profundidades infiltradas por melanocitos malignos. Las zonas rosadas pueden ser una característica de neovascularización, y los vasos atípicos se ven mejor en estas áreas. Las zonas marrones reflejan melanocitos epidérmicos y la pigmentación azul implica compromiso dérmico. En los tumores muy gruesos se observan menos colores, ya que los límites entre los componentes epidérmicos, dérmicos y vasculares se vuelven menos definidos.

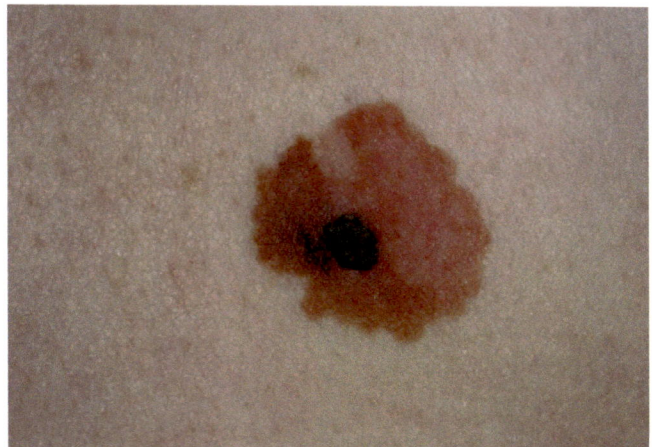
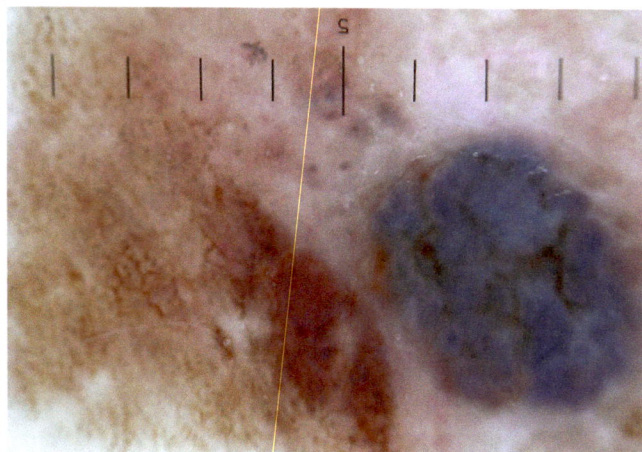

Placa multicolor en la espalda de una mujer de 60 años: en este melanoma extensivo superficial (MES) de 0,9 mm de espesor, la dermatoscopia muestra una mancha pigmentada de color azul pizarra, pigmentación parda irregular y glóbulos pardos focales.

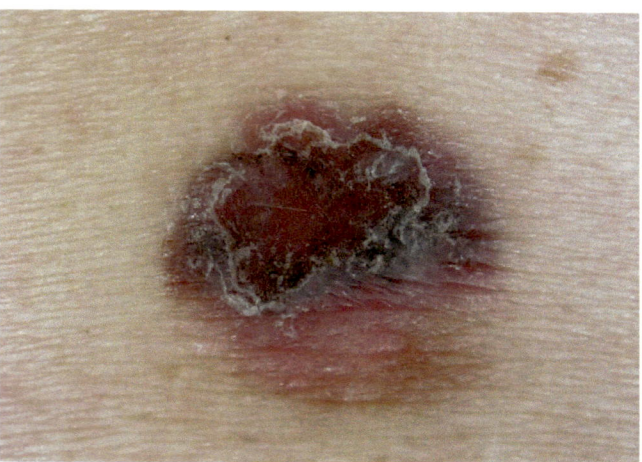
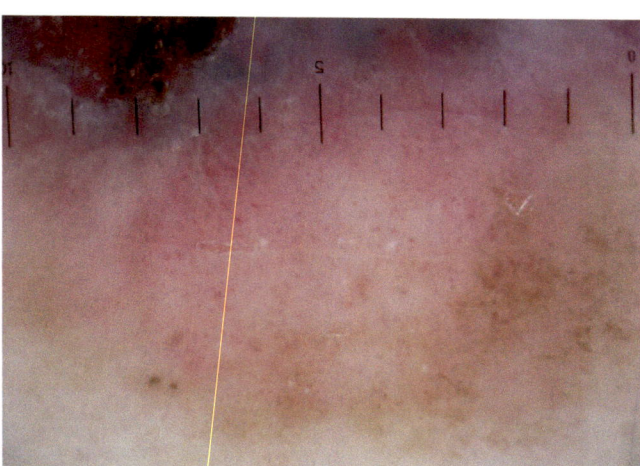

Placa multicolor y erosionada en la región lumbar de un hombre de 40 años: en este MES de 1,0 mm de espesor, la dermatoscopia muestra un velo azul-blanquecino y vasos punteados prominentes.

Los colores observados en la dermatoscopia pueden ayudar a predecir la profundidad histopatológica del melanoma. El color rosado-rojo se debe a la angiogénesis típicamente asociada con la invasión.

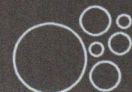
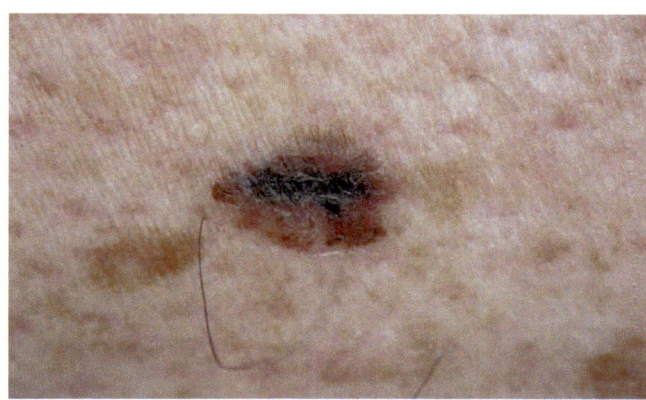

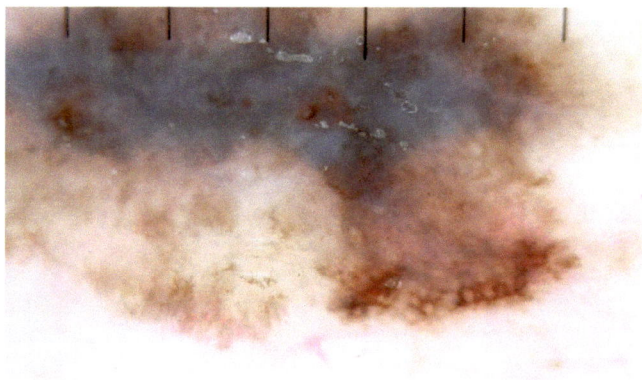

Placa multicolor en la espalda de un hombre de 60 años: en este MES de 1,0 mm de espesor, la dermatoscopia muestra un velo azul-blanquecino, zonas hipopigmentadas desprovistas de estructura y red pigmentaria atípica focal.

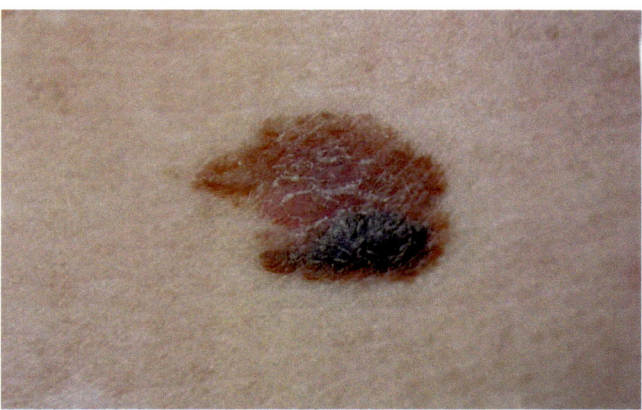

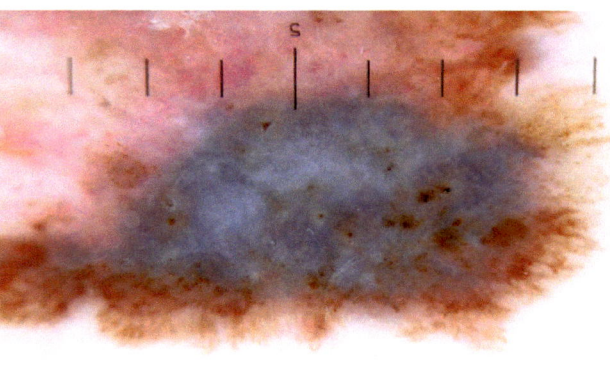

Placa multicolor en la región lumbar de una mujer de 40 años: en este MES de 1,0 mm de espesor, la dermatoscopia muestra zonas variables de pigmentación azul, rosada y parda, y reticulado atípico.

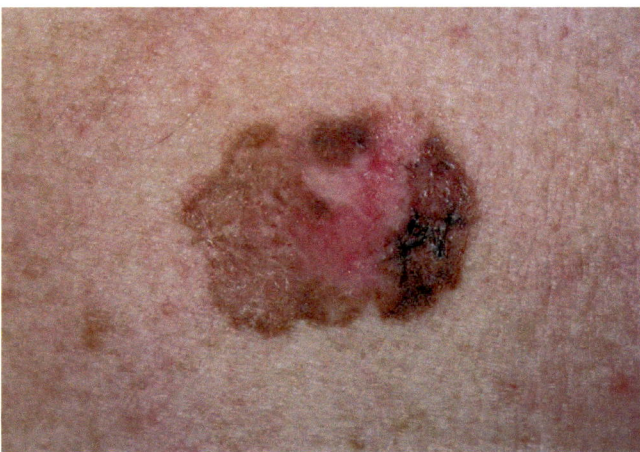

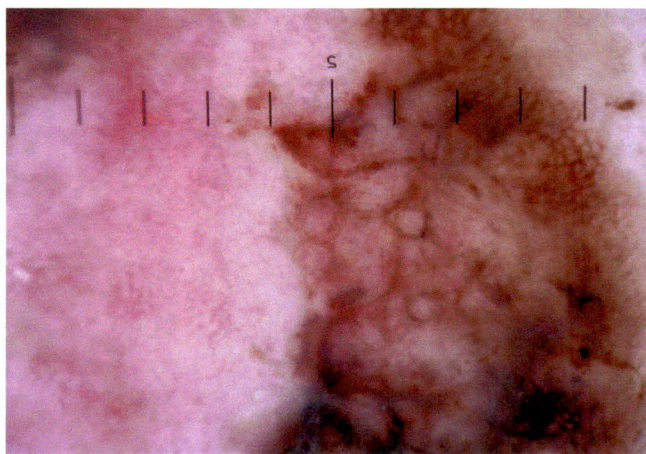

Parche multicolor grande en la parte superior de la espalda de un hombre de 50 años: en este MES de 0,4 mm de espesor, la dermatoscopia muestra una mezcla de colores rosados, marrones y azules, con vasos polimorfos, red atípica y velo azul-blanquecino focal.

Cuanto mayor es la cantidad de colores presentes en una lesión melanocítica, más probable es que sea un melanoma. De hecho, la presencia de cinco colores es muy sugestiva de melanoma.

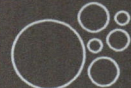
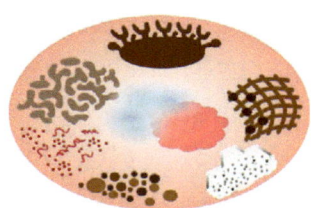

Los melanomas que han tenido años de evolución pueden mostrar múltiples componentes estructurales característicos del melanoma en el momento de la presentación. Por lo general, tienen forma y borde irregular, y presentan múltiples colores. En la dermatoscopia pueden observarse múltiples características diagnósticas diferentes en todo el melanoma.

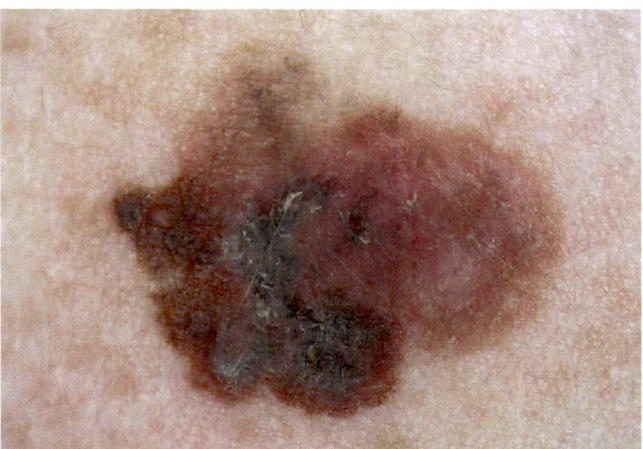

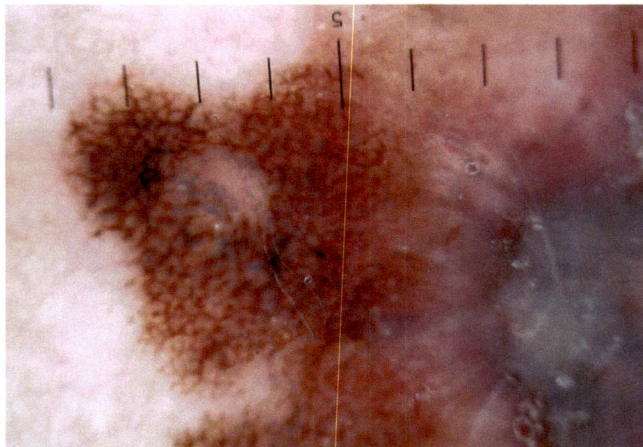

Placa grande, compleja y multicolor en la espalda: en este MES de 0,8 mm de espesor, la dermatoscopia muestra un primer plano de la regresión de la red pigmentaria atípica y la pigmentación dérmica azul-blanquecina.

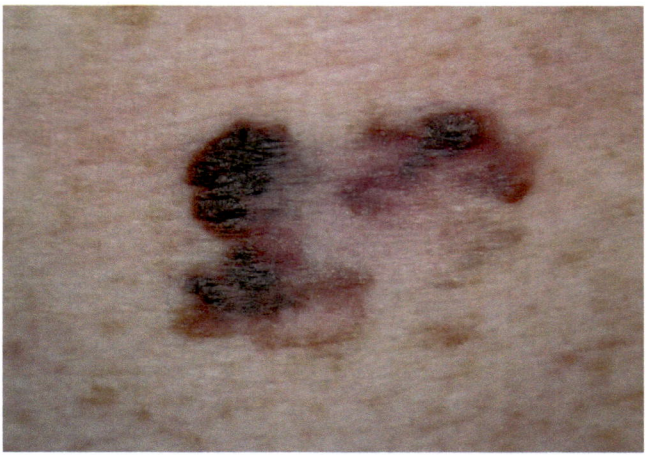

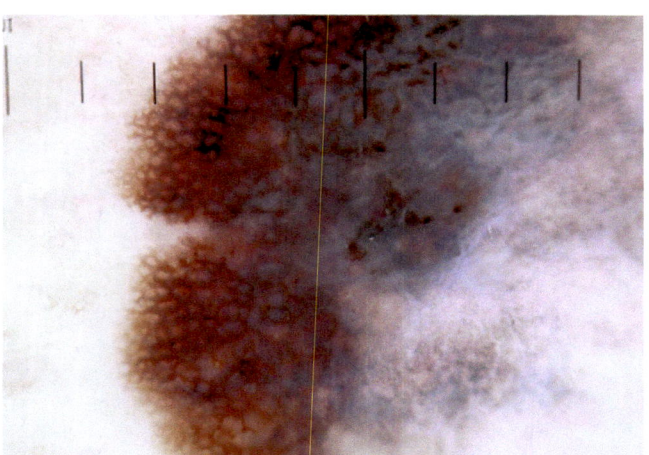

Placa pigmentada grande y compleja, con extensa regresión, en la espalda de un hombre de 60 años: en este MES de 0,8 mm de espesor, la dermatoscopia muestra una red pigmentaria atípica y extensa regresión, con puntos/salpicaduras grises.

El melanoma suele presentarse como una lesión melanocítica multicomponente de forma irregular.

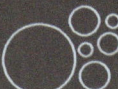

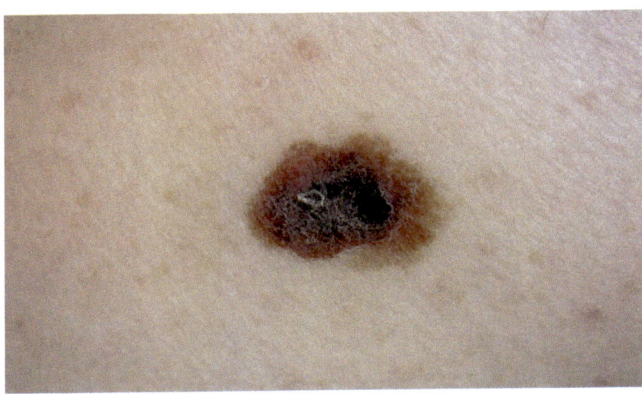
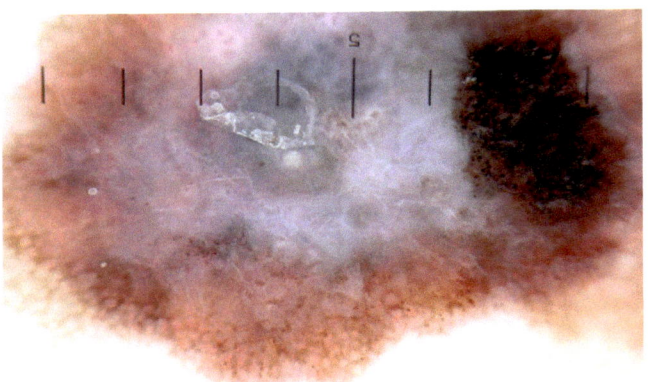

Placa de pigmentación variable en el muslo de una mujer de 50 años: en este MES de 1,0 mm de espesor, la dermatoscopia muestra un velo central azul-blanquecino, puntos negros densos y pigmentación reticulada parda periférica.

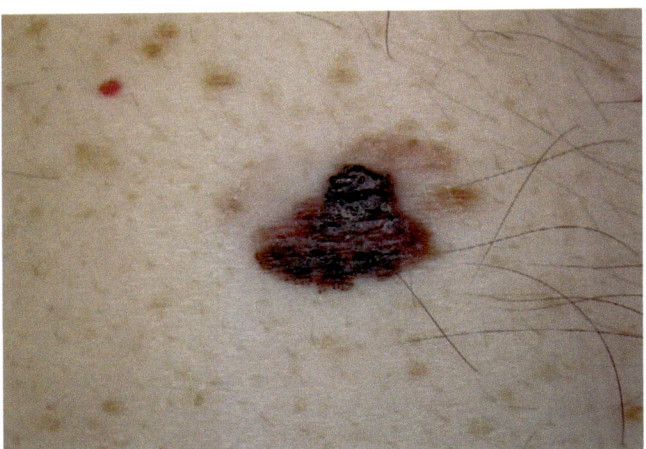
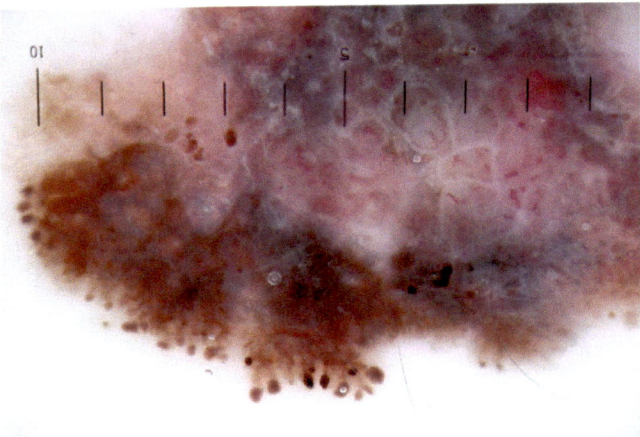

Placa hiperpigmentada irregular en el abdomen de un hombre de 50 años: en este MES de 1,3 mm de espesor, la dermatoscopia muestra un patrón caótico, con glóbulos focales, zonas homogéneas marrones, velo azul-blanquecino y vasos polimorfos.

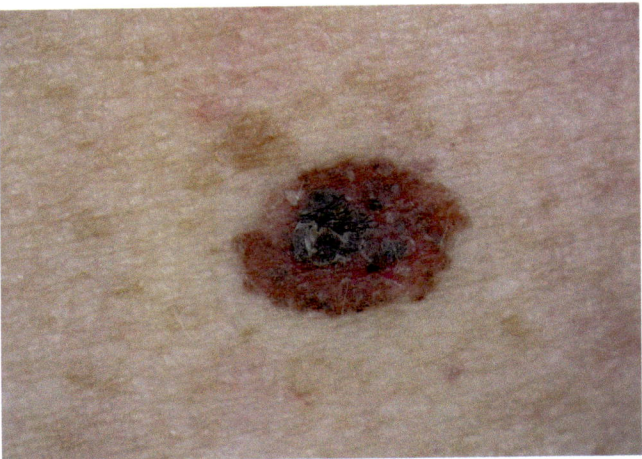
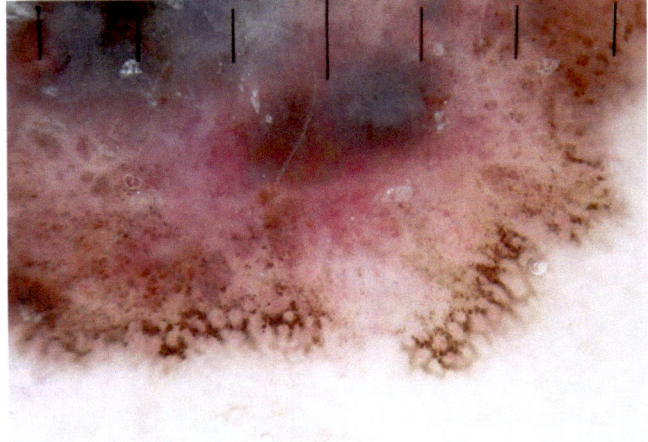

Placa de pigmentación variable en la pierna: en este MES de 1,2 mm de espesor, la dermatoscopia muestra una red pigmentaria granular atípica periférica, zonas homogéneas azules y zonas rosadas-rojas lechosas con vasos irregulares.

Se considera que las lesiones melanocíticas tienen un patrón multicomponente cuando presentan tres o más patrones dermatoscópicos.

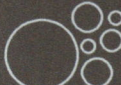

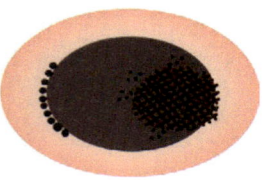

En el melanoma hiperpigmentado, las características diagnósticas a menudo solo se observan en el margen periférico del tumor, en la unión con la piel normal.

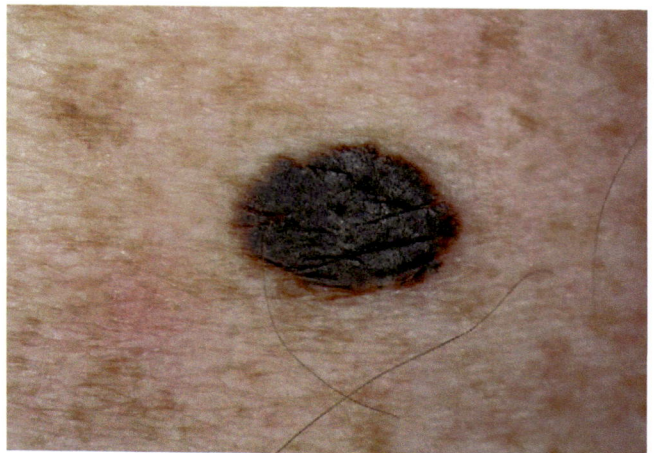

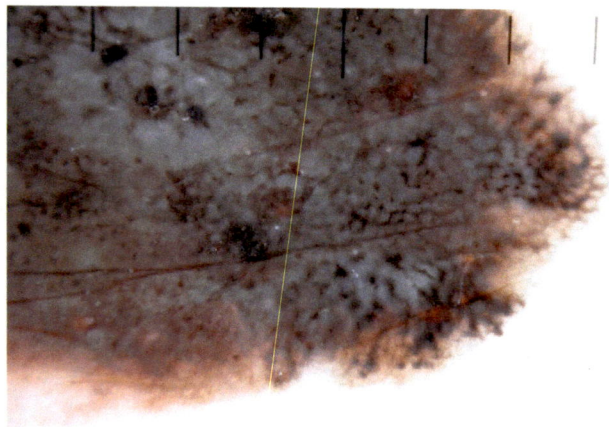

Mácula hiperpigmentada en la espalda de un hombre de 50 años: en este MES de 0,3 mm de espesor, la dermatoscopia muestra un velo azul-blanquecino, puntos y glóbulos negros, y una red negra superficial con vetas periféricas.

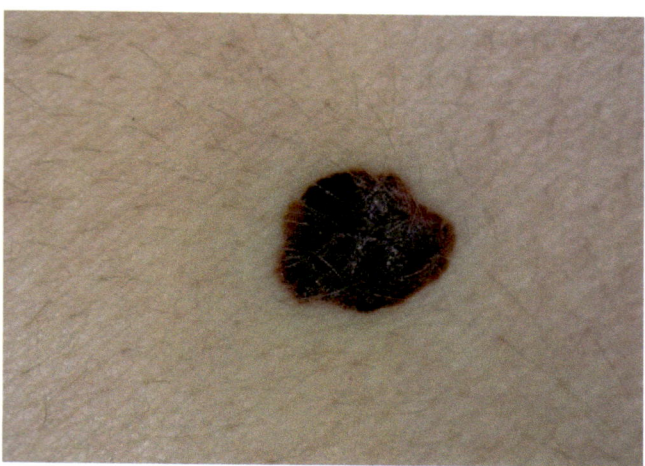

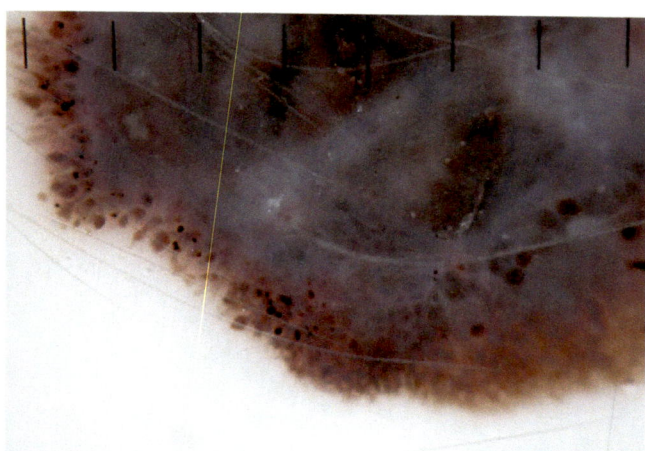

Placa ennegrecida en el abdomen de una mujer de 30 años: en este MES de 1,0 mm de espesor, la dermatoscopia muestra un velo central azul-blanquecino, así como también puntos y glóbulos hiperpigmentados.

Por lo general, los melanomas hiperpigmentados no causan incertidumbre diagnóstica, aunque la hiperpigmentación puede dificultar la predicción del grosor de Breslow.

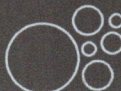

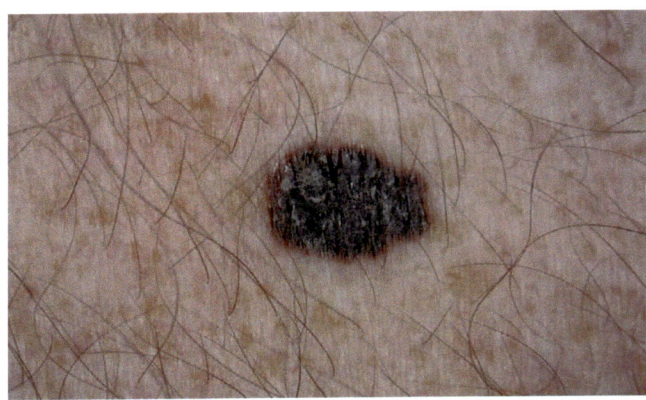
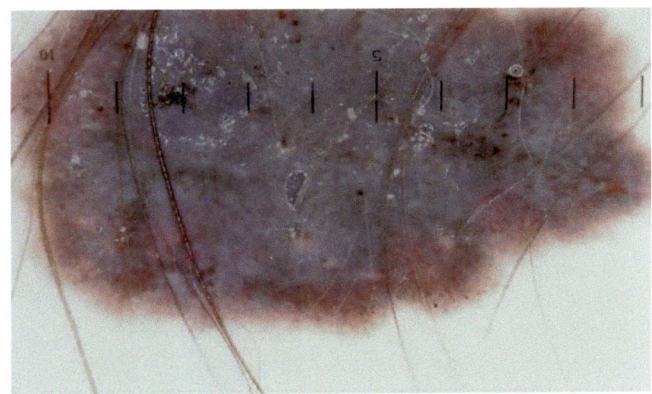

Placa hiperpigmentada en la parte superior de la espalda: en este MES de 1,0 mm de espesor, la dermatoscopia muestra un velo central azul-blanquecino, múltiples puntos negros y marrones, y glóbulos marrones periféricos.

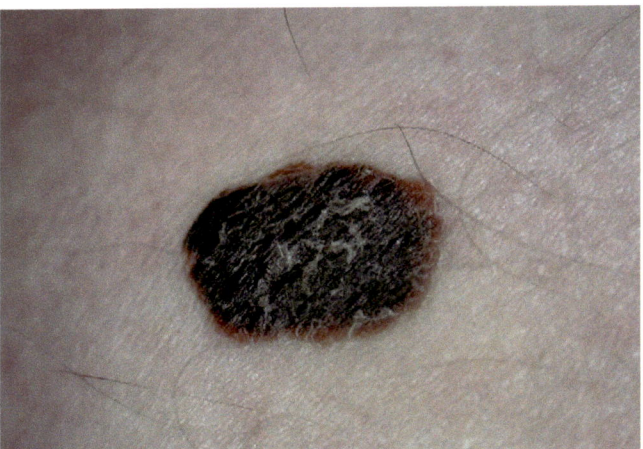
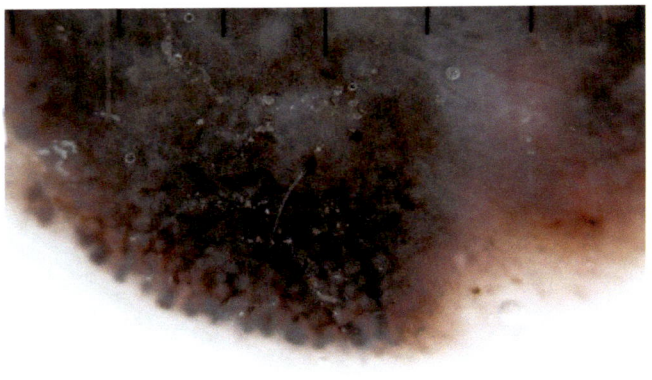

Placa hiperpigmentada en el muslo: en este MES de 1,1 mm de espesor, la dermatoscopia muestra un velo azul-blanquecino, red ennegrecida, glóbulos azulados periféricos e hiperpigmentación granular.

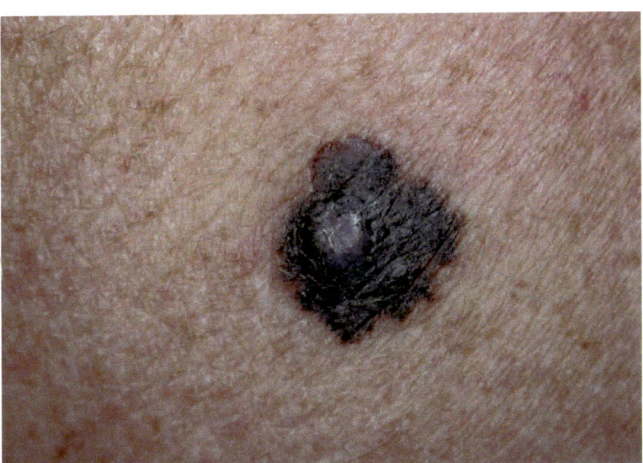
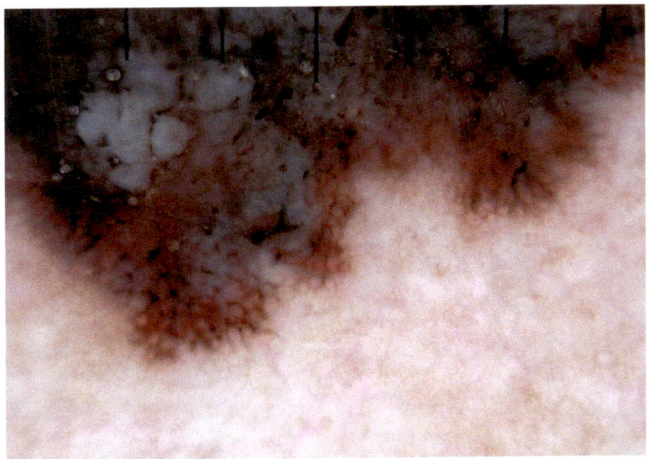

Placa hiperpigmentada en la parte superior de la espalda: en este MES de 1,9 mm de espesor, la dermatoscopia del borde muestra una red hiperpigmentada atípica, puntos y glóbulos negros, y zonas de color azul-grisáceo sin estructura.

Se debe examinar el margen de las lesiones melanocíticas hiperpigmentadas.

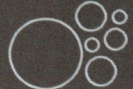
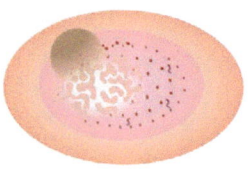

En pacientes de piel clara, una mácula rosada solitaria siempre debe considerarse un posible melanoma. Las características dermatoscópicas pueden ser sutiles y, a menudo, las características pigmentadas típicas del melanoma están ausentes. El melanoma verdaderamente amelanótico es raro. En la periferia de los melanomas hipomelanóticos suelen observarse restos discontinuos de pigmento pardo.

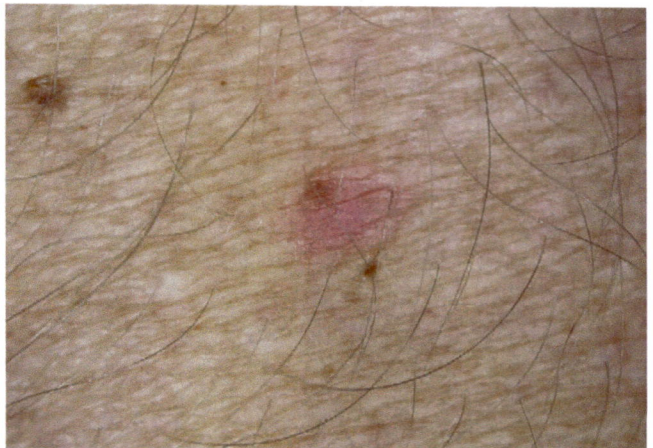

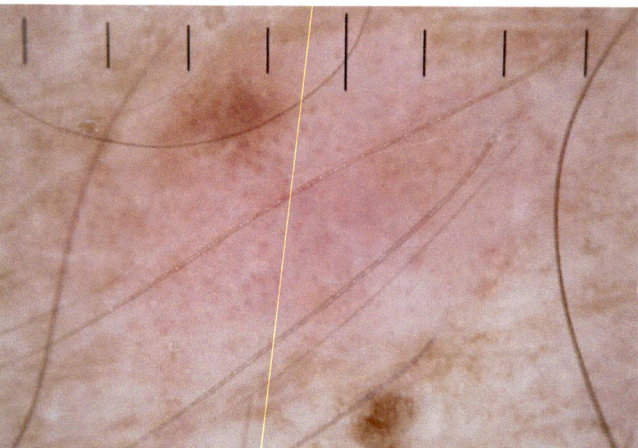

Placa rosada en la rodilla de un hombre de 50 años: en este melanoma *in situ* (MIS), la dermatoscopia muestra vasos punteados y reticulado excéntrico negativo y bronceado.

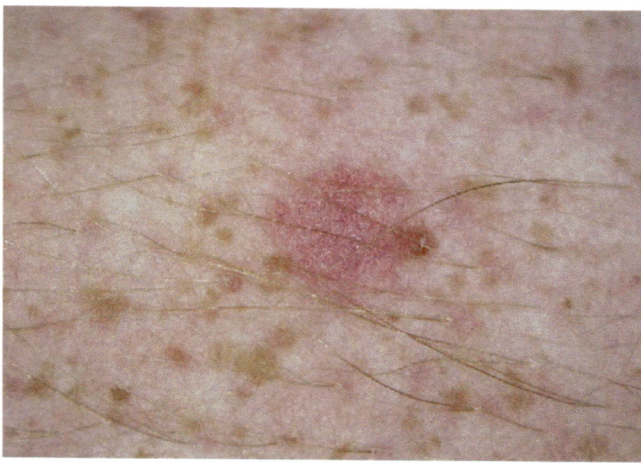

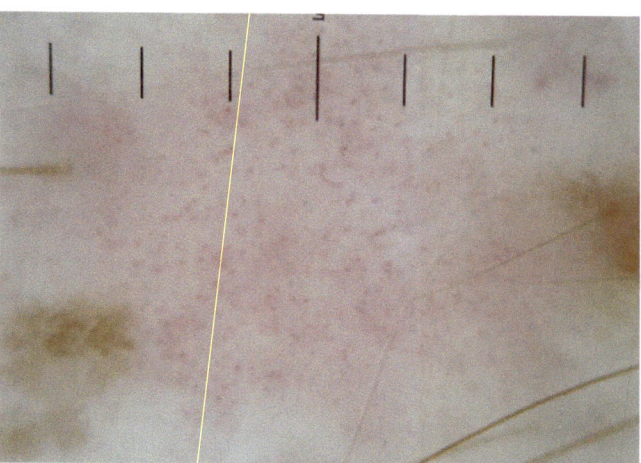

Mácula rosada solitaria en el abdomen de un hombre de 40 años: en este MIS, la dermatoscopia muestra predominio de vasos punteados y algunos vasos irregulares lineales, más un pequeño remanente de red pigmentaria excéntrica.

Si el "patito feo" es rosado, ¡el tumor en el que hay que pensar es el melanoma!

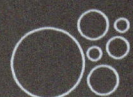

Casos de máculas amelanóticas

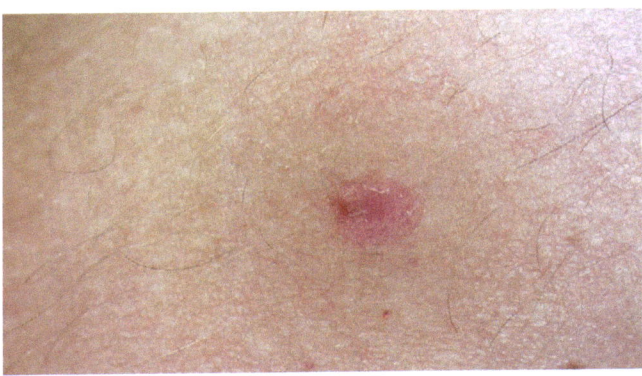

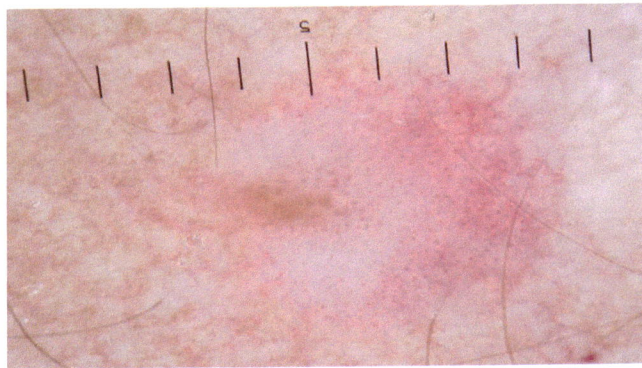

Mácula rosada solitaria ("patito feo") en la espalda de un hombre de 25 años: en este MES de 0,7 mm de espesor, la dermatoscopia muestra vasos punteados uniformes y un pequeño foco de pigmentación bronceada excéntrica.

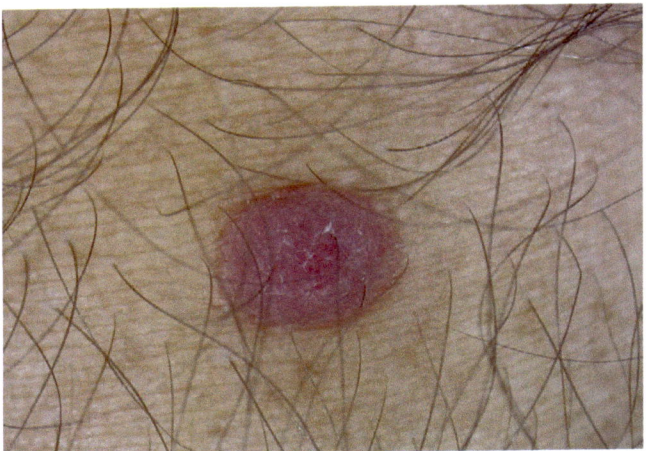

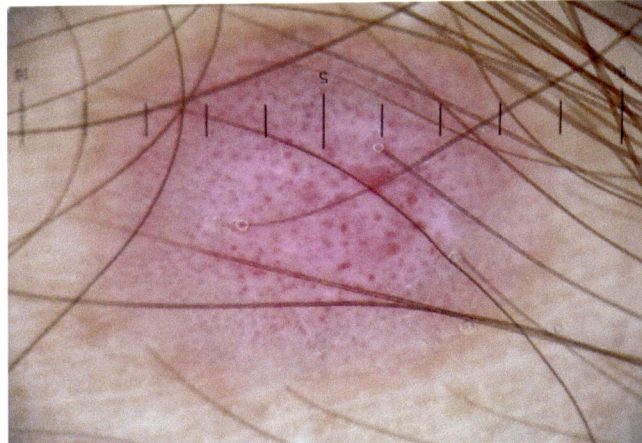

Placa rosada solitaria ("patito feo") en la rodilla de un hombre de 45 años: en este MES spitzoide de 0,8 mm de espesor, la dermatoscopia muestra vasos punteados regulares, glóbulos rojos más grandes y alguna red excéntrica negativa periférica focal.

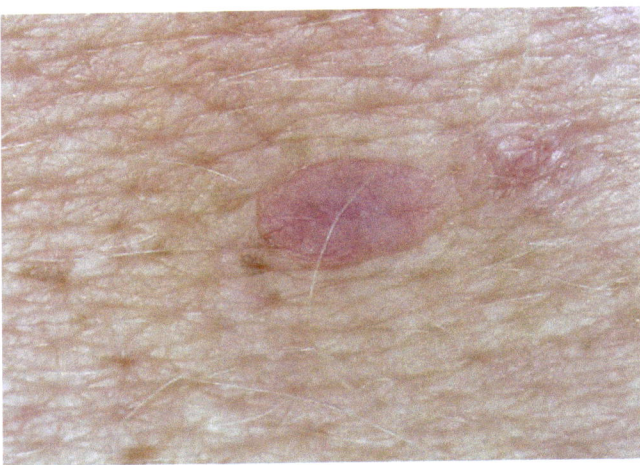

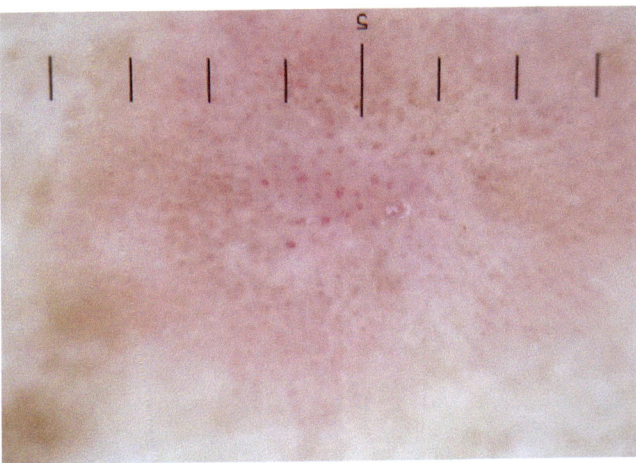

Placa rosada solitaria en la región lumbar de un hombre de 60 años de piel clara: en este MES spitzoide de 0,9 mm de espesor, la dermatoscopia muestra vasos punteados regulares y una red negativa periférica.

Las lesiones spitzoides pueden mostrar un patrón principalmente vascular o una red negativa. Es necesario el estudio histopatológico para distinguir los nevos de Spitz de un melanoma.

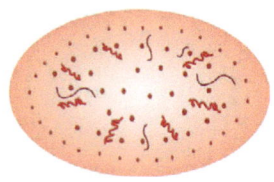

Una pápula rosada solitaria debe considerarse una lesión cutánea altamente sospechosa. En dermatoscopia, la presencia de vasos lineales irregulares es un indicador de angiogénesis en un tumor cutáneo, y requiere resección quirúrgica para su categorización.

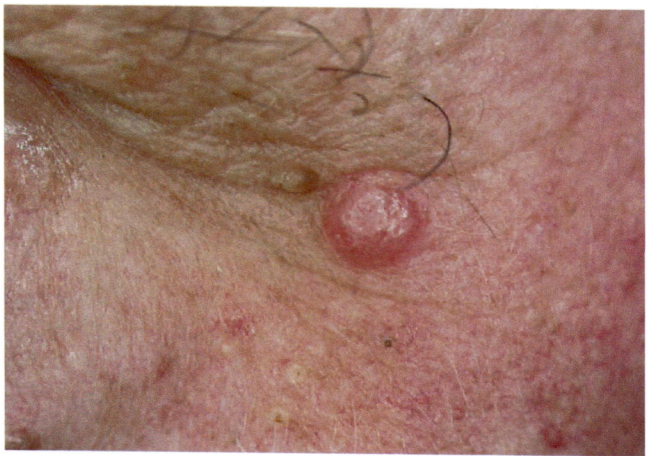
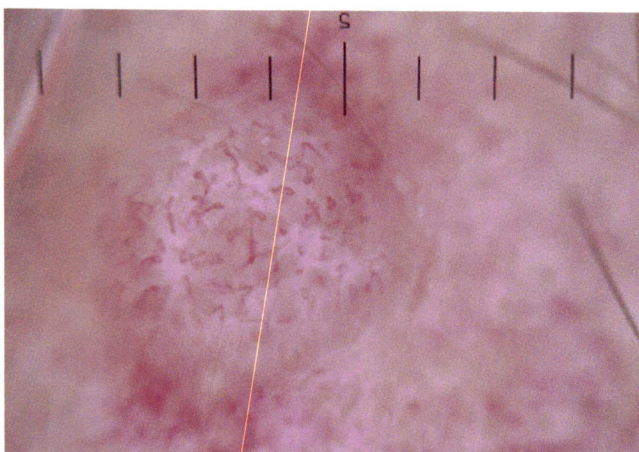

Pápula rosada solitaria que aumenta de tamaño en el canto lateral de un hombre de 80 años: en este melanoma de 1,0 mm de espesor, la dermatoscopia muestra múltiples vasos irregulares lineales (patrón vascular polimorfo).

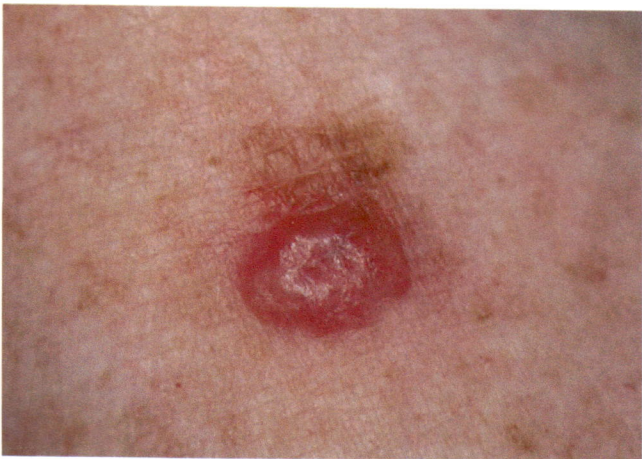
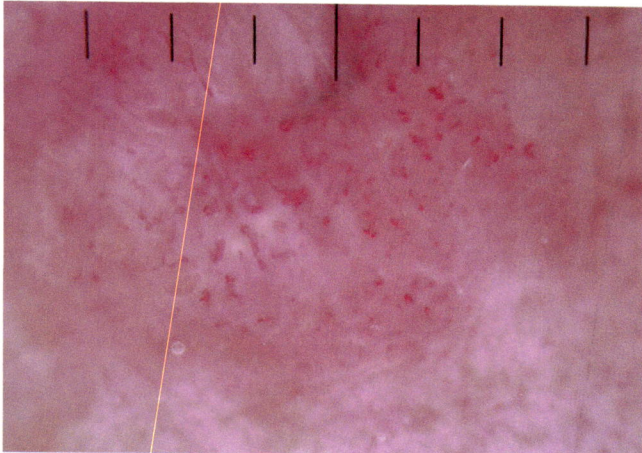

Pápula rosada solitaria en el brazo de un hombre de 70 años: en este MES de 1,7 mm de espesor, la dermatoscopia muestra múltiples vasos atípicos/polimorfos (incluidos vasos lineales irregulares, punteados, enrollados y en tirabuzón).

Se debe permanecer alerta ante una pápula rosada solitaria. Si bien hay muchos cuadros benignos que simulan esta patología, el diagnóstico temprano del melanoma hipomelanótico salva vidas.

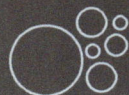

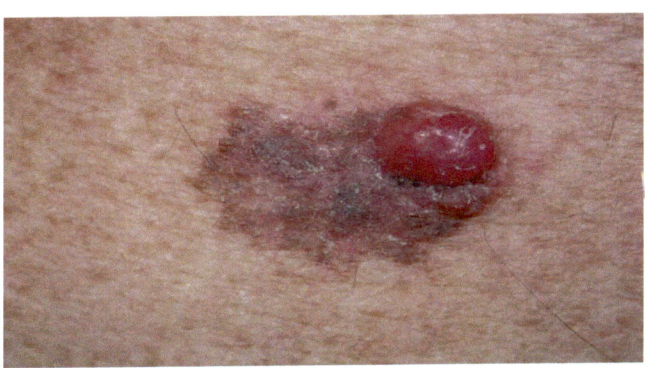 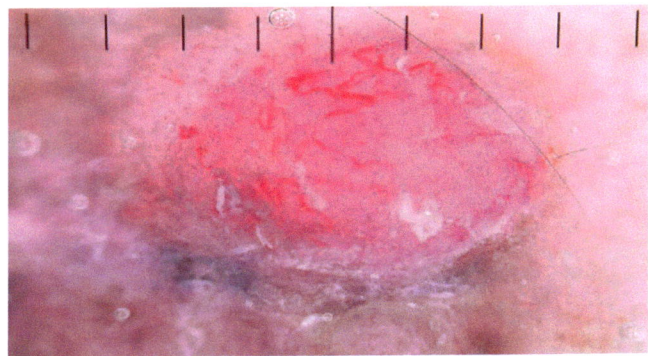

Placa de pigmentación variable, con una pápula rosada excéntrica. en la parte superior de la espalda de un hombre de 70 años: en este MES de 1,7 mm de espesor, la dermatoscopia muestra vasos polimorfos y pigmentación variada azul, gris y parda.

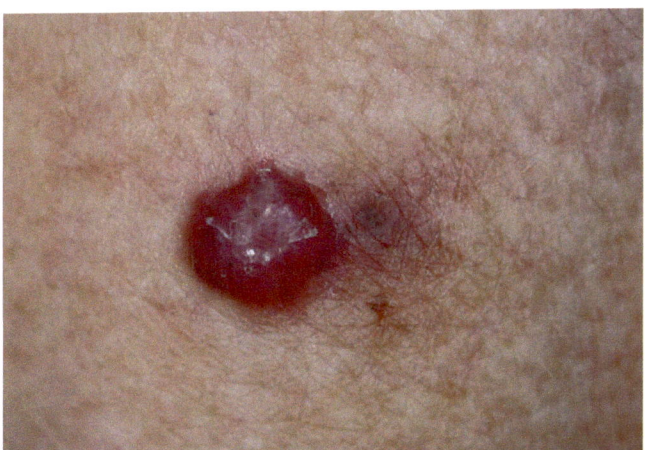 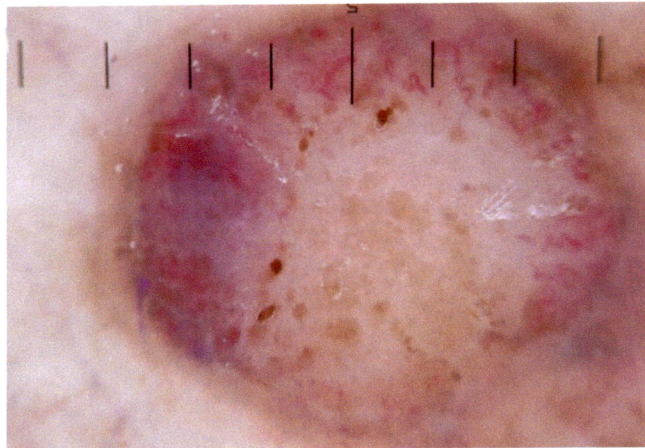

Pápula rosada, con una mácula pigmentada excéntrica, en la pierna de una mujer de 60 años: en este MES de 2,4 mm de espesor, la dermatoscopia muestra microerosiones, vasos atípicos, glóbulos bronceados y rosados, y una mancha púrpura excéntrica.

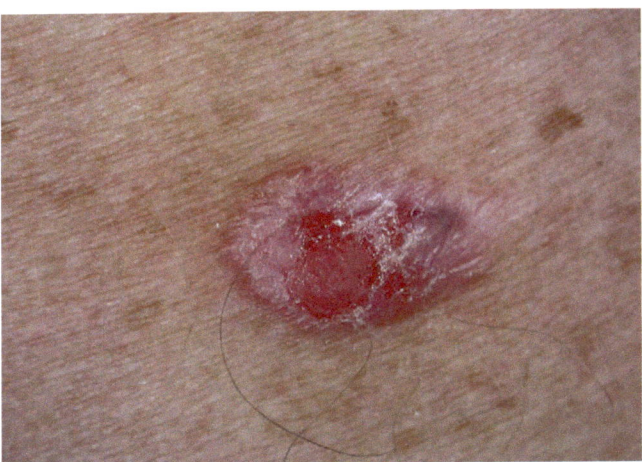 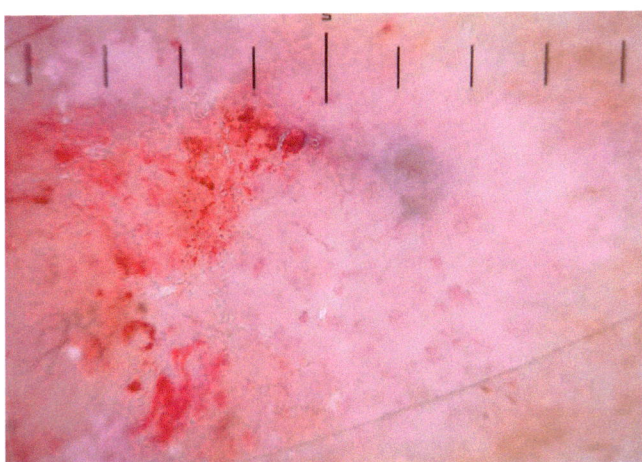

Placa rosada ulcerada en la región torácica superior de un hombre de 60 años: en este MES amelanótico de 3,4 mm de espesor, la dermatoscopia muestra ulceración y vasos polimorfos (de calibre fino y grueso).

Se deben evaluar de manera cuidadosa las pápulas amelanóticas. Pequeños focos de pigmento también apuntan al melanoma. Las pápulas amelanóticas que surgen dentro de estas zonas indican mayor velocidad de crecimiento e invasión.

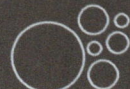

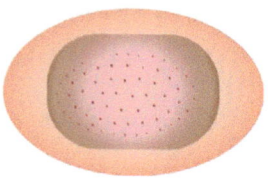

En la piel ligeramente más oscura, la eumelanina es el pigmento dominante; por lo tanto, estamos preparados para percibir el melanoma como una mácula pigmentada irregular solitaria. En cambio, en los pacientes de piel clara predomina la feomelanina y sus nevos suelen ser menos pigmentados. En estos pacientes se debe considerar sospechosa la detección de una mácula rosada-bronceada solitaria más grande. Las características dermatoscópicas pueden ser sutiles y las estructuras pigmentadas típicas del melanoma suelen estar ausentes.

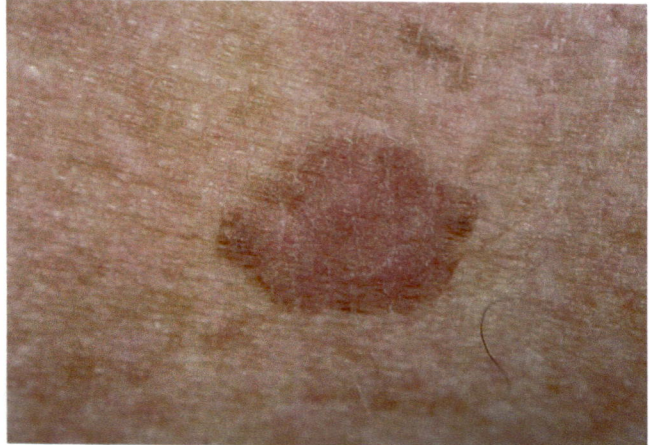

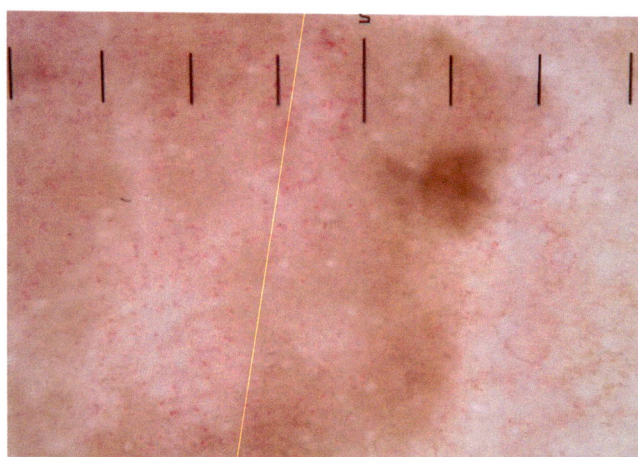

Mácula bronceada de gran tamaño en el brazo de un hombre de 40 años: en este MIS, la dermatoscopia muestra solo vasos punteados y pigmentación bronceada excéntrica.

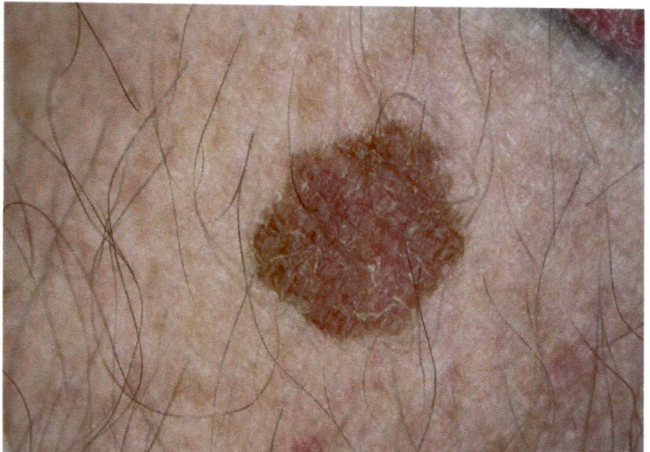

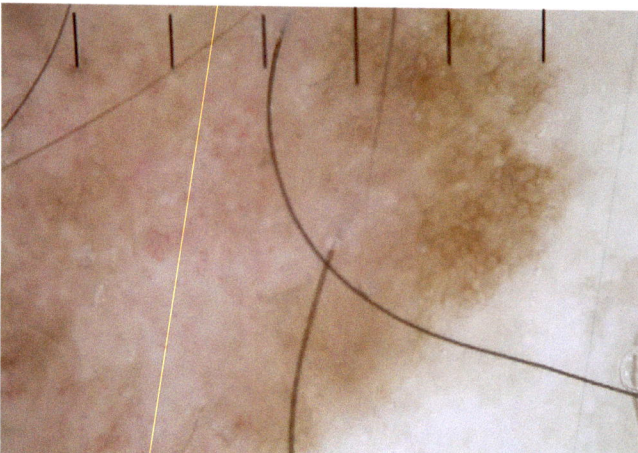

Mácula bronceada de gran tamaño en el brazo de un hombre de 50 años: en este MIS, la dermatoscopia muestra algunos vasos punteados y lineales cortos irregulares, una red negativa temprana central y una red pigmentaria excéntrica.

"¡Rosado y pardo deberían hacerle fruncir el ceño!"

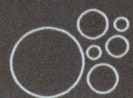
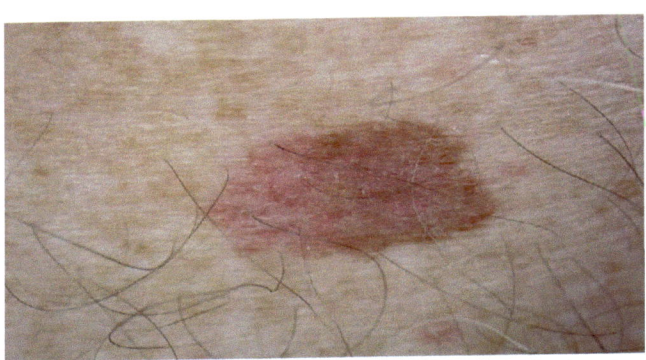

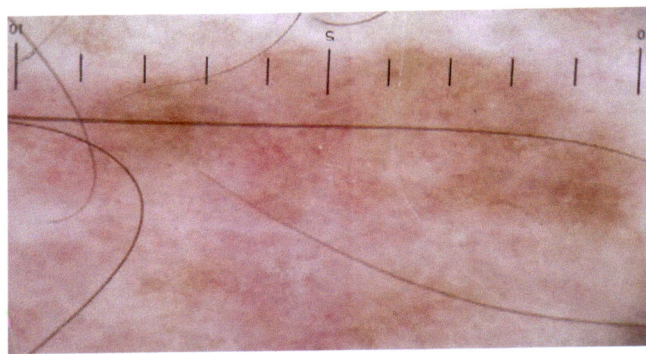

Mácula rosada y bronceada en la región lumbar de un hombre de 50 años: en este MES de 0,3 mm de espesor, la dermatoscopia muestra una red pigmentaria bronceada en la parte superior, vasos punteados y una tenue red pigmentaria negativa (mejor apreciada en los límites laterales).

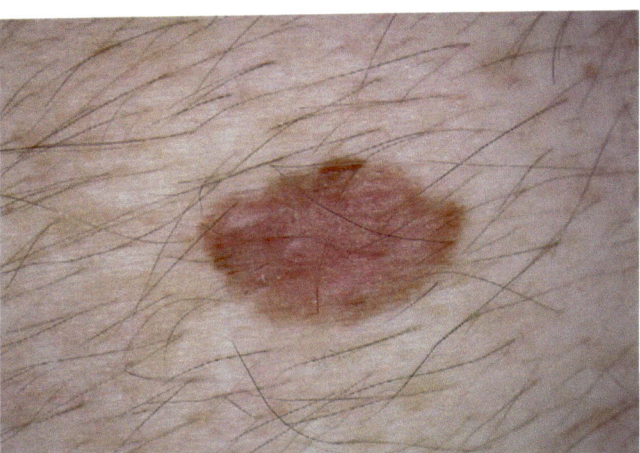

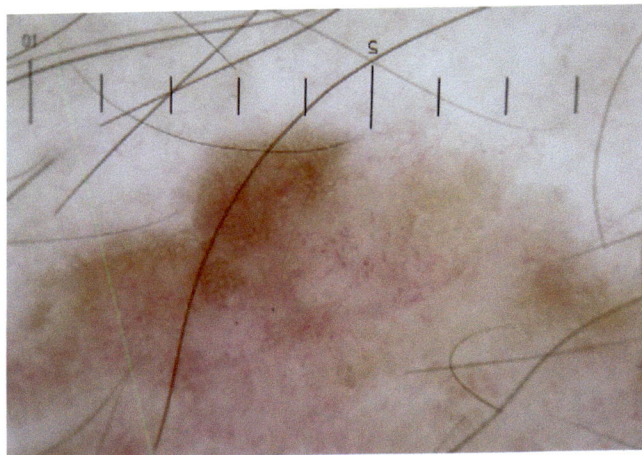

Mácula rosada y bronceada en el abdomen de un hombre de 30 años: en este MES de 0,3 mm de espesor, la dermatoscopia muestra una red pigmentaria bronceada, vasos irregulares punteados y lineales, y una tenue red pigmentaria negativa débil.

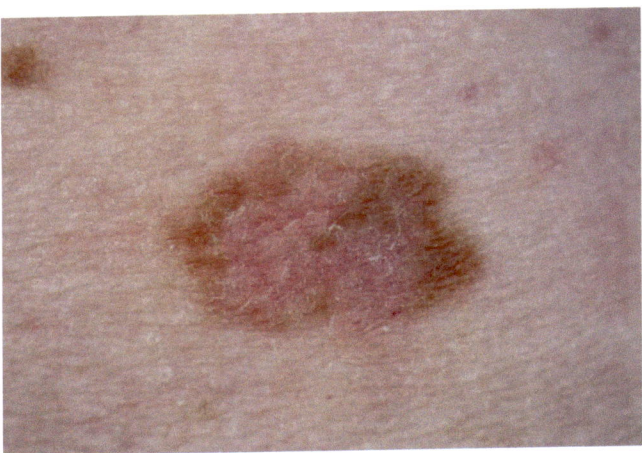

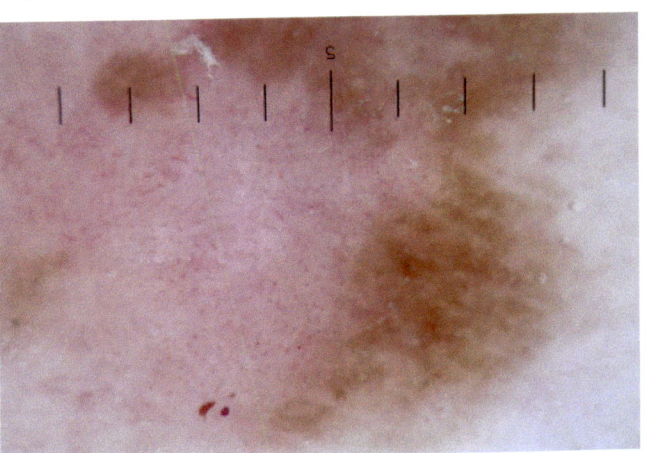

Mácula rosada y bronceada en el brazo de una mujer de 60 años: en este MES de 0,4 mm de espesor, la dermatoscopia muestra pigmentación br-ceada homogénea excéntrica, con extensos vasos polimorfos (punteados, lineales irregulares y en bucle).

En pacientes de piel clara, una mácula rosada-bronceada solitaria y destacada solo puede mostrar indicios dermatoscópicos sutiles de melanoma (es decir, estructuras vasculares o blancas brillantes) y debe considerarse muy sospechosa.

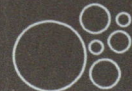

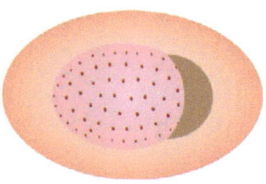

En pacientes de piel clara, el cuadro clínico de una placa rosada-bronceada solitaria debe ser evaluado cuidadosamente como un posible melanoma. Las características dermatoscópicas pueden ser sutiles y, a menudo, las estructuras pigmentadas típicas del melanoma están ausentes. En el melanoma hipopigmentado puede ser difícil predecir el grosor de Breslow solo con exámenes clínicos y dermatoscópicos.

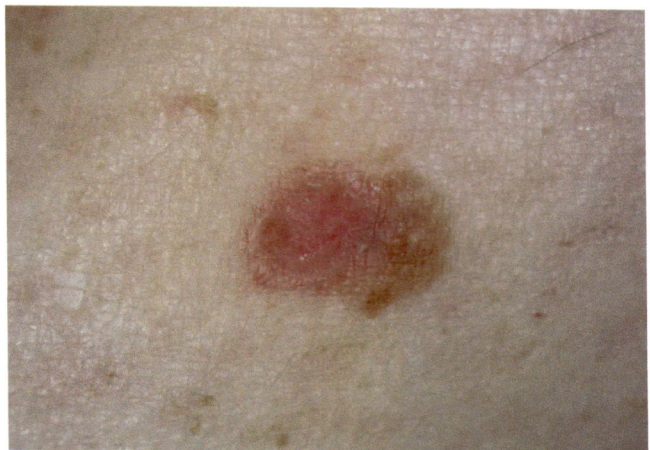
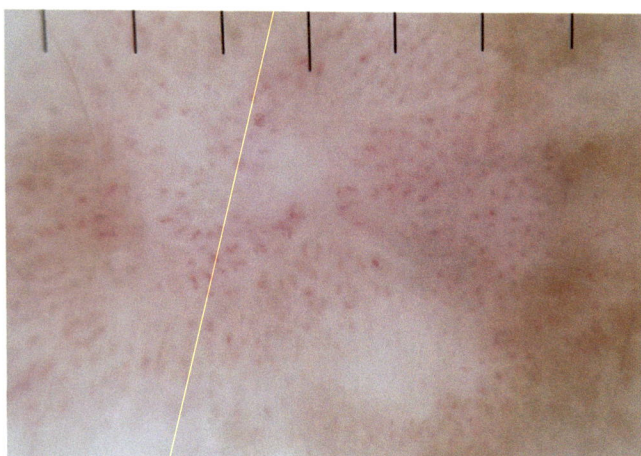

Placa rosada-bronceada en la rodilla de una mujer de 60 años: en este MES de 0,6 mm de espesor, la dermatoscopia muestra vasos punteados y lineales irregulares que generan un aspecto de red negativa, junto con pigmento bronceado excéntrico.

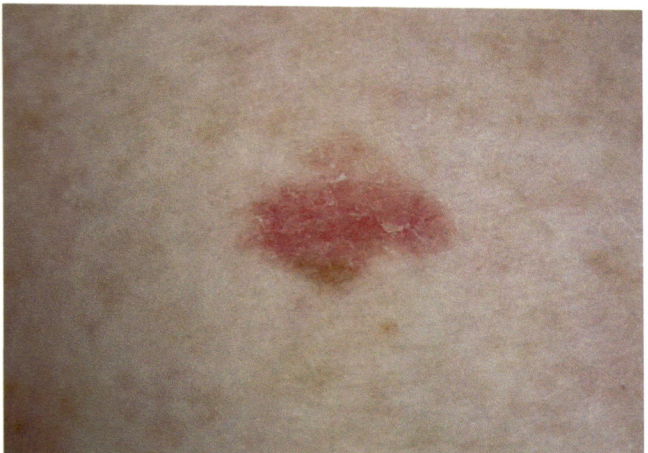
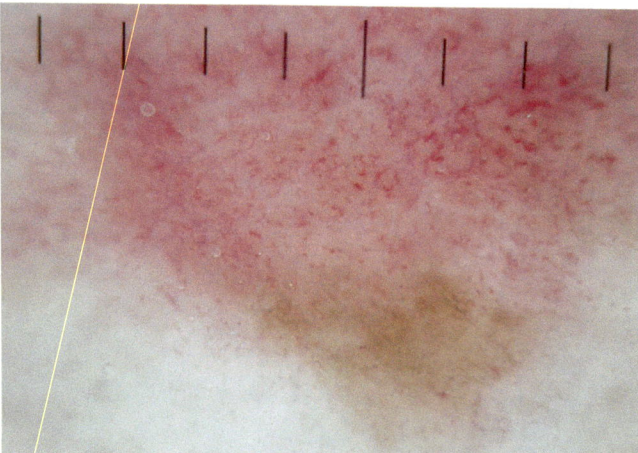

Mácula bronceada con un componente rosado en evolución en el codo de una mujer de 40 años: en este MES hipomelanótico de 0,6 mm de espesor, la dermatoscopia muestra extensos vasos punteados y lineales irregulares, y pigmentación bronceada excéntrica. <

Se debe aplicar presión para observar el pigmento y evitarla (o usar el modo con luz polarizada sin contacto) para visualizar los vasos. Los melanomas hipomelanóticos siempre son sutiles.

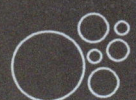
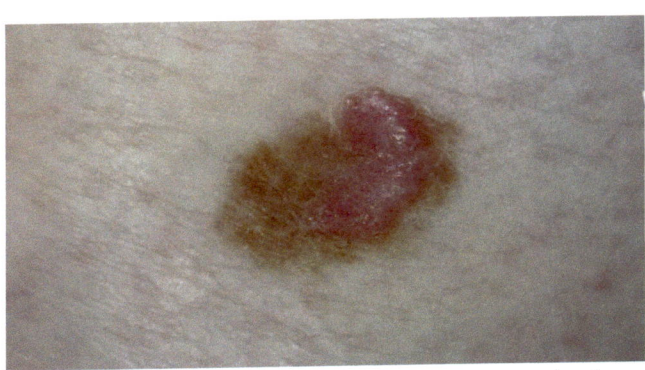
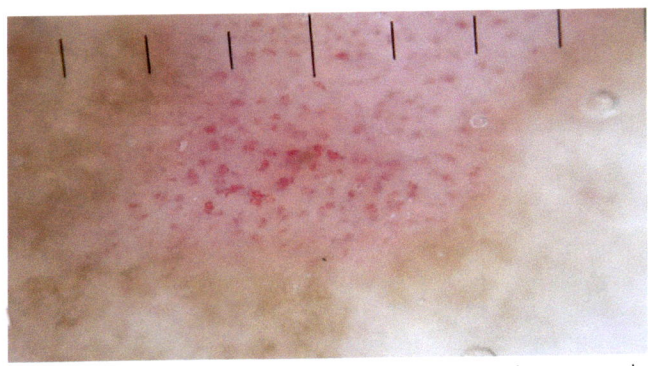

Mácula bronceada con placa rosada superpuesta en la pierna de una mujer de 40 años: en este MES de 0,8 mm de espesor, la dermatoscopia muestra pigmentación bronceada homogénea y una zona focal de vasos polimorfos (punteados, en bucle y altamente tortuosos).

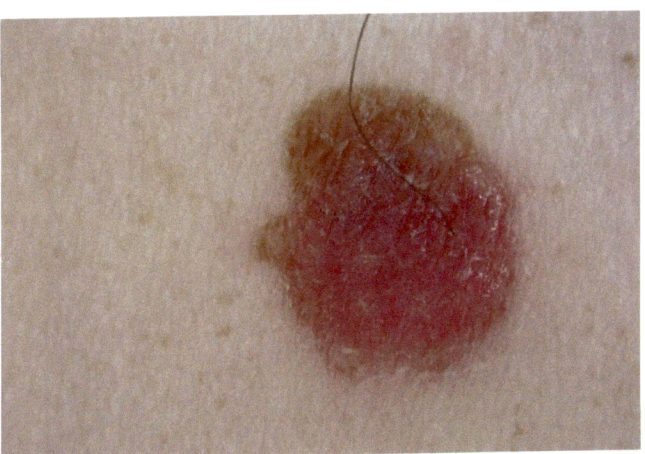
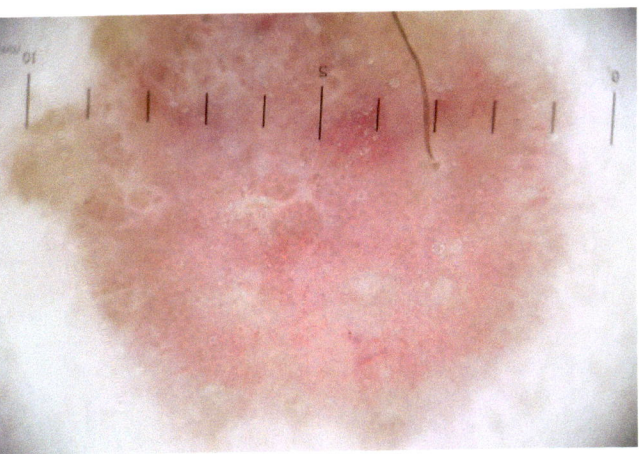

Placa rosada-bronceada en la parte superior de la espalda de un hombre de 60 años: en este MES de 1,0 mm de espesor, la dermatoscopia muestra pigmentación bronceada homogénea excéntrica, eritema lechoso y red negativa.

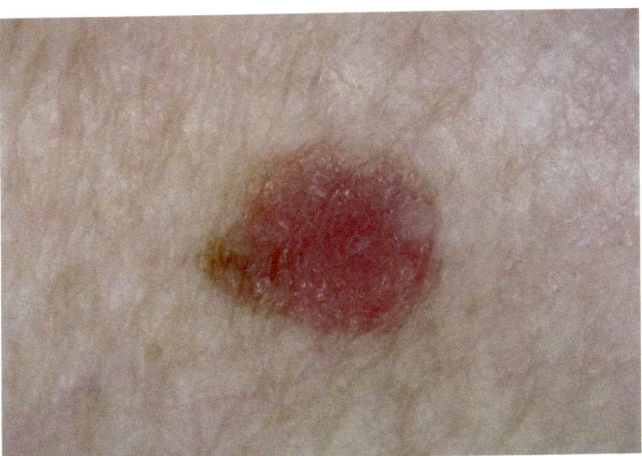
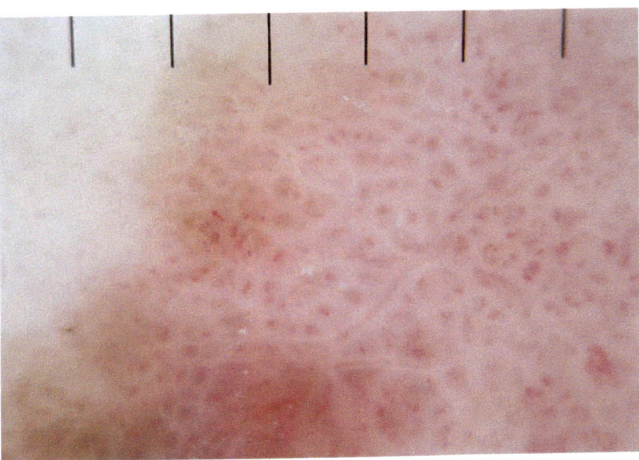

Placa rosada-bronceada en la parte inferior de la pantorrilla de una mujer de 65 años: en este MES de 1,8 mm de espesor, la dermatoscopia muestra pigmentación bronceada homogénea excéntrica, con vasos punteados que crean una red negativa.

Pizzichetta M, et al. Dermoscopic of amelanotic/hypomelanotic melanoma. *Br J Dermatol* 2017:177(2):538-40.

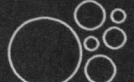

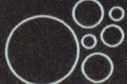

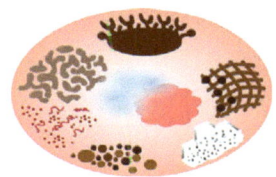

El examen clínico permite identificar el melanoma con variaciones evidentes de forma, tamaño y combinaciones de colores. El examen dermatoscópico mejora la información disponible mediante la identificación adicional de estructuras cutáneas reconocidas que tienen una alta especificidad para el melanoma. Las estructuras dermatoscópicas pueden ser relativamente escasas en el melanoma *in situ* (MIS). Por lo general, el melanoma extensivo superficial (MES) invasor tendrá una combinación más variable de estructuras que el MIS.

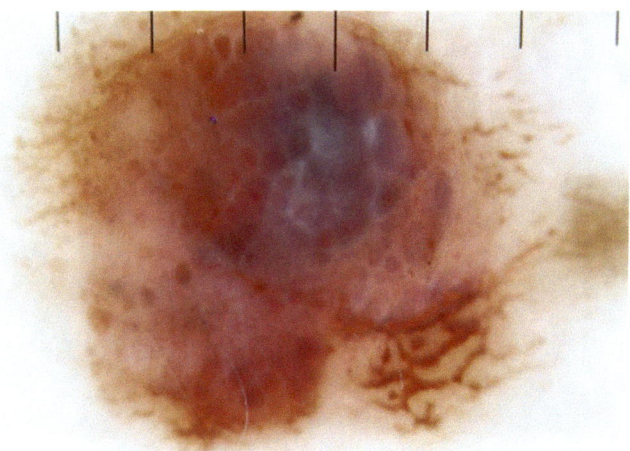
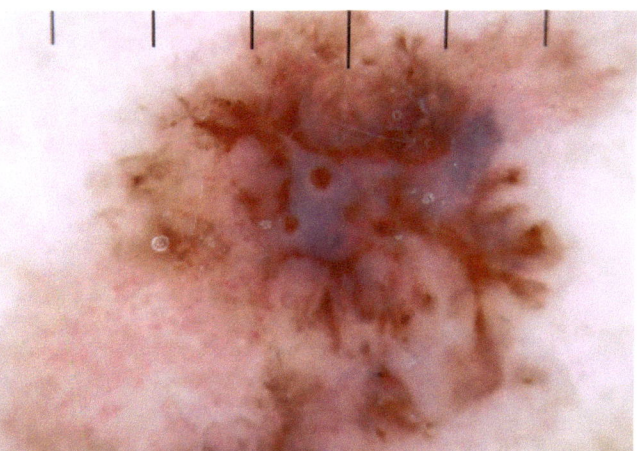

En estos dos MES de menos de 1,0 mm de espesor se puede observar un reticulado pigmentario atípico, velo azul-blanquecino, vetas de pigmento, estructuras blancas brillantes, puntos y glóbulos irregulares, y un reticulado negativo.

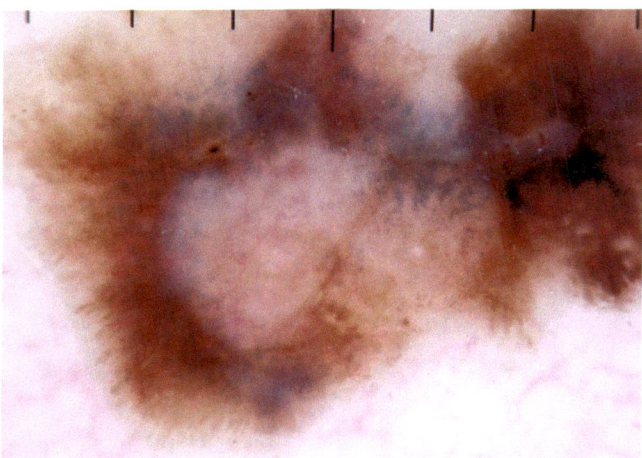
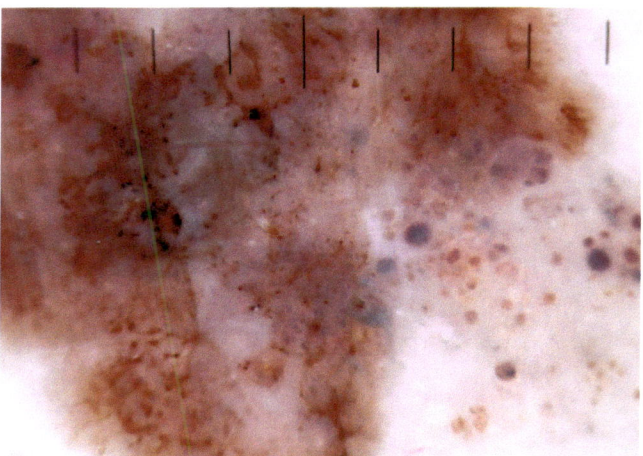

En estos dos MES de menos de 0,5 mm de espesor, se puede observar un reticulado pigmentario atípico, vetas de pigmento, puntos y glóbulos negros, estructuras de regresión, vasos lineales irregulares y glóbulos pigmentados irregulares.

La identificación temprana del MES es clave para reducir la morbimortalidad.

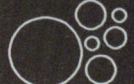

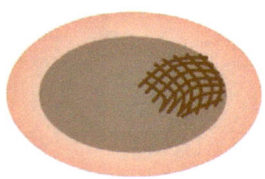

La pigmentación epidérmica excéntrica es un signo clínico importante de melanoma. La presencia de reticulado pigmentario atípico focal en la dermatoscopia de una lesión melanocítica solitaria justifica una investigación adicional. El correlato histopatológico de un reticulado pigmentario atípico incluye la fusión de las crestas interpapilares, lo que crea un reticulado pigmentario amplio.

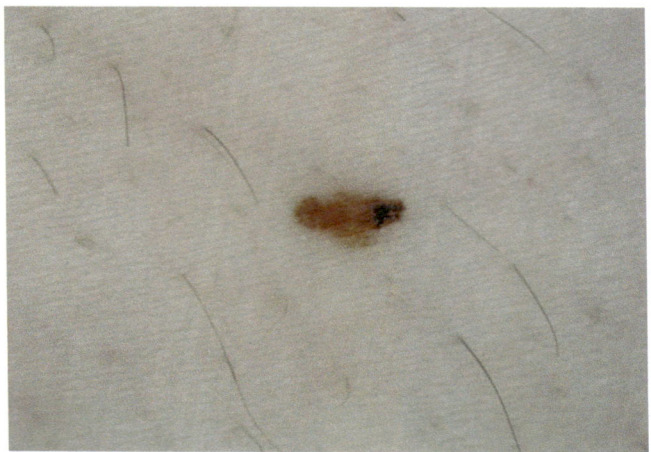

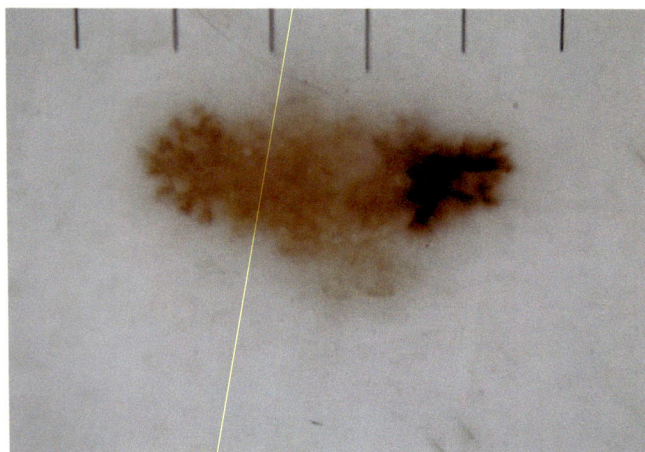

Mácula de 4 × 2 mm de color bronceado y ennegrecida en la pierna de una mujer de 30 años: en este MES de 0,2 mm de espesor, la dermatoscopia muestra vetas hiperpigmentadas excéntricas en el extremo polar.

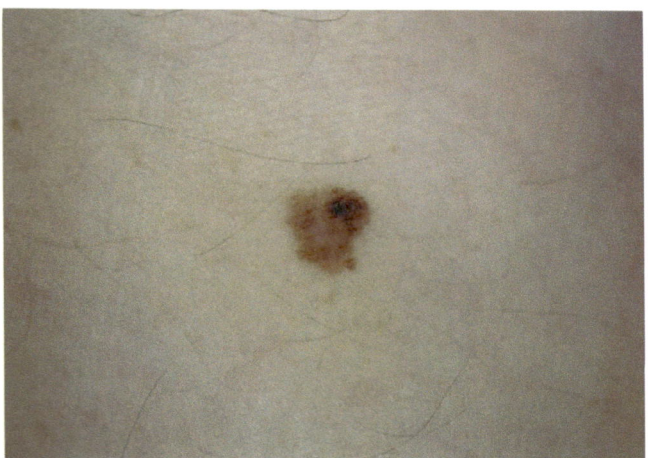

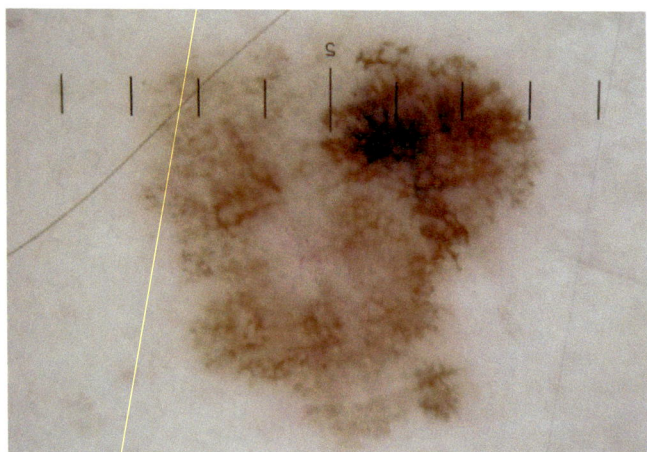

Mácula de 6 mm de pigmentación variable en el muslo de un hombre de 60 años: en este MES de 0,3 mm de espesor, la dermatoscopia muestra pigmentación reticular, con un foco excéntrico de reticulado pigmentario atípico.

Se debe considerar la extirpación de una lesión melanocítica solitaria con pigmentación epidérmica excéntrica.

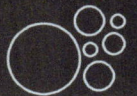

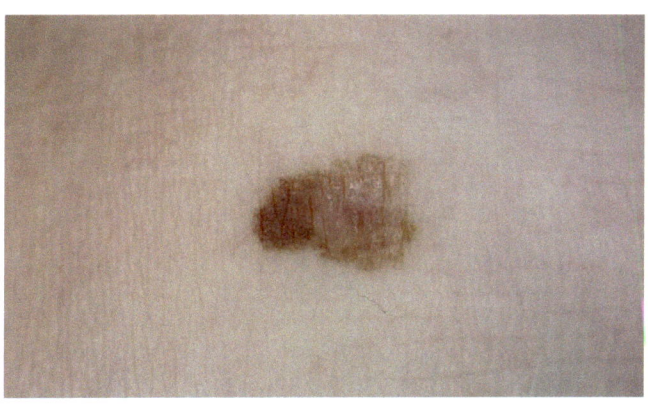

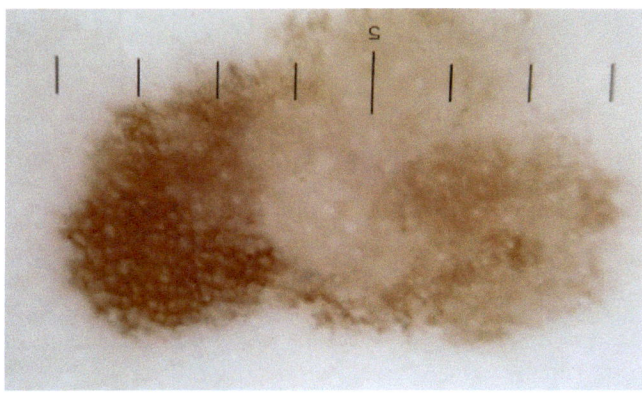

Mácula de pigmentación variable en el dorso del pie de una mujer de 50 años: en este MIS, la dermatoscopia muestra un foco excéntrico de reticulado pigmentario atípico.

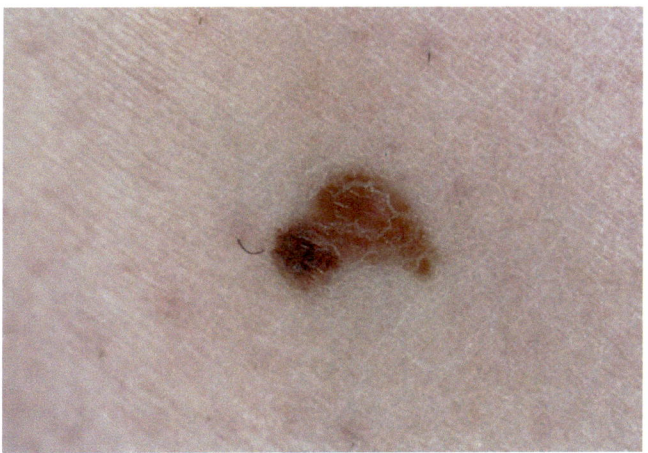

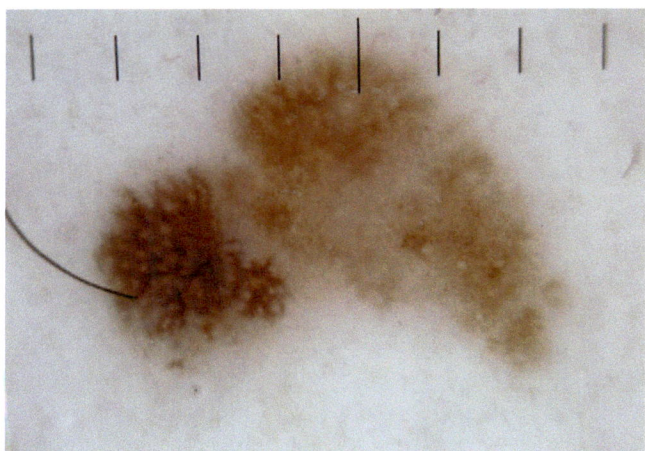

Mácula pigmentada en la pierna de una mujer de 60 años: en este MIS, la dermatoscopia muestra un foco excéntrico de reticulado pigmentario atípico.

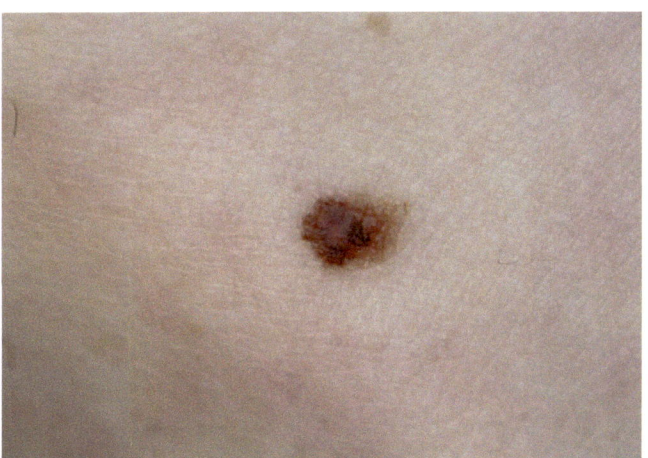

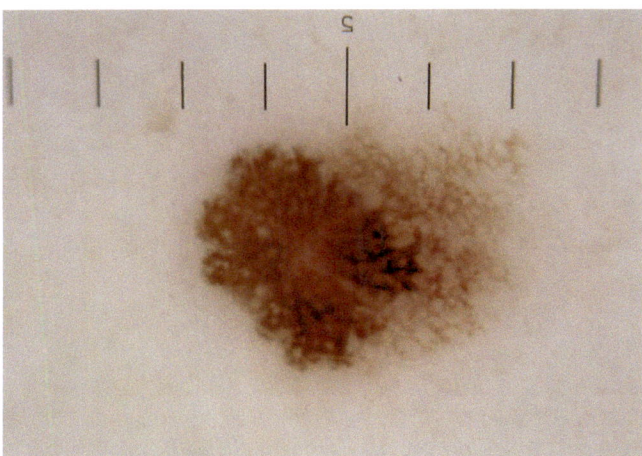

Mácula pigmentada en la pierna de una mujer de 40 años: en este MES de 0,2 mm de espesor, la dermatoscopia muestra un foco excéntrico de reticulado pigmentario atípico.

Cuando la única característica específica de melanoma hallada es un foco de reticulado atípico, es probable que se trate de una lesión *in situ* o invasora delgada.

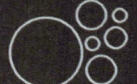

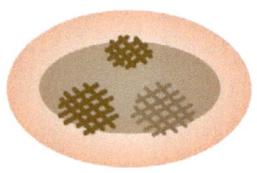

Una lesión melanocítica solitaria con forma irregular y zonas pigmentadas multifocales es un indicador de histopatología impredecible. Los focos de pigmentación pueden ser similares o mostrar diferentes patrones dermatoscópicos. Corresponde considerar la extirpación de una lesión melanocítica solitaria con pigmentación asimétrica multifocal.

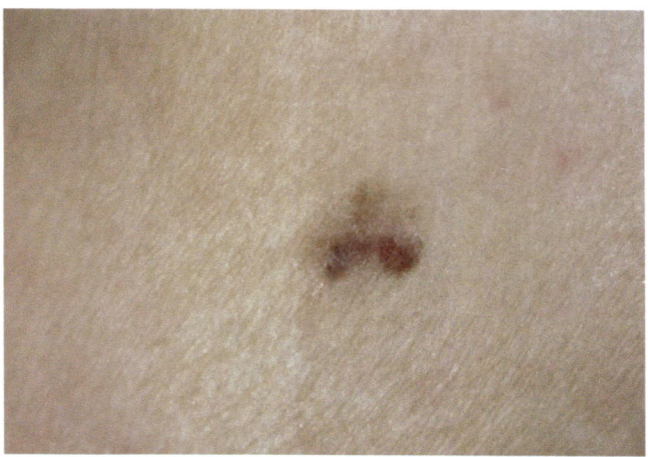

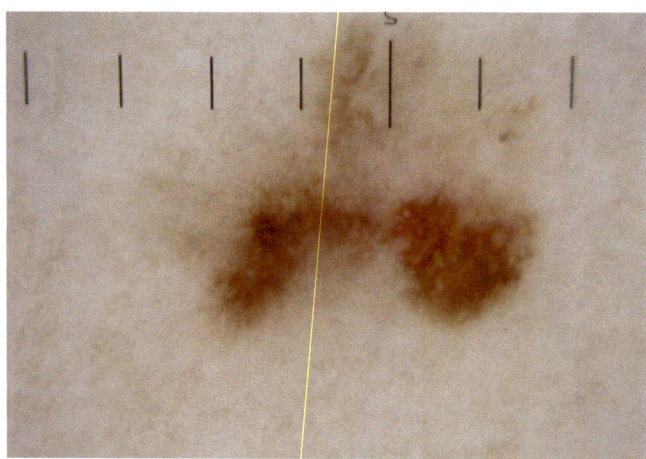

Mácula pigmentada de 4 mm en la pantorrilla de una mujer de 50 años: en este MIS, la dermatoscopia muestra una lesión melanocítica multicomponente, trilobulada, con dos focos de reticulado pigmentario atípico.

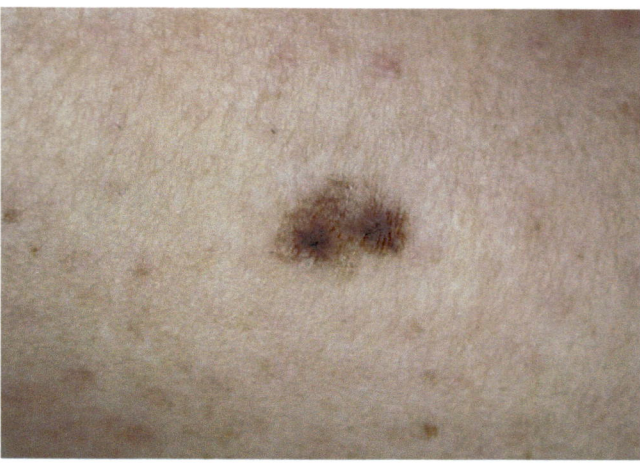

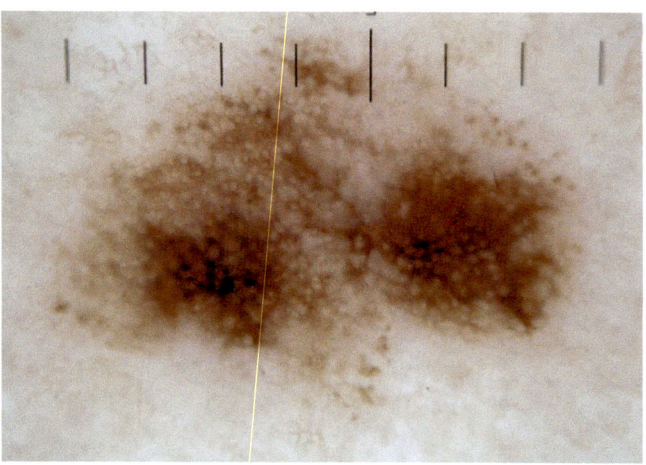

Mácula irregular de 7 mm en la pierna de una mujer de 50 años: en este MIS, la dermatoscopia muestra un foco dual de reticulado pigmentario atípico, amplio, con glóbulos pardos asimétricos periféricos.z

Shi K, et al. A retrospective cohort study of the diagnostic value of different subtypes of atypical network on dermoscopy. *J Am Acad Dermatol* 2020;83(4):1028-34.

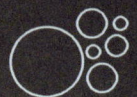

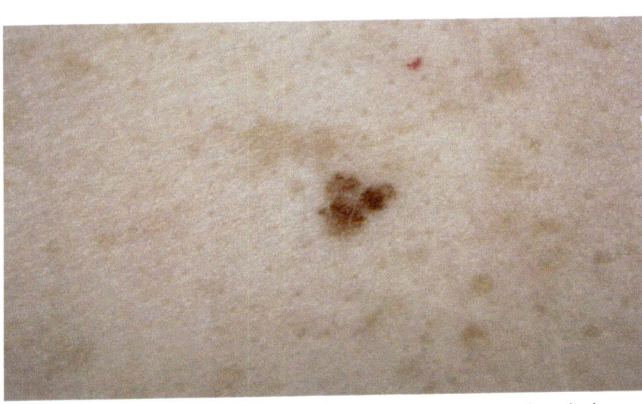
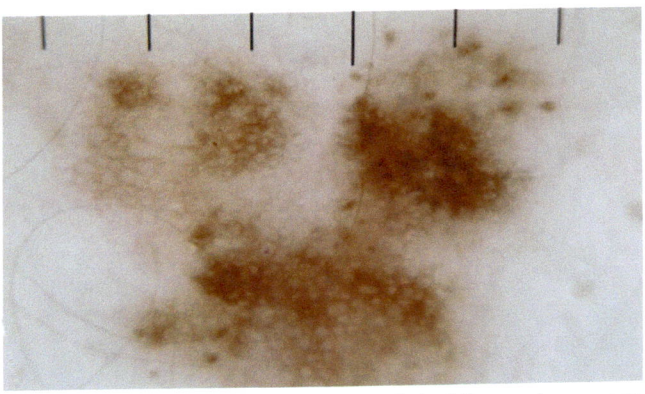

Mácula de pigmentación irregular en la parte superior de la espalda de una mujer de 50 años: en este MES de 0,2 mm de espesor, la dermatoscopia muestra zonas multifocales de reticulado pigmentario, con glóbulos pardos excéntricos.

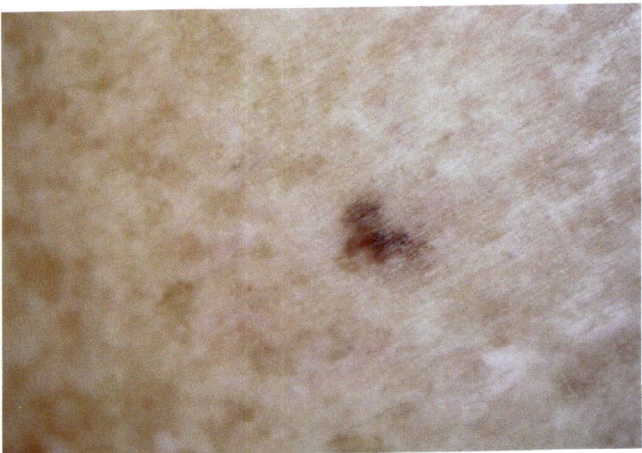
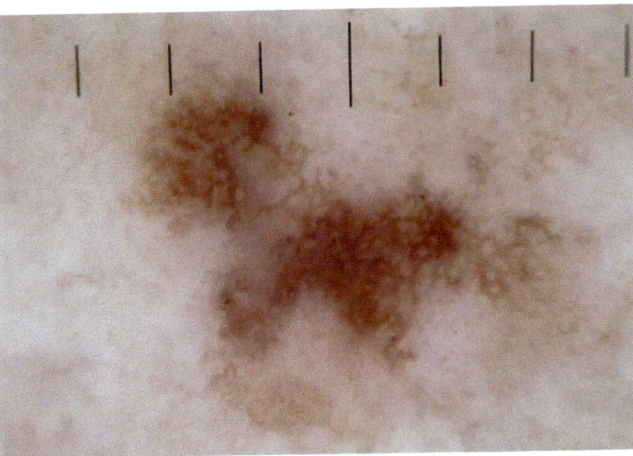

Mácula de pigmentación irregular en el brazo de una mujer de 50 años: en este MES de 0,3 mm de espesor, la dermatoscopia muestra zonas multifocales de reticulado atípico, glóbulos marrones en el centro y vasos punteados excéntricos.

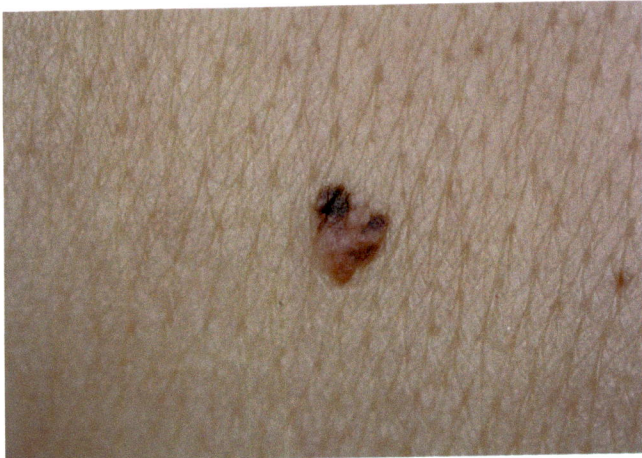
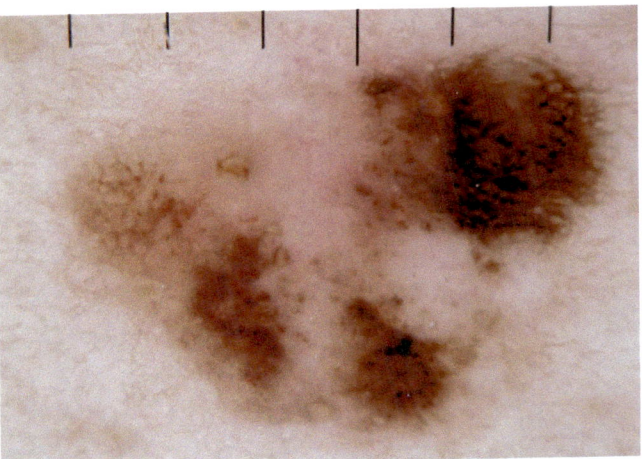

Placa de pigmentación irregular en la espalda de una mujer de 40 años: en este MES de 0,6 mm de espesor, la dermatoscopia muestra múltiples focos de reticulado pigmentario atípico, glóbulos atípicos y zonas sin estructura, con vasos punteados.

Se debe sospechar de cualquier lesión melanocítica solitaria con múltiples focos excéntricos de pigmentación reticular.

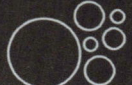

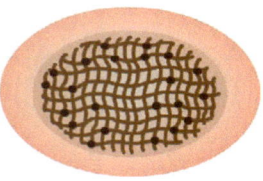

Los melanomas hiperpigmentados pueden mostrar puntos pigmentados suprayacentes a la unión del reticulado pigmentario, lo que crea un aspecto "en forma de cuentas". Los puntos hiperpigmentados se deben a nidos de melanocitos localizados en la parte superior de la epidermis.

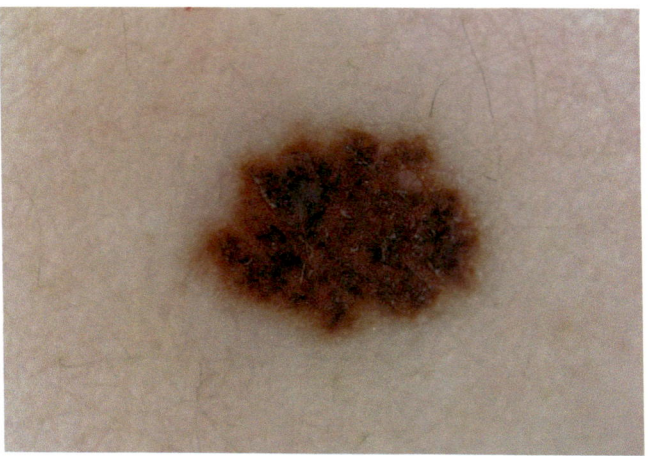

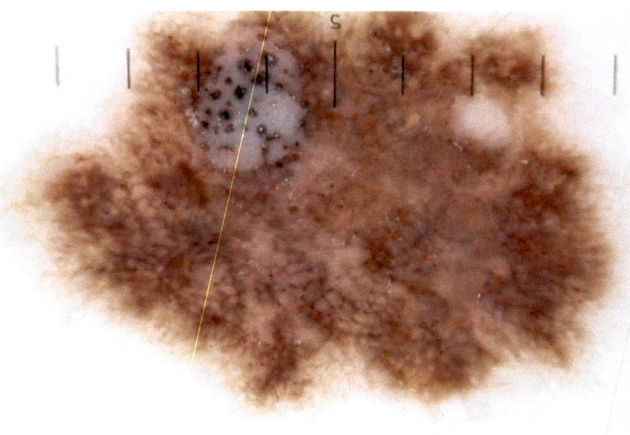

Mácula hiperpigmentada en el abdomen de un hombre de 50 años: en este MIS, la dermatoscopia muestra pigmentación reticular, con focos de puntos hiperpigmentados suprayacentes a la unión del reticulado y una zona sin estructura con puntos negros.

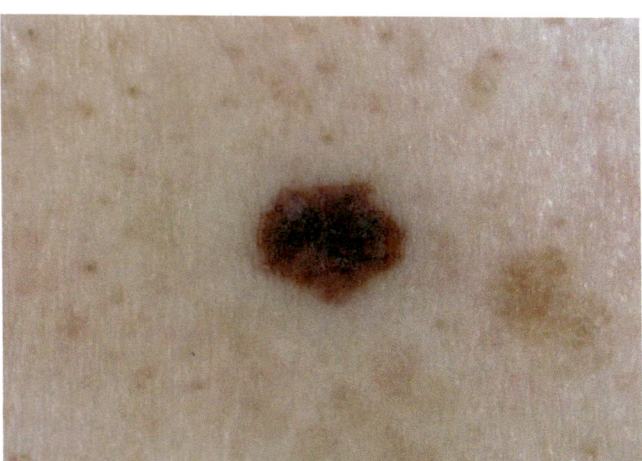

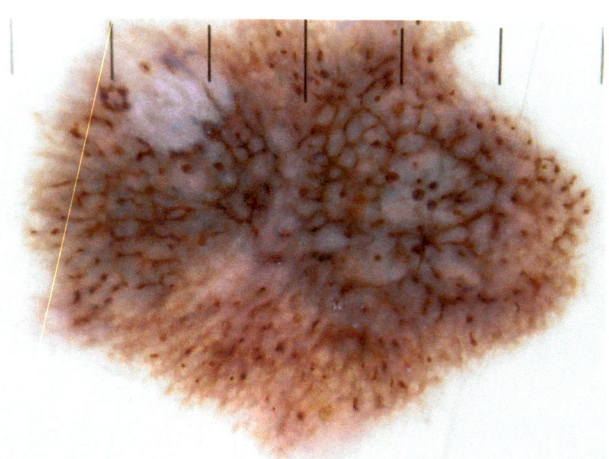

Mácula hiperpigmentada en la espalda de una mujer de 50 años: en este MIS, la dermatoscopia muestra vetas y un reticulado pigmentario atípico, con múltiples puntos y glóbulos hiperpigmentados suprayacentes a la unión del reticulado.

Corresponde sospechar de un reticulado en forma de cuentas, con "cuentas" localizadas al azar en toda la lesión y más aún si estas son excéntricas.

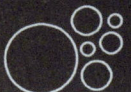
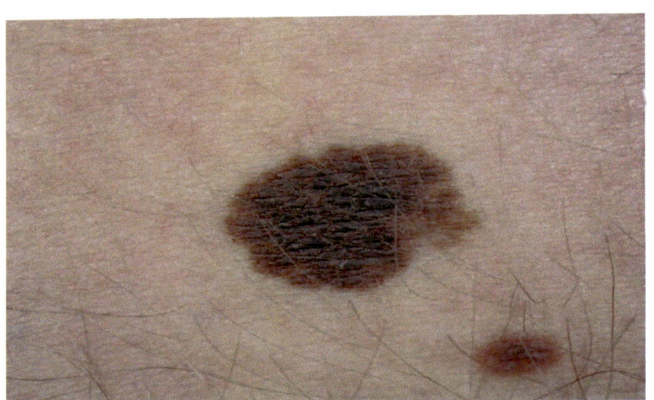
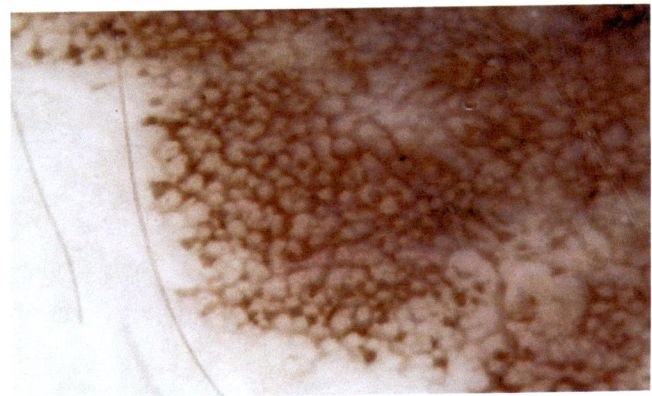

Mácula pigmentada de gran tamaño, asintomática, en la región lumbar: en este MIS, la dermatoscopia muestra un reticulado pigmentario irregular, con puntos y glóbulos focales compatibles con reticulado en forma de cuentas.

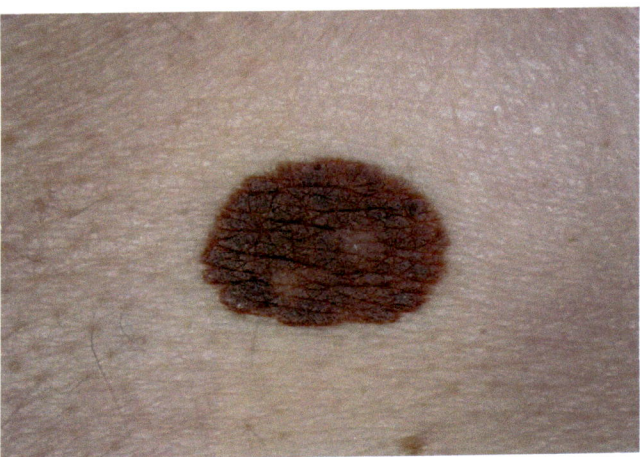
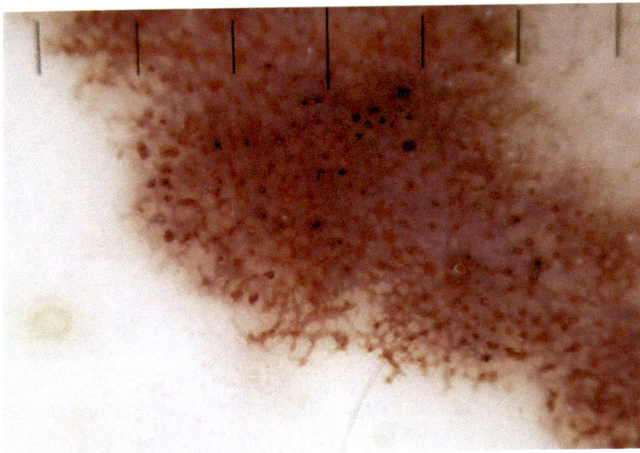

Mácula pigmentada de gran tamaño, asintomática, en la región lumbar: en este MIS, la dermatoscopia muestra puntos pigmentados sobre el reticulado pigmentario atípico, lo que da origen a un reticulado en forma de cuentas.

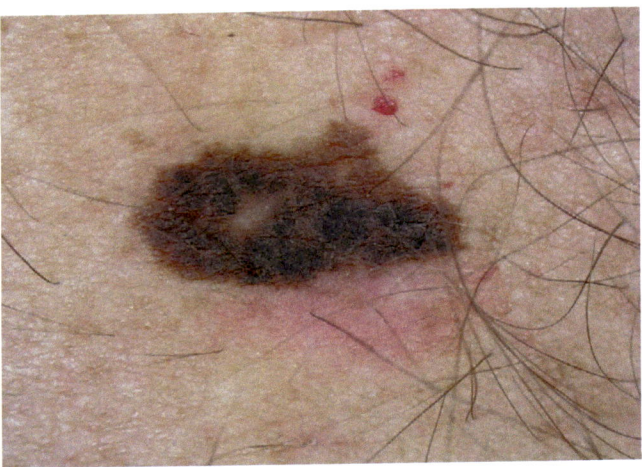
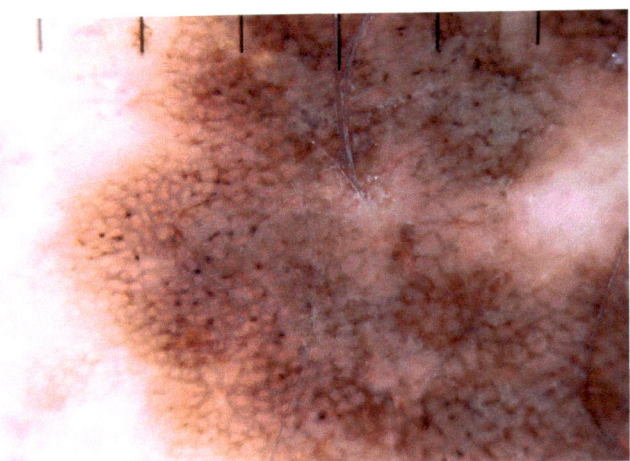

Parche de gran tamaño de color rosado, pardo y negro, asintomático, en el abdomen: en este MIS, la dermatoscopia muestra puntos pigmentados suprayacentes al reticulado pigmentario atípico, lo que crea un reticulado en forma de cuentas, junto con estructuras poligonales.

Un reticulado atípico "en forma de cuentas" también puede describirse como un reticulado atípico combinado con puntos irregulares, lo que es, por sí mismo, un signo indicativo de melanoma.

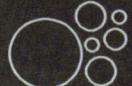

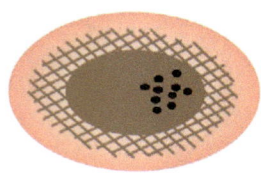

Los melanomas hiperpigmentados pueden mostrar características verrugosas, con estructuras de queratina que simulan las aberturas similares a comedones de la queratosis seborreica.

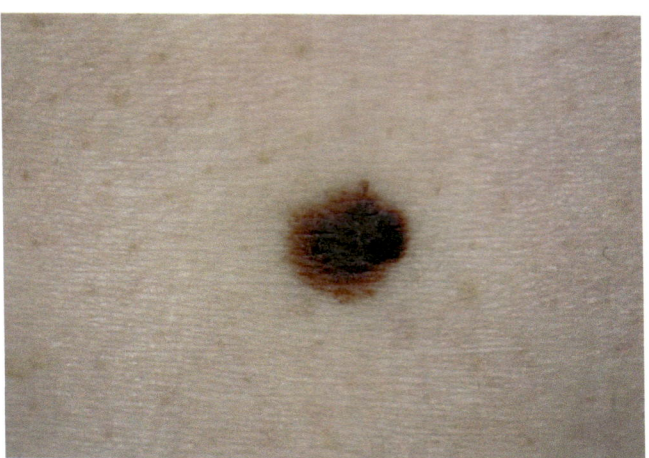

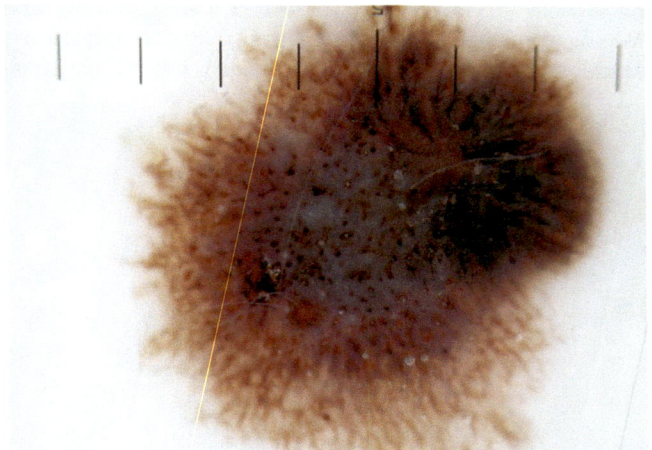

Mácula hiperpigmentada en la espalda de una mujer de 30 años: en este MIS, la dermatoscopia muestra pigmentación reticular con hiperpigmentación gris y negra central, múltiples puntos y glóbulos pigmentados y aberturas similares a comedones.

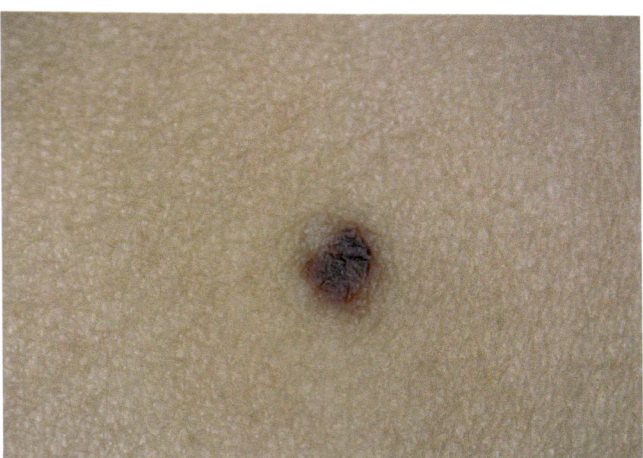

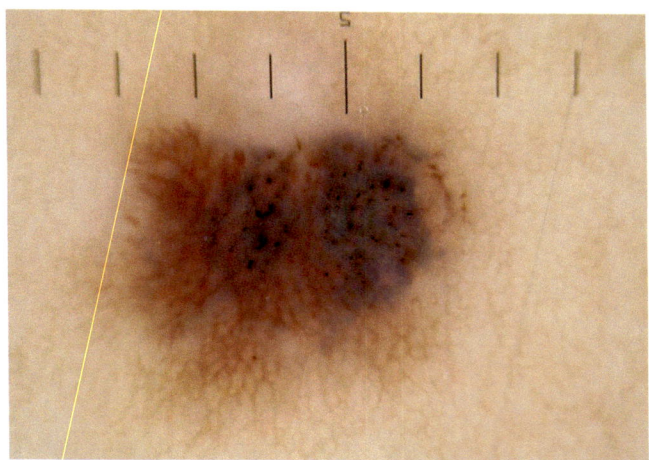

Mácula hiperpigmentada en el hombro de una mujer de 40 años: en este MES de 0,2 mm de espesor, la dermatoscopia muestra un reticulado pigmentario atípico, con múltiples puntos y glóbulos negros sobre una pigmentación azul-gris.

Carrera C, et al. Dermoscopic clues for diagnosing melanomas that resemble seborrhoeic keratosis. *JAMA Dermatol* 2017;153(6):544-51.

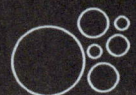

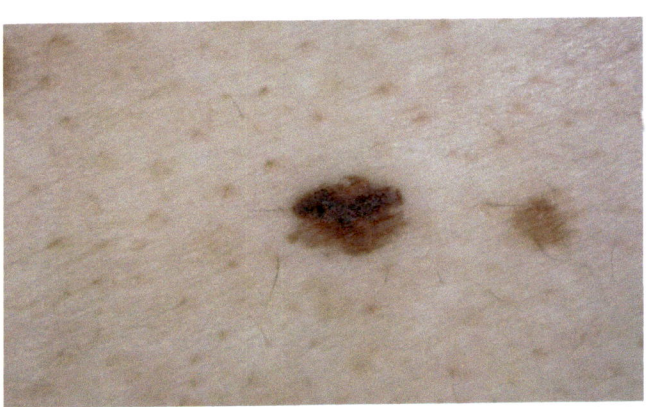
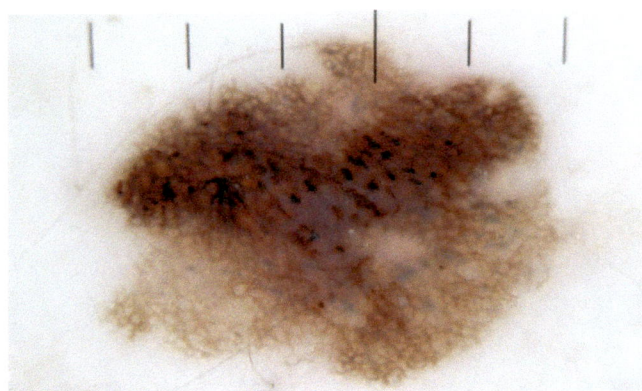

Mácula pigmentada en el muslo de una mujer de 60 años: la dermatoscopia muestra un reticulado pigmentario irregular y múltiples glóbulos negros en la zona gris sin estructura en el interior de este MIS.

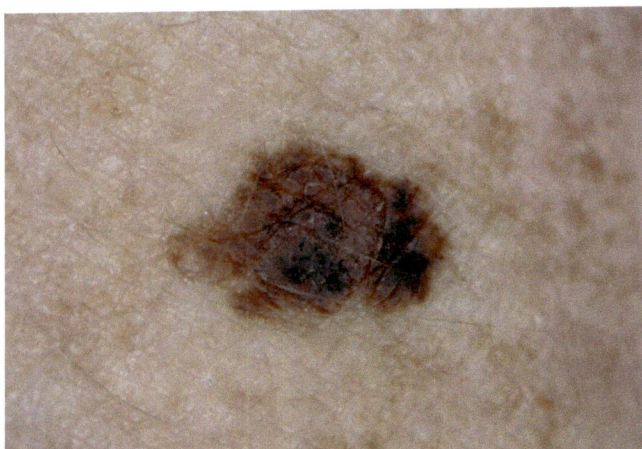
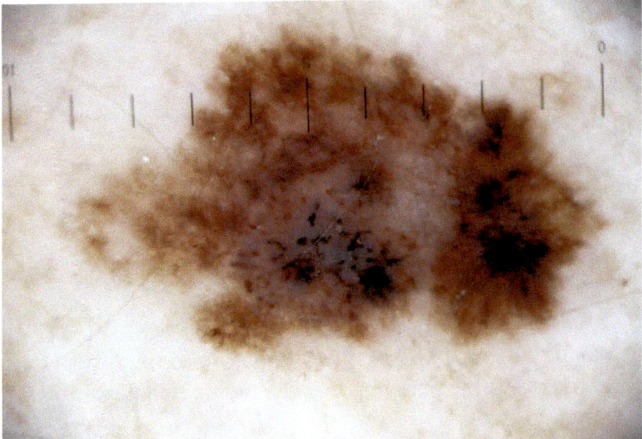

Mácula pigmentada de gran tamaño en la región lumbar de un hombre de 65 años: en este MES de 0,3 mm de espesor, la dermatoscopia muestra pigmentación irregular, que incluye una zona gris sin estructura, con puntos y glóbulos negros.

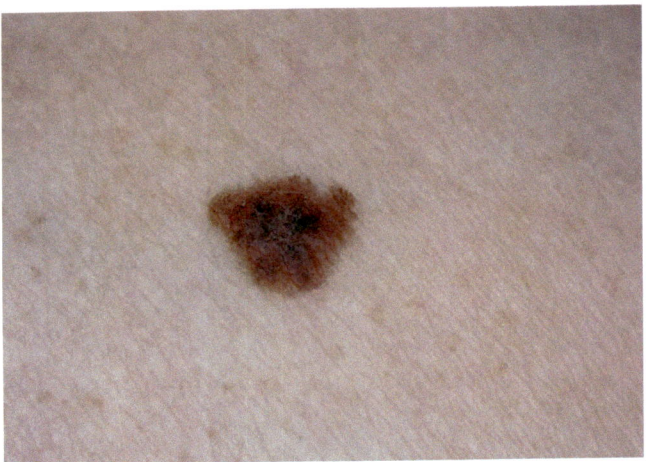
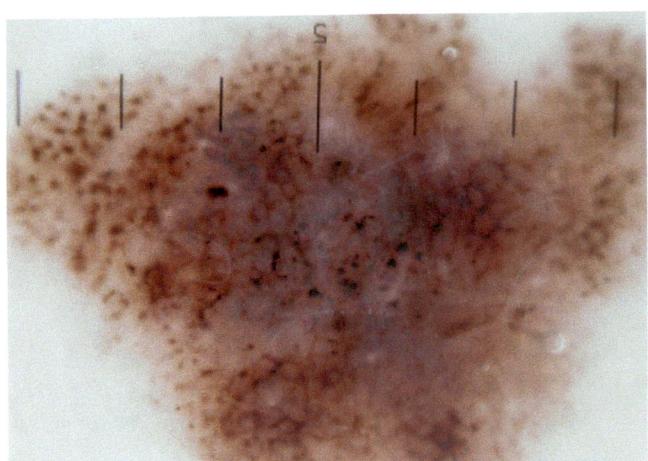

Mácula pigmentada en el hombro de una mujer de 50 años: en este MES de 0,6 mm de espesor, la dermatoscopia muestra un reticulado atípico, y puntos y glóbulos negros atípicos que cubren una zona gris sin estructura.

Xu J, et al. Analysis of globule types in malignant melanoma. *Arch Dermatol* 2009;145(11):1245-51.

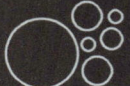

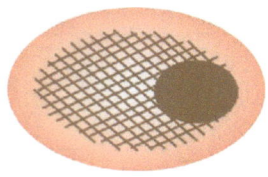

La pigmentación epidérmica excéntrica es un signo clínico importante de melanoma. La presencia de una mancha excéntrica de pigmentación en la dermatoscopia de una lesión melanocítica solitaria justifica una investigación adicional.

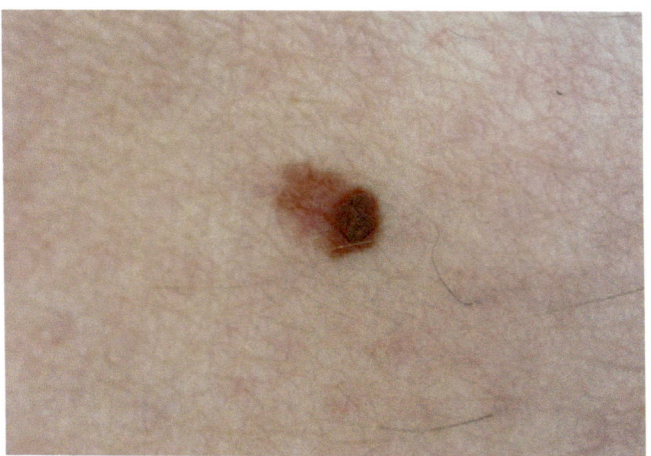

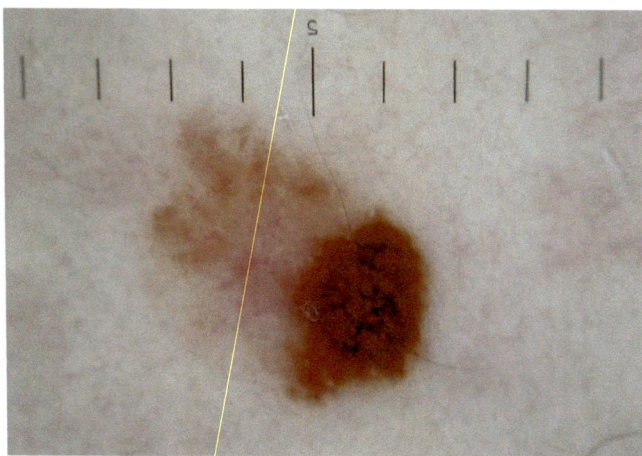

Mácula parda jaspeada de 4 mm en la cara posterior del muslo de una mujer de 40 años: en este MES de 0,3 mm de espesor, la dermatoscopia muestra una mancha pigmentada excéntrica en el extremo polar.

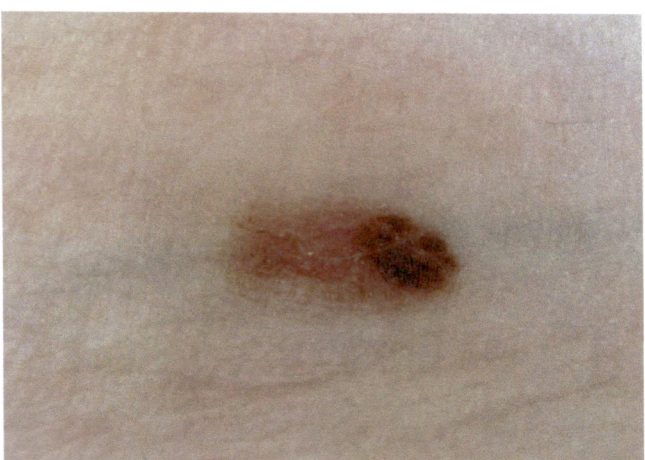

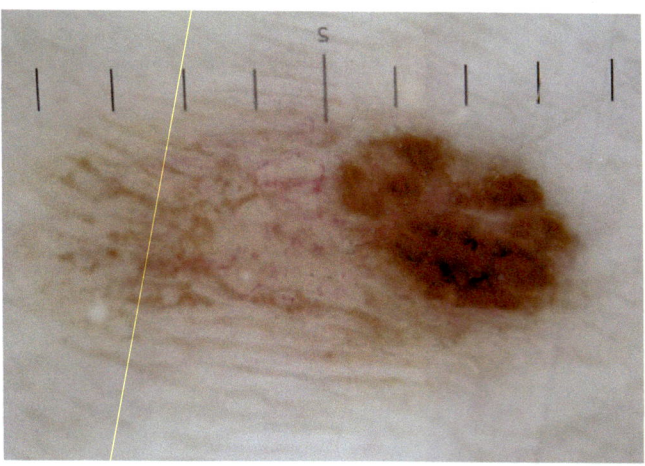

Mácula parda jaspeada en el abdomen de una mujer de 60 años: en este MES de 0,5 mm de espesor, la dermatoscopia muestra un reticulado lentiginoso alargado, excéntrico, en un extremo polar y una mancha hiperpigmentada en el otro.

Borsari S, et al. Dermoscopic island: a new descriptor for thin melanoma. *Arch Dermatol* 2010;146(11):1257-62.

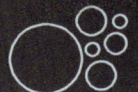

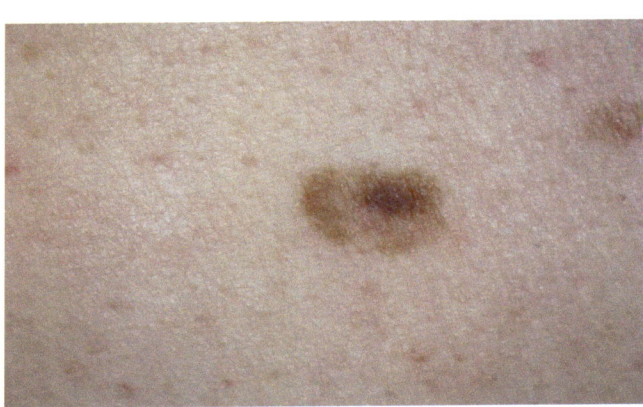
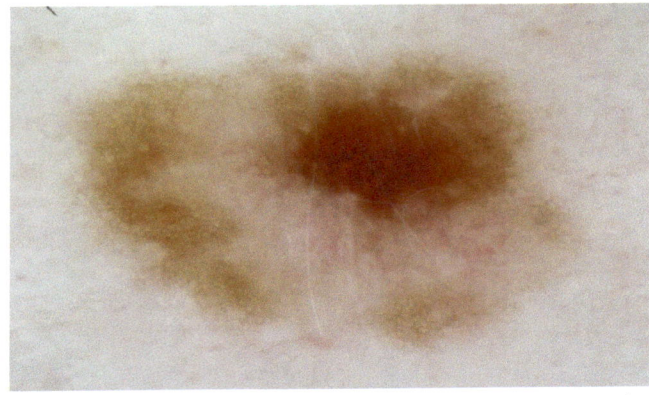

Mácula de pigmentación variable en la espalda de un hombre de 40 años: en este MIS, la dermatoscopia muestra una mancha parda excéntrica, junto con vasos polimorfos, dentro de una zona hipopigmentada sin estructura.

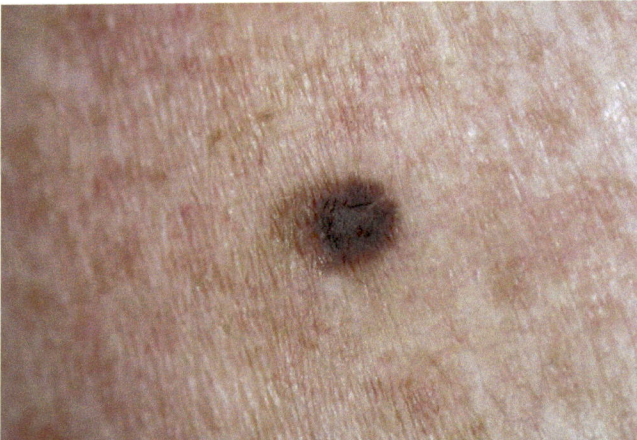
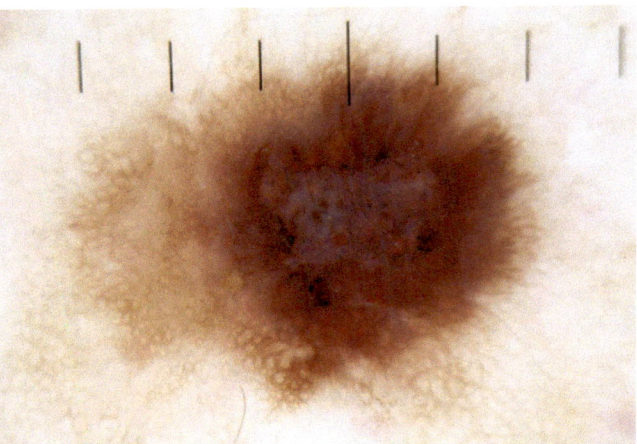

Mácula pigmentada en la espalda de un hombre de 60 años: la dermatoscopia muestra polaridad de pigmentación y una mancha parda excéntrica grande en este MIS.

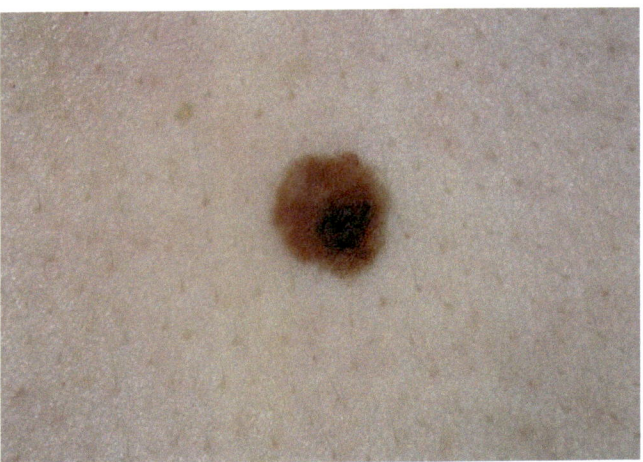
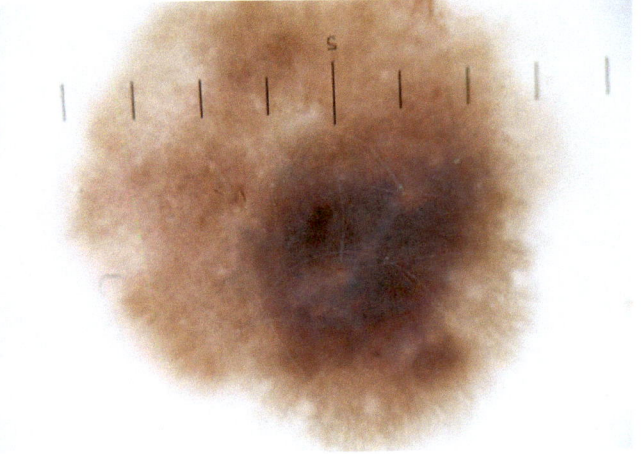

Mácula pigmentada en la espalda de una mujer de 30 años: en este MES de 0,2 mm de espesor, la dermatoscopia muestra una mancha parda excéntrica de gran tamaño.

Una mancha parda excéntrica en un melanoma indica que existe una lesión *in situ* o invasora delgada en esta zona.

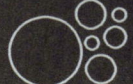

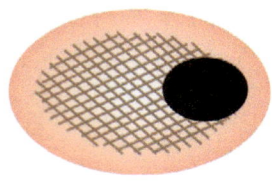

La hiperpigmentación negra excéntrica es un indicador de una lesión melanocítica impredecible. Por lo general, el foco de hiperpigmentación representa un foco de glóbulos, reticulado, vetas o manchas de pigmento.

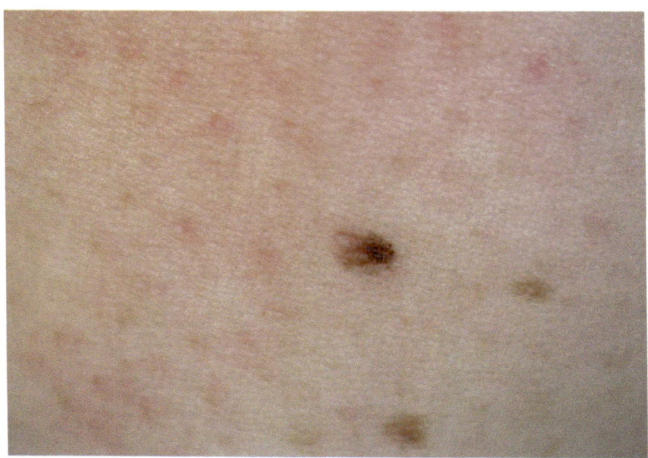 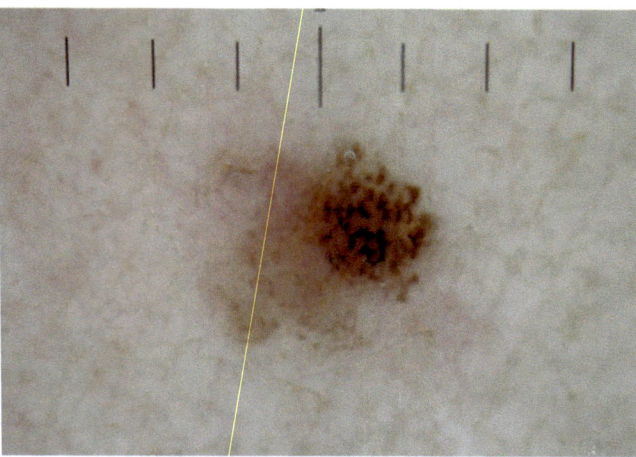

Mácula pigmentada de 3 mm en el tríceps de una mujer de 60 años: en este MIS, la dermatoscopia muestra un foco de hiperpigmentación globular excéntrica de 1 mm.

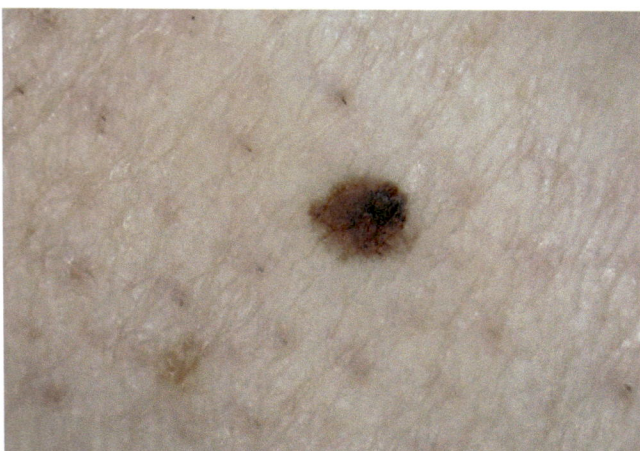 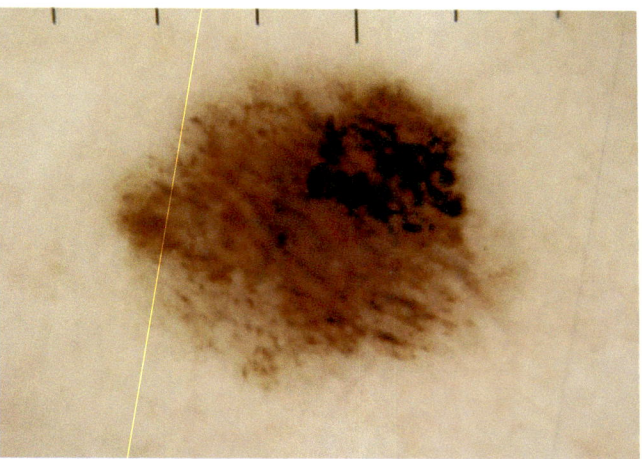

Mácula irregularmente hiperpigmentada de 4 mm en la pierna de una mujer de 40 años: en este MIS, la dermatoscopia muestra pigmentación globular y homogénea irregular, con un foco excéntrico de glóbulos hiperpigmentados.

En caso de una lesión melanocítica solitaria con hiperpigmentación negra excéntrica, corresponde considerar la extirpación.

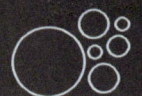

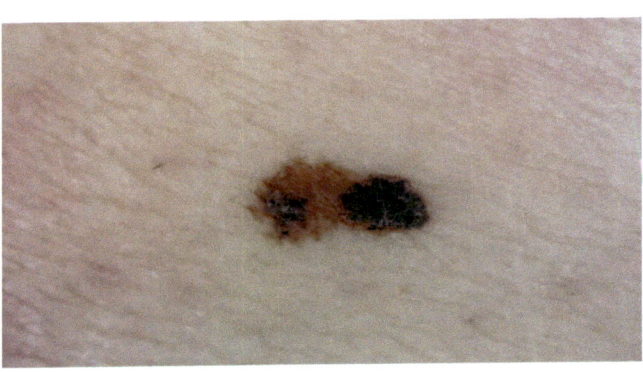

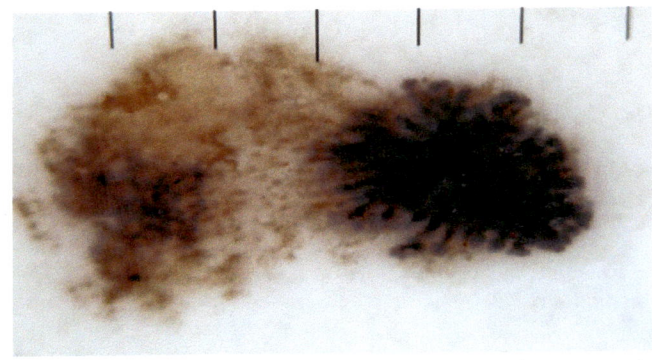

Mácula de pigmentación irregular en la región tibial anterior de una mujer de 40 años: en este MES de 0,2 mm de espesor, la dermatoscopia muestra una morfología multicomponente y glóbulos irregulares, con una mancha excéntrica con vetas atípicas que forman un patrón en estallido de estrellas.

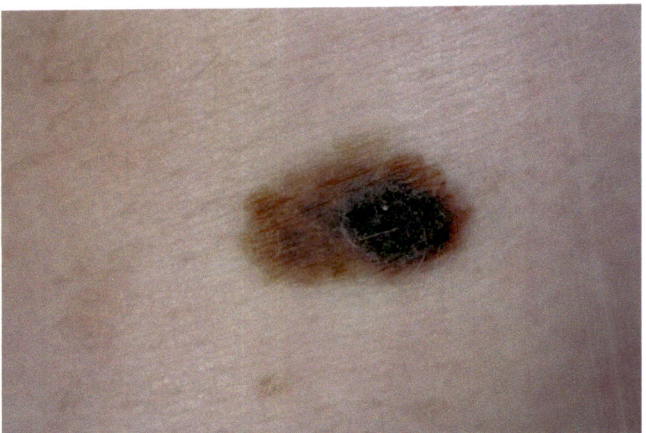

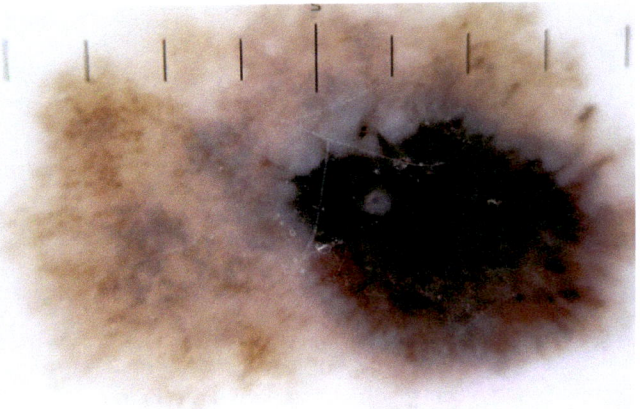

Placa de pigmentación irregular en el antebrazo de una mujer de 60 años: en este MES de 0,5 mm de espesor, la dermatoscopia muestra una morfología multicomponente, con una mancha hiperpigmentada excéntrica, vetas atípicas y glóbulos negros.

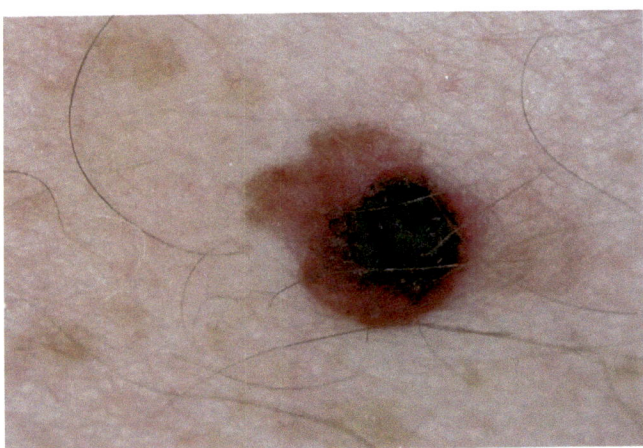

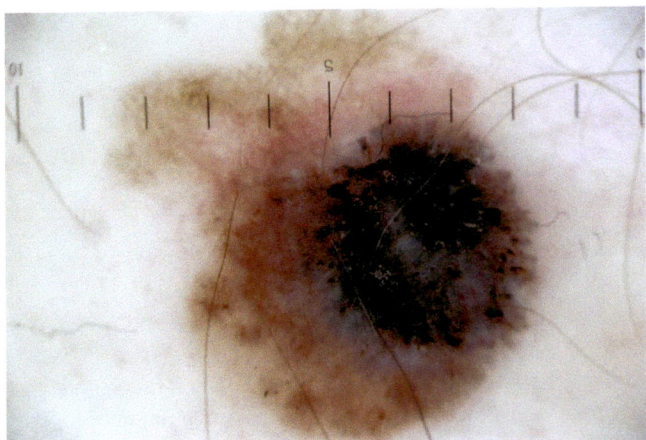

Placa de pigmentación irregular en la parte superior del muslo de un hombre de 70 años: en este MES de 1,5 mm de espesor, la dermatoscopia muestra una lesión multicolor con una mancha hiperpigmentada excéntrica, con puntos y glóbulos negros.

Un foco excéntrico de cualquier color en una lesión melanocítica plantea la sospecha de melanoma.

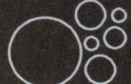

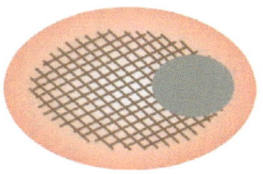

La mancha gris excéntrica (pigmentación dérmica papilar) es un indicador de una lesión melanocítica impredecible. La pigmentación gris puede representar compromiso dérmico o regresión.

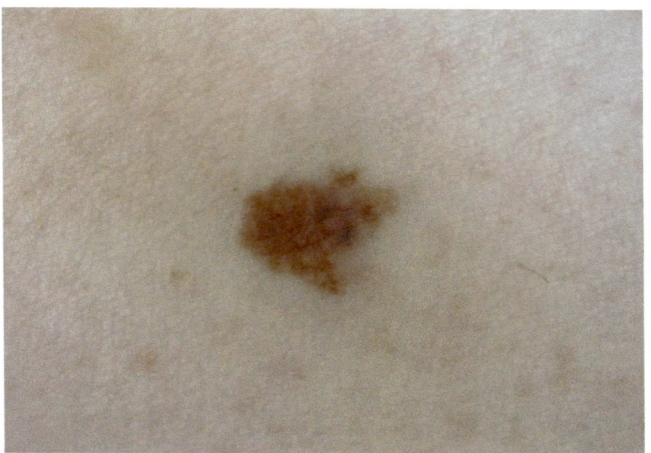

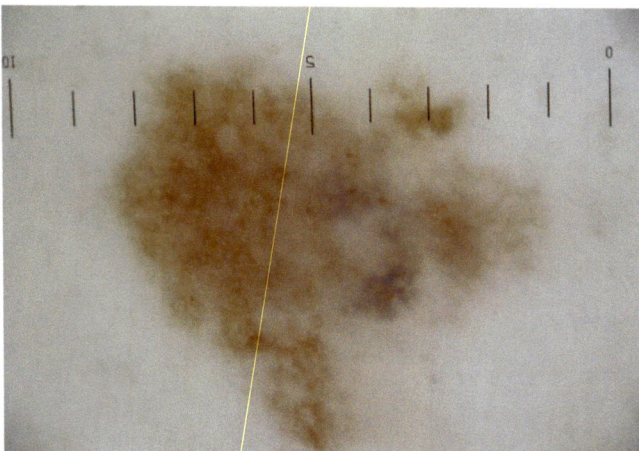

Mácula de color bronceado-gris, con forma irregular, en la pierna de una mujer de 60 años: en este MIS, la dermatoscopia muestra pigmentación reticular con pigmentación gris granular excéntrica.

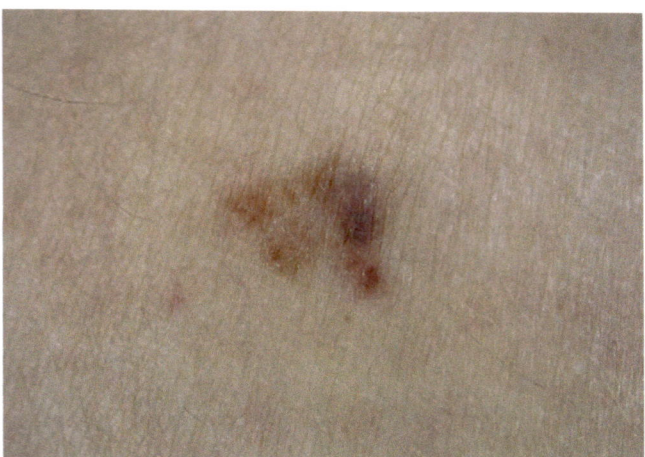

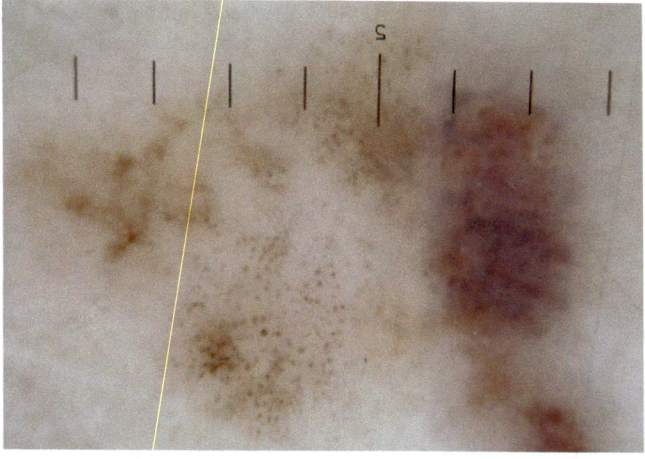

Mácula de color bronceado-gris, con forma irregular, en el muslo de una mujer de 30 años: en este MES de 0,6 mm de espesor, la dermatoscopia muestra glóbulos irregulares y pigmentación gris-parda granular y globular excéntrica.

Ante una lesión melanocítica solitaria con pigmentación gris excéntrica se debe considerar la extirpación.

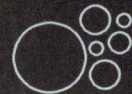

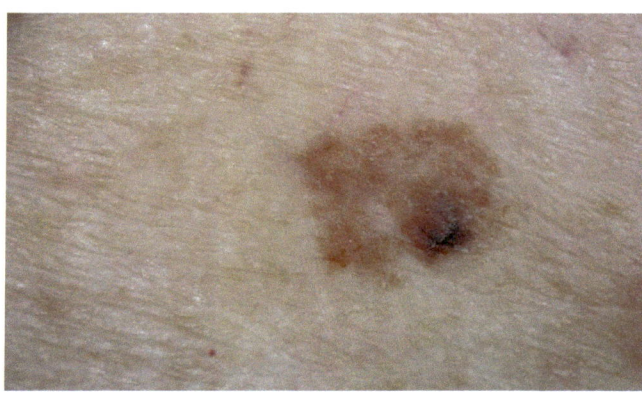
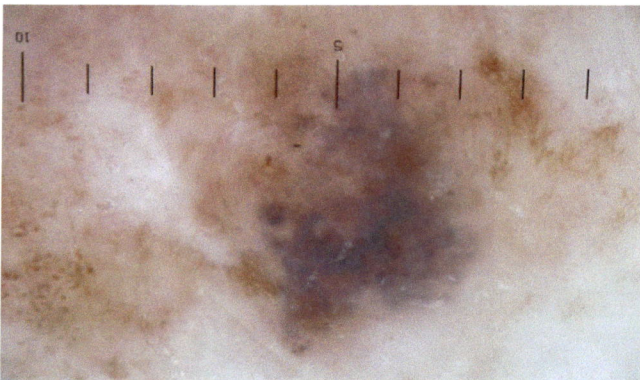

Mácula de pigmentación irregular en la espalda de un hombre de 70 años: en este MES de 0,4 mm de espesor, la dermatoscopia muestra un foco excéntrico de pigmentación gris granular y globular, y glóbulos irregulares.

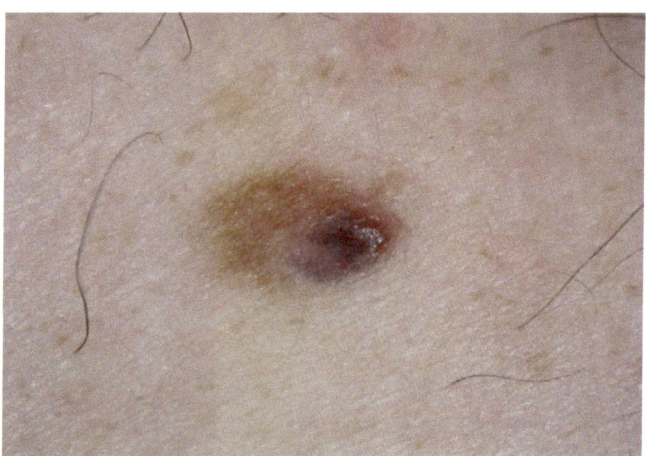
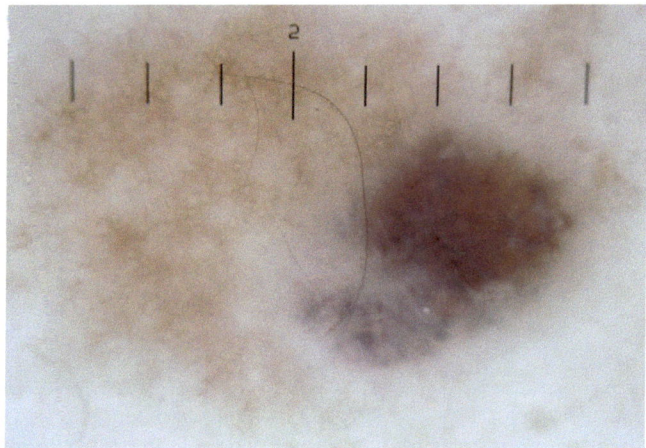

Placa de pigmentación irregular en la espalda de un hombre de 60 años: en este MES de 0,5 mm de espesor, la dermatoscopia muestra una mancha excéntrica de pigmentación gris granular, sin estructura.

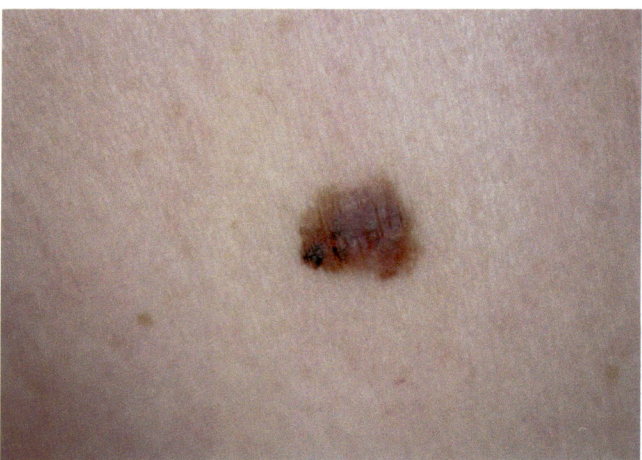
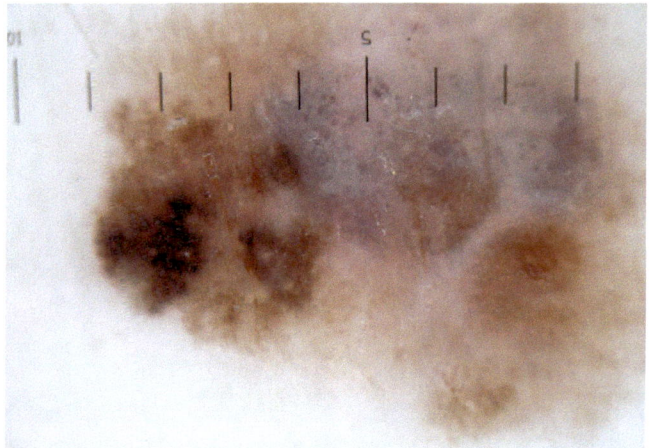

Placa de pigmentación irregular en el brazo de una mujer de 30 años: en este MES de 0,9 mm de espesor, la dermatoscopia muestra múltiples focos de pigmentación parda y negra irregular, y un foco grande de pigmentación gris, sin estructura y globular.

La pigmentación gris granular (también conocida como "salpicaduras") suele indicar regresión y se correlaciona con melanófagos en la dermis papilar superior.

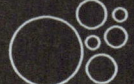
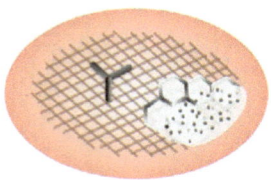

Cuando el lentigo maligno (LM) no aparece en la piel de la cara, tiende a carecer de las características típicas del LM facial. Esto se debe a la reducción de la densidad de unidades foliculares y al aumento en los contornos en la unión dermoepidérmica en la piel no facial. Este subtipo de melanoma es más frecuente en personas mayores con un alto grado de fotoenvejecimiento. Las líneas anguladas son una característica que se puede observar en el LM, el melanoma lentiginoso y el MES.

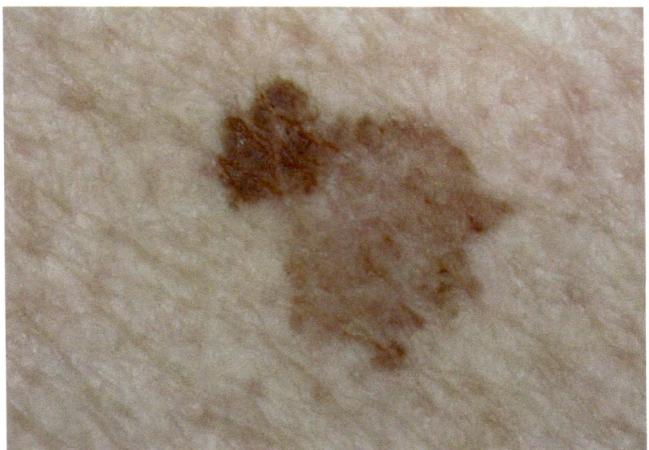

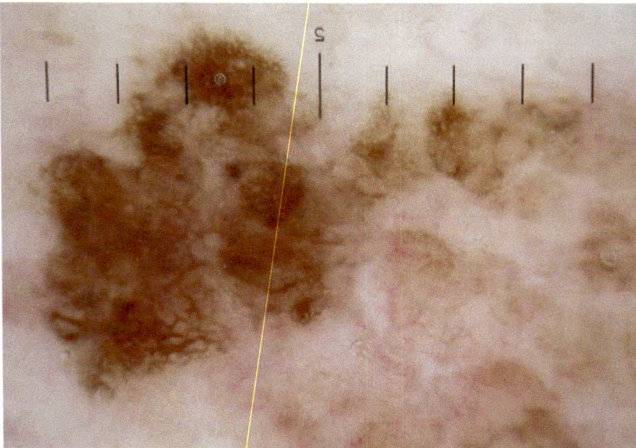

Mácula de pigmentación irregular, con hiperpigmentación excéntrica en la parte superior de la espalda de un hombre de 85 años: en este lentigo maligno extrafacial, la dermatoscopia muestra pigmentación reticular irregular y zonas sin estructura, con líneas anguladas.

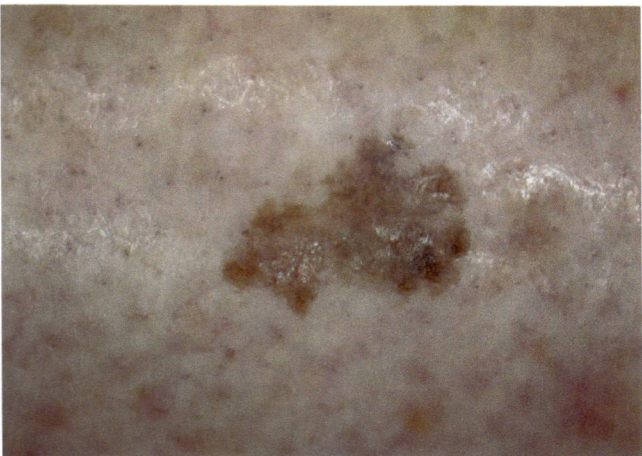

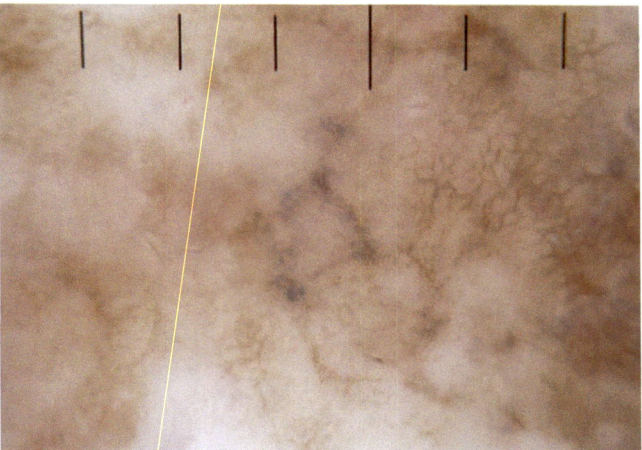

Parche de pigmentación variable en la región tibial anterosuperior de una mujer de 70 años: en este MIS lentiginoso, la dermatoscopia muestra líneas anguladas de pigmentación gris granular (que forman estructuras poligonales) y pigmentación reticular de base.

Las líneas anguladas también pueden denominarse estructuras poligonales, líneas en zigzag o estructuras romboidales.

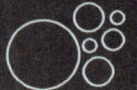
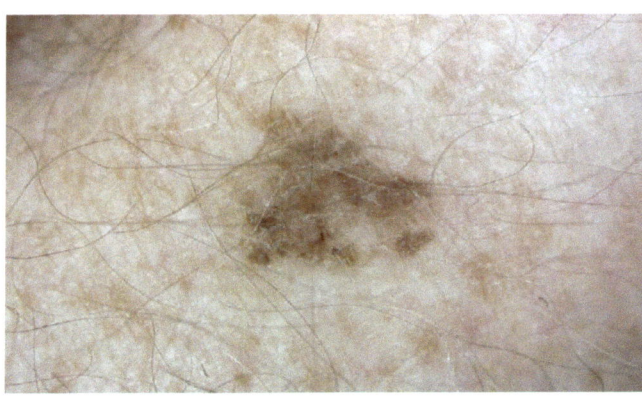
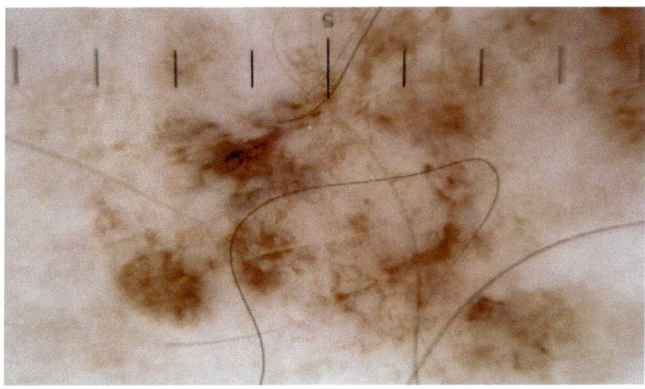

Mácula de pigmentación variable en la pierna: en este MIS lentiginoso, la dermatoscopia muestra líneas anguladas, con marcas superficiales de la piel y de forma irregular.

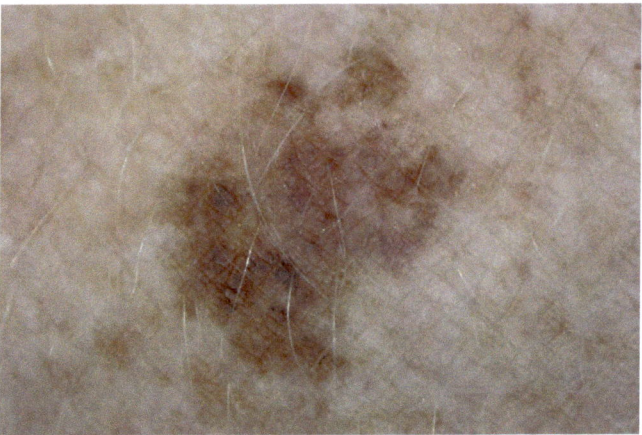
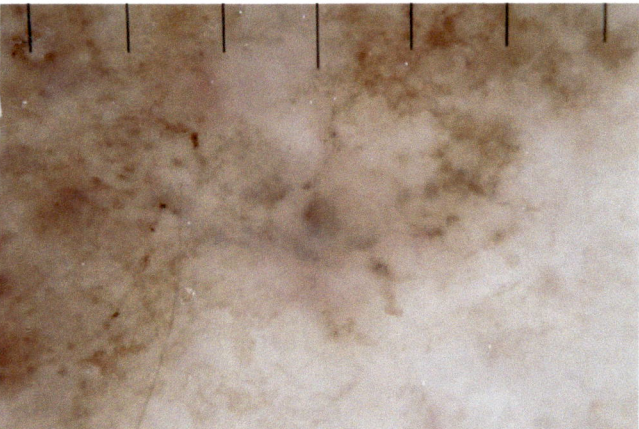

Parche de pigmentación variable en el muslo: en este MIS lentiginoso, la dermatoscopia muestra líneas anguladas de pigmentación gris granular.

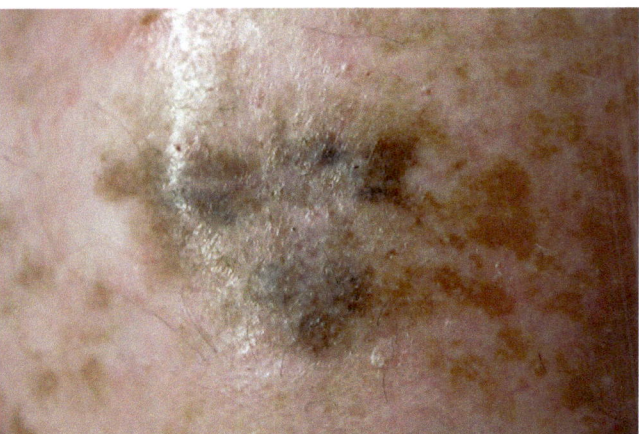
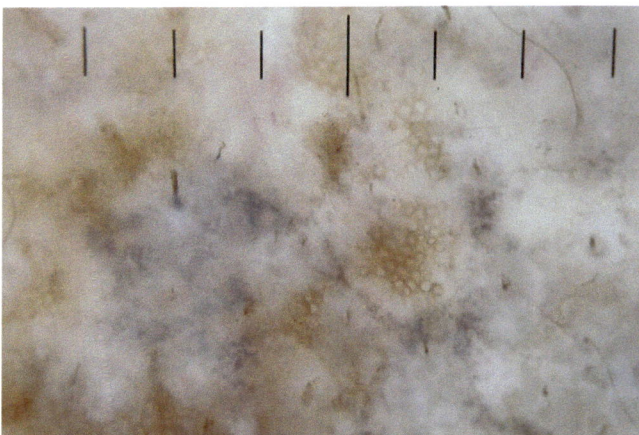

Parche de pigmentación variable en el vértice del cuero cabelludo: en este MIS lentiginoso, la dermatoscopia muestra múltiples líneas anguladas de pigmentación gris granular que crean zonas poligonales sin estructura.

> Múltiples líneas anguladas crean estructuras poligonales, indicativas de un melanoma de subtipo lentiginoso que aparece en la piel dañada de manera crónica por el sol.

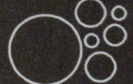

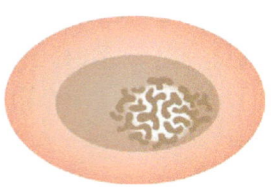

En los melanomas y nevos de Spitz es posible observar un reticulado negativo o "inverso" formado por líneas o cordones despigmentados que se intersecan y separan en islas de pigmento globular y ovoide. Rara vez puede ser la única característica dermatoscópica que indica un melanoma. Es difícil establecer una correlación histopatológica, pero puede representar crestas interpapilares gruesas y alargadas, con hiperqueratosis/hipergranulosis y fibrosis dérmica.

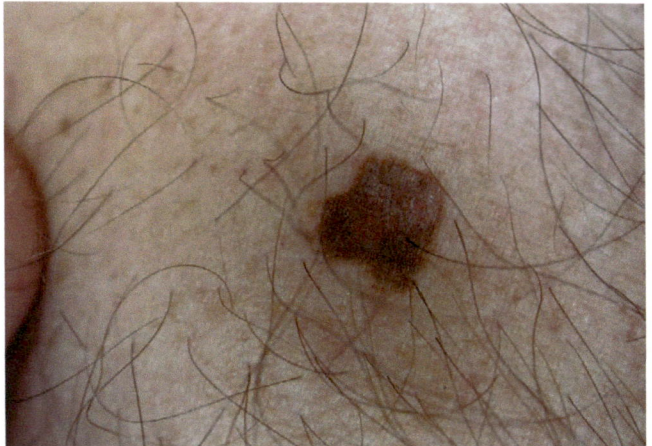

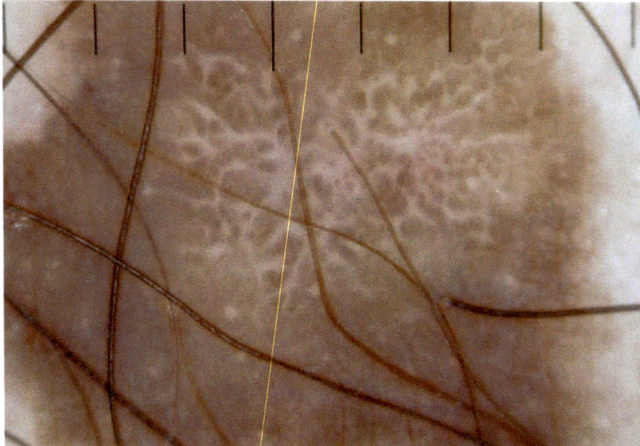

Mácula hiperpigmentada angulada en un hombre de 60 años: en este MIS, la dermatoscopia muestra un foco claro de reticulado negativo.

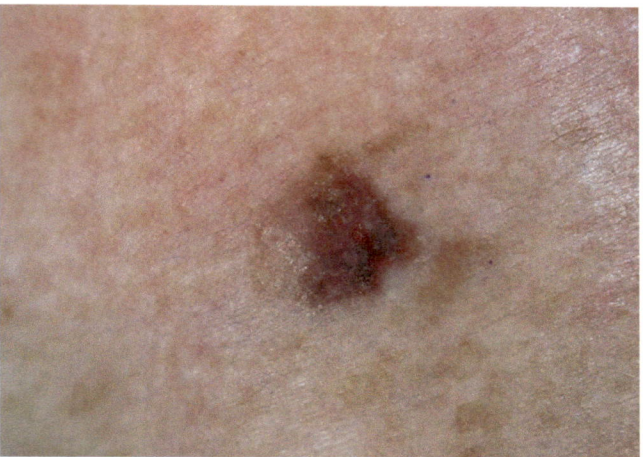

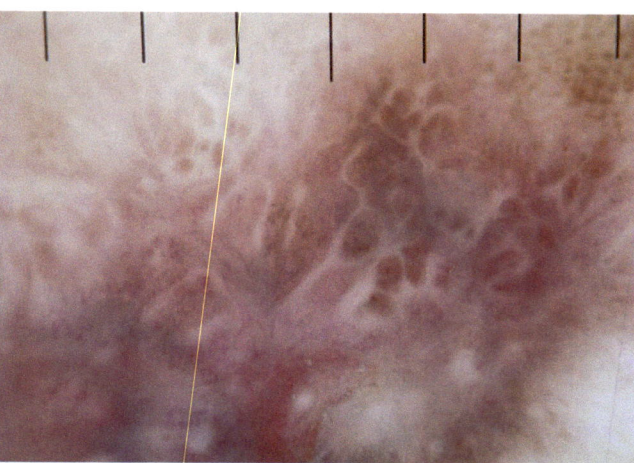

Placa pigmentada angulada en la parte superior de la espalda de un hombre de 60 años: en este MES de 0,8 mm de espesor, la dermatoscopia muestra un reticulado negativo evidente que delinea los glóbulos pigmentados y las estructuras ovoides, pigmentación irregular y vasos atípicos.

Russo T, et al. Dermoscopy pathology correlation in melanoma. *J Dermatol* 2017;44(5):507-14.

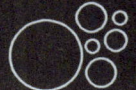
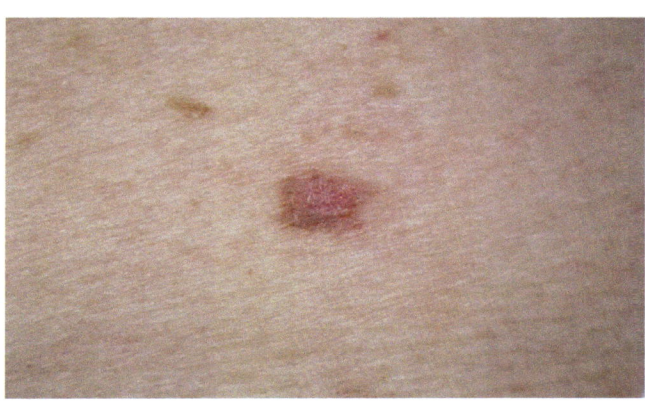

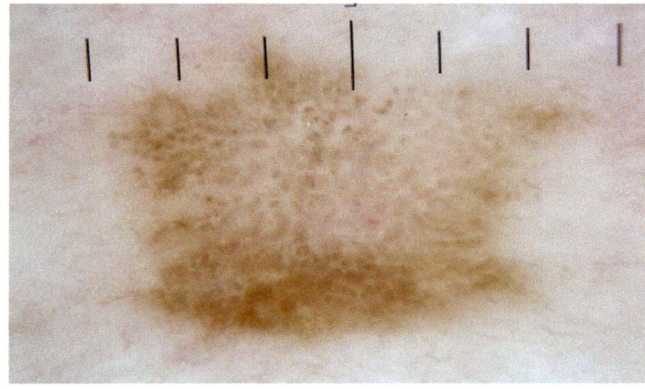

Mácula bronceada en la región lumbar de una mujer de 70 años: la dermatoscopia muestra un reticulado negativo en la mayor parte de este MIS.

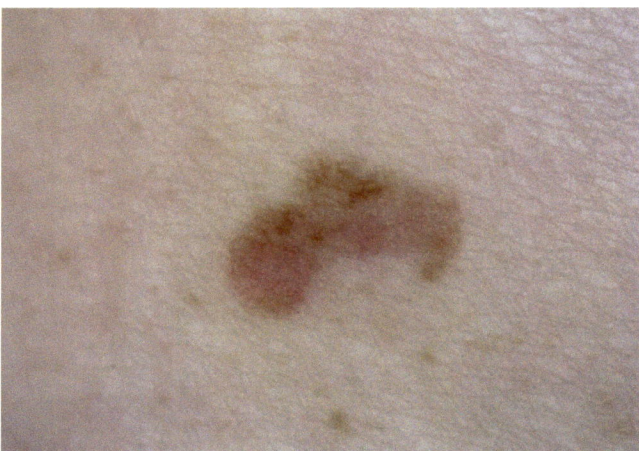

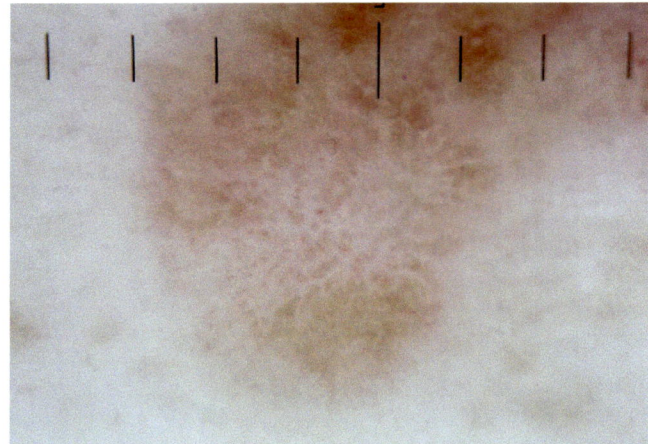

Mácula pigmentada de color pardo-rosado y forma irregular en el muslo de una mujer de 60 años: en este MIS, la dermatoscopia muestra un reticulado negativo generalizado.

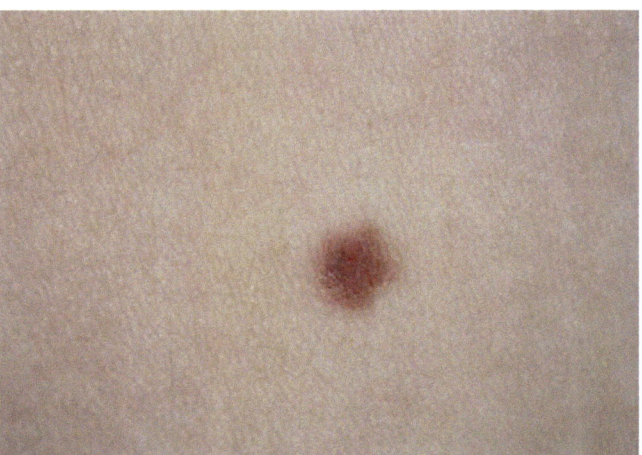

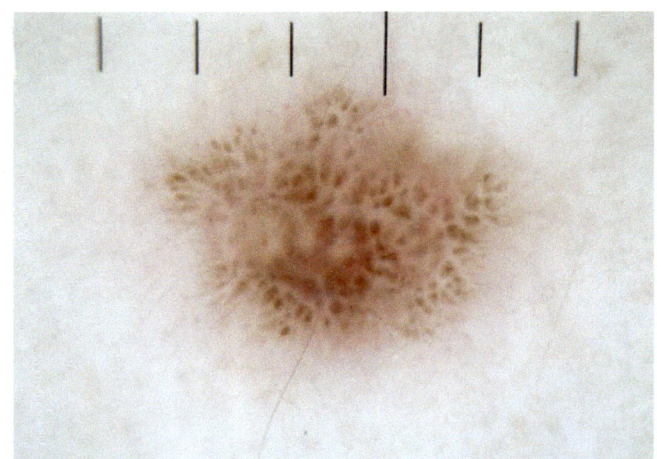

Mácula pigmentada de color bronceado en el hombro de una mujer de 40 años: en este MES grueso de 0,5 mm de espesor, la dermatoscopia muestra un reticulado negativo.

Se deben inspeccionar con precaución las pequeñas máculas de color rosado-bronceado en busca de indicios sutiles de melanoma, como reticulado negativo.

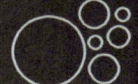

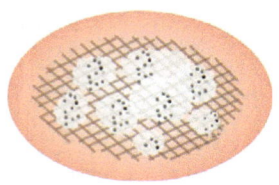

La regresión del melanoma puede ser focal o amplia. En la dermatoscopia suelen observarse zonas blancas características, con un matiz rosado y pigmentación de color gris-azul granular ("salpicaduras"). La regresión es una respuesta inmunológica activa que, a veces, es completa y solo deja melanosis tumoral. La regresión temprana puede mostrar una alteración de las estructuras dermatoscópicas típicas y la regresión tardía puede mostrar destrucción completa de cualquier característica dermatoscópica residual, con formación de cicatrices.

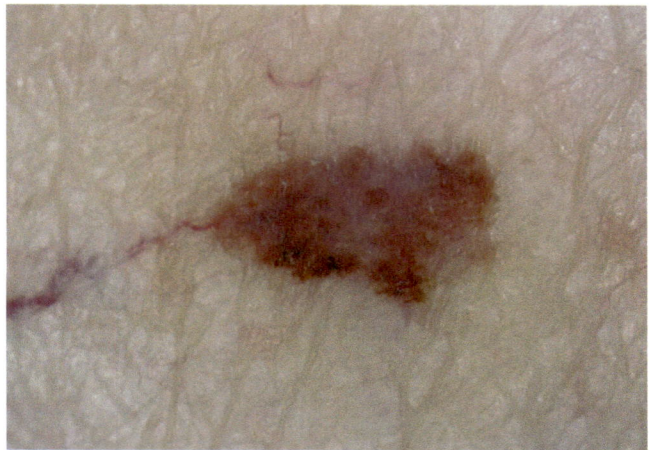
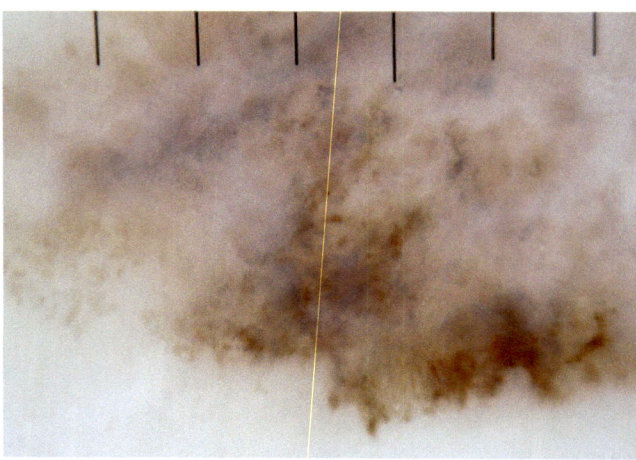

Mácula de pigmentación irregular en la parte superior de la espalda de un hombre de 80 años: en este MIS, la dermatoscopia muestra gránulos de color gris-azul extendidos en zonas rosadas-blancas sin estructura, rodeadas de estructuras pigmentarias residuales.

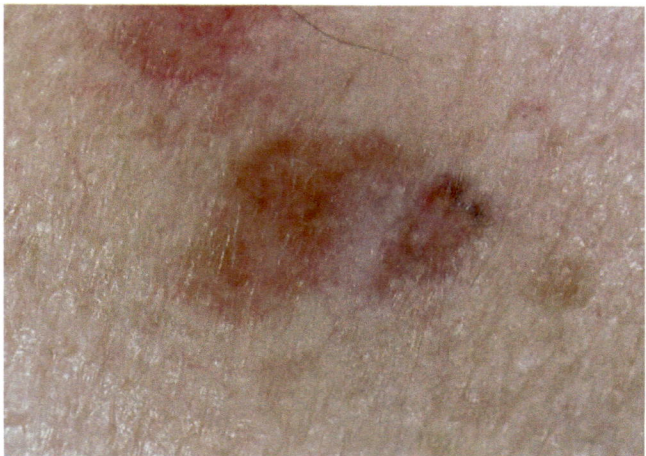
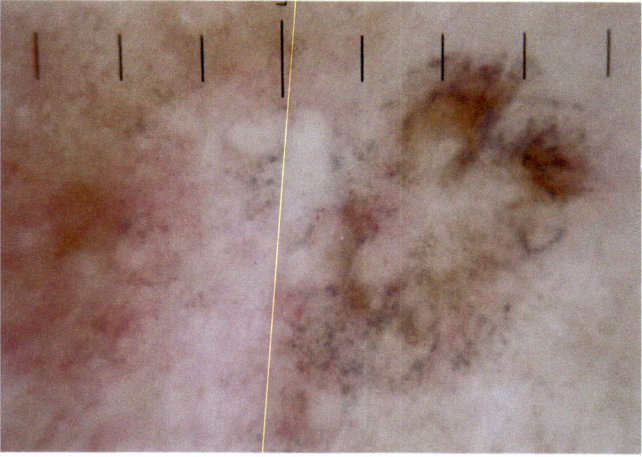

Mácula de pigmentación irregular en el brazo de un hombre de 70 años: en este MIS, la dermatoscopia muestra pigmentación gris granular difusa y un reticulado atípico residual.

Aung PP, et al. Regression in primary cutaneous melanoma: aetiopathogenesis and clinical significance. *Lab Invest* 2017; 97:657-68.

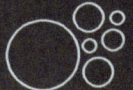
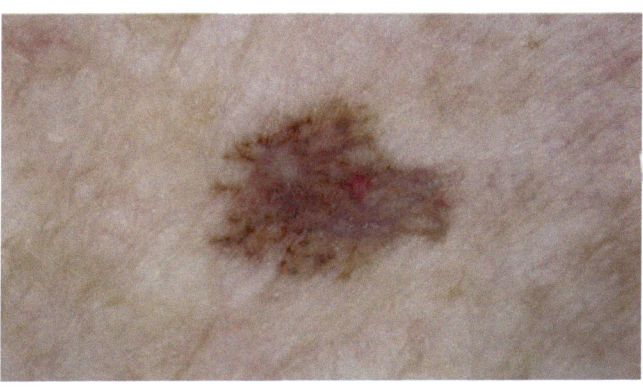
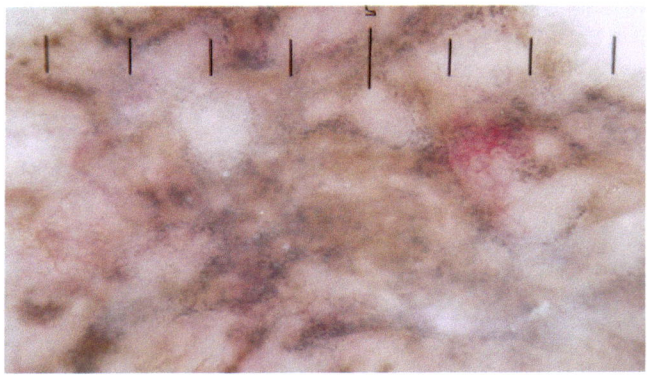

Mácula multicolor en el tórax de una mujer de 80 años: la dermatoscopia muestra pigmentación gris granular y bronceada extendida, con regresión amplia en la histopatología de este MIS.

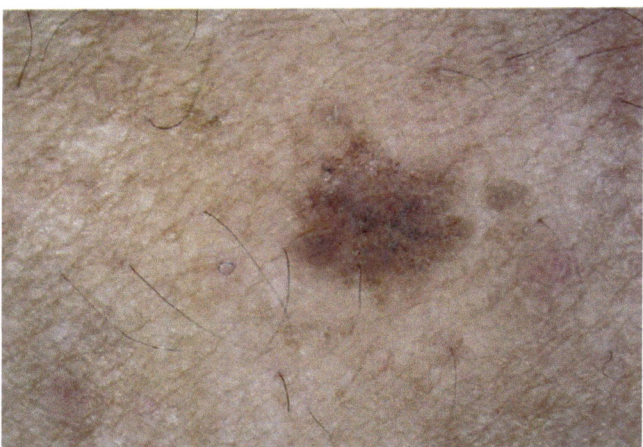
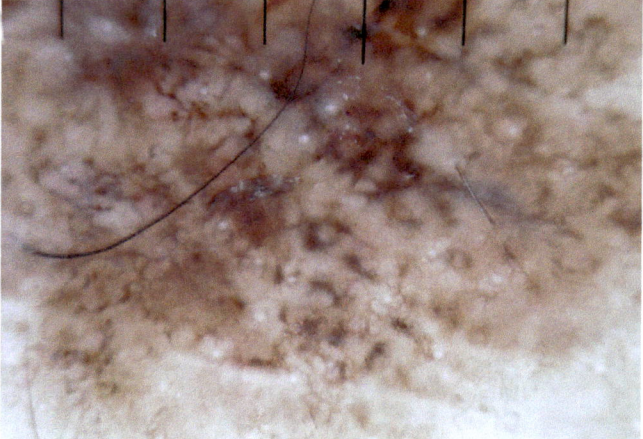

Mácula de pigmentación irregular en la pierna de un hombre de 70 años la dermatoscopia muestra gránulos grises multifocales y estructuras poligonales, con regresión amplia en la histopatología de este LM de 0,2 mm de espesor.

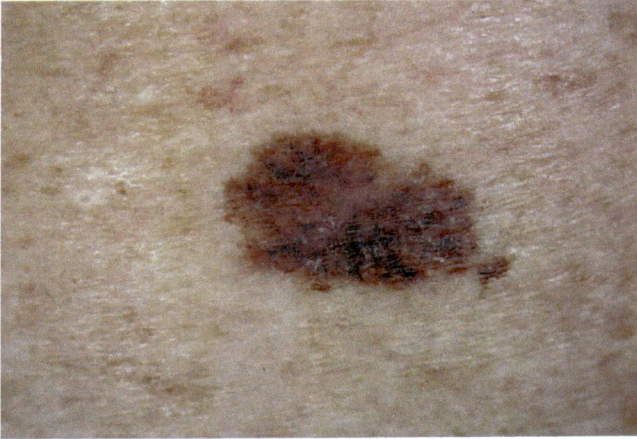
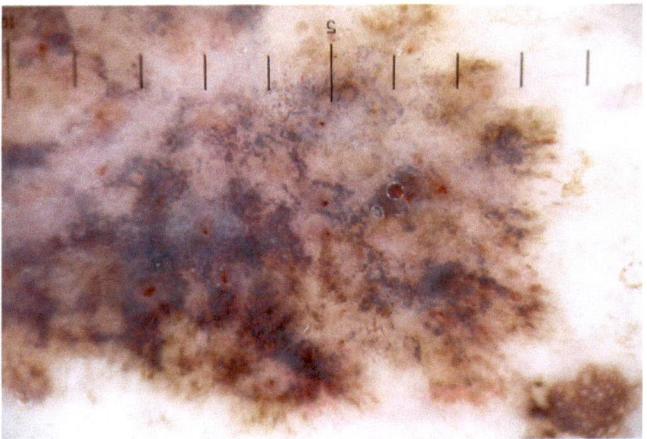

Mácula hiperpigmentada en el hombro de un hombre de 80 años: la dermatoscopia muestra hiperpigmentación gris granular, extendida, con regresión amplia en la histopatología de este MES de 0,4 mm de espesor.

La regresión amplia puede causar hiperpigmentación gris granular, junto con zonas pálidas sin estructura, similares a cicatrices.

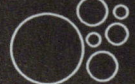
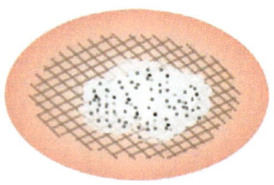

La regresión del melanoma puede ser focal y más evidente en una zona específica de la lesión. La dermatoscopia revela áreas de hipopigmentación o similares a cicatrices, con eritema variable o salpicaduras.

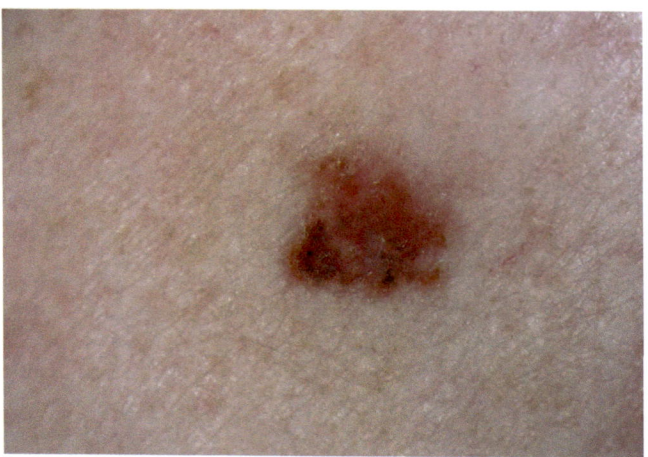

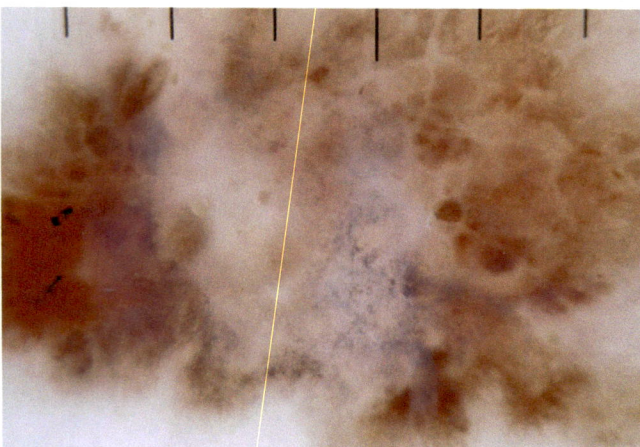

Mácula de pigmentación irregular en el brazo de una mujer de 70 años: en este MES de 0,4 mm de espesor, la dermatoscopia muestra un reticulado negativo, glóbulos irregulares, vetas y manchas, además de regresión focal central, con pigmentación gris-azul granular.

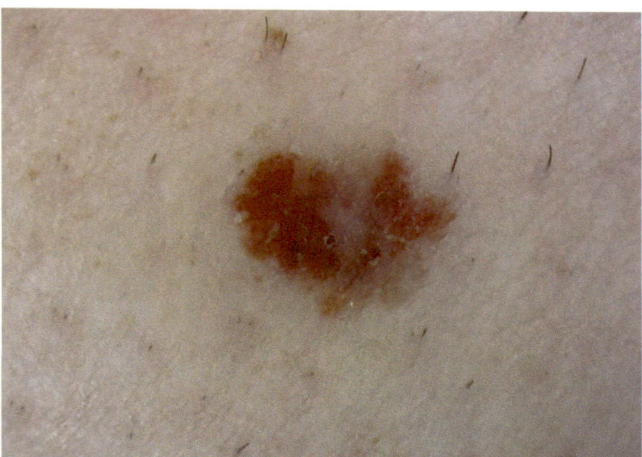

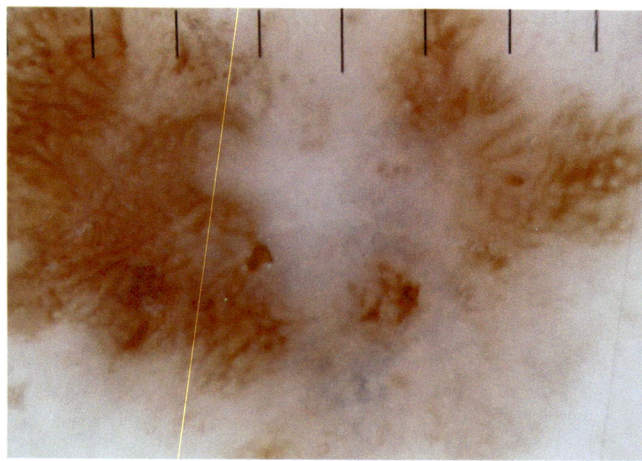

Mácula de pigmentación irregular en la pierna de una mujer de 50 años: en este MES de 0,4 mm de espesor, la dermatoscopia muestra un reticulado pigmentario atípico y regresión focal central, con pigmentación gris-azul granular.

Moscarella E, et al. Pigmented skin lesions displaying regression features: Dermoscopy and reflectance confocal microscopy criteria for diagnosis. *Exp Dermatol* 2019;28(2):129-35.

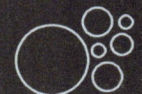
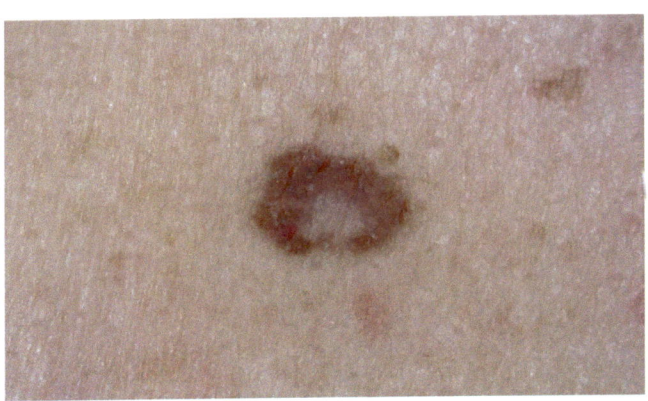
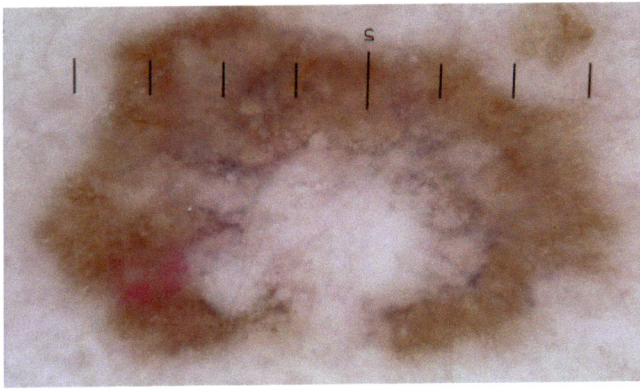

Mácula anular pigmentada en la espalda de un hombre de 70 años: en este MIS, la dermatoscopia muestra una zona focal hipo-pigmentada sin estructura, con pigmentación gris granular.

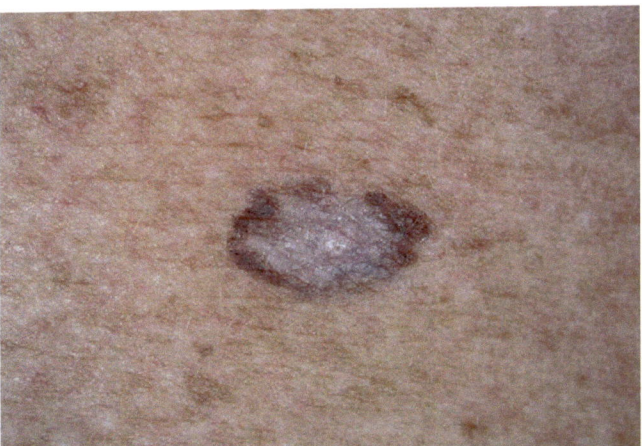
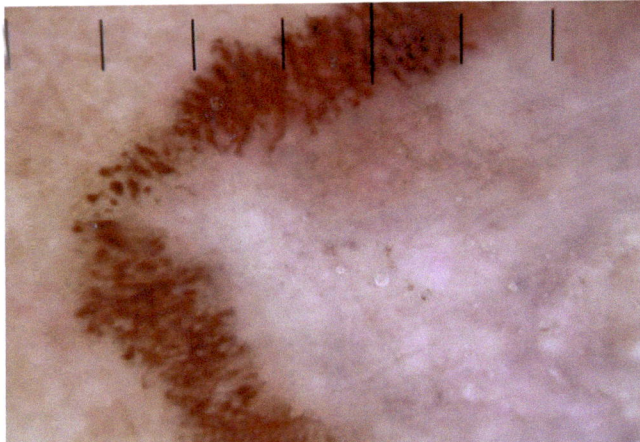

Mácula anular hiperpigmentada en el tórax de una mujer de 60 años: en este MES de 0,3 mm de espesor, la dermatoscopia muestra pigmentación globular-reticular periférica e irregular, con salpicaduras centrales sin estructura, rosadas y grises sutiles.

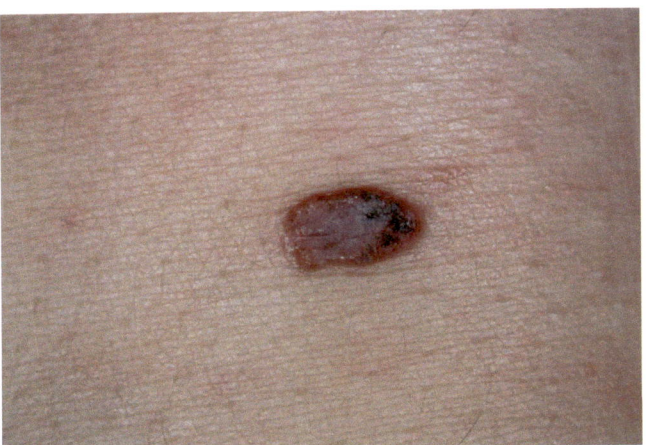
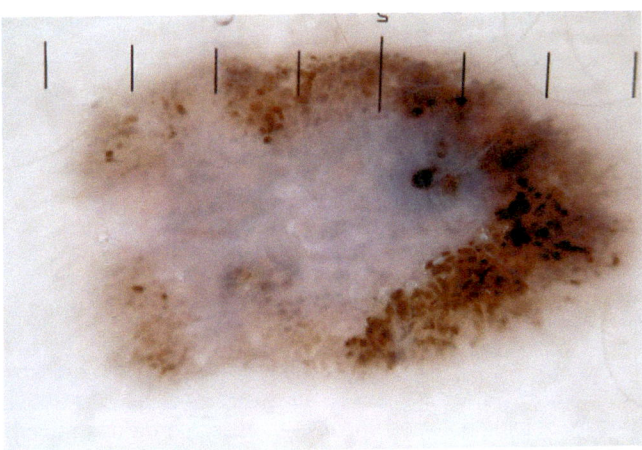

Mácula hiperpigmentada en el hombro de una mujer de 50 años: en este MES de 0,6 mm de espesor, la dermatoscopia muestra glóbulos y vetas pigmentados periféricos, y pigmentación gris granular central sin estructura.

En la dermatoscopia con luz polarizada, las lesiones que presentaron regresión pueden mostrar líneas blancas brillantes, que son un marcador de colágeno dérmico remodelado.

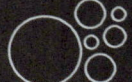
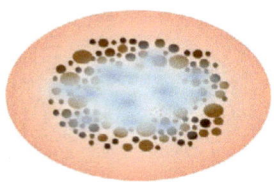

La presencia de un velo azul-blanquecino en una lesión melanocítica es muy indicativa de un diagnóstico de melanoma invasor. El correlato histopatológico de un velo azul-blanquecino es una epidermis acantósica con ortoqueratosis compacta por encima de pigmento dérmico intenso.

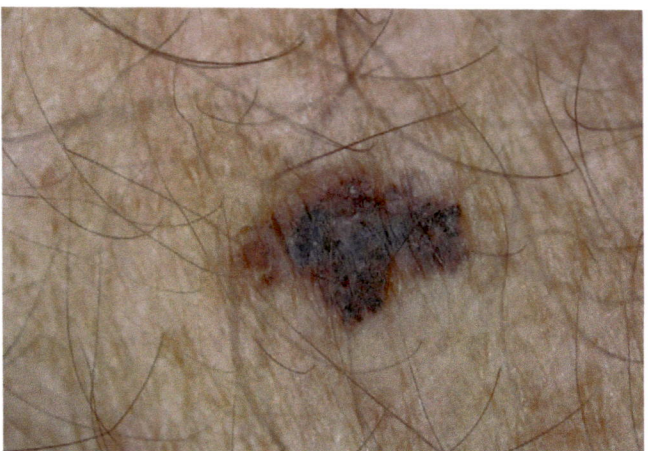

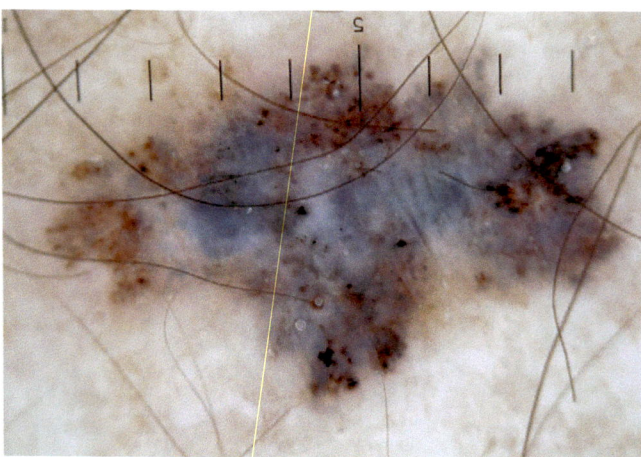

Mácula hiperpigmentada en el antebrazo de un hombre de 50 años: en este MES de 0,4 mm de espesor, según la clasificación de Breslow, la dermatoscopia muestra una lesión multicolor desordenada, con múltiples glóbulos hiperpigmentados y un velo azul-blanquecino central.

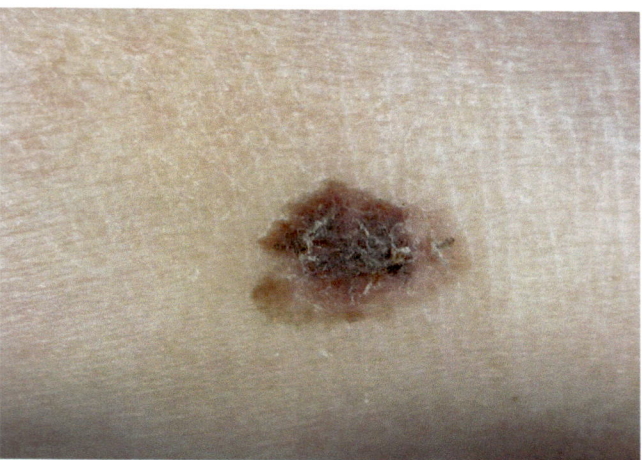

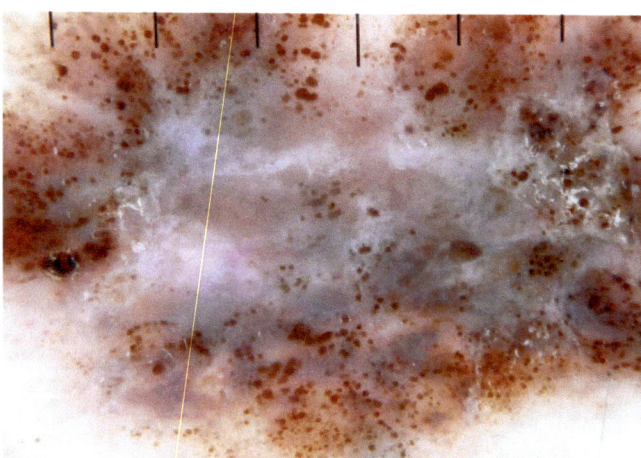

Mácula de pigmentación variable en el tobillo de una mujer de 60 años: en este MES de 0,8 mm de espesor, la dermatoscopia muestra múltiples glóbulos irregulares, eritema de base y un velo azul-blanquecino central.

Massi D, et al. Diagnostic significance of the blue hue in dermoscopy of melanocytic lesions: a dermoscopic-pathologic study. *Am J Dermatopathol* 2001;23(5):463-9.

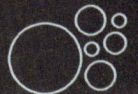
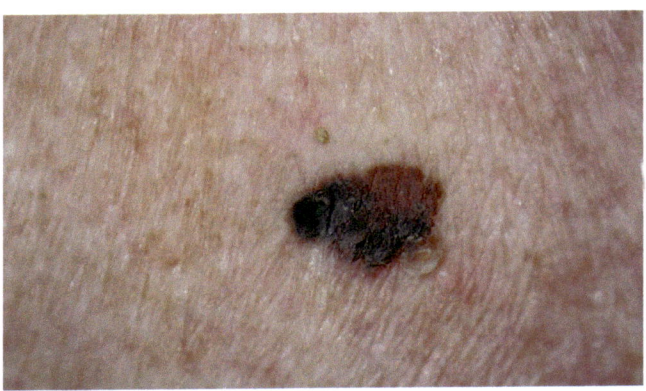
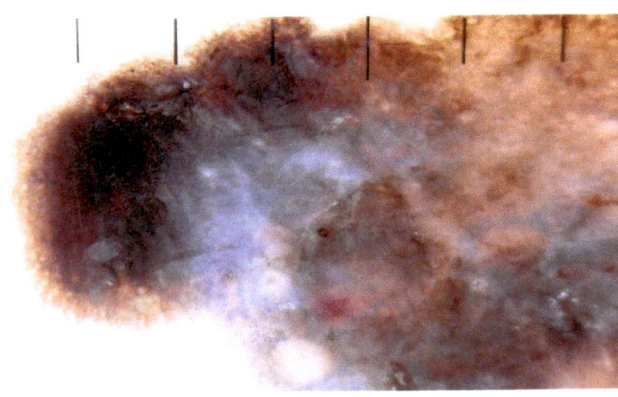

Mácula hiperpigmentada en la espalda de un hombre de 70 años: en este MES de 0,2 mm de espesor, la dermatoscopia muestra pigmentación irregular y un velo azul-blanquecino.

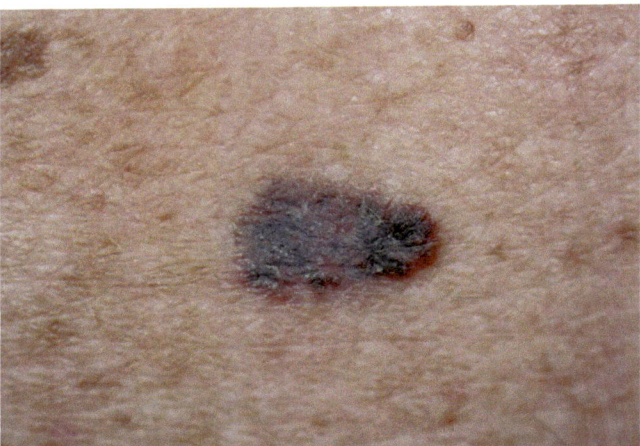
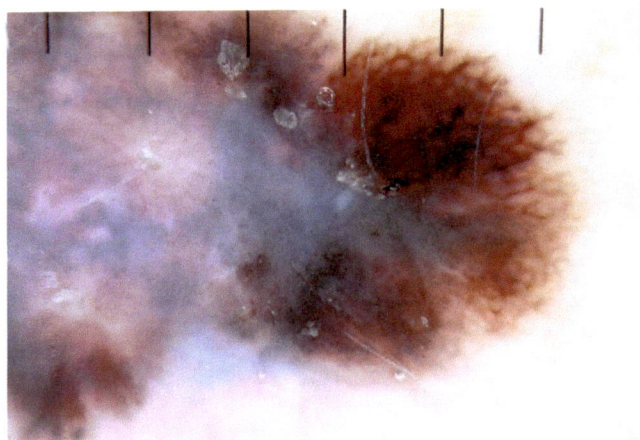

Mácula hiperpigmentada en la espalda de un hombre de 50 años: en este MES de 0,7 mm de espesor, la dermatoscopia muestra un reticulado pigmentario irregular y un velo azul-blanquecino.

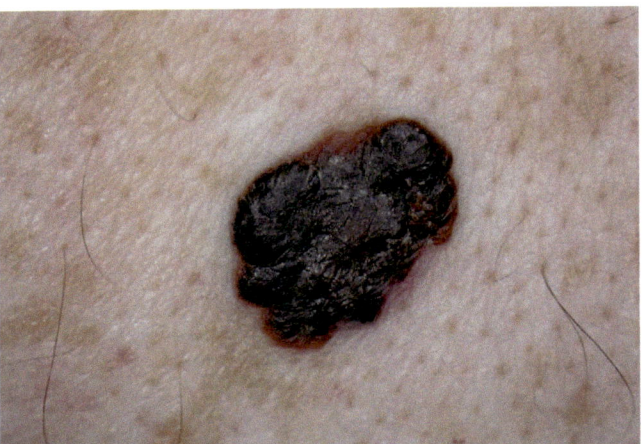
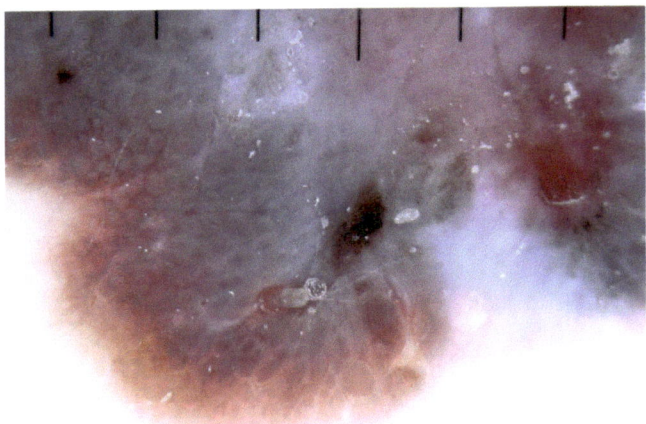

Placa ennegrecida en la espalda de un hombre de 70 años: en este melanoma nodular de 1,2 mm de espesor, la dermatoscopia muestra glóbulos de pigmento irregulares, reticulado negativo, puntos negros y velo azul-blanquecino.

El velo azul-blanquecino de los melanomas invasores suele corresponder a la zona de máximo grosor de Breslow. Este signo se considera el indicio más sensible de melanoma.

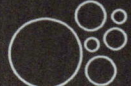

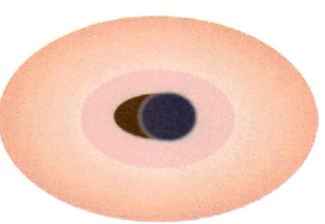

Los melanomas pueden presentar un componente dérmico evidente en la dermatoscopia. El informe histopatológico debe reflejar esta característica del melanoma invasor.

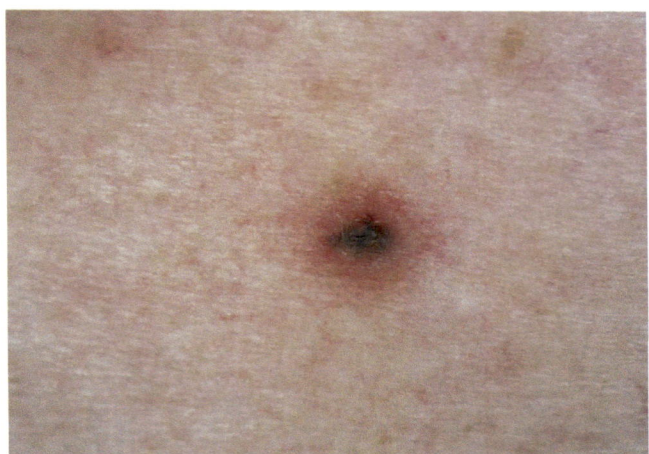

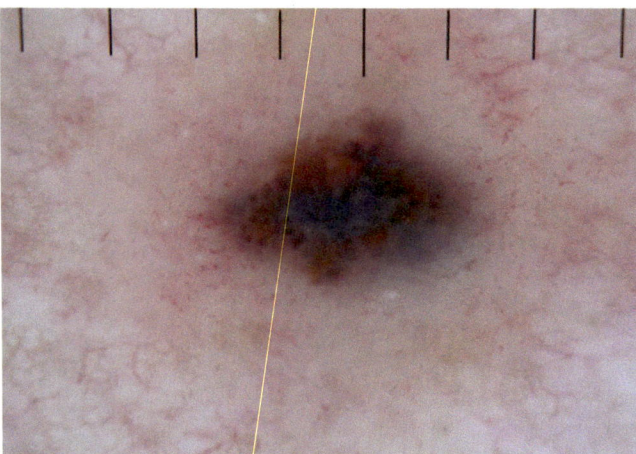

Mácula multicolor en el hombro de una mujer de 50 años: en este MES de 0,3 mm de espesor, la dermatoscopia muestra glóbulos y manchas pigmentadas centrales de color pardo y azul pizarra, un velo azul-blanquecino y vasos punteados.

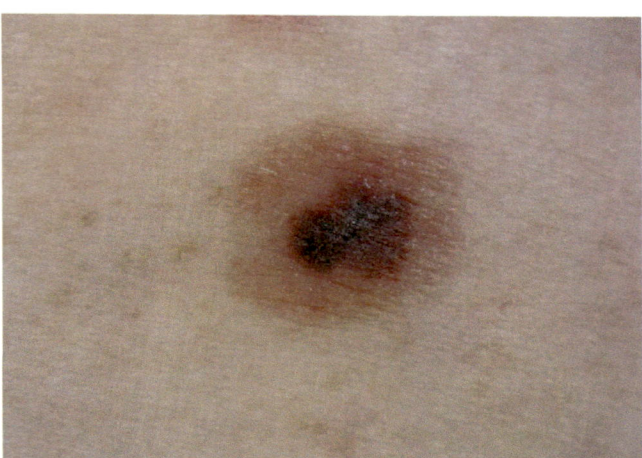

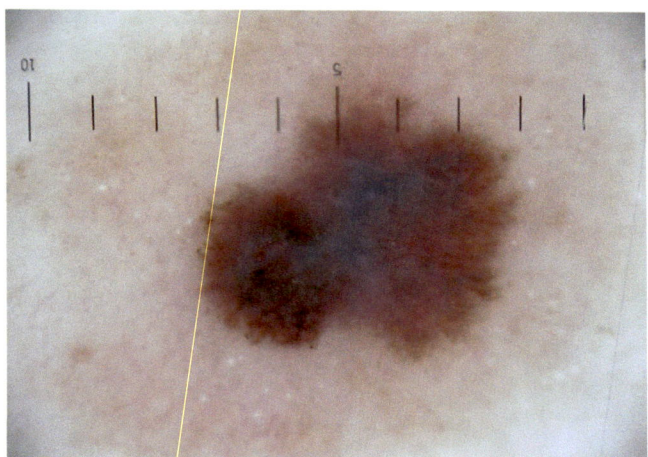

Mácula de pigmentación irregular en el abdomen de una mujer de 50 años: en este MES de 0,4 mm de espesor, la dermatoscopia muestra una mancha hiperpigmentada central, puntos y vetas, un velo azul-blanquecino y vasos punteados periféricos.

En la dermatoscopia, la pigmentación dérmica de los melanomas es azul debido al efecto Tyndall por el que la luz azul, de longitud de onda más corta, se refleja más que la luz roja, de longitud de onda más larga.

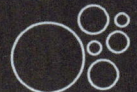

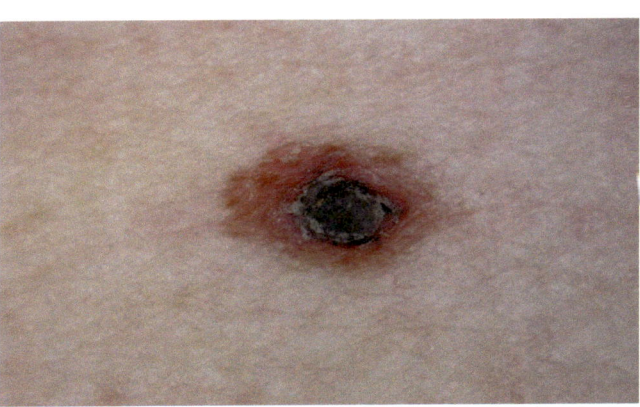

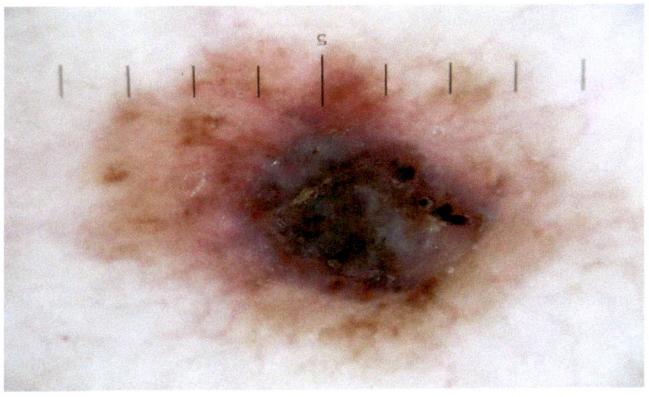

Mácula multicolor de 8 mm en la espalda: en este MES de 0,6 mm de espesor, la dermatoscopia muestra pigmentación irregular central, de color azul-morado, que corresponde a pigmentación dérmica con eritema circundante y reticulado pigmentario.

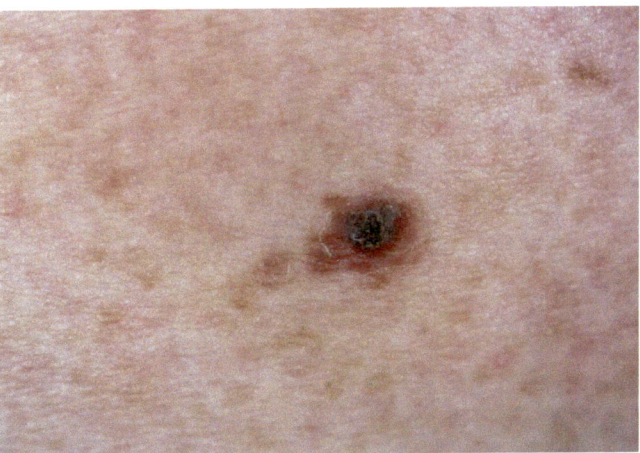

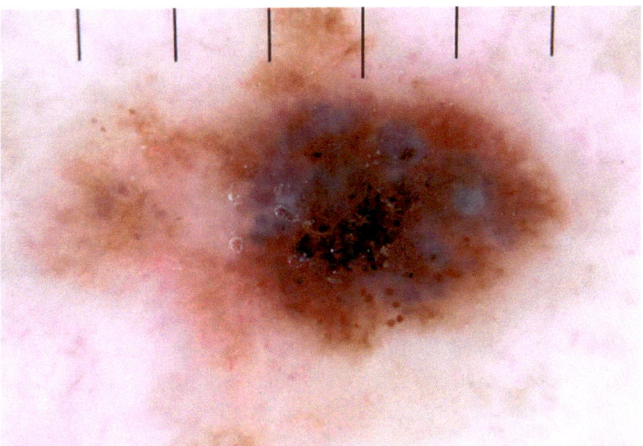

Mácula multicolor de 6 mm, con hiperpigmentación central, en el brazo: en este MES con grosor de Breslow de 0,8 mm, la dermatoscopia muestra glóbulos pardos focales dentro de un velo azul-blanquecino.

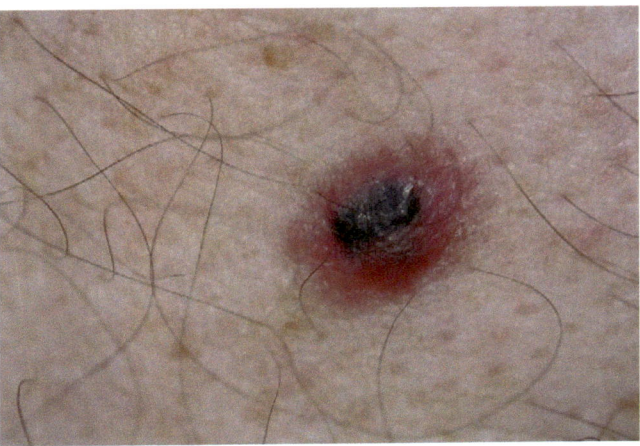

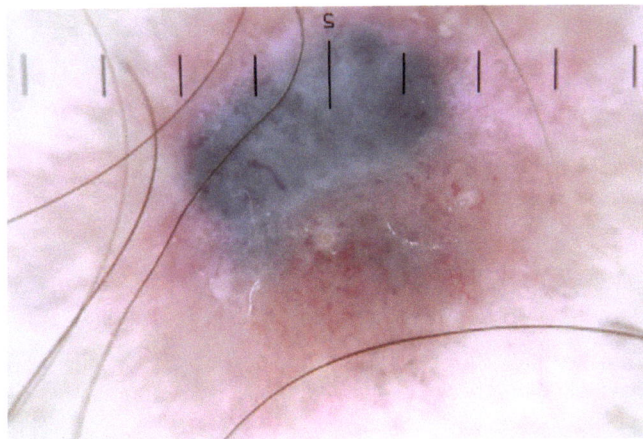

Placa morada-rojiza de 8 mm en la pierna: la dermatoscopia muestra hiperpigmentación azul pizarra central, con eritema circundante y vasos polimorfos que se extienden por todo este MES de 1,8 mm de espesor.

La hiperpigmentación azul-morada central puede indicar melanoma invasor.

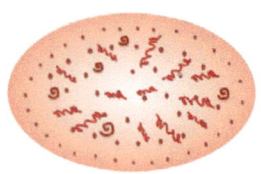

Los melanomas pueden presentar un componente vascular evidente en la dermatoscopia. Esta característica de neoangiogénesis es muy indicativa de melanoma invasor. Los vasos de los melanomas pueden ser punteados, lineales-irregulares, similares a tirabuzones o polimorfos.

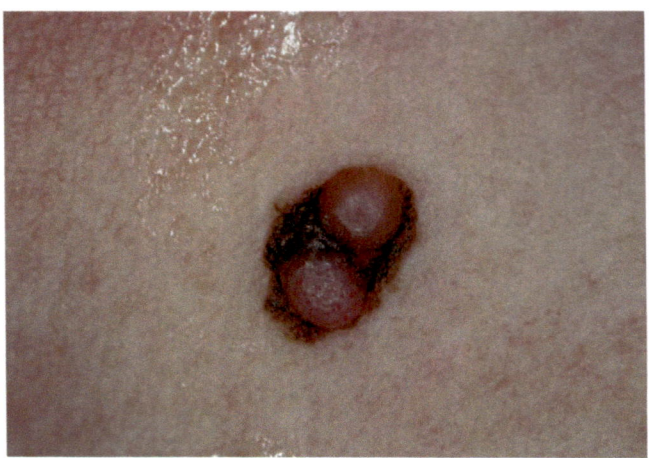

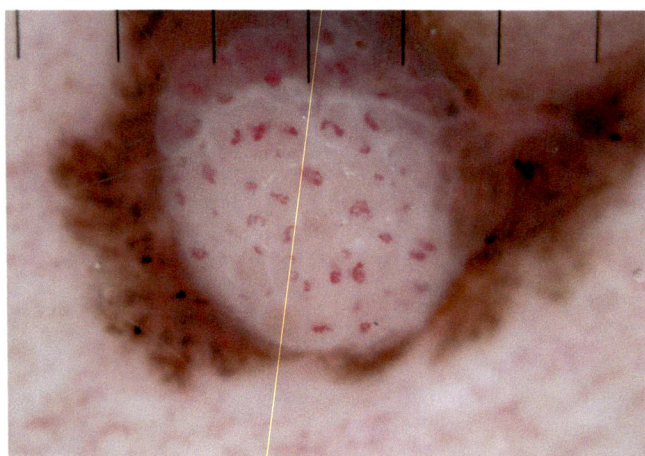

Placa papular pigmentada en el cuello de un hombre de 20 años: en este MES de 1,8 mm de espesor, la dermatoscopia muestra vasos polimorfos rodeados de tabiques blancos en la pápula sobreelevada, y pigmento y glóbulos negros periféricos.

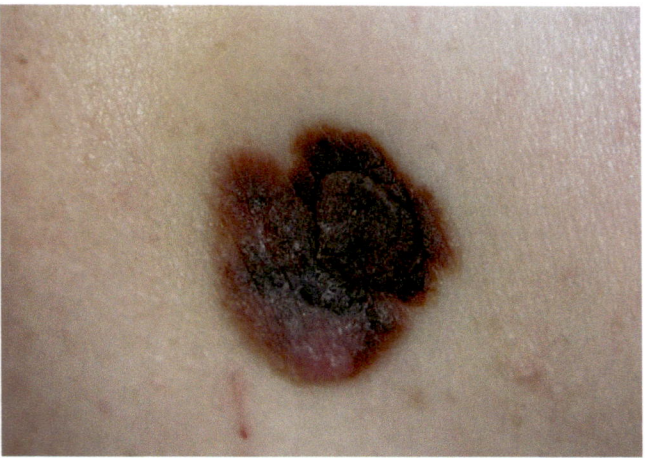

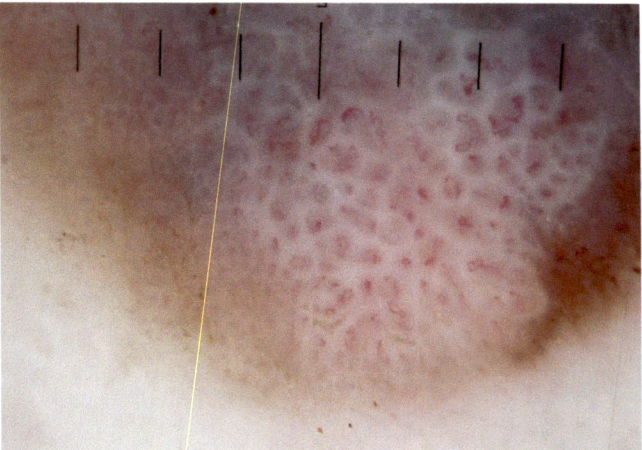

Placa pigmentada en la espalda de una mujer de 30 años: en este MES de 1,4 mm de espesor, la dermatoscopia muestra vasos atípicos, con reticulado negativo.

Argenziano G, et al. Vascular structures in skin tumours: a dermoscopic study. *Arch Dermatol* 2004;140(12):1485-9.

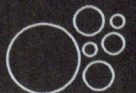
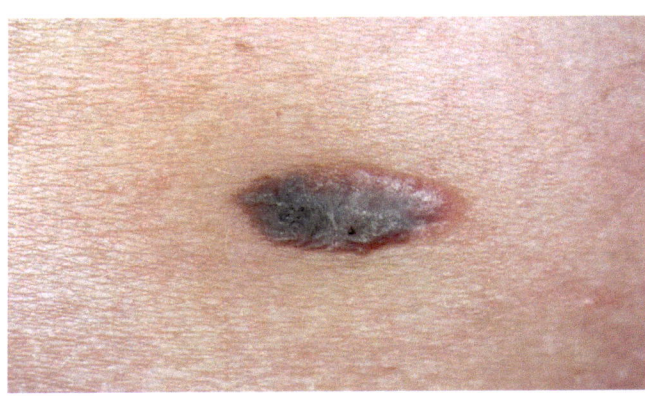
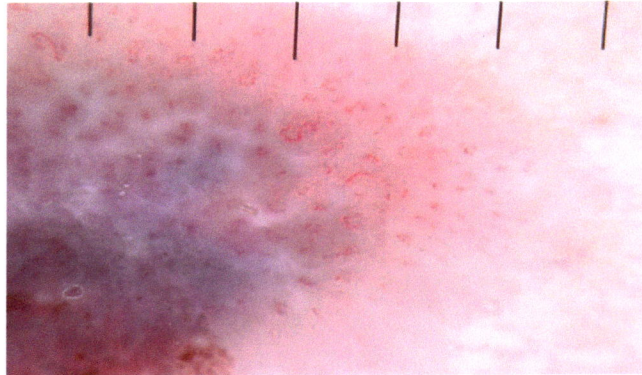

Placa multicolor en el brazo: en este MES de 1,4 mm de espesor, la dermatoscopia muestra pigmentación irregular y múltiples vasos polimorfos.

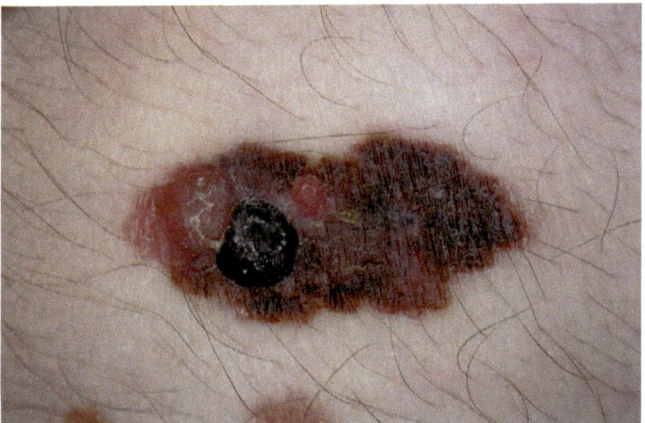
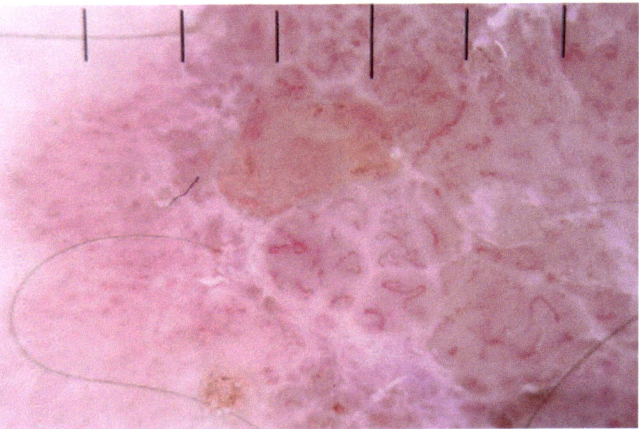

Melanoma multicolor grueso en el abdomen, con pápulas hiperpigmentadas e hipopigmentadas: la dermatoscopia muestra vasos polimorfos dentro del componente papular hipopigmentado de este MES de 2,8 mm de espesor.

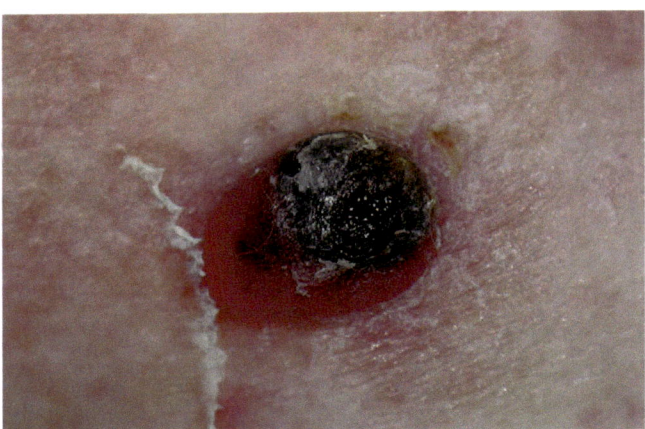
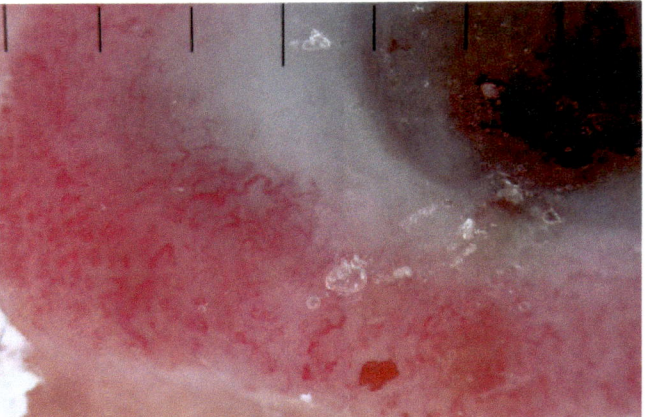

Melanoma nodular grueso, ulcerado, en el brazo derecho: en este melanoma nodular de 4,5 mm, la dermatoscopia muestra múltiples vasos polimorfos e hipopigmentación e hiperpigmentación central.

Es más frecuente observar vasos polimorfos en tumores gruesos, sobre una base eritematosa o hipopigmentada.

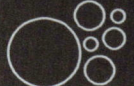

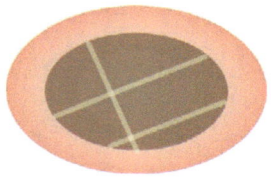

Las marcas superficiales de la piel (surcos lineales intersecados) suelen observarse en nevos y lentigos solares. Estas son líneas rectas hipopigmentadas que se cruzan en la piel y pueden ser perpendiculares entre sí. En lesiones melanocíticas con aspecto clínico atípico ("patito feo"), o con antecedentes de cambios o síntomas, esta característica no debe proporcionar una falsa tranquilidad. Las marcas superficiales de la piel pueden ser una característica de MIS y se pierden a medida que los tumores más gruesos aumentan de espesor y las consumen.

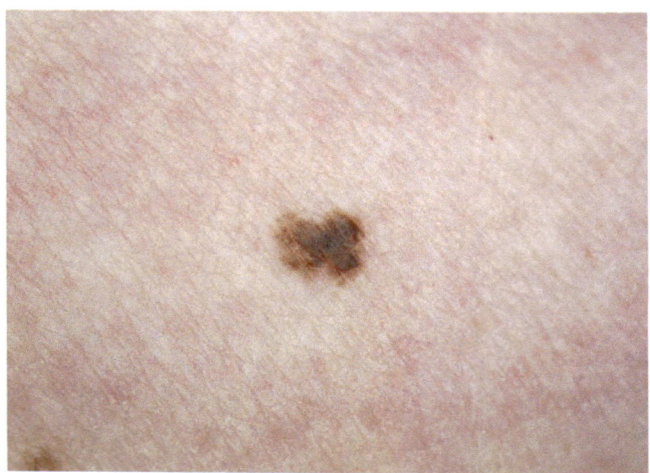

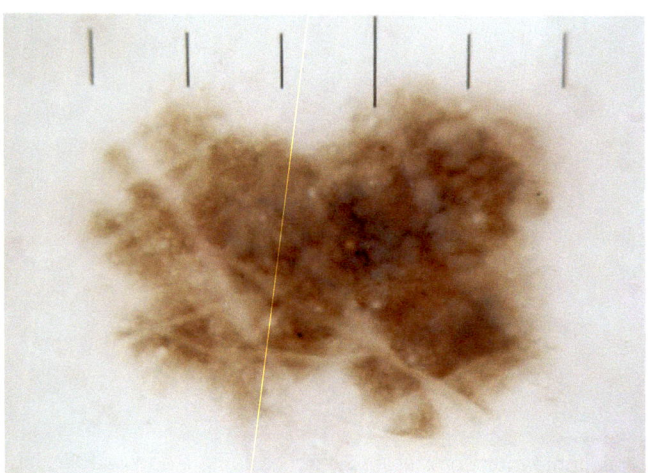

Mácula de pigmentación irregular en la rodilla de una mujer de 50 años: en este MIS, la dermatoscopia muestra un reticulado pigmentario atípico y focos de hiperpigmentación, con notorias marcas superficiales de la piel.

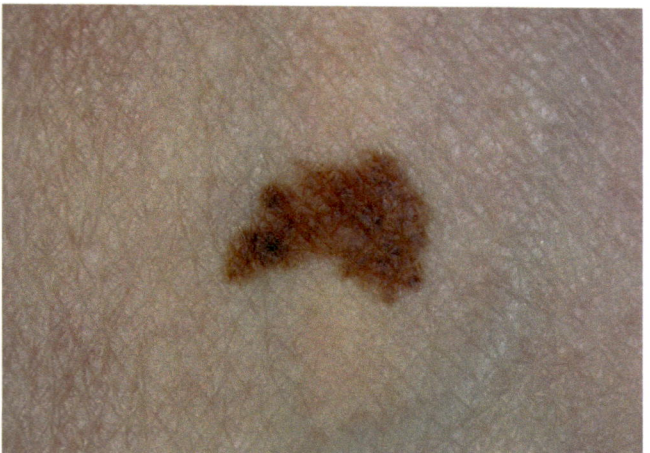

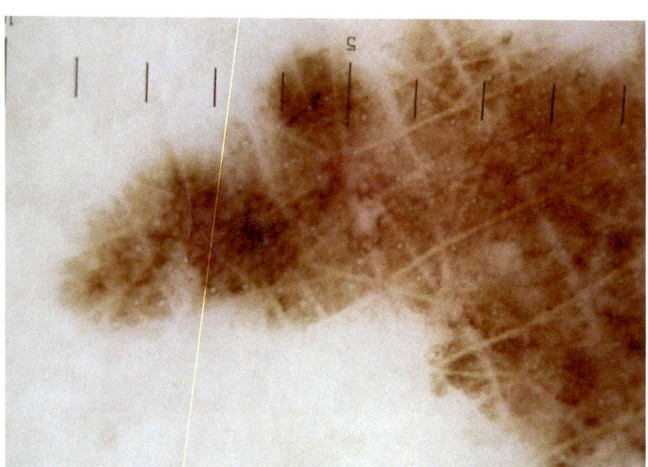

Mácula de pigmentación irregular en el brazo de un hombre de 40 años: en este MIS, la dermatoscopia muestra un reticulado pigmentario atípico y múltiples marcas superficiales de la piel.

Lallas A, et al. Accuracy of dermoscopic criteria for the diagnosis of melanoma in situ. *JAMA Dermatol* 2018;154(4):414-9.

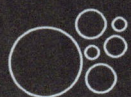

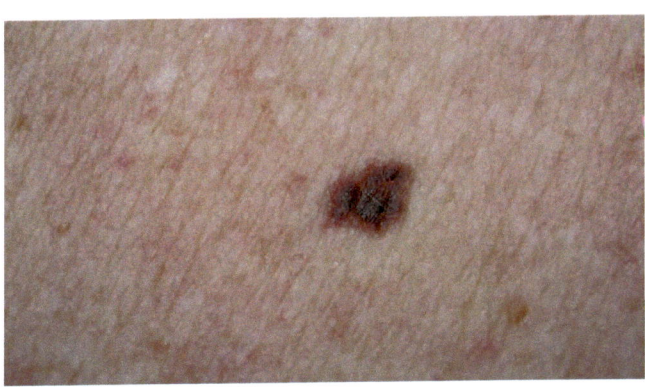
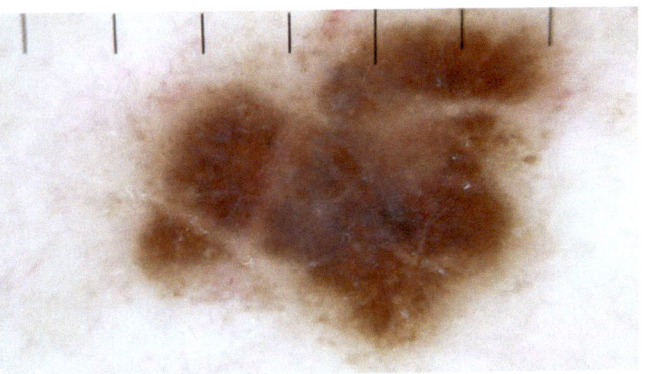

Mácula bronceada "patito feo" en la espalda de un hombre de 70 años: en este MIS, la dermatoscopia muestra glóbulos periféricos excéntricos y manchas hiperpigmentadas separadas por marcas superficiales prominentes de la piel.

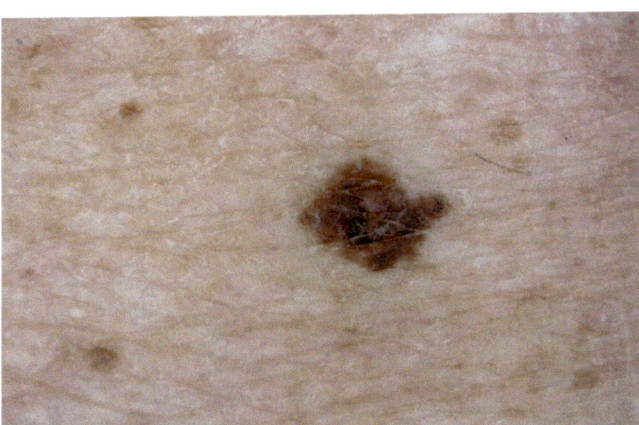
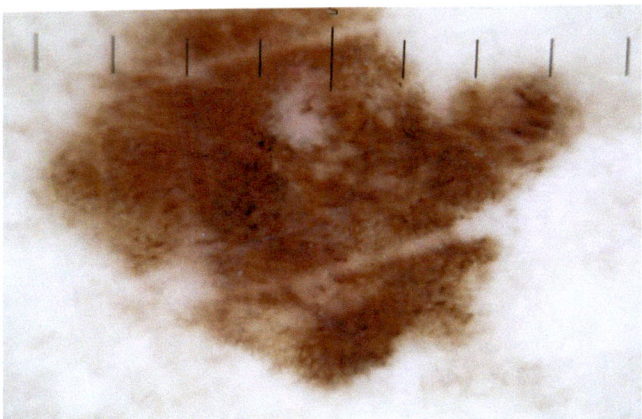

Mácula hiperpigmentada "patito feo", angulada, en la pierna de una mujer de 70 años: en este MIS, la dermatoscopia muestra un reticulado atípico en forma de cuentas, con puntos negros y notorias marcas superficiales de la piel.

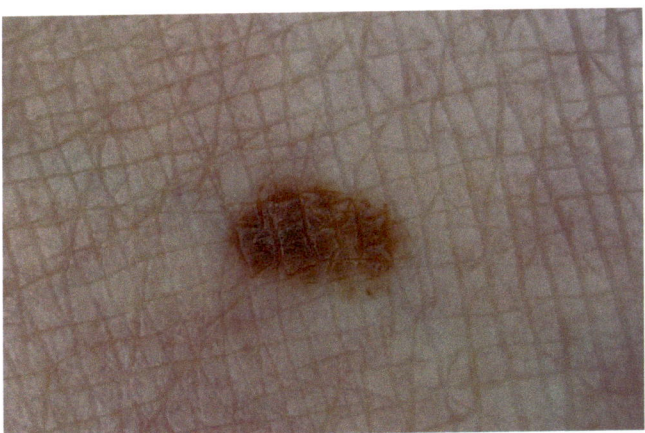
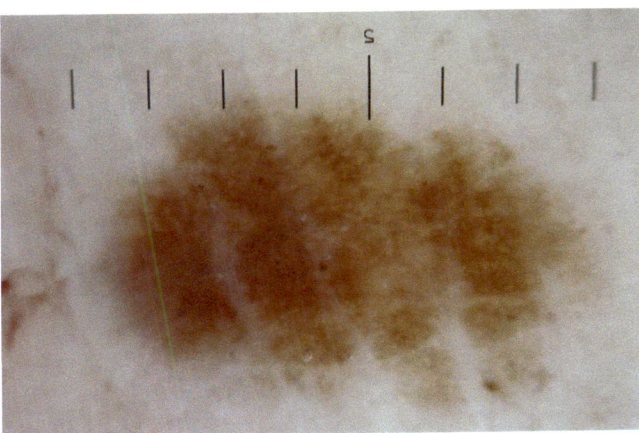

Mácula bronceada en la pierna de una mujer de 50 años: en este MES de 0,2 mm de espesor, la dermatoscopia muestra una morfología multicomponente con reticulado atípico, puntos y glóbulos pardos, y marcas superficiales prominentes de la piel.

En las lesiones melanocíticas, las marcas superficiales de la piel pueden no ser un signo tranquilizador si existe la sospecha clínica de melanoma.

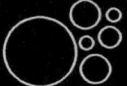

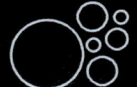

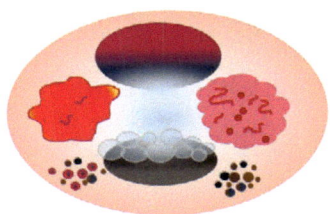

A medida que los melanomas aumentan de espesor, las características dermatoscópicas sutiles de un reticulado atípico, vetas y líneas anguladas pueden ser reemplazadas por glóbulos hiperpigmentados sin estructura, ulceración y vasos polimorfos (neoangiogénesis). La ulceración y la neoangiogénesis son características que se asocian con un peor pronóstico. Rara vez pueden observarse agregados globulares de pigmento independientes, compatibles con depósitos metastásicos en tránsito.

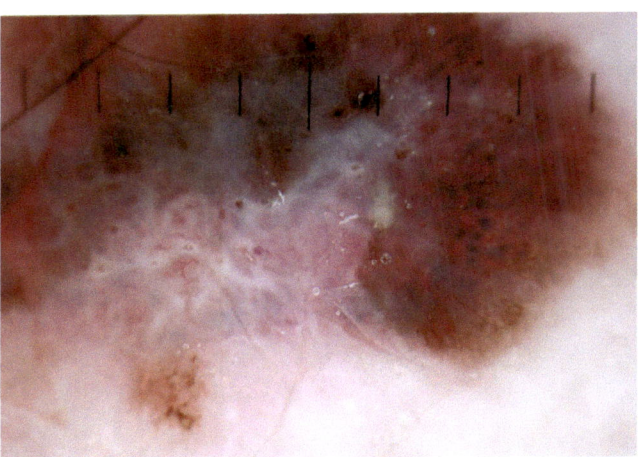

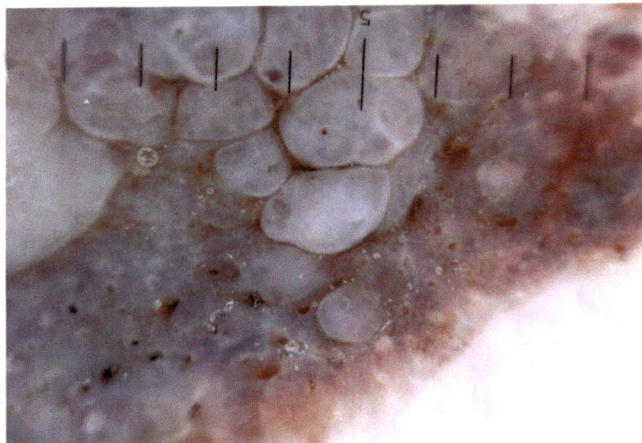

En estos dos melanomas extensivos superficiales (MES) de más de 1 mm de espesor se observan vasos polimorfos, manchas hiperpigmentadas, velo azul-blanquecino y glóbulos irregulares.

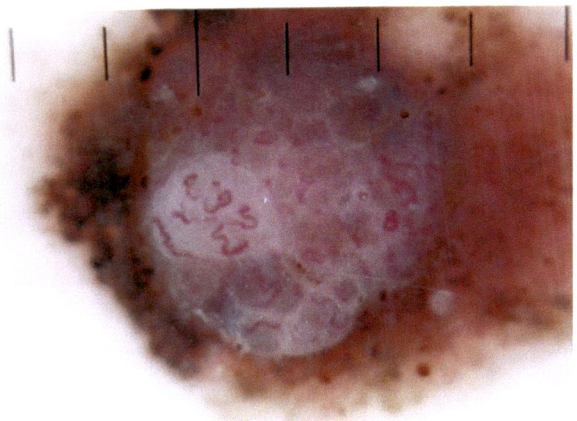

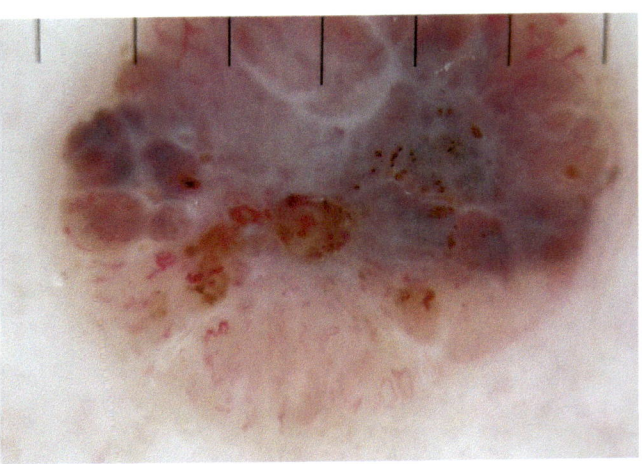

En estos dos MES de más de 1 mm de espesor se observan glóbulos hiperpigmentados irregulares, vasos polimorfos y ulceración.

Cuando el melanoma presenta características de alto riesgo, se debe observar de cerca la piel circundante en busca de signos de depósitos metastásicos en tránsito.

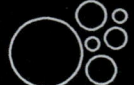

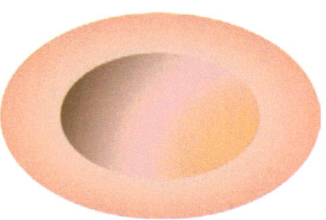

Los melanomas que carecen de características clínicas y dermatoscópicas evidentes ("melanoma incógnito") plantean un desafío diagnóstico. En verdad, un melanoma sin características es infrecuente. Más a menudo, pueden observarse características sutiles en un examen dermatoscópico detallado. Las características que se deben buscar son zonas de pigmentación inespecífica, mal definida o variable, un reticulado negativo o, alternativamente, un patrón vascular atípico.

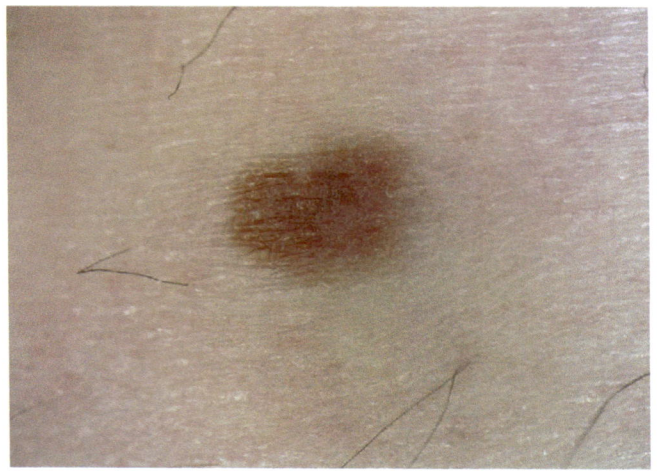

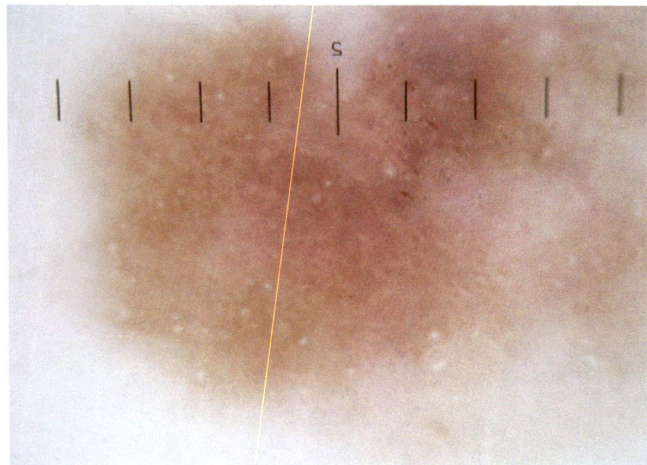

Mácula de pigmentación uniforme en la nalga de un hombre de 60 años: en este melanoma *in situ* (MIS), la dermatoscopia muestra un reticulado negativo tenue y pigmentación bronceada sin estructura.

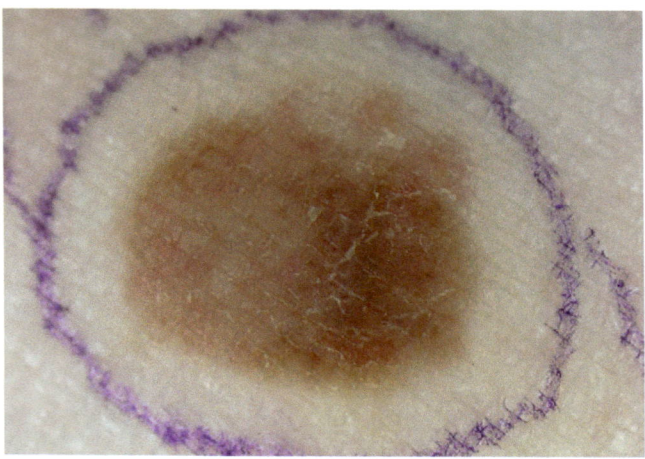

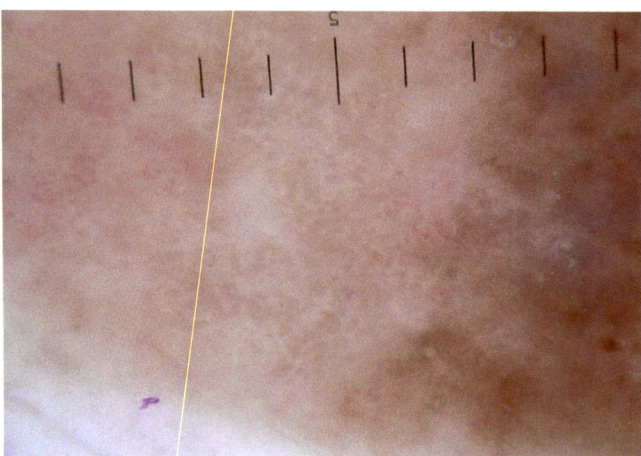

Mácula pigmentada grande en el muslo de un hombre de 70 años: en este MES de 0,6 mm de espesor, la dermatoscopia muestra un tenue reticulado negativo y pigmentación bronceada sin estructura.

Argenziano G, et al. Dermoscopic features of melanoma incognito: indications for biopsy. *J Am Acad Dermatol* 2007;56(3):508-13.

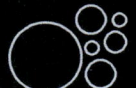

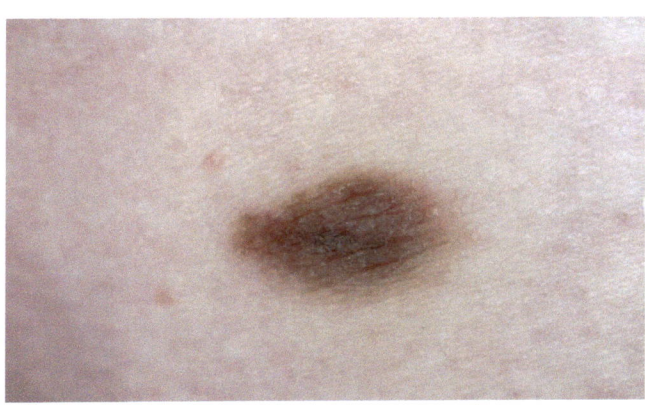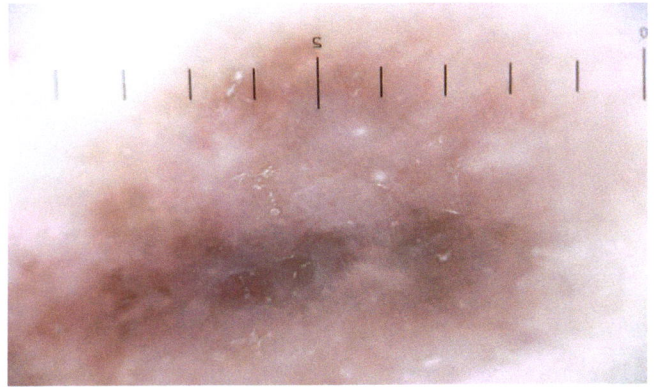

Mácula de pigmentación irregular en la región glútea de una mujer de 60 años: en este MES de 0,6 mm de espesor, la dermatoscopia muestra pigmentación rosada-parda mal definida sin estructura/características.

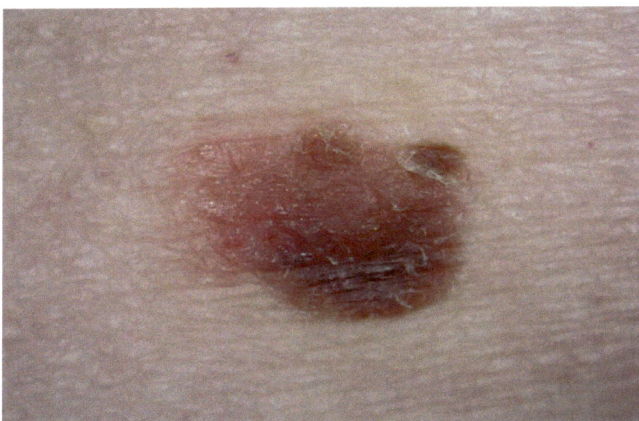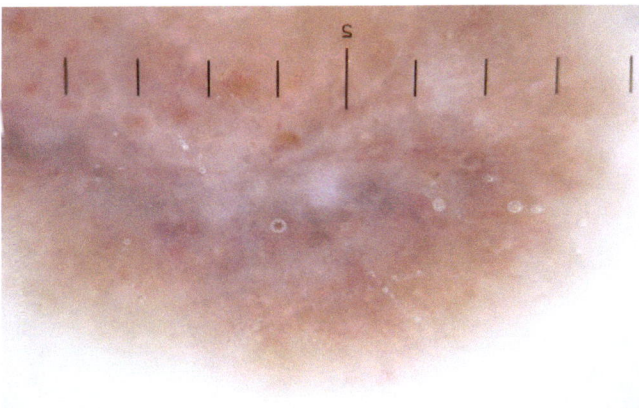

Placa de pigmentación irregular rosada y parda en la región lumbar de una mujer de 50 años: en este MES de 0,6 mm de espesor, la dermatoscopia muestra pigmentación rosada, parda y morada, con vasos focales en el centro y reticulado negativo.

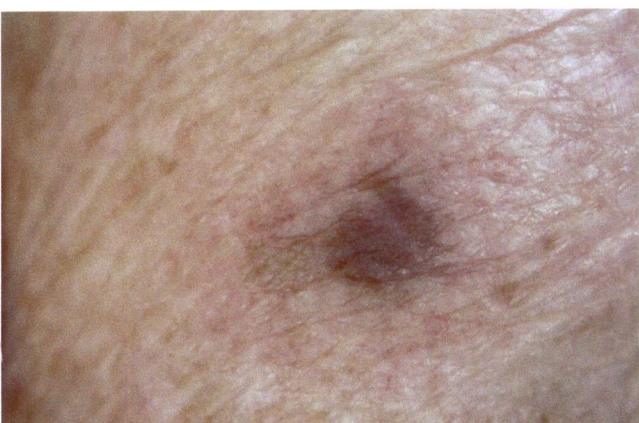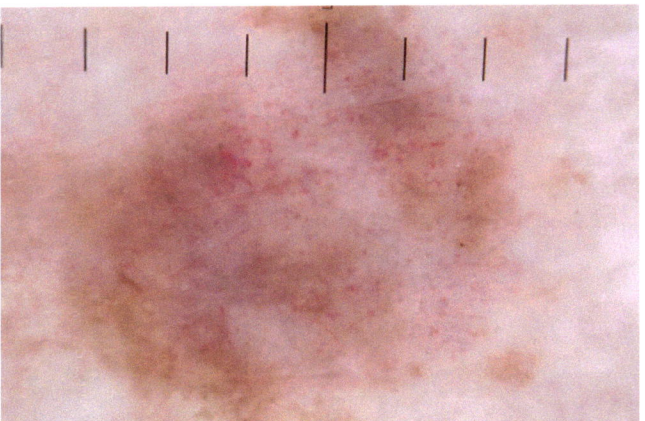

Mácula de pigmentación irregular en el brazo de una mujer de 70 años: en este melanoma nevoide de 0,8 mm de espesor, la dermatoscopia muestra pigmentación parda mal definida y eritema lechoso con vasos irregulares.

El diagnóstico es una suma de factores de riesgo, antecedentes, aspecto clínico y características dermatoscópicas. Por lo tanto, la falta de características dermatoscópicas, por sí sola, no permite descartar de manera fiable el melanoma en casos por demás sospechosos.

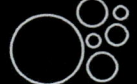

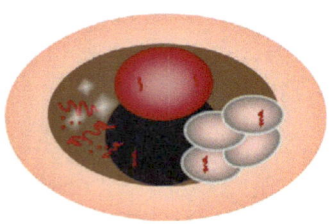

Los melanomas nodulares (MN) comparten muchas de las características asociadas con MES más gruesos, como zonas pigmentadas sin estructura, vasos irregulares, ulceración y velo azul-blanquecino. Sin embargo, suelen carecer de las características epidérmicas periféricas del MES (vetas, reticulado atípico y glóbulos). Una característica frecuente del MN es el reticulado negativo, con tabiques blanquecinos alrededor de glóbulos de coloración variable (poligonales) en los cuales se observan agregados tumorales con pigmentación granular y vasos irregulares.

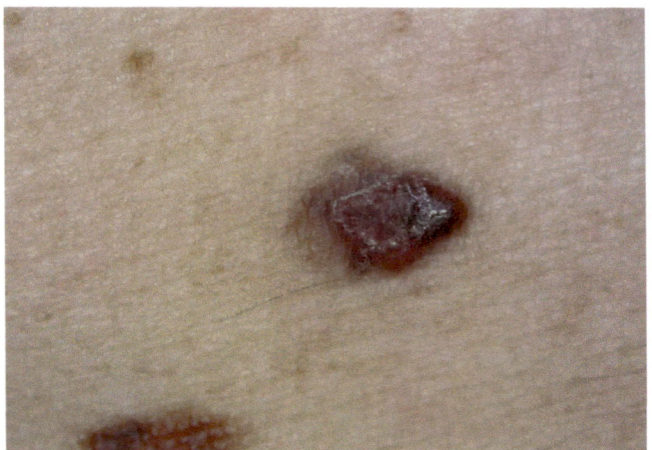
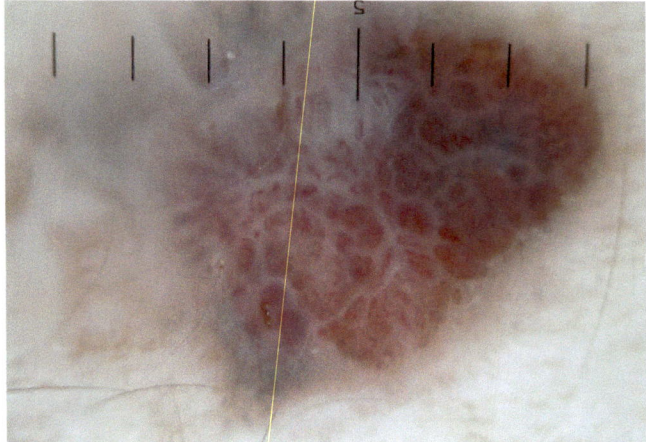

Placa/nódulo con pigmentación irregular en el abdomen de un hombre de 50 años: en este MN de 1,5 mm de espesor, la dermatoscopia muestra glóbulos poligonales, con gránulos marrones separados por líneas/tabiques blancos y vasos polimorfos.

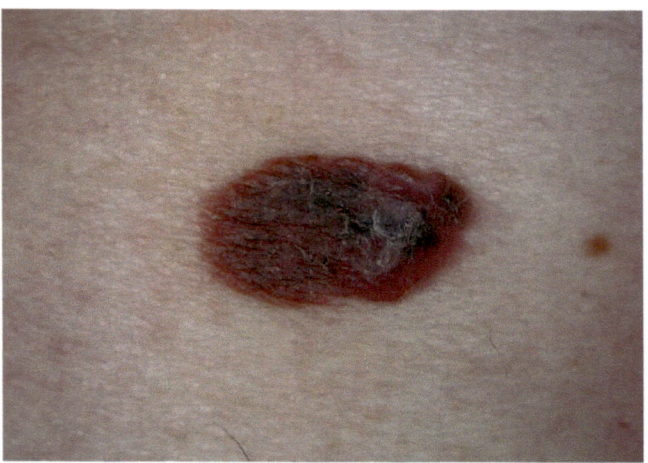
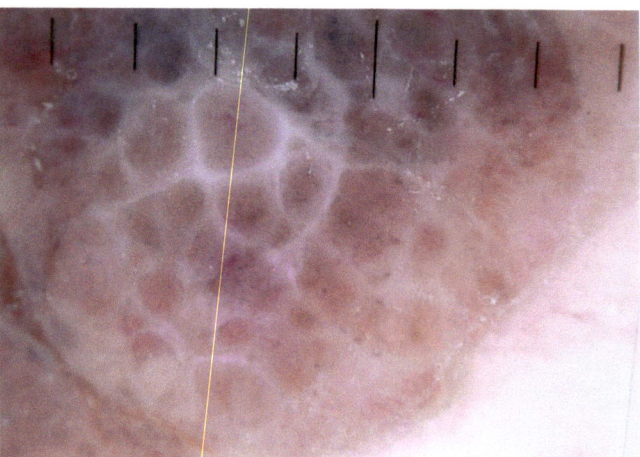

Placa de pigmentación irregular en la espalda de un hombre de 40 años: en este MN de 2,5 mm de espesor, la dermatoscopia muestra grandes glóbulos poligonales, con pigmentación granular y vasos irregulares separados por tabiques blanquecincs.

Menzies SW, et al. Dermoscopic evaluation of nodular melanoma. *JAMA Dermatol* 2013;149(6):699-709.

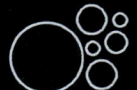

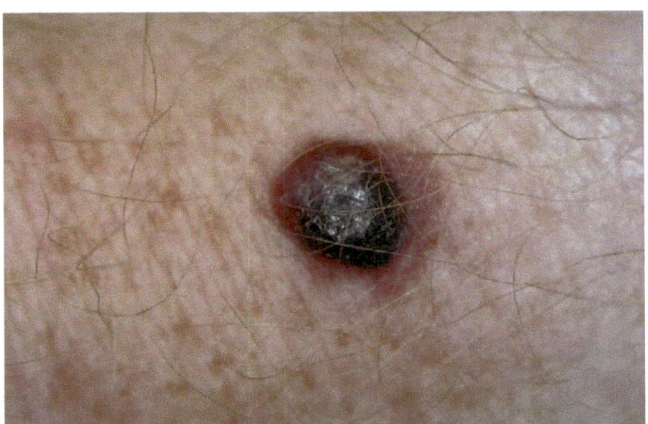

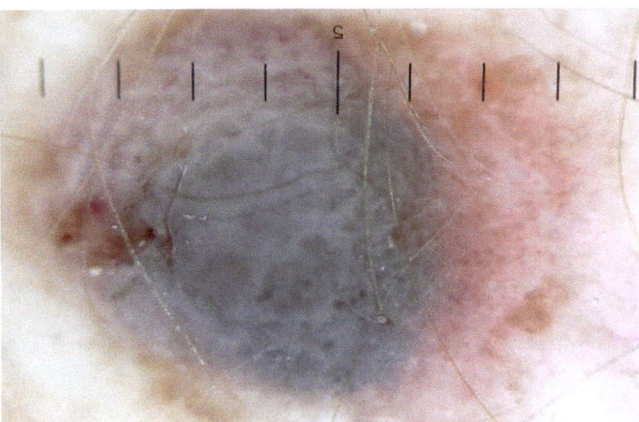

Nódulo morado oscuro en el brazo de un hombre de 70 años: en este MN de 1,9 mm de espesor, la dermatoscopia muestra múltiples colores, erosiones, velo azul-blanquecino y vasos atípicos mal definidos.

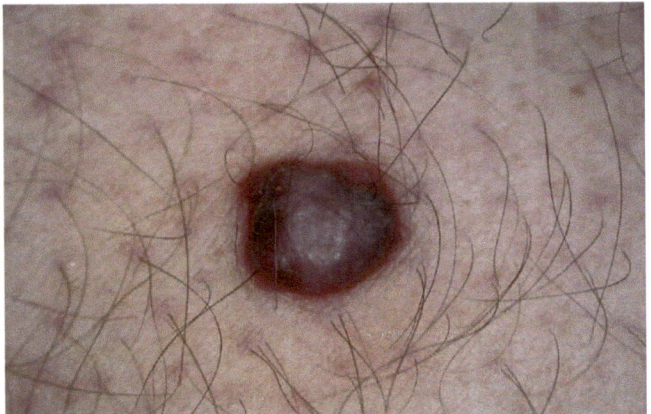

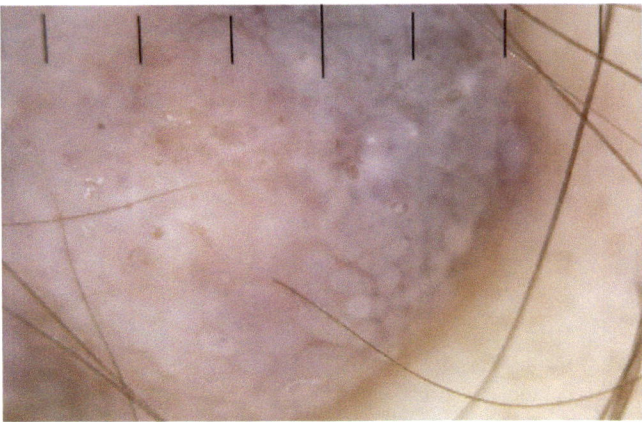

Nódulo carmesí oscuro en la pierna de un hombre de 60 años en este MN de 2,5 mm, la dermatoscopia muestra morfología globular homogénea sin estructura, glóbulos de color pardo claro dispersos y un patrón vascular atípico (glóbulos rojos).

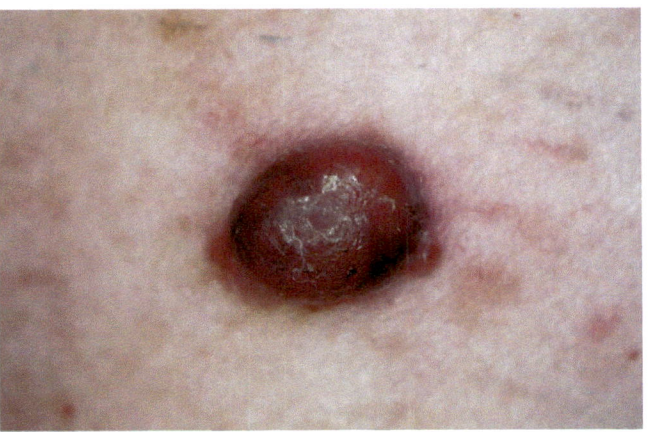

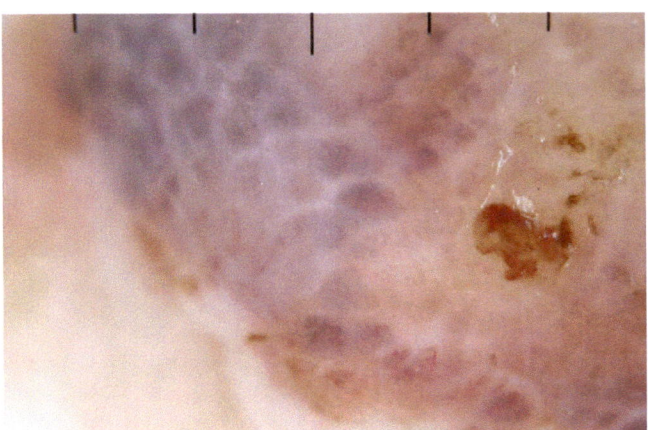

Nódulo carmesí oscuro en el brazo de una mujer de 65 años: en este MN de 5,1 mm de espesor, la dermatoscopia muestra glóbulos morados mal definidos sin estructura, tabiques blanquecinos, vasos irregulares periféricos y erosiones.

Sgouros D, et al. Dermatoscopic features of thin (2 mm Bres ow thickness) vs. Thick (> 2 mm Breslow thickness) nodular melanoma (abbrev.). *J Eur Acad Dermatol Venereol* 2020;34(11):2541-7.

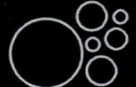

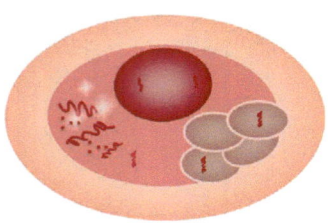

El MN hipomelanótico/amelanótico aún plantea un desafío clínico porque, a menudo, se presenta en estadios tardíos. Las características típicas consisten en zonas rosadas sin estructura, vasos atípicos, ulceración y glóbulos rojos lechosos. Asimismo, suelen estar ausentes las características epidérmicas periféricas del MES (vetas, reticulado atípico y glóbulos). Otras características dermatoscópicas son los glóbulos poligonales separados por tabiques blanquecinos o un reticulado negativo.

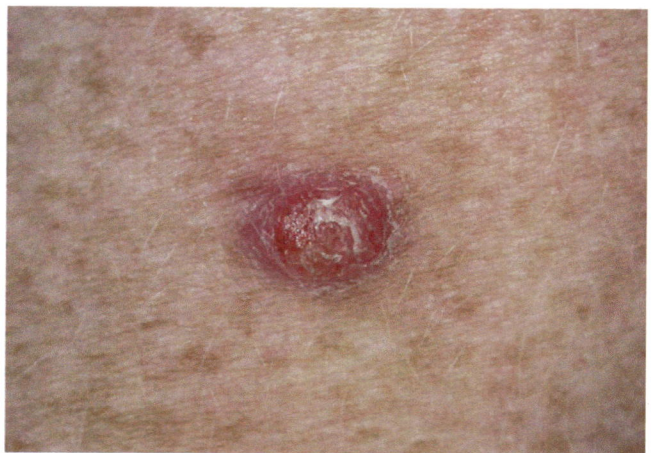

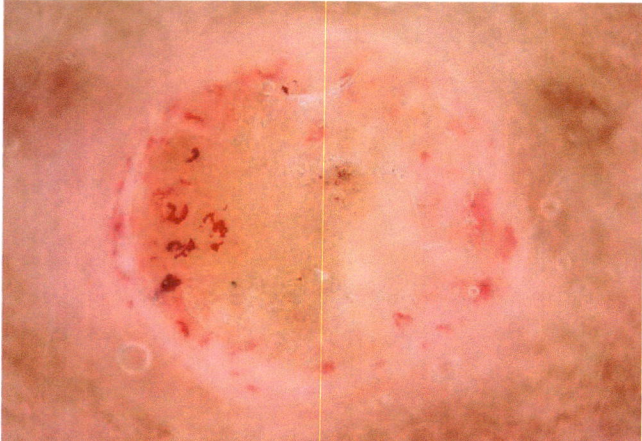

Nódulo rosado ulcerado en el brazo de una mujer de 40 años: en este MN amelanótico de 1,9 mm de espesor, la dermatoscopia muestra ulceración, zonas sin estructura y vasos irregulares.

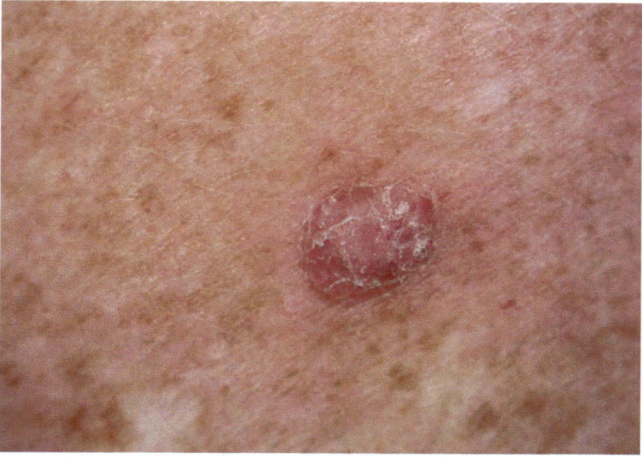

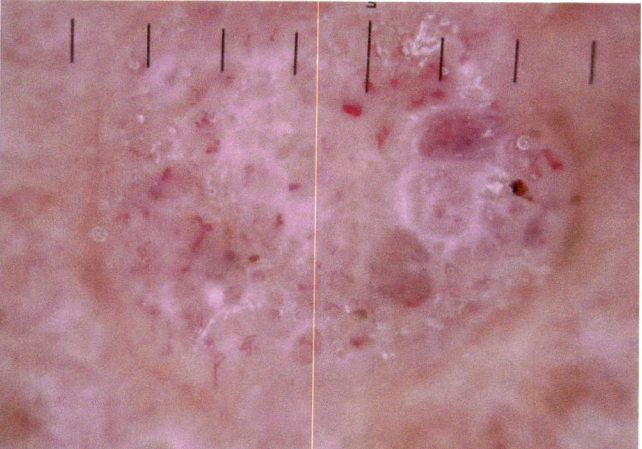

Nódulo rosado y escamoso solitario en el antebrazo de una mujer de 60 años: en este MN amelanótico de 2,6 mm de espesor, la dermatoscopia muestra glóbulos poligonales, con vasos polimorfos separados por tabiques blanquecinos.

Cavicchini S, et al. Dermoscopic vascular patterns in nodular "pure" amelanotic melanoma. *Arch Dermatol* 2007;143(4):556.

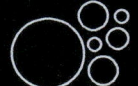
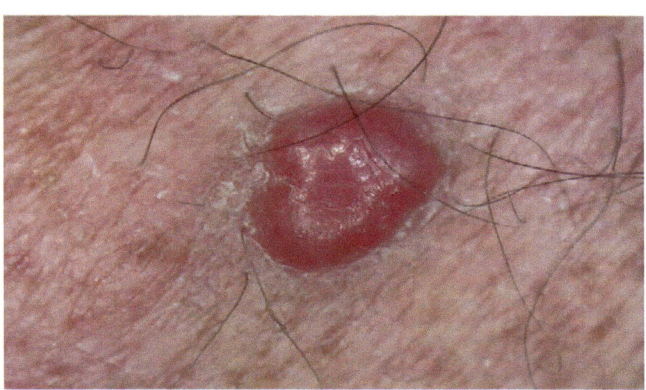
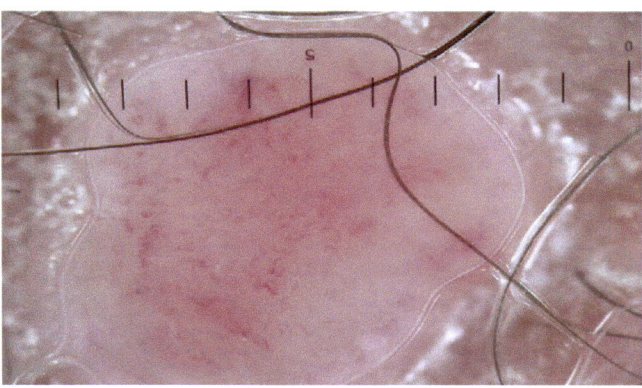

Nódulo rosado amelanótico en el antebrazo de un hombre de 60 años: en este MN amelanótico de 1,9 mm de espesor, la dermatoscopia muestra una base rosada homogénea, con múltiples pequeños vasos lineales e irregulares.

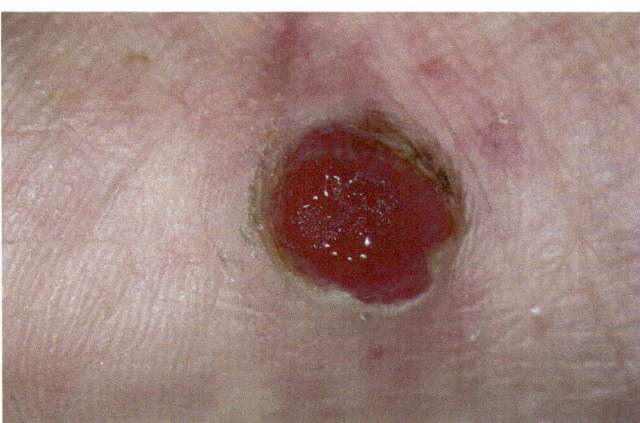
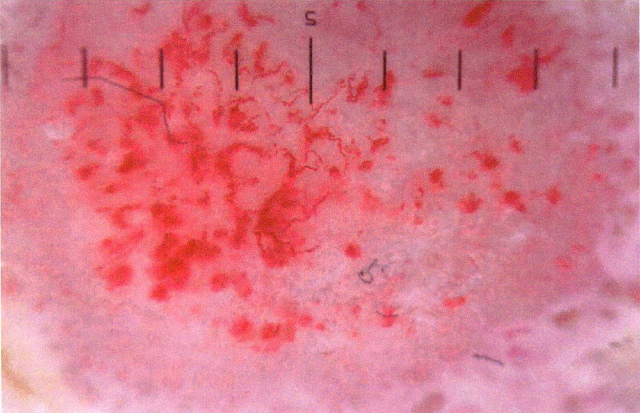

Nódulo ulcerado en la planta del pie de una mujer de 65 años: en este MN acral amelanótico de 2,8 mm de espesor, la dermatoscopia muestra vasos lineales irregulares, erosiones y ulceración con fibras adherentes.

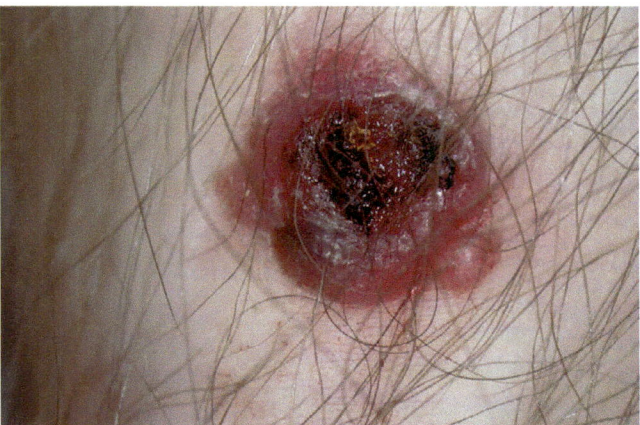
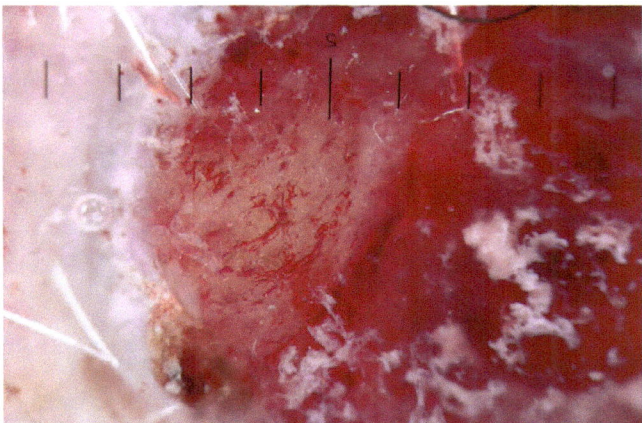

Tumor ulcerado de gran tamaño en la pantorrilla de un hombre de 25 años: en este MN amelanótico de 3,9 mm de espesor, la dermatoscopia muestra ulceración, vasos irregulares y ausencia de características epidérmicas.

Los MN gruesos carecen de las características dermatoscópicas más variadas observadas en tumores más delgados y tienden, predominantemente, a mostrar ulceración, áreas rosadas o rojas lechosas sin estructura y vasos irregulares.

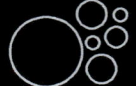

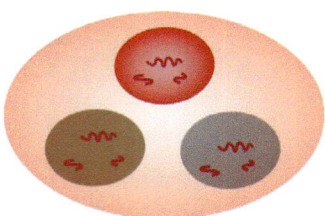

Los depósitos metastásicos del melanoma cutáneo pueden ser macroscópicos o microscópicos, localizados, regionales o generalizados. Por lo general, no se observan las características epidérmicas de los melanomas en fase de crecimiento radial. Suelen presentarse como pápulas o nódulos de color rosado, pardo, azul, negro o morado, con características que incluyen zonas sin estructura, vasos atípicos, glóbulos rojos lechosos, pigmentación granular o glóbulos poligonales separados por tabiques blanquecinos.

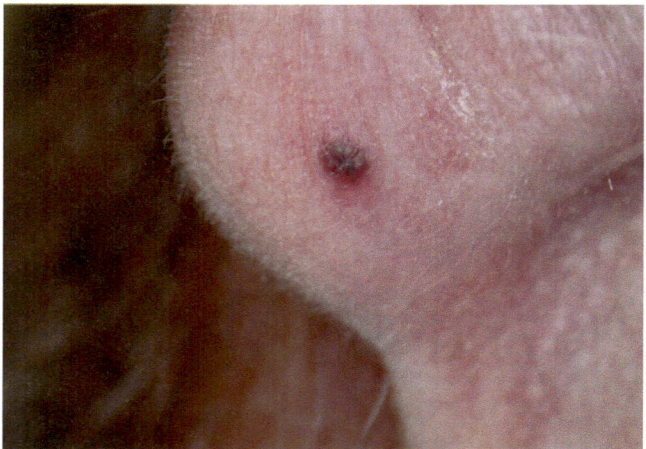

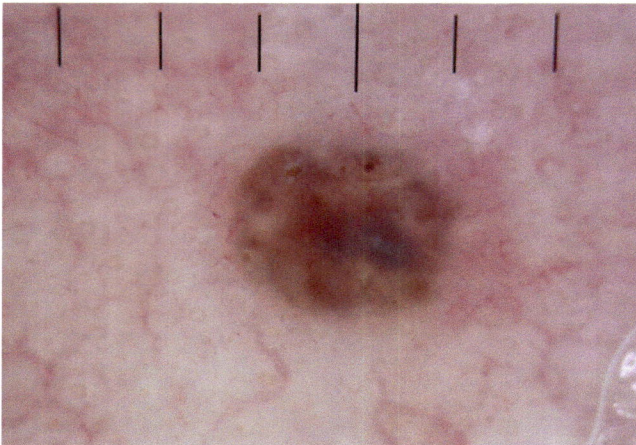

Pápula en la parte posterior del lóbulo de la oreja de un hombre de 70 años con antecedentes de melanoma cervical: la dermatoscopia muestra agregados de pigmentación parda granular y azulada, y escasos vasos lineales. La histopatología confirmó melanoma metastásico.

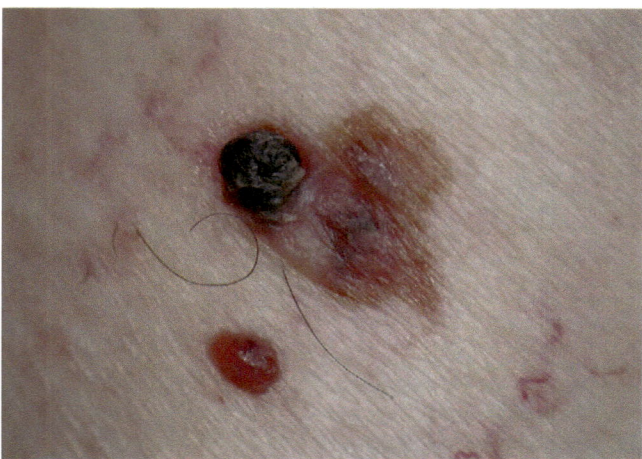

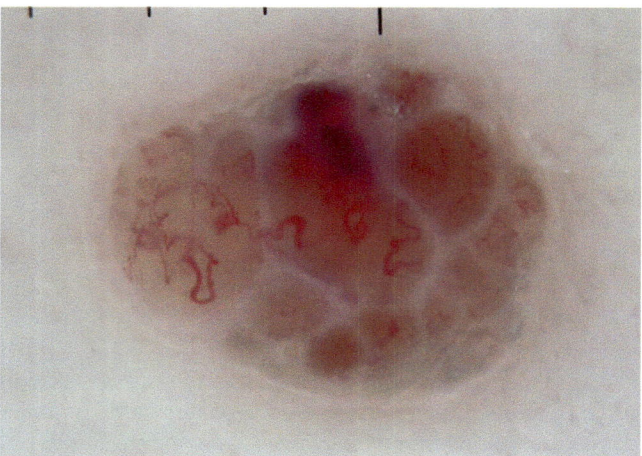

Pápula rosada inferior a una placa multicolor en la rodilla de un hombre de 60 años: en este depósito metastásico en tránsito, la dermatoscopia de la pápula muestra tabiques blanquecinos, glóbulos poligonales grandes con pigmentación granular y vasos irregulares.

Si se hallan una o más pápulas o nódulos "patito feo" en un paciente con antecedentes personales de melanoma, se deben sospechar metástasis de melanoma.

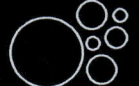

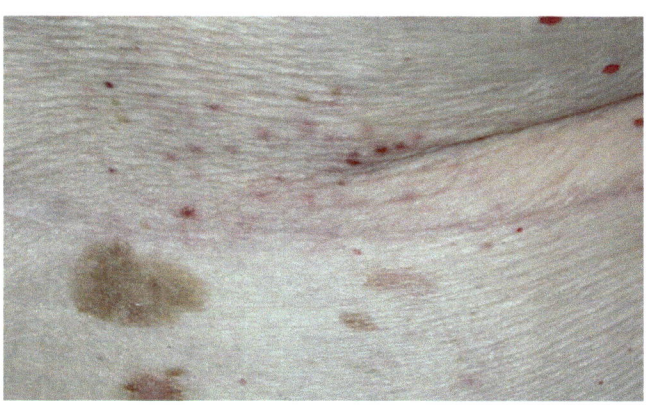

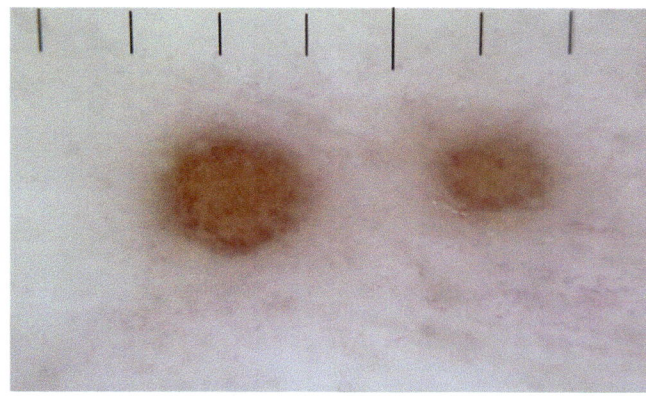

Metástasis cutáneas de melanoma, que se presentan como múltiples pápulas en la ingle de una mujer de 70 años: la dermatoscopia muestra pigmentación bronceada granular y características vasculares mínimas.

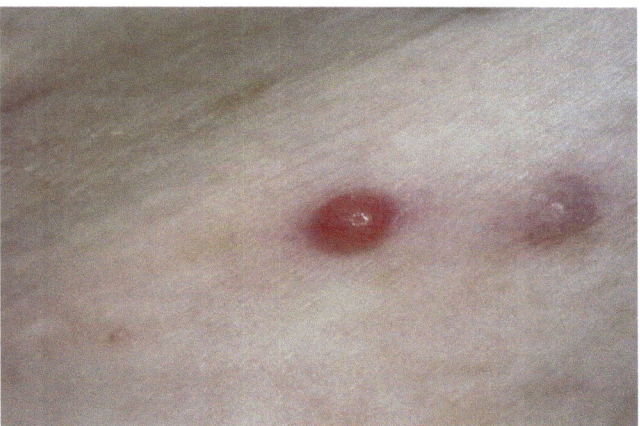

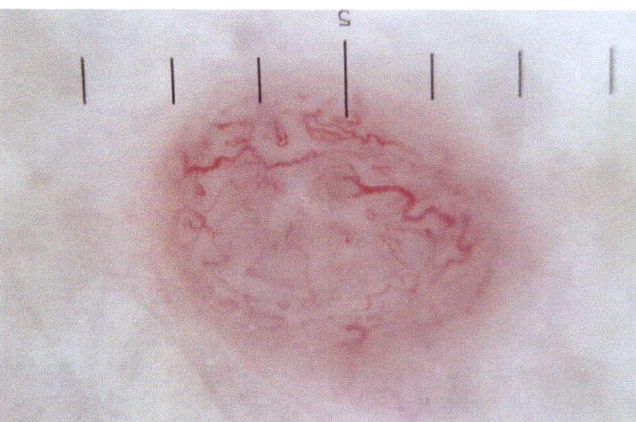

Metástasis cutáneas en tránsito de melanoma, que se presentan como pápulas vasculares en el brazo de un hombre de 60 años: la dermatoscopia muestra vasos polimorfos, lineales irregulares y en forma de bucle u horquilla.

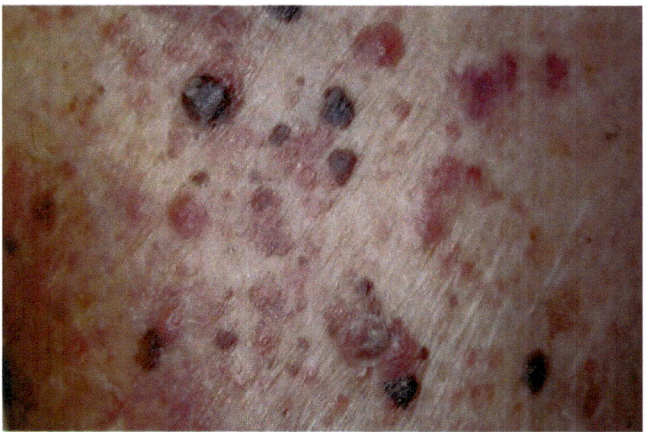

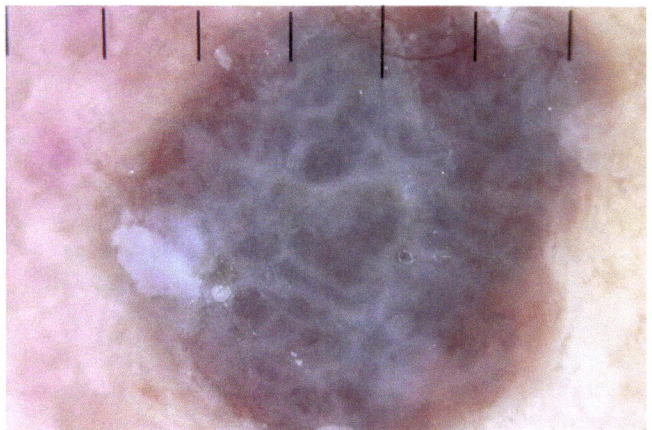

Metástasis cutáneas locorregionales extensas de melanoma en el miembro inferior de una mujer de 75 años: la dermatoscopia muestra pigmentación morada-parda y líneas blanquecinas dentro de un velo azul-blanquecino.

Costa J, et al. Dermoscopic patterns of melanoma metastases: inter-observer consistency and accuracy for metastases recognition. *Br J Dermatol* 2013;169(1):91-9.

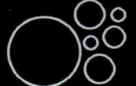
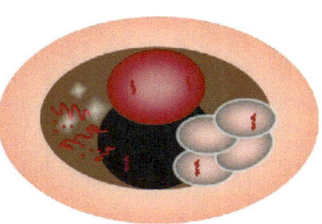

Existen varios subtipos histopatológicos de MN que dificultan un diagnóstico clínico seguro. Por lo general, el diagnóstico del subtipo específico se confirma mediante histopatología, ya que comparten características con los melanomas más típicos.

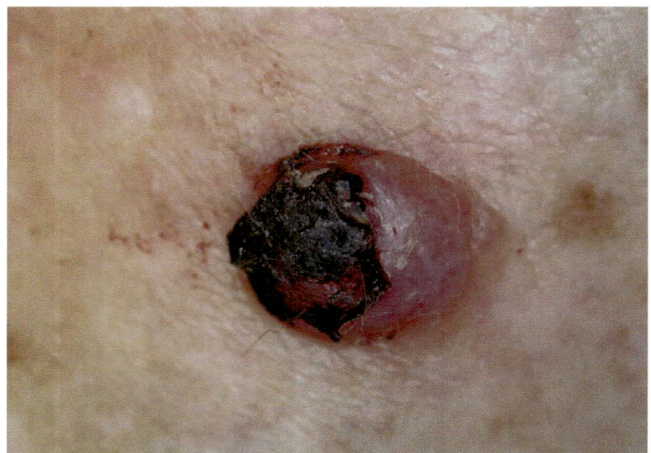

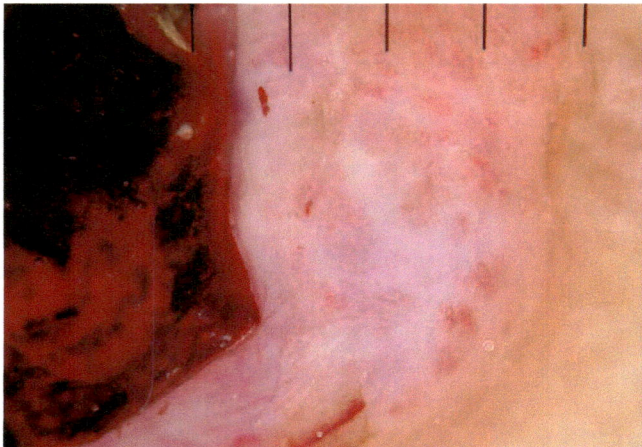

Nódulo rosado ulcerado en la pierna de una mujer de 70 años: en este melanoma de células en balón de 2,6 mm de espesor, la dermatoscopia muestra ulceración y zonas rojas lechosas sin estructura, con múltiples focos de vasos enrollados o glomerulares y lineales.

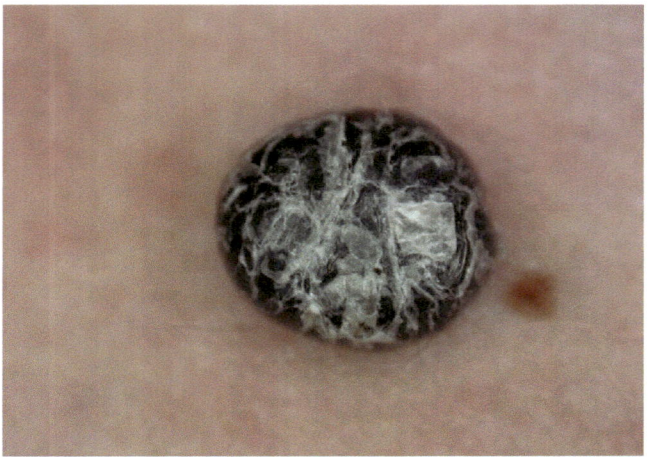

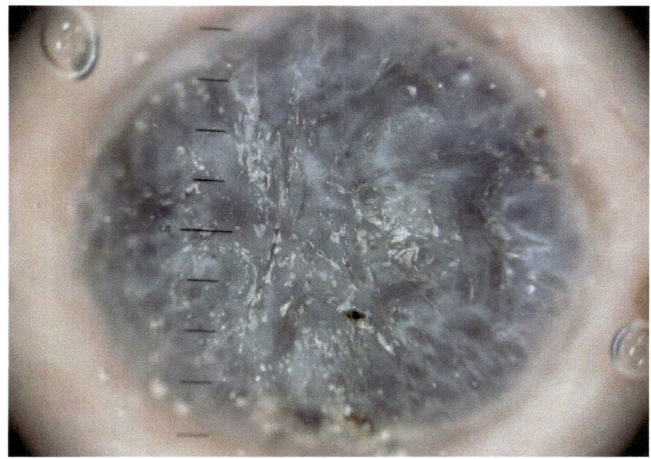

Nódulo hiperpigmentado en la parte superior de la espalda de una mujer de 50 años: en este melanoma de "tipo animal", con grosor de Breslow de 4,3 mm, la dermatoscopia muestra pigmentación azul, negra y blanca uniforme con líneas blanquecinas difusas.

Maher J, et al. Balloon cell melanoma: a case report with polarized dermatoscopy and dermatopathology. *Dermatol Pract Concept* 2014;4(1):6973.

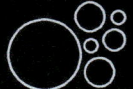

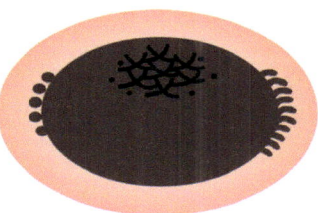 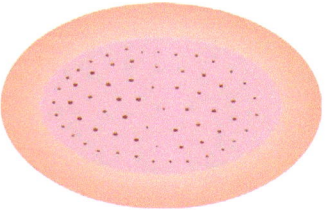

Además de la lesión índice, en el momento de la presentación, los pacientes pueden tener más de un melanoma en la piel, que se conoce como melanoma sincrónico y cuya presencia se debe buscar en el momento de la presentación.

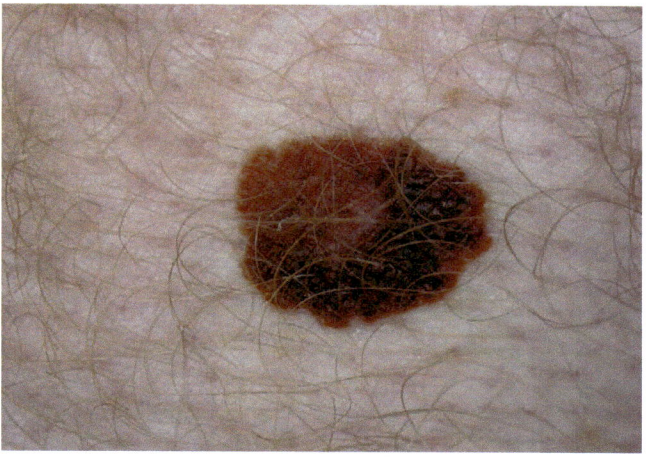 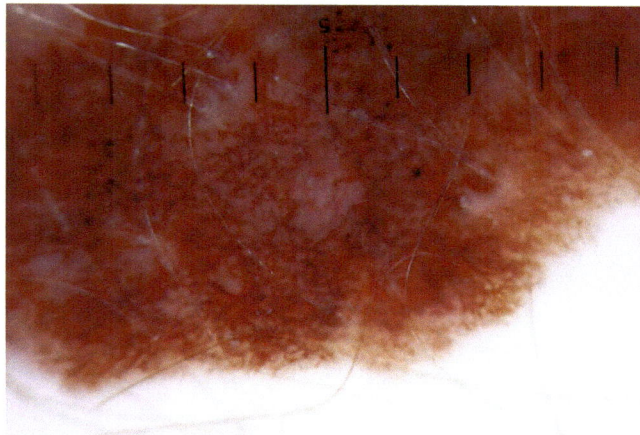

Hombre de 30 años de piel clara con una mácula pigmentada en la cara lateral del muslo: en este MES de 0,3 mm de espesor, la dermatoscopia muestra un reticulado atípico en forma de cuentas.

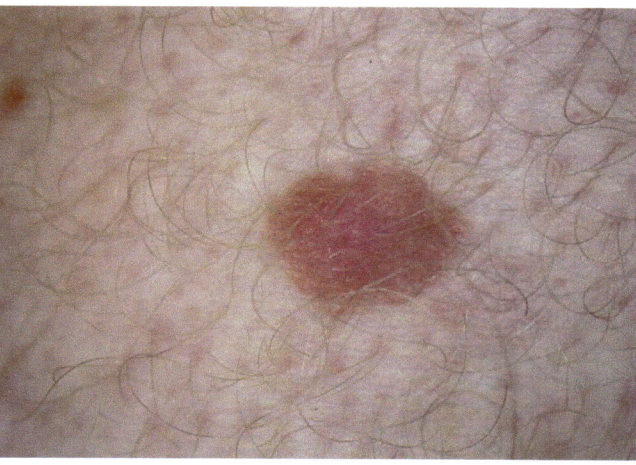 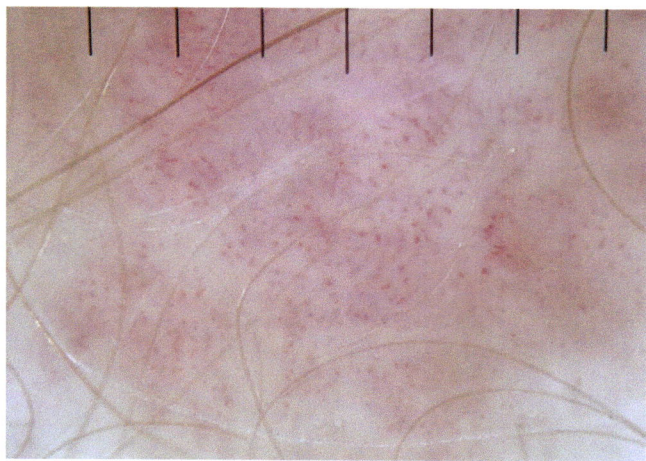

En el momento de la presentación, el mismo hombre de 30 años tenía una mácula rosada adicional en la cara anterior del muslo: en este MES de 0,5 mm de espesor, la dermatoscopia mostró vasos irregulares punteados y lineales con pigmentación parda periférica.

No existe garantía de que el melanoma sincrónico adicional presente la misma morfología de la lesión índice.

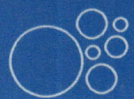

4 Lesiones no melanocíticas

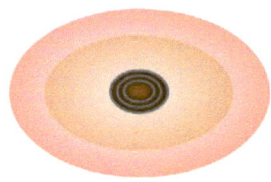

Los macrocomedones rara vez causan preocupación diagnóstica, aunque pueden motivar una consulta médica debido a la inquietud del paciente. La hiperqueratosis dentro del orificio agrandado de la glándula sebácea muestra múltiples anillos concéntricos de queratina laminada en la dermatoscopia.

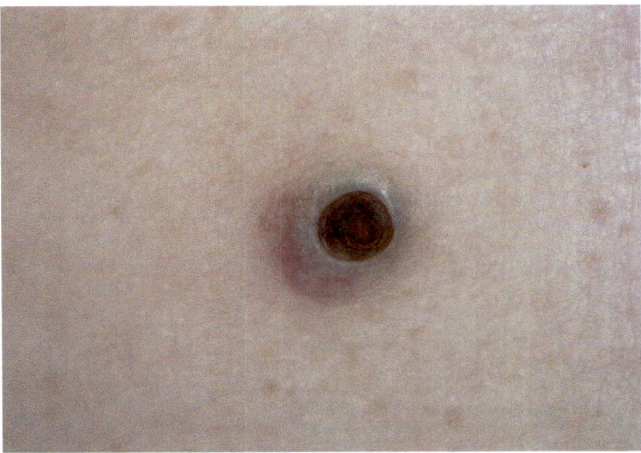

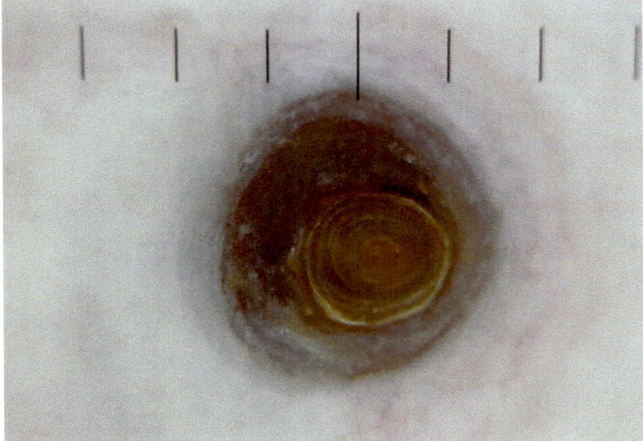

Lesión hiperqueratósica parda oscura en la espalda de una mujer de 40 años: la dermatoscopia muestra anillos de queratina laminada compatibles con un macrocomedón que fue exprimido con facilidad.

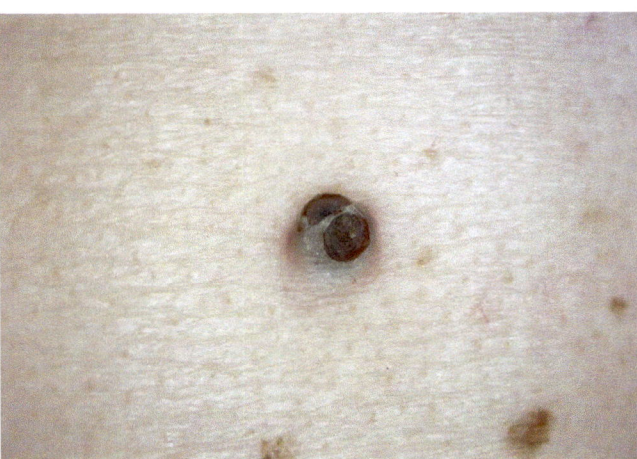

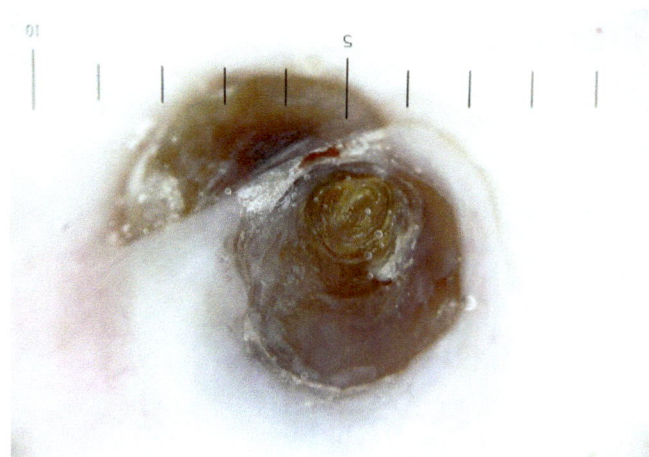

Pápula queratósica en la parte superior de la espalda de una mujer de 50 años: en este macrocomedón bilobulado, la dermatoscopia muestra dos focos de pigmentación, con anillos concéntricos de queratina.

El uso de un extractor de comedones para exprimirlos con suavidad es diagnóstico.

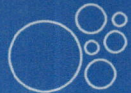
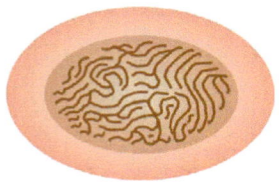

Los lentigos solares pueden mostrar un patrón de pigmentación con líneas paralelas y círculos que se han descrito como un patrón de huella dactilar. Estas líneas fluyen alrededor de las aberturas foliculares y pueden unirse para formar un patrón reticular.

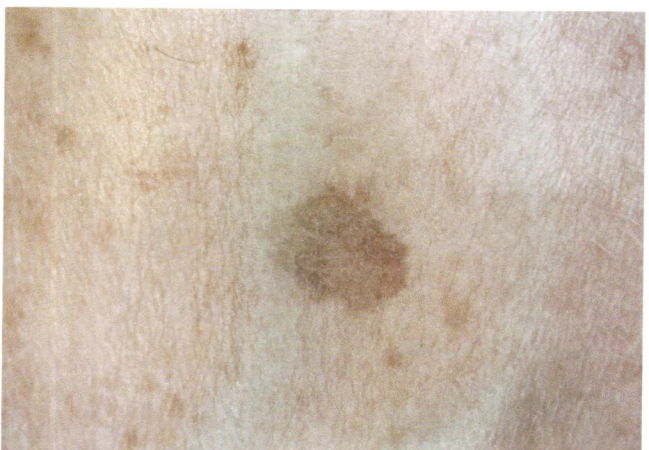

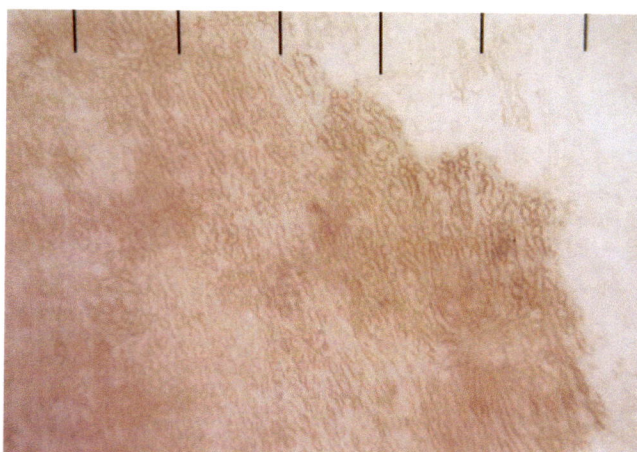

Mácula pigmentada en el dorso de la mano de una mujer de 70 años: la dermatoscopia muestra líneas paralelas que forman una fina red reticular. El borde es nítido y no apolillado. Este es el patrón de huella dactilar del lentigo solar.

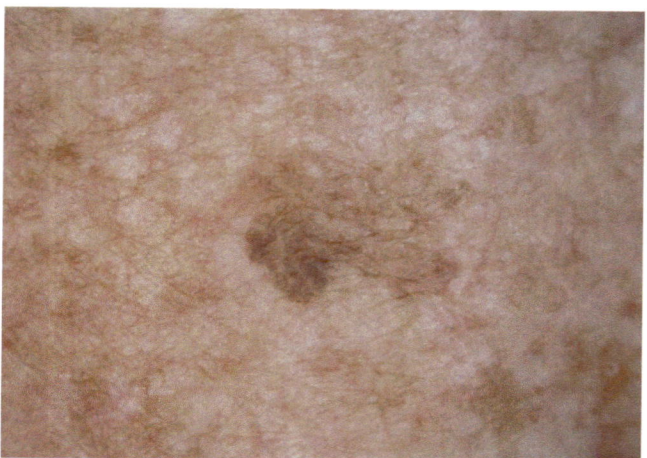

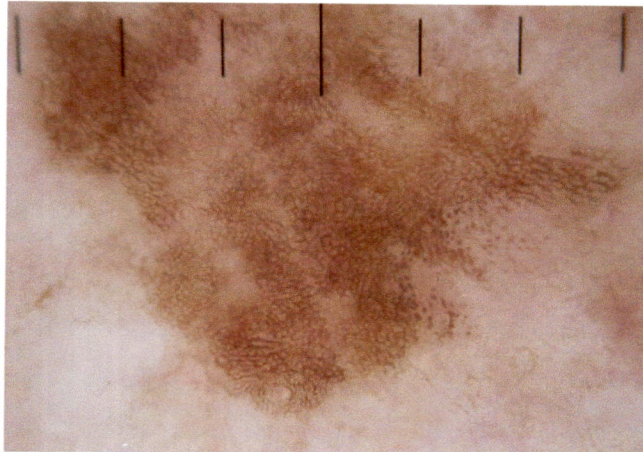

Mácula parda angulada en la región torácica superior de una mujer de 60 años: la dermatoscopia muestra un borde periférico bien delimitado y un patrón de huella dactilar con líneas paralelas lineales de diferentes longitudes que se mezclan en un patrón reticular en este lentigo solar.

Los lentigos solares son dinámicos; por lo tanto, las características clínicas y dermatoscópicas pueden cambiar y evolucionar con el tiempo.

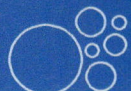
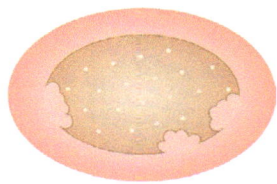

Los lentigos solares pueden mostrar un patrón dominante de pigmentación homogénea. Las características adicionales de un borde bien delimitado y apolillado y aberturas foliculares hipopigmentadas regulares ayudan a confirmar el diagnóstico. En lesiones oscuras con bordes mal definidos puede haber preocupación diagnóstica, ya que pueden imitar lesiones melanocíticas.

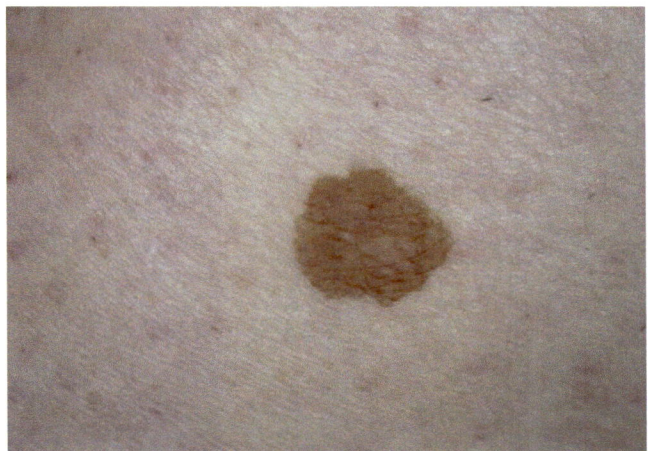

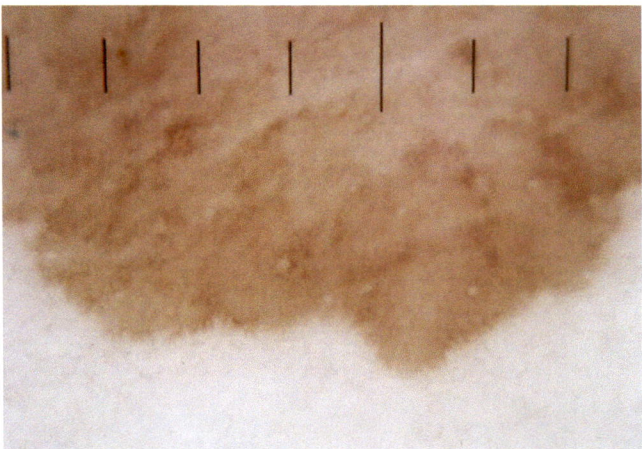

Mácula bronceada en la pierna de una mujer de 50 años: la dermatoscopia muestra pigmentación bronceada homogénea, aberturas foliculares y un borde periférico bien delimitado típico del lentigo solar.

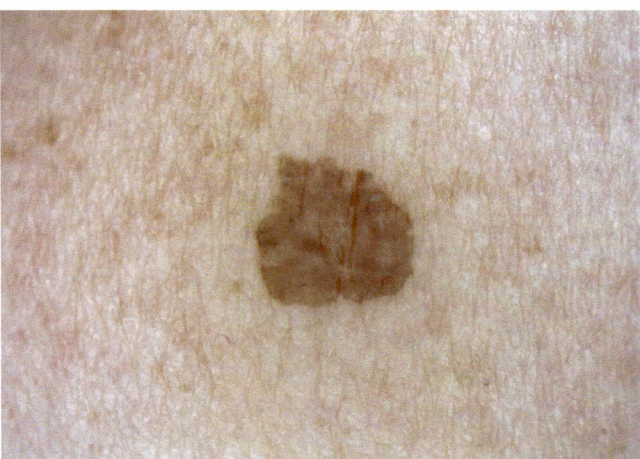

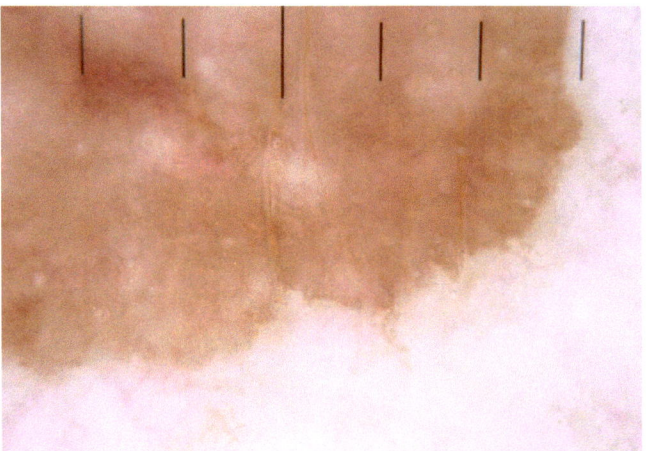

Mácula parda en el brazo de una mujer de 60 años: la dermatoscopia muestra un borde periférico apolillado y bien delimitado, pigmentación homogénea con marcas en la superficie de la piel y aperturas foliculares regulares en este lentigo solar.

Los lentigos solares suelen ser múltiples; por lo tanto, se deben buscar lesiones similares y considerar una biopsia diagnóstica si una lesión parece particularmente diferente o distinta.

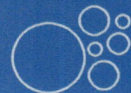

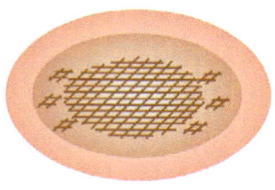

Los lentigos solares pueden mostrar un patrón dominante de pigmentación reticular, especialmente en el tronco y la espalda, lo que genera un patrón reticulado pigmentario. Las líneas pigmentadas reticulares son delgadas y de pigmentación uniforme. Las líneas pueden mostrar "líneas dobles" de pigmentación en la dermatoscopia, y el margen periférico a menudo no está tan bien definido. A veces, resulta difícil distinguir las lesiones particularmente hiperpigmentadas con líneas gruesas de nevos o lentigo maligno.

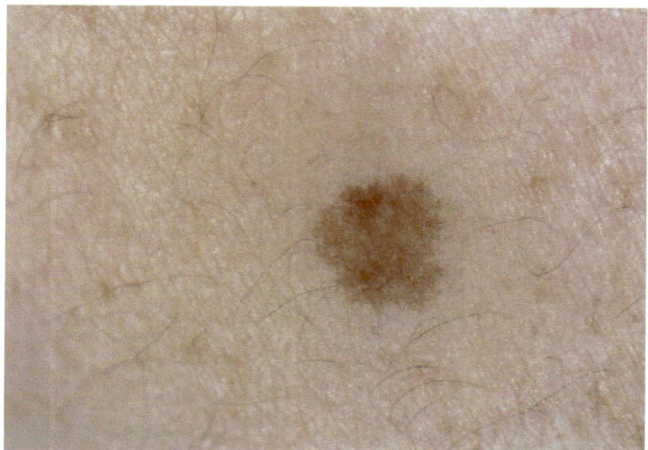

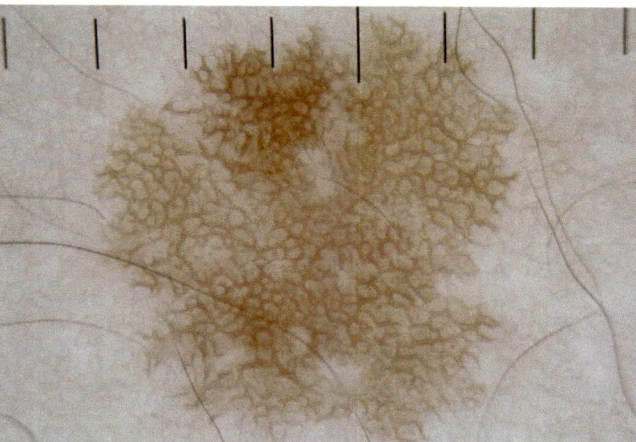

Mácula bronceada en la parte superior de la espalda de un hombre de 50 años: en este lentigo solar, la dermatoscopia muestra pigmentación reticular uniforme, con líneas dobles.

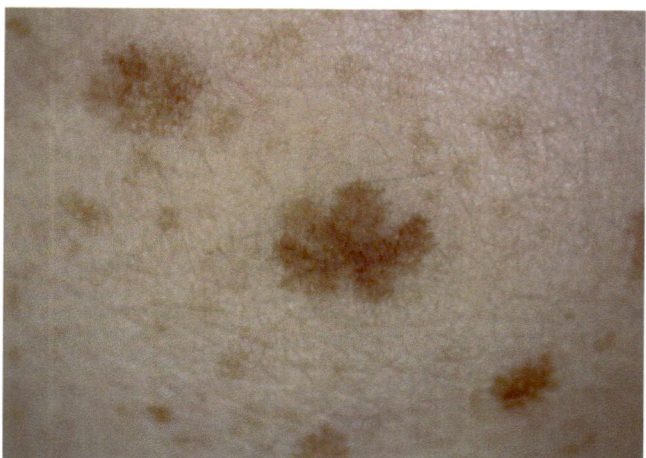

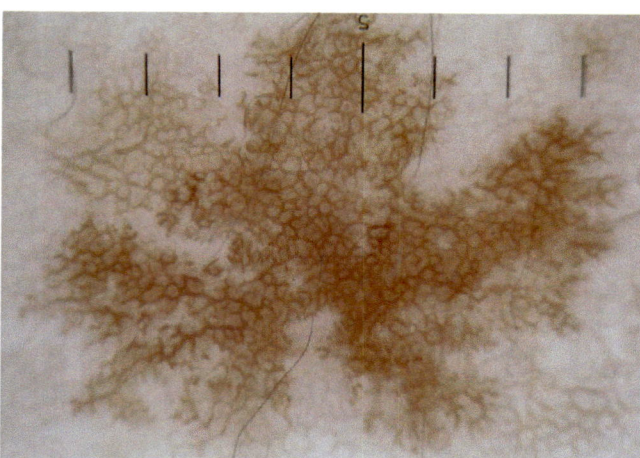

Múltiples máculas bronceadas en la parte superior de la espalda de un hombre de 60 años: en este lentigo solar, la dermatoscopia muestra pigmentación reticular uniforme y líneas dobles.

Lallas A, et al. The dermoscopic inverse approach significantly improves the accuracy of human readers for lentigo maligna diagnosis. *J Am Acad Dermatol* 2021;84(2):381-9.

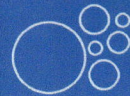
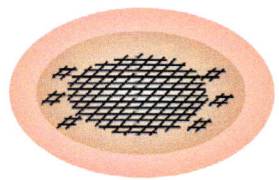

Los lentigos solares con hiperpigmentación pueden denominarse lentigos "en mancha de tinta". Se localizan en sitios expuestos al sol y, con frecuencia, son múltiples. El patrón reticular es bien visible, tanto clínicamente como en la dermatoscopia. Las líneas pigmentadas reticulares son delgadas y de pigmentación uniforme. Si la lesión es solitaria, la pigmentación es mayor y el grosor de las líneas, variable. Puede haber dudas diagnósticas, por lo que se debe considerar la histopatología, ya que pueden simular melanoma.

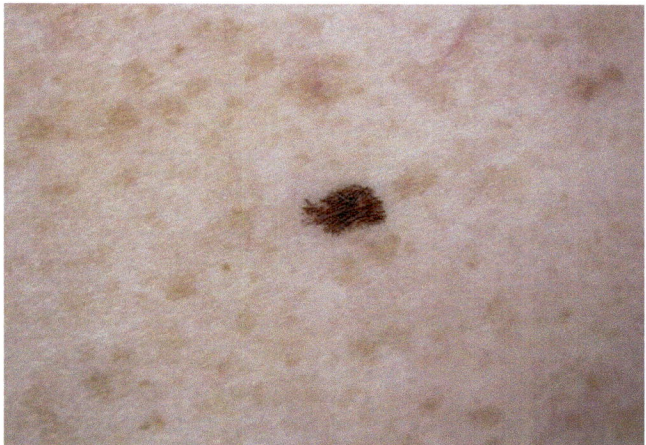
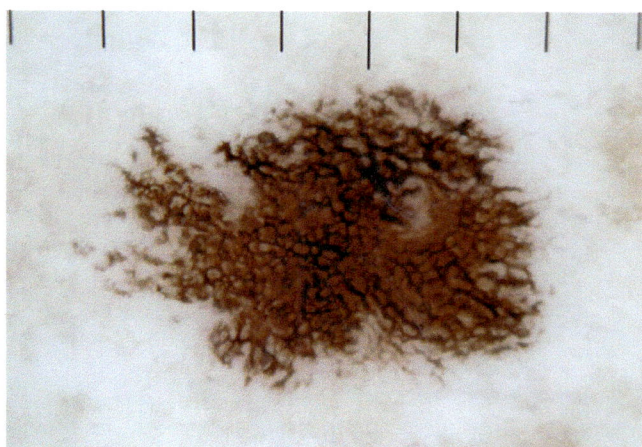

Mácula oscura en la parte superior de la espalda de un hombre de 50 años: en este lentigo "en mancha de tinta" hiperpigmentada, la dermatoscopia muestra pigmentación parda oscura reticular uniforme.

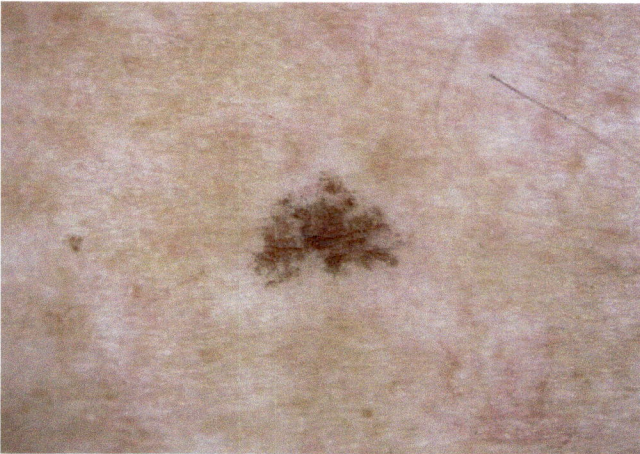
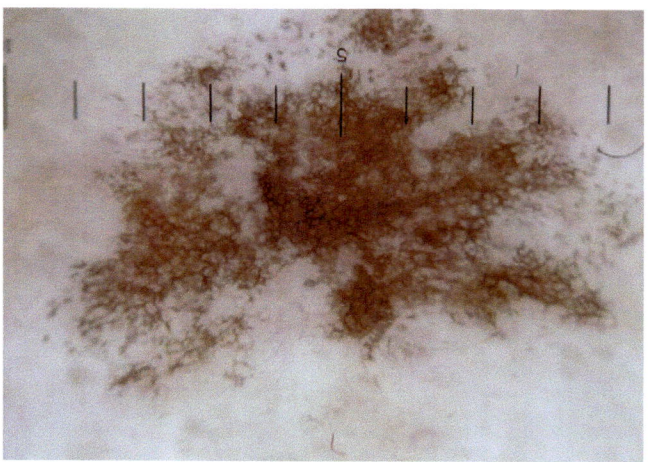

Múltiples máculas hiperpigmentadas en la parte superior de la espalda de un hombre de 70 años con alta exposición a rayos UV: en este lentigo "en mancha de tinta" hiperpigmentada la dermatoscopia muestra pigmentación reticular uniforme.

Langley R. In vivo confocal scanning laser microscopy of benign lentigines: comparison to conventional histology and in vivo characteristics of lentigo maligna. *J Am Acad Dermatol* 2006;55(1):88-97.

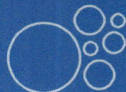
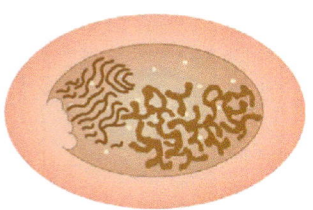

Los lentigos solares y las queratosis seborreicas planas pueden compartir características clínicas e histopatológicas; por lo tanto, no es raro que un lentigo solar presente características dermatoscópicas adicionales de queratosis seborreica en evolución.

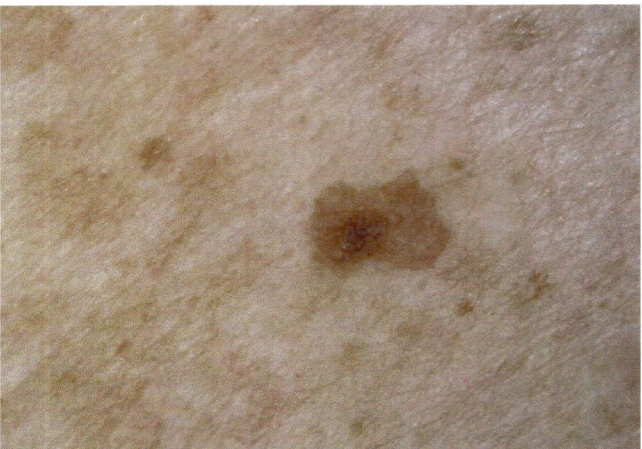

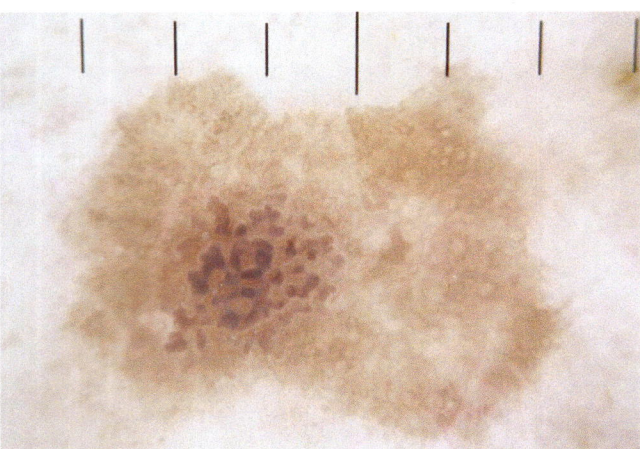

Mácula angulada bronceada en la parte superior de la espalda de una mujer de 60 años: la dermatoscopia muestra un borde apolillado bien delimitado, pigmentación reticular y homogénea, y un foco de patrón cerebriforme en este lentigo solar con queratosis seborreica en evolución.

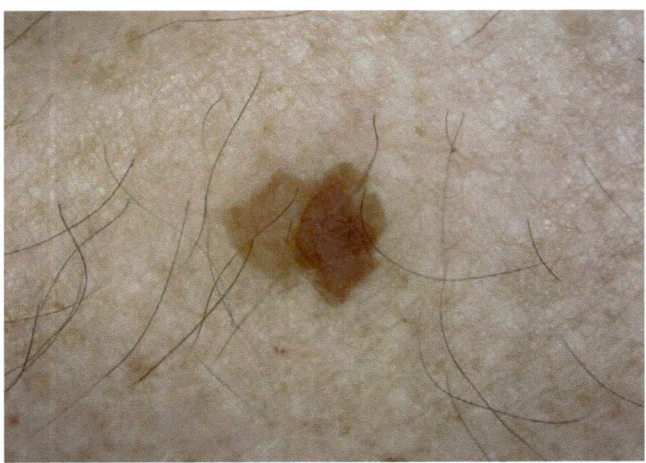

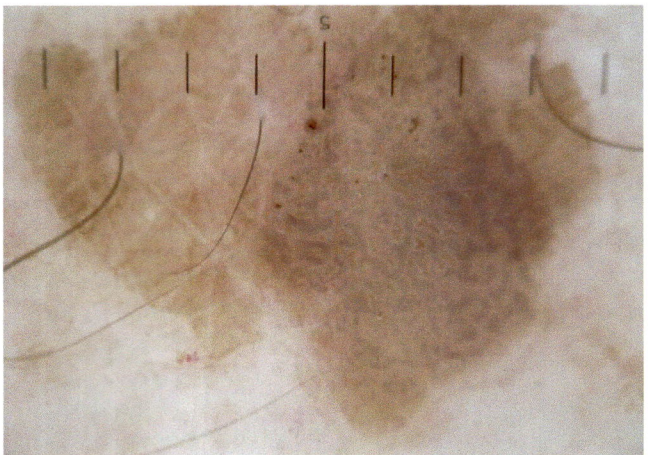

Mácula angulada bronceada en el antebrazo de un hombre de 60 años: la dermatoscopia muestra un borde periférico bien delimitado, aberturas foliculares y una zona con patrón cerebriforme en este lentigo solar con queratosis seborreica en evolución.

Aunque, a veces, puede ser difícil diferenciar los lentigos solares del lentigo maligno, estas no son lesiones precursoras.

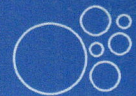

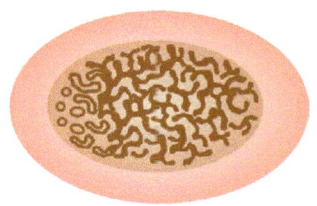

El patrón cerebriforme es un patrón común y fácil de reconocer en una queratosis seborreica. Los "dedos gruesos" o "surcos y giros" son estructuras lineales digitadas, curvilíneas ramificadas u ovaladas, con cantidades variables de queratina en el medio. Este patrón puede ser sutil en las queratosis seborreicas evolutivas tempranas y volverse más pronunciado con el tiempo.

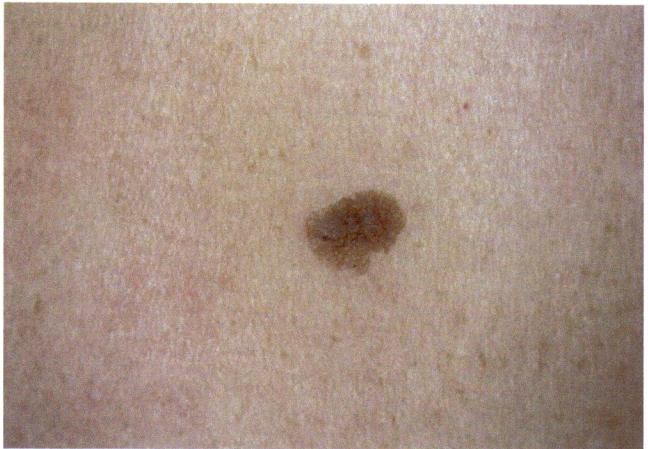

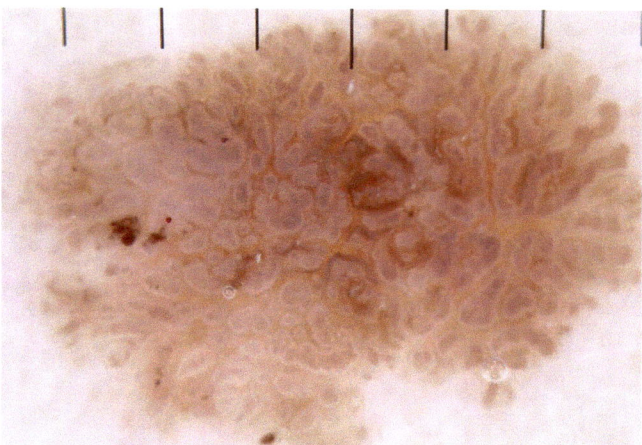

Placa queratósica verrugosa parda en la parte superior de la espalda de una mujer de 30 años: en esta queratosis seborreica, la dermatoscopia muestra un patrón cerebriforme uniforme con "dedos gruesos".

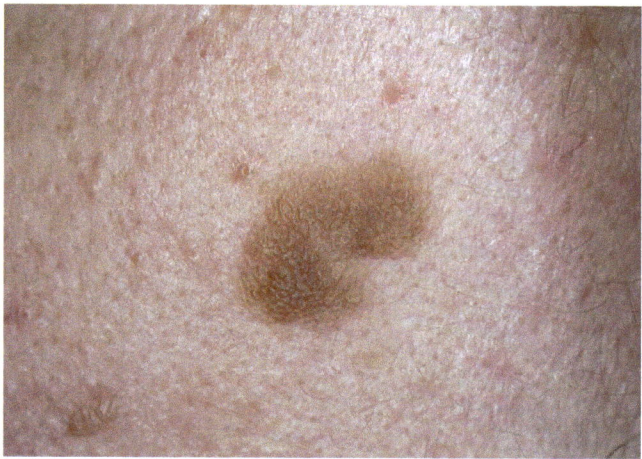

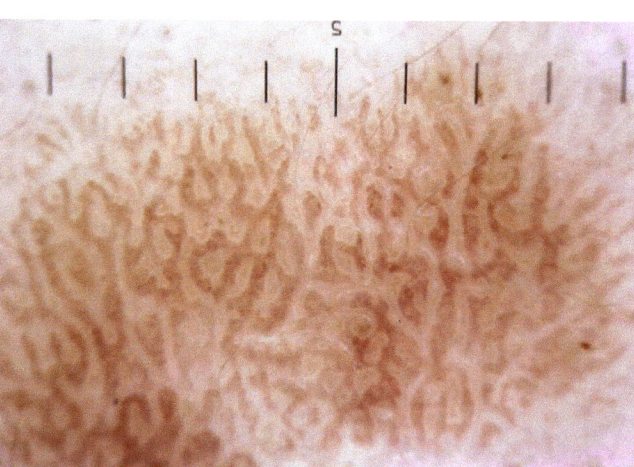

Placa verrugosa parda en el cigoma de una mujer de 70 años: en esta queratosis seborreica, la dermatoscopia muestra un patrón cerebriforme uniforme y múltiples "dedos gruesos".

Kopf AW, et al. 'Fat fingers': a clue in the dermoscopic diagncsis of seborrhoeic keratoses. *J Am Acad Dermatol* 2006;55(6): 1089-91.

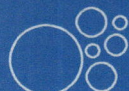
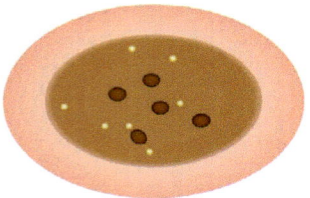

El color de base de la queratosis seborreica pigmentada suele ser pardo claro uniforme. Las queratosis seborreicas tempranas con mayor pigmentación homogénea y ausencia relativa de estructuras queratinizantes adicionales pueden simular lesiones melanocíticas. En la dermatoscopia se pueden observar con mayor claridad estas estructuras queratinizantes, aunque sean pequeñas, para confirmar el diagnóstico.

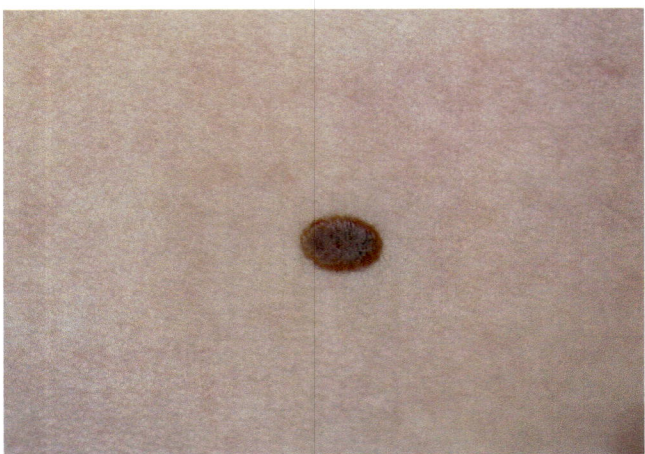

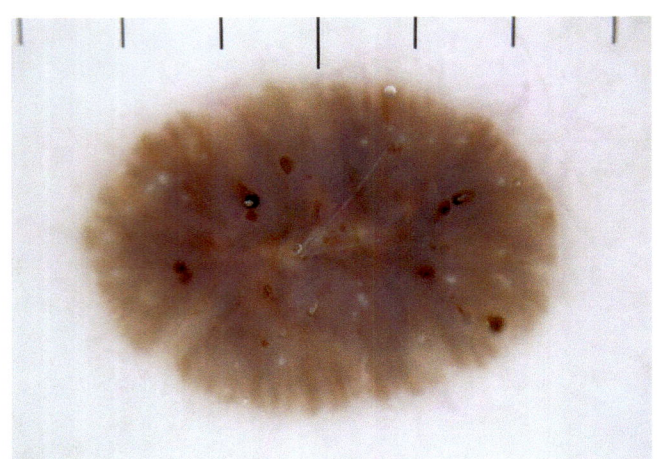

Placa verrugosa parda en la parte superior de la espalda de un hombre de 30 años: en esta queratosis seborreica, la dermatoscopia muestra un color pardo homogéneo uniforme, con aberturas marrones adicionales similares a comedones y quistes blancos similares a milios.

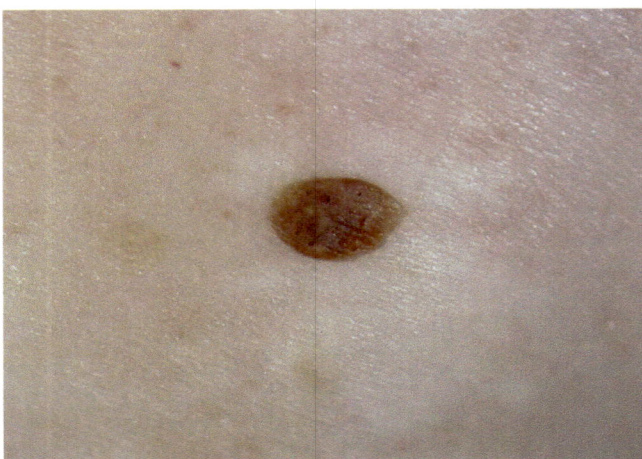

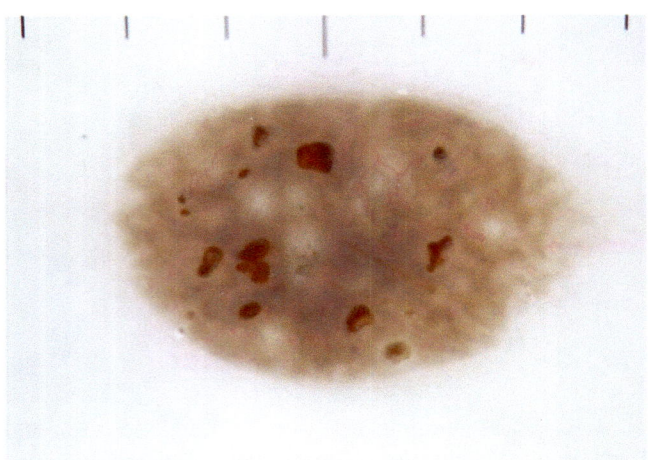

Placa verrugosa parda en la espalda de una mujer de 70 años: en esta queratosis seborreica, la dermatoscopia muestra un patrón homogéneo y cerebriforme, con múltiples aberturas marrones similares a comedones y quistes blancos similares a milios.

Se deben examinar todas las lesiones cutáneas con dermatoscopia. Los quistes similares a milios no se visualizan tan bien con la dermatoscopia con luz polarizada, por lo que es mejor alternar entre los modos para identificarlos con claridad.

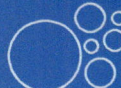
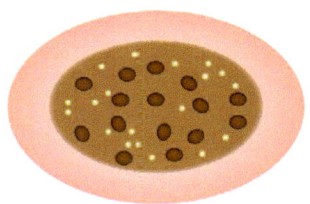

Las queratosis seborreicas suelen presentar un patrón queratósico, con un exceso de estructuras queratinizantes dentro de la epidermis (quistes similares a milios) que atraviesan la superficie de la epidermis (aberturas similares a comedones). Los quistes similares a milios son pequeñas estructuras redondas blancas que se iluminan al cambiar a dermatoscopia sin luz polarizada. Las aberturas similares a comedones son estructuras polimorfas en forma de cráter llenas de tapones de queratina blancos, amarillos, marrones o negros. A menudo están rodeadas por un halo pálido.

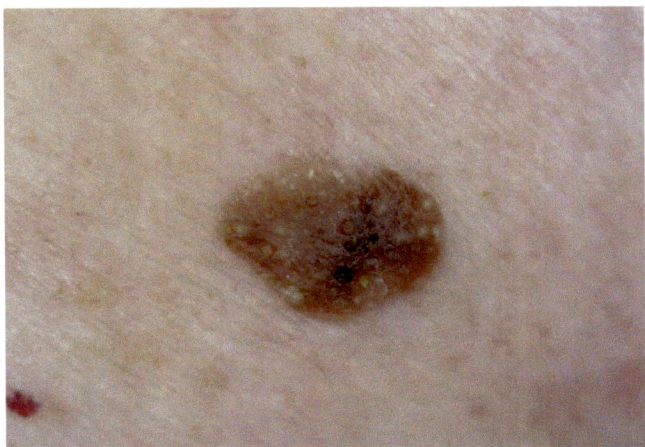
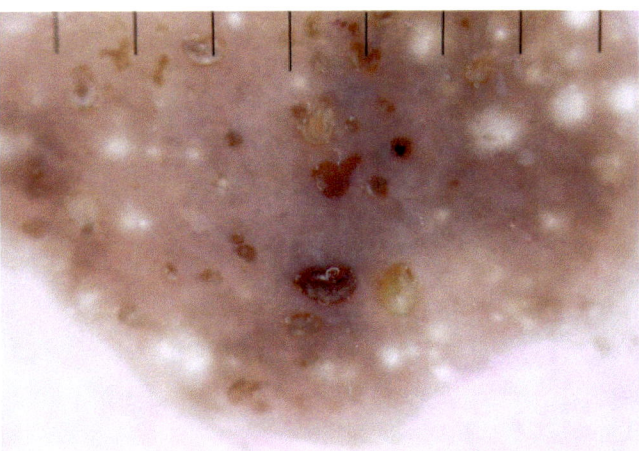

Placa queratósica en la parte superior de la espalda de un hombre de 40 años: en esta queratosis seborreica típica, la dermatoscopia muestra múltiples quistes similares a milios y aberturas similares a comedones.

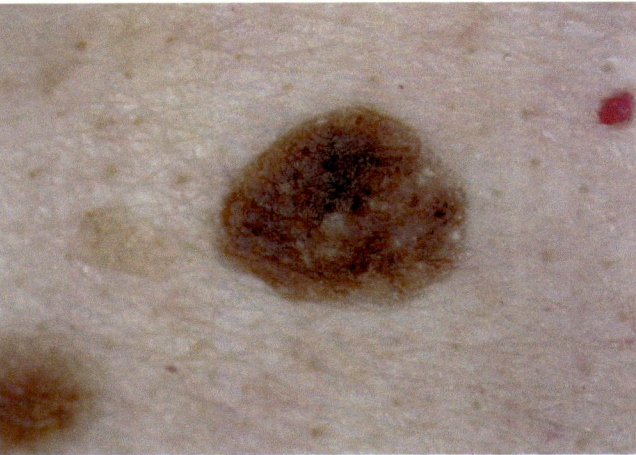
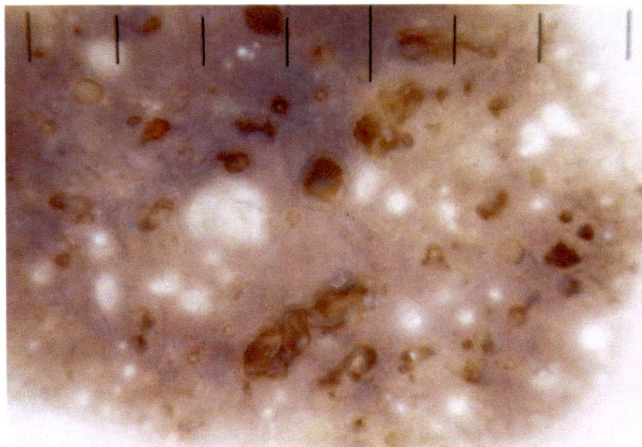

Placa queratósica en la parte superior de la espalda de un hombre de 60 años: en esta queratosis seborreica típica, la dermatoscopia muestra múltiples quistes similares a milios y aberturas similares a comedones.

En las queratosis seborreicas hiperqueratósicas, las características subyacentes pueden estar enmascaradas por las placas de queratina.

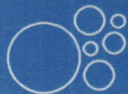

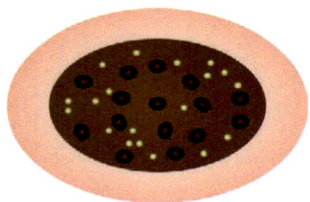

Las queratosis seborreicas hiperpigmentadas no son infrecuentes. Por lo general, se presentan como un patrón predominante en pacientes de piel oscura. Cuando son solitarias, especialmente en pacientes de piel más clara, pueden causar preocupación clínica. Las características dermatoscópicas típicas de las queratosis seborreicas pueden estar enmascaradas debido al aumento de pigmentación, lo que crea una superposición clínico-dermatoscópica con lesiones melanocíticas.

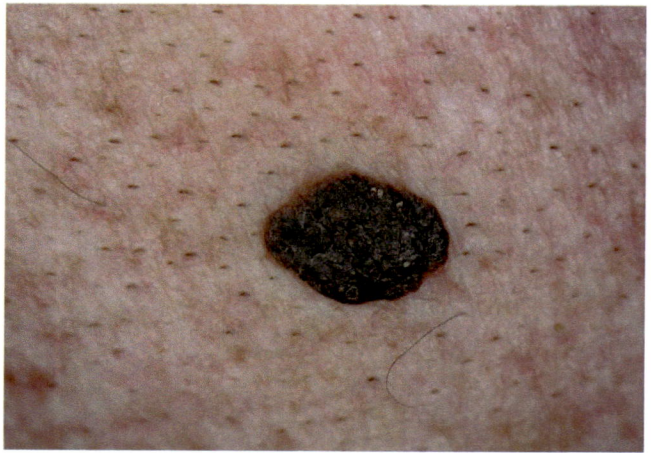
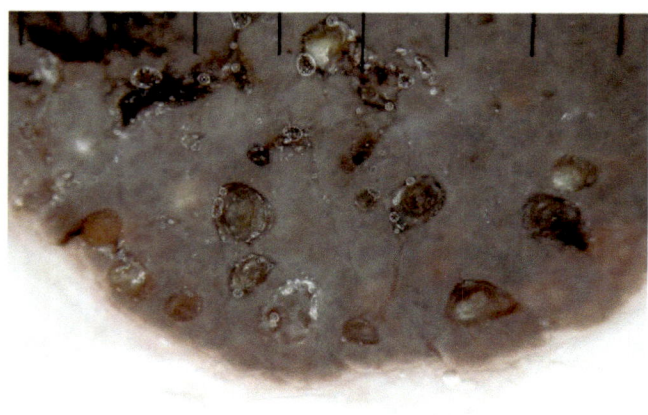

Placa verrugosa oscura en la mejilla de un hombre de 70 años: en esta queratosis seborreica hiperpigmentada, la dermatoscopia muestra hiperpigmentación basal, con aberturas similares a comedones y quistes similares a milios.

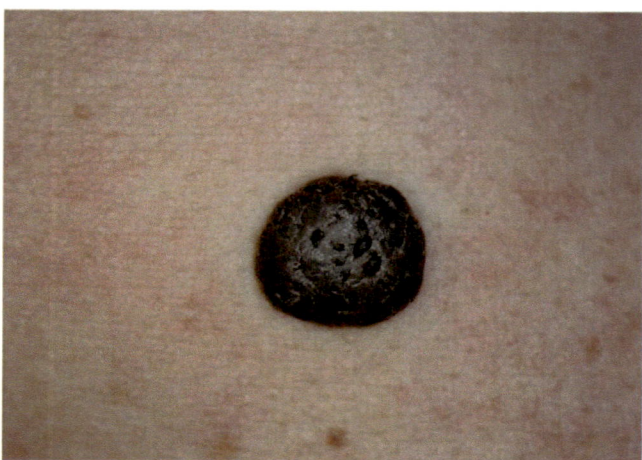
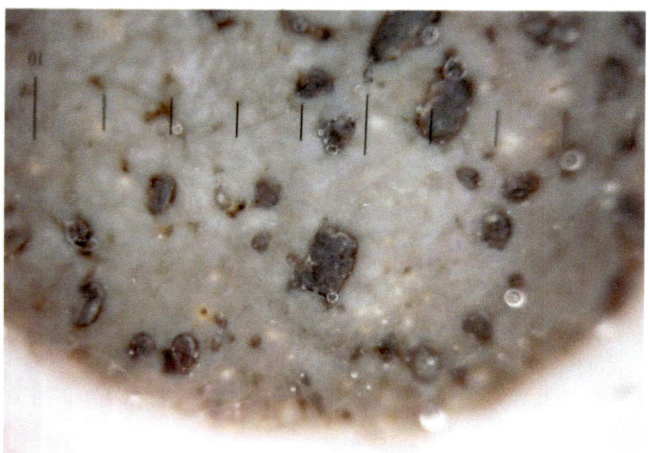

Nódulo hiperpigmentado en la espalda de una mujer de 40 años: en esta queratosis seborreica hiperpigmentada, la dermatoscopia muestra pigmentación basal grisácea, múltiples quistes similares a milios y aberturas similares a comedones hiperpigmentadas.

Si la morfología es atípica, se debe considerar específicamente la presencia de un melanoma verrugoso en este contexto.

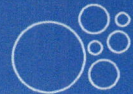

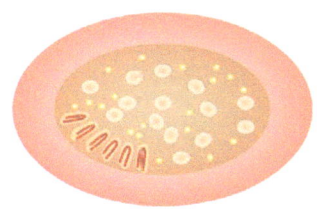

Las queratosis seborreicas hipopigmentadas son más frecuentes en pacientes de piel clara. Las estructuras dermatoscópicas pueden ser sutiles y exigen un examen cuidadoso. No es infrecuente que predominen las estructuras vasculares, ya que la hemoglobina sería el cromóforo dominante en la piel. Las queratosis seborreicas irritadas o traumatizadas tienen un patrón vascular prominente, pero ordenado, con vasos en forma de bucle u horquilla, y pueden simular un carcinoma espinocelular.

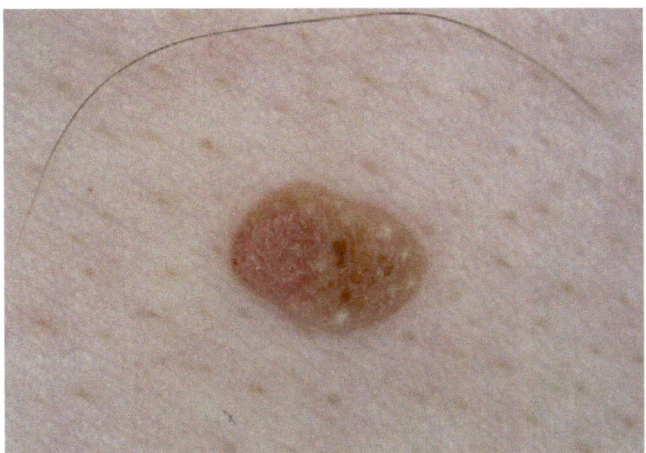

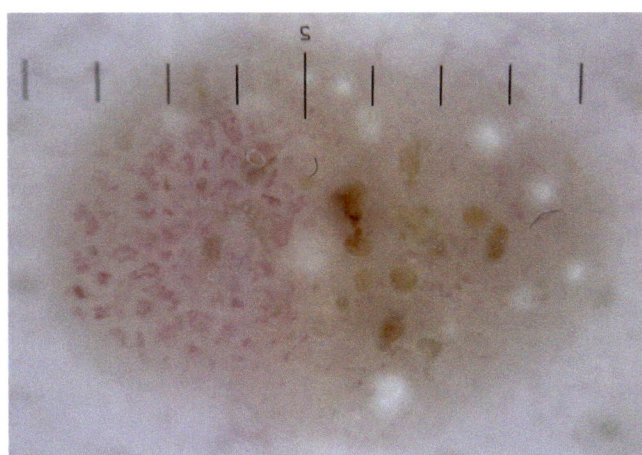

Placa queratósica rosada y bronceada en el cuello de un hombre de 30 años: en esta queratosis seborreica hipopigmentada e irritada, la dermatoscopia muestra un polo excéntrico, con vasos en forma de bucle u horquilla, y otro con quistes similares a milios y aberturas similares a comedones.

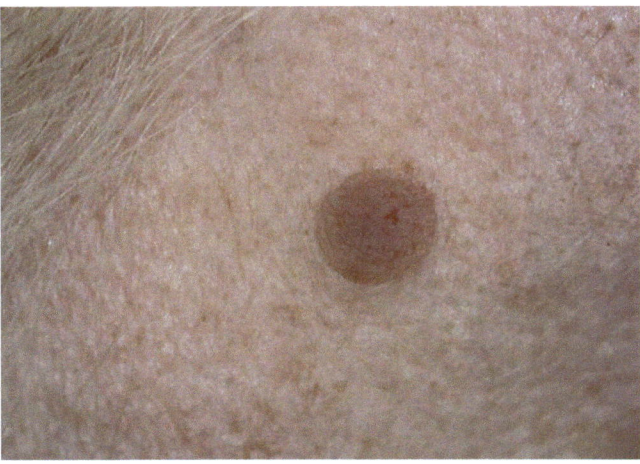

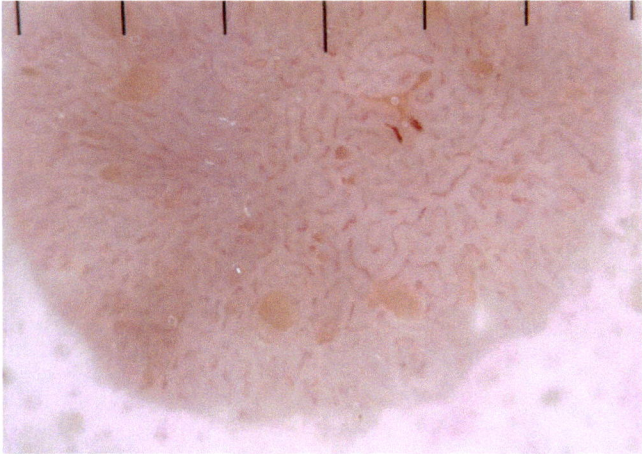

Placa rosada en la sien de un hombre de 40 años: en esta queratosis seborreica hipopigmentada, la dermatoscopia muestra vasos en forma de bucle u horquilla que siguen un patrón de base cereoriforme, similar a un laberinto.

Squillace L, et al. Unusual dermoscopic patterns of seborrhoeic keratosis. *Dermatology* 2016;232:198-202.

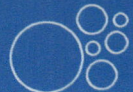
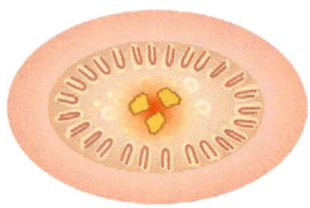

Cuando las queratosis seborreicas se irritan e inflaman, el patrón vascular aumenta y pueden aparecer características adicionales, como vasos en forma de bucle u horquilla prominentes, erosiones y costras de color naranja-pardo. Por consiguiente, las características basales de la queratosis seborreica pueden quedar enmascaradas, y la clínica y la dermatoscopia se superponen con un carcinoma espinocelular. Si persiste alguna duda sobre el diagnóstico, corresponde indicar una biopsia diagnóstica.

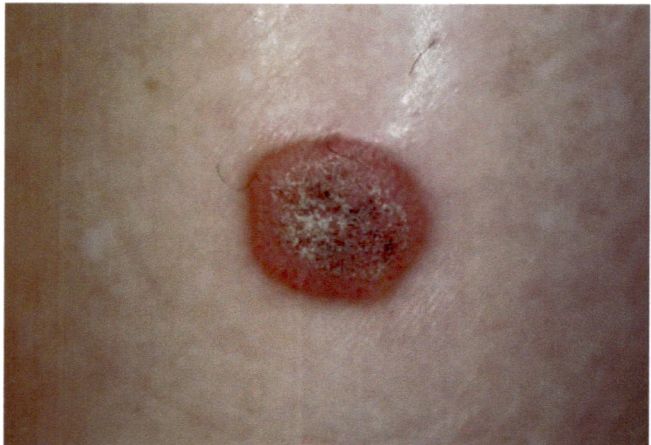

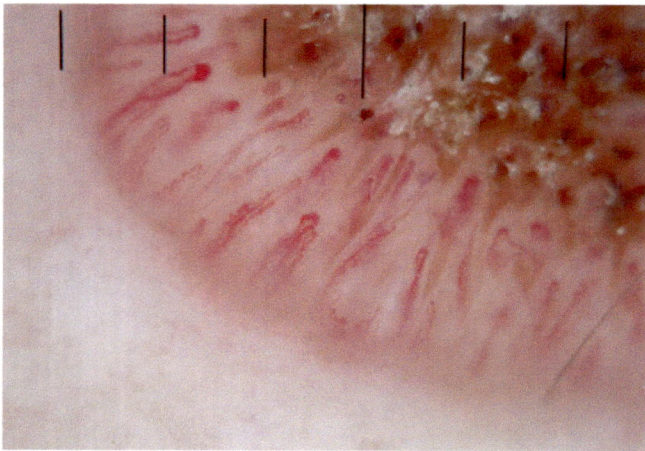

Placa inflamada en la pierna de una mujer de 60 años: en esta queratosis seborreica confirmada por histopatología, la dermatoscopia muestra vasos en forma de bucle u horquilla, de distribución concéntrica, con costras centrales y puntos morados (trombosis).

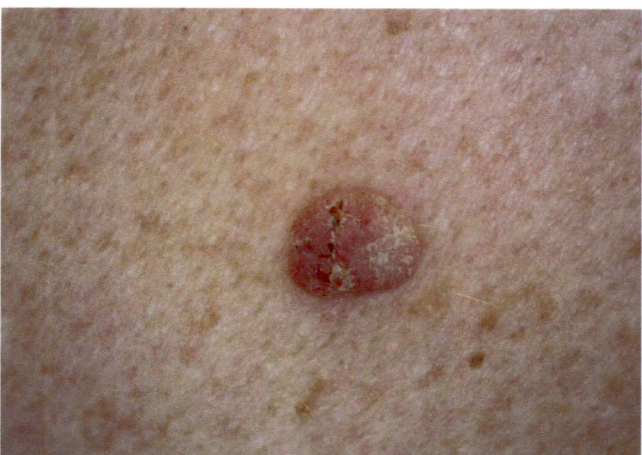

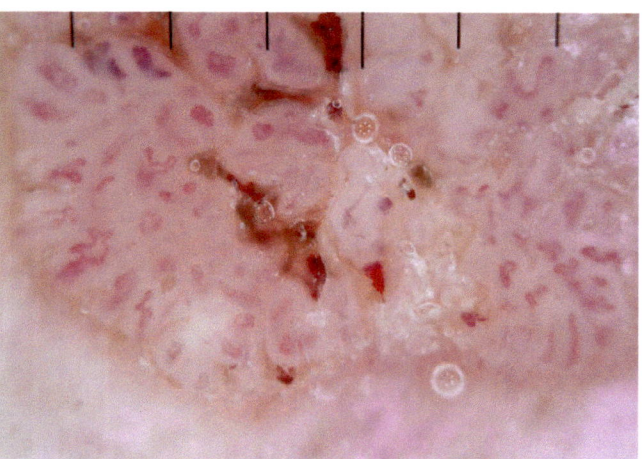

Placa queratósica rosada en la espalda de una mujer de 60 años: en esta queratosis seborreica inflamada confirmada por histopatología, la dermatoscopia muestra vasos en forma de bucle u horquilla extendidos, hemorragias, manchas y costras.

Se debe considerar la indicación de una biopsia si persiste alguna preocupación diagnóstica después de una anamnesis detallada y un examen clínico y dermatoscópico.

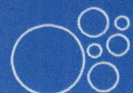

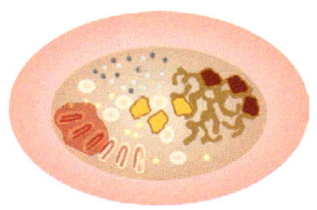

No es raro que las queratosis seborreicas sufran traumatismo. Esto puede causar preocupación en los pacientes y el médico, ya que las características clínicas dentro de la lesión cutánea original pueden verse comprometidas. La dermatoscopia puede ayudar a identificar cualquier elemento residual de la lesión cutánea basal.

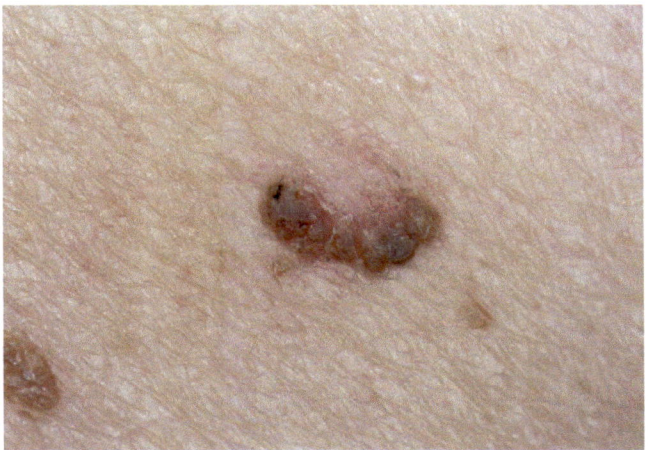

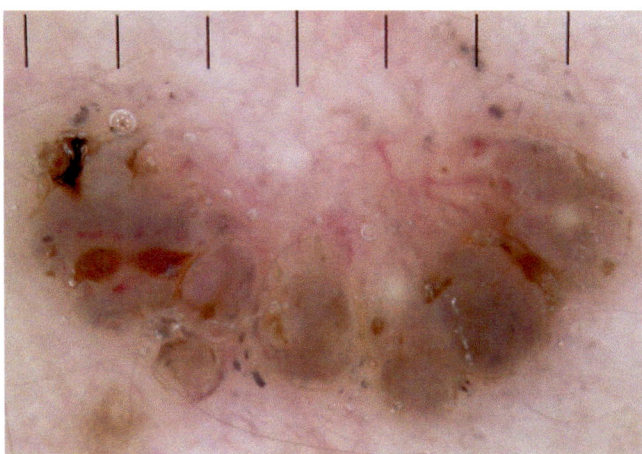

Placa queratósica arqueada en la espalda de una mujer de 40 años con antecedentes de traumatismo: en esta queratosis seborreica, la dermatoscopia muestra erosiones hemorrágicas, pigmentación bronceada homogénea residual, quistes similares a milios y puntos granulares grises.

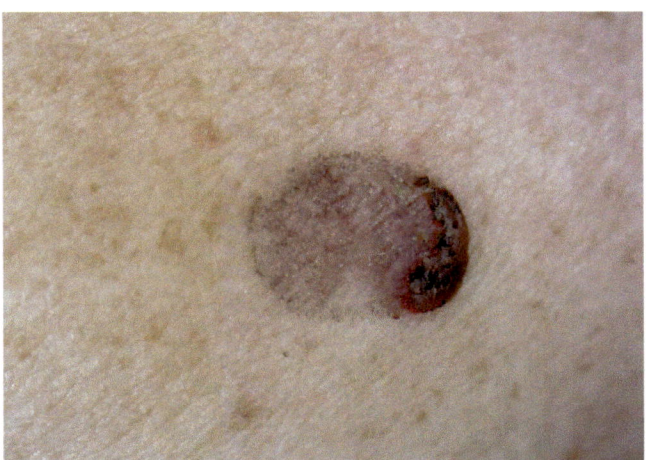

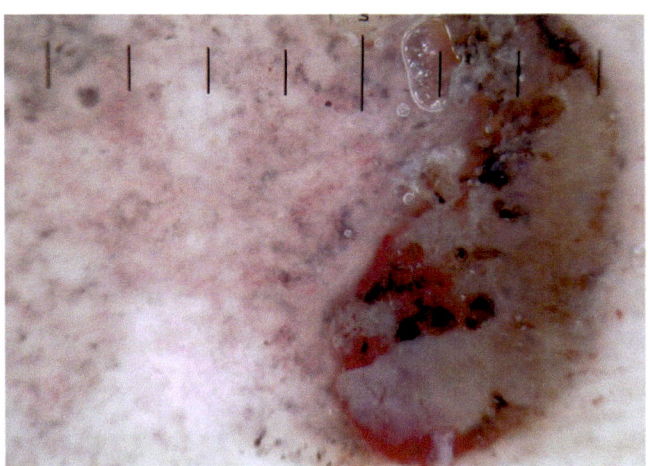

Remanente queratósico en el borde de una mácula gris en el hombro de un hombre de 70 años con antecedentes de traumatismo: la dermatoscopia muestra puntos granulares grises extensos (en salpicaduras), ulceración y hemorragia, con remanentes de una queratosis seborreica.

En las queratosis seborreicas traumatizadas, las características de base pueden verse afectadas; si persiste alguna duda diagnóstica, se debe considerar indicar una biopsia.

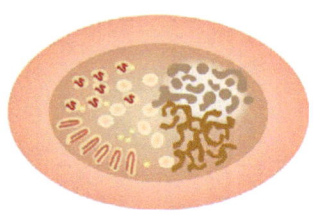

Las queratosis seborreicas clonales son un subtipo infrecuente de queratosis seborreica que pueden causar preocupación diagnóstica debido a características clínicas sospechosas que pueden simular displasia queratinocítica, lesiones melanocíticas atípicas, afecciones inflamatorias e infecciosas. A menudo, son solitarias y suelen localizarse en la pierna. La dermatoscopia puede mostrar las características típicas de las queratosis seborreicas, pero también vasos polimorfos, reticulado negativo y glóbulos marrones.

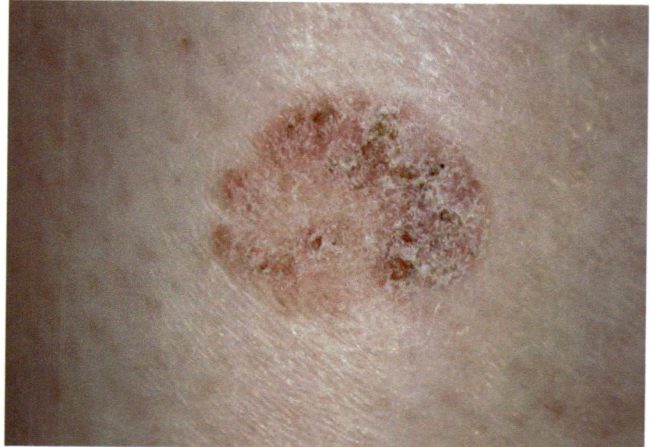

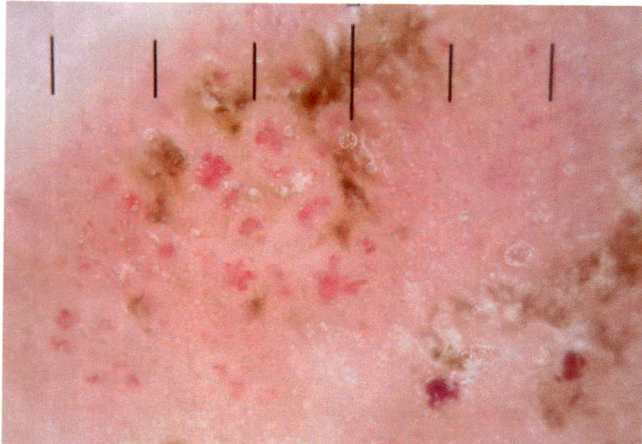

Placa escamosa sospechosa rosada-parda en la pierna de una mujer de 70 años: en esta queratosis seborreica clonal confirmada por histopatología, la dermatoscopia muestra vasos irregulares enrollados o glomerulares, eritema y agregados de queratina.

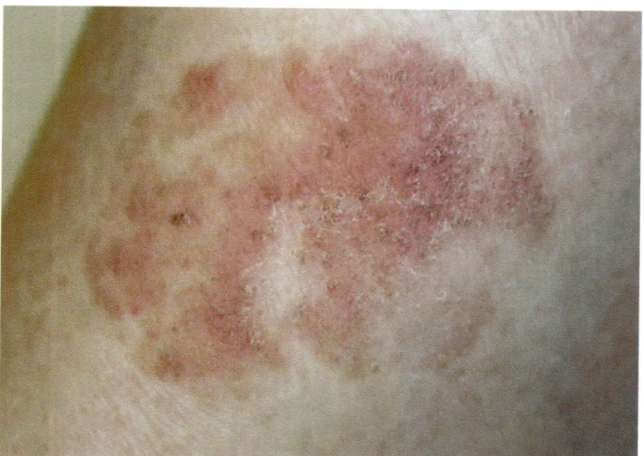

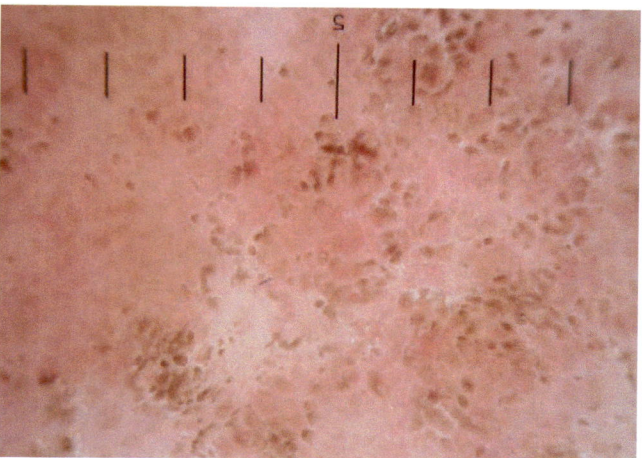

Placa verrugosa rosada-parda de gran tamaño en la pierna de una mujer de 60 años: en esta queratosis seborreica clonal confirmada por histopatología, la dermatoscopia muestra un eritema y múltiples glóbulos marrones con reticulado negativo.

Longo C, et al. Clonal seborrhoeic keratosis: dermoscopic and confocal microscopy characterization. *J Eur Acad Dermatol Venereol* 2014;28(10):1397-1400.

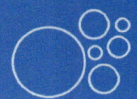

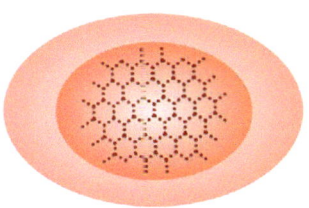

El acantoma de células claras es un tumor cutáneo benigno y una variante de la queratosis seborreica. Clínicamente, estos tumores se presentan como una pápula abovedada solitaria, asintomática, de crecimiento lento y de color rojo o pardo-rojizo en los miembros inferiores. En raras ocasiones pueden ser múltiples. Tienen una morfología vascular distintiva en la dermatoscopia, con vasos punteados y enrollados o glomerulares de disposición regular, informados como patrón en "collar de perlas".

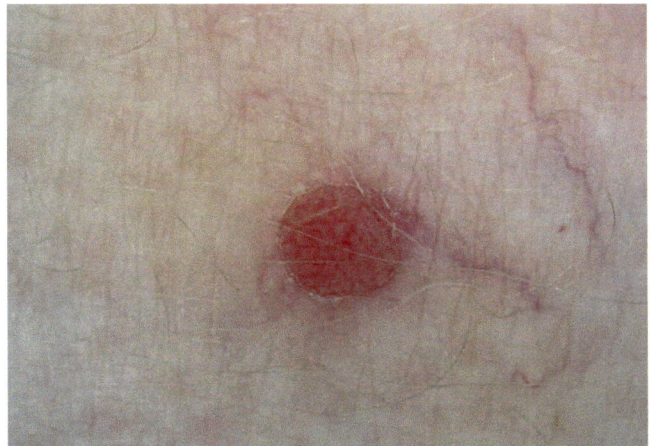

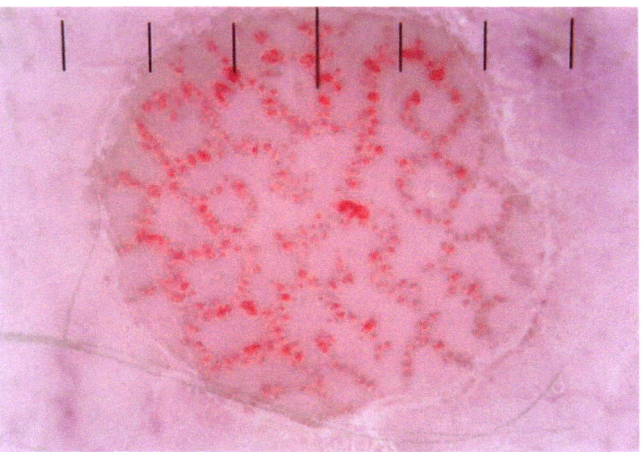

Pápula rosada solitaria en la pierna de un hombre de 80 años: en este acantoma de células claras, la dermatoscopia muestra vasos punteados y enrollados/glomerulares de disposición regular, con patrón en "collar de perlas" sobre una base rosada homogénea.

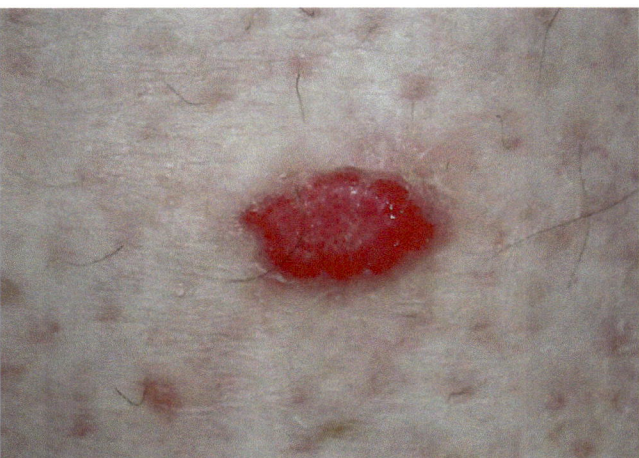

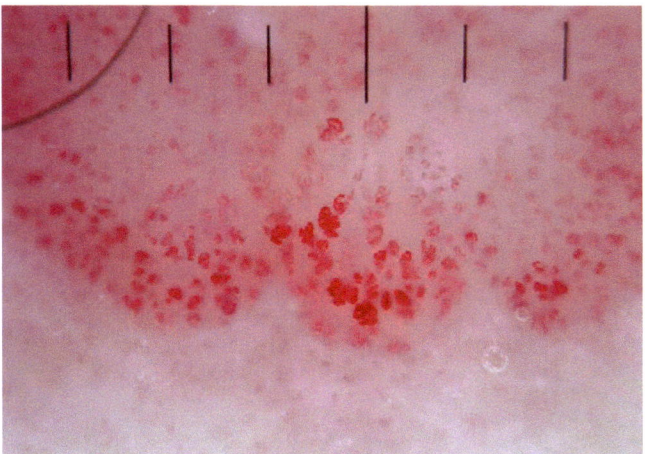

Placa vascular en la pierna de una mujer de 60 años: en este acantoma de células claras confirmado por histopatología, la dermatoscopia muestra vasos punteados y enrollados/glomerulares, con patrón en "collar de perlas" sobre una base rosada homogénea.

Lyons G, et al. Dermoscopic features of clear cell acanthomas: five new cases and a review of existing published cases. *Aust J Dermatol* 2015;56(3):206-11.

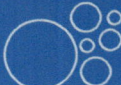

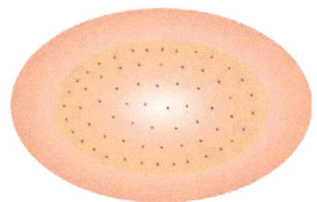

Las lesiones cutáneas epidérmicas benignas, por lo general lentigos solares o queratosis seborreicas planas, pueden verse afectadas por una respuesta inflamatoria liquenoide inducida por el huésped que provoca cambios de corta duración en el aspecto. Es importante destacar que, durante la fase inflamatoria, el margen periférico suele estar muy bien definido y las características residuales de la lesión cutánea preexistente pueden no ser visibles. Las características dermatoscópicas suelen ser mínimas, con un color rosado uniforme y dilatación vascular inespecífica.

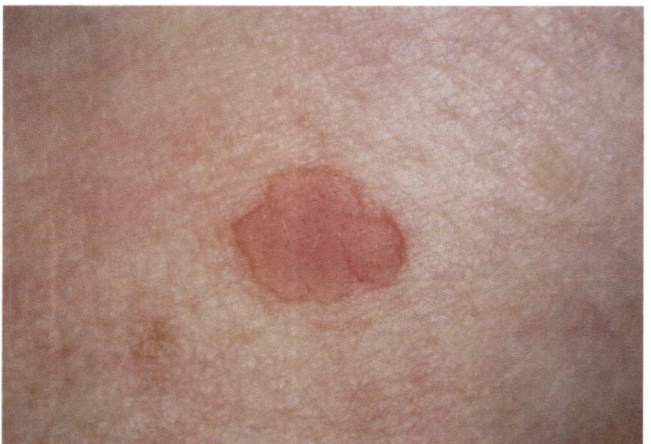
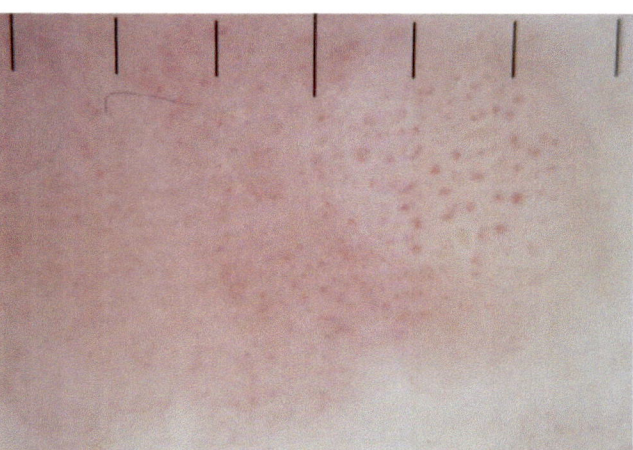

Placa rosada solitaria de aparición reciente, con un margen periférico claro, en el brazo de una mujer de 40 años: en esta queratosis liquenoide benigna confirmada por histopatología, la dermatoscopia muestra un color rosado uniforme, con vasos punteados excéntricos.

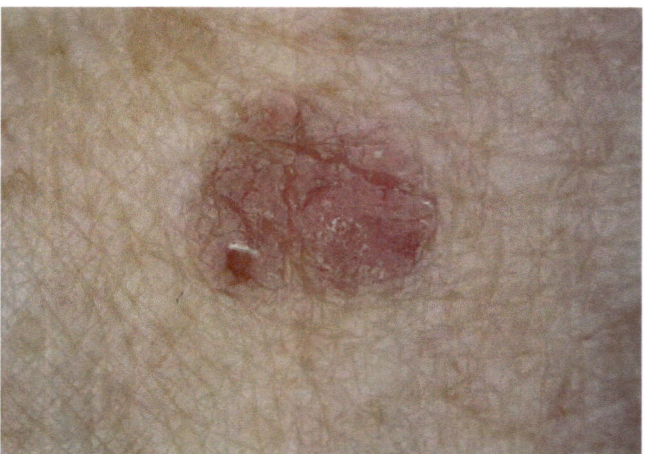
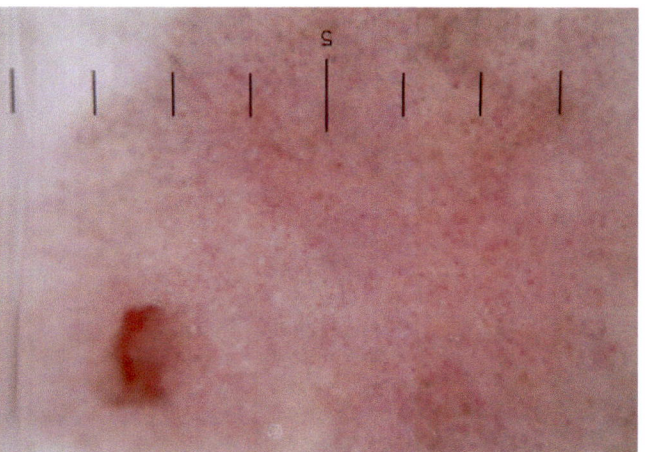

Mujer de 60 años con una placa pruriginosa e inflamada excoriada en el dorso de la mano: la dermatoscopia muestra un eritema uniforme, con vasos punteados, compatible con inflamación liquenoide de un lentigo solar.

Gori A, et al. Clinical and dermoscopic features of lichenoid keratosis: A retrospective case study. *J Cutan Med Surg* 2018:22(6):561-66.

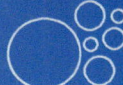
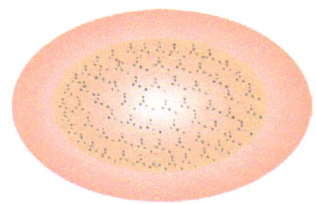

Después de la fase inflamatoria, el pigmento epidérmico desciende hacia la dermis y causa una pigmentación granular gris difusa. Con frecuencia, no hay evidencia de la lesión cutánea preexistente. En la dermatoscopia, los puntos grises se distribuyen de manera uniforme en toda la lesión y también alrededor de los folículos, con un borde bien delimitado. Este aspecto se describe como "salpicado".

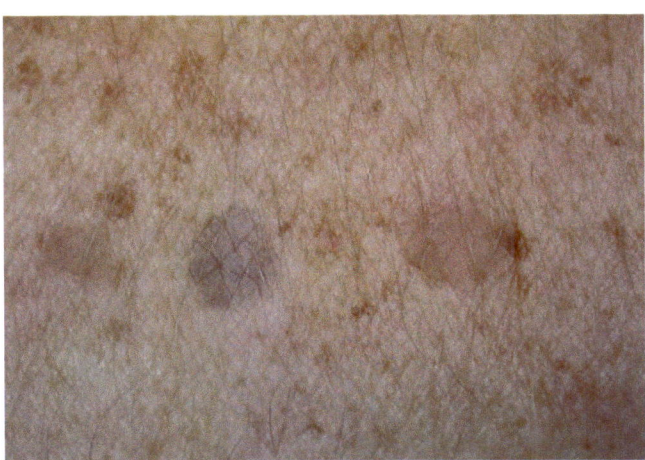
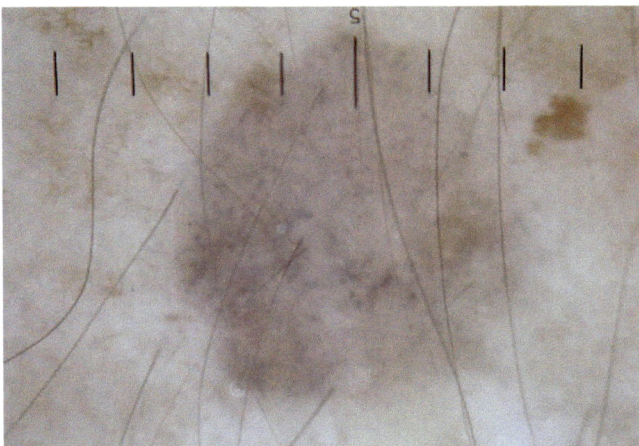

Par de máculas pigmentadas en el brazo de un hombre de 50 años: en esta queratosis liquenoide benigna originada en un lentigo solar, la dermatoscopia muestra un salpicado granular gris uniforme.

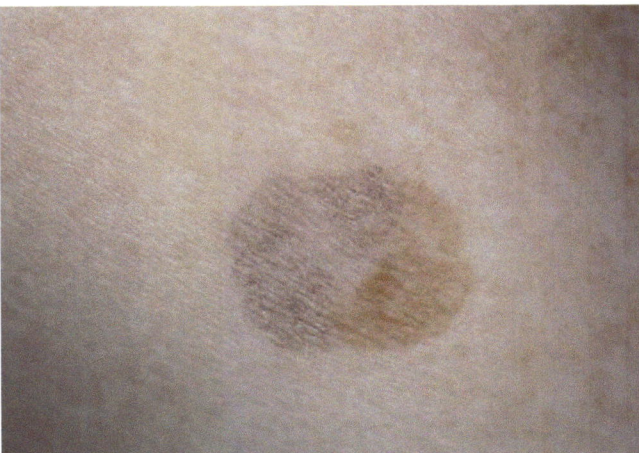
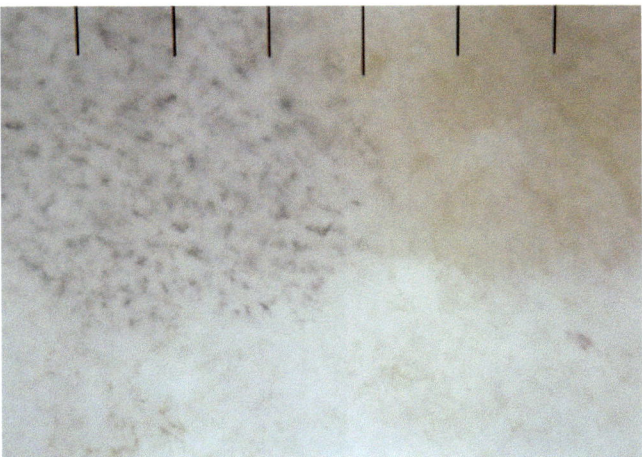

Mácula de dos tonos gris-bronceada en el hombro de una mujer de 60 años: en esta queratosis liquenoide benigna originada en un lentigo solar, la dermatoscopia muestra remanentes de un lentigo solar, con una zona claramente definida de salpicado gris uniforme.

Zaballos P, et al. Studying regression of seborrhoeic keratosis in lichenoid keratosis with sequential dermoscopy imaging. *Dermatology* 2010;220(2):103-9.

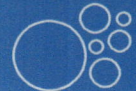
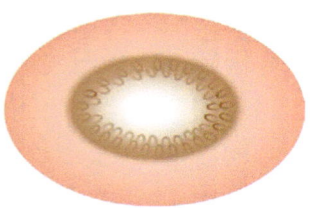

Un dermatofibroma es una proliferación benigna del colágeno dérmico. Se desconoce la causa, pero estas lesiones pueden ser inducidas por una picadura de insecto o un pelo encarnado. Por lo general, se presentan en sitios anatómicos expuestos como papulonódulos dérmicos firmes y ligeramente pigmentados, que se invaginan ante la compresión. Las características dermatoscópicas son un reticulado pigmentario periférico y una zona central similar a una cicatriz. Se pueden observar vasos punteados dentro de las estructuras anulares del reticulado. Los dermatofibromas tempranos pueden simular lesiones melanocíticas.

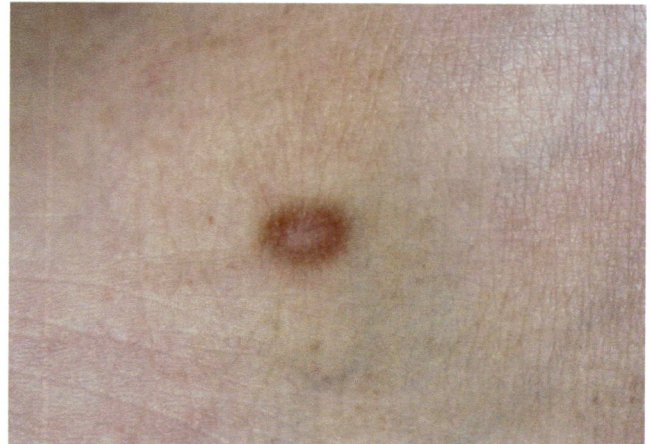
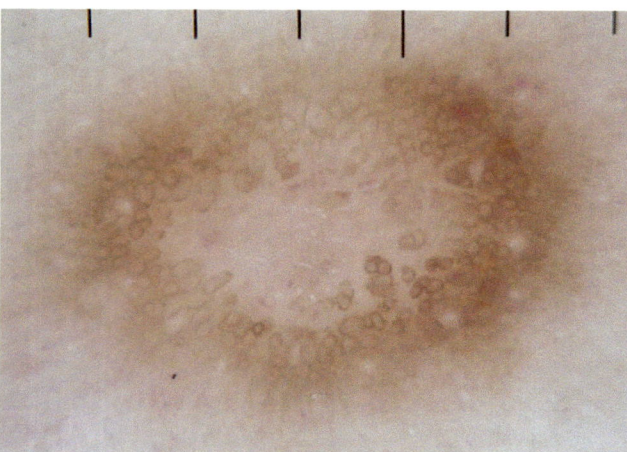

Placa bronceada en el tobillo de una mujer de 40 años: en este dermatofibroma, la dermatoscopia muestra una lesión simétrica con una zona central similar a una cicatriz y un reticulado pigmentario periférico.

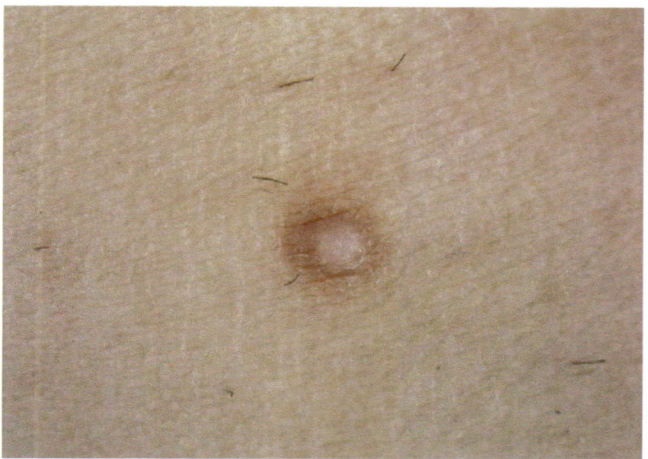
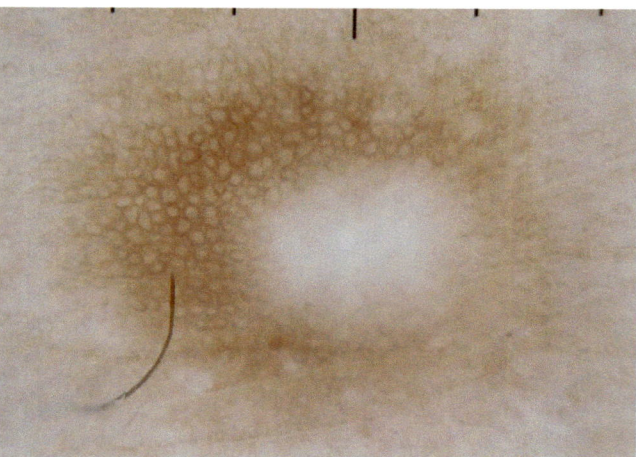

Pápula bronceada solitaria en la pierna de una mujer de 30 años: en este dermatofibroma, la dermatoscopia muestra una zona central similar a una cicatriz y un reticulado pigmentario periférico de color pardo claro.

Puig S, et al. Dermoscopy of dermatofibroma. *Arch Dermatol* 2005;141(1):122.

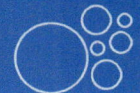

Dermatofibroma hipopigmentado

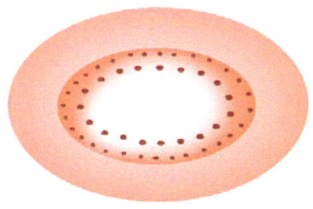

En la dermatoscopia, los dermatofibromas en pacientes de piel clara pueden presentarse como una pápula o un nódulo rosado solitario, con vasos punteados. El diagnóstico diferencial es extenso y comprende melanoma amelanótico y tumores desmoplásicos. Si después de la anamnesis, el examen clínico y la dermatoscopia persiste alguna sospecha, se debe considerar indicar un examen histopatológico.

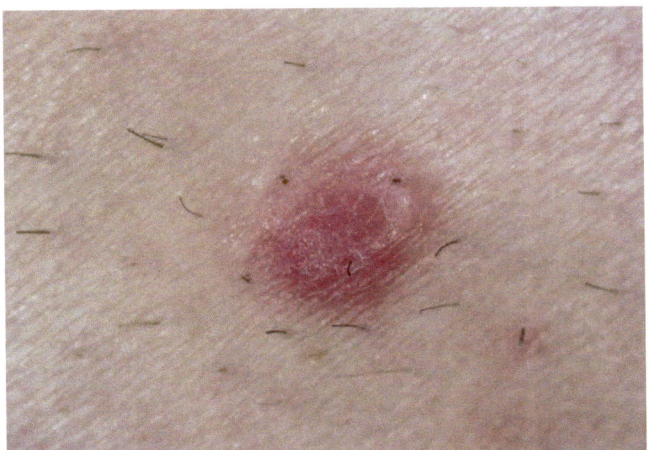

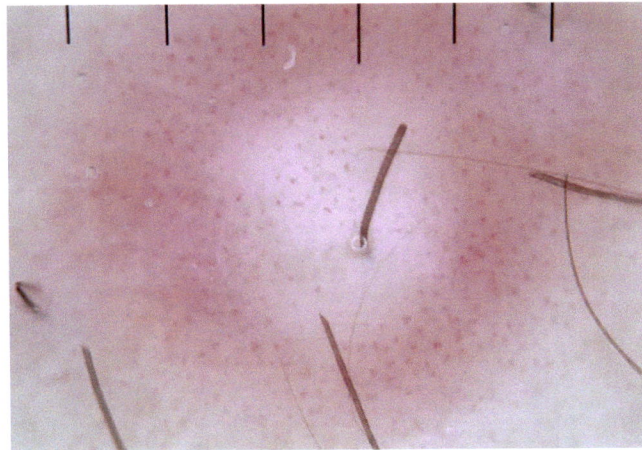

Nódulo/placa firme y solitario de color rosado en la pierna de una mujer de 30 años: en este dermatofibroma confirmado por histopatología, la dermatoscopia muestra una base pálida y rosada sin estructura, con múltiples vasos punteados.

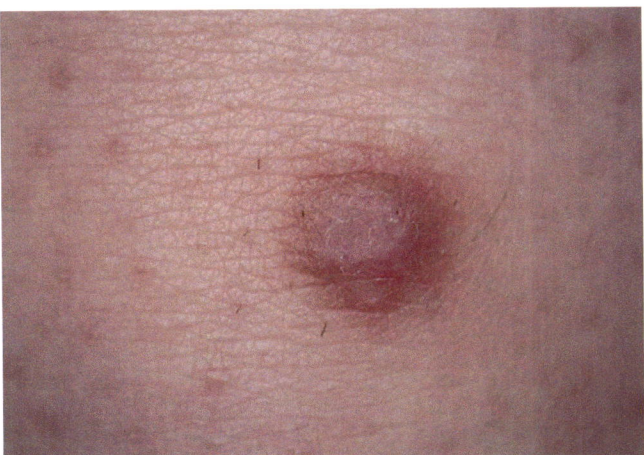

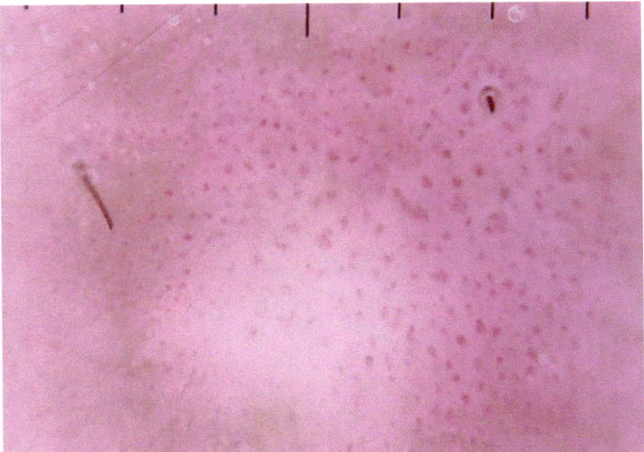

Nódulo firme, solitario y de color rosado en la pierna de una mujer de 40 años: en este dermatofibroma confirmado por histopatología, la dermatoscopia muestra una base pálida y rosada sin estructura, con múltiples vasos punteados.

Zaballos P, et al. Dermoscopy of dermatofibromas: a prospective morphological study of 412 cases. *Arch Dermatol* 2008;144(1):75-83.

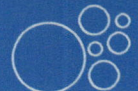

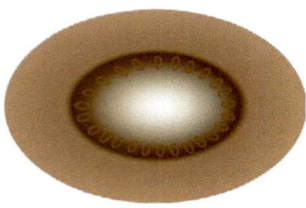

En la piel oscura se acentúan las características pigmentadas dentro de un dermatofibroma, y las características vasculares pueden ser difíciles de ver o estar ausentes. Cuando sobreviene cicatrización, la interfaz entre la cicatriz central y la piel pigmentada adyacente puede ayudar a ilustrar características dermatoscópicas adicionales, como hiperpigmentación granular, pigmentación folicular, y glóbulos pigmentados y puntos negros en la superficie de la epidermis acantósica.

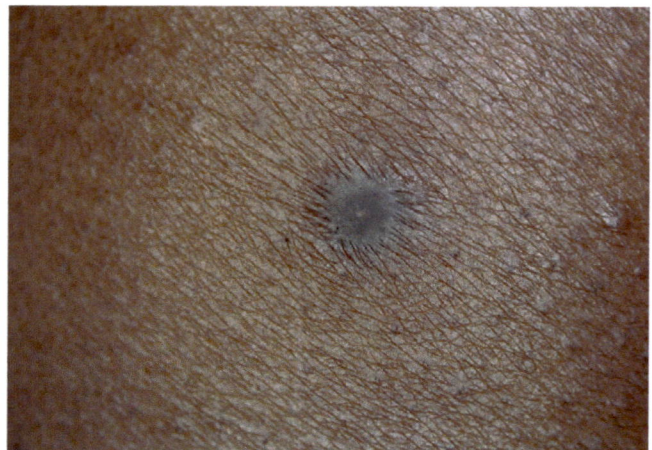

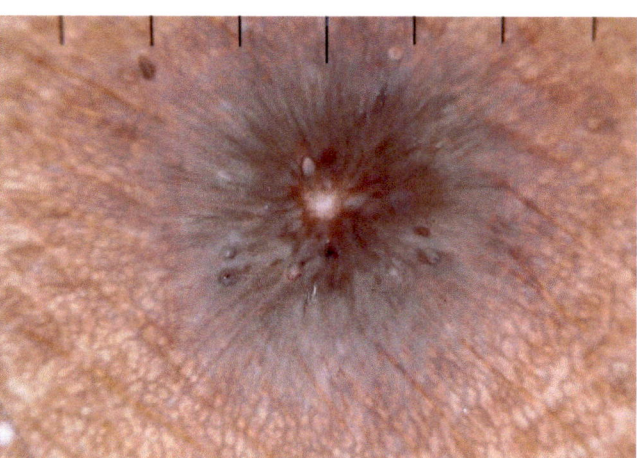

Placa pigmentada en el tobillo de una mujer de 40 años: en este dermatofibroma, la dermatoscopia muestra una lesión simétrica, con un pequeño foco central similar a una cicatriz, hiperpigmentación granular radial y círculos foliculares.

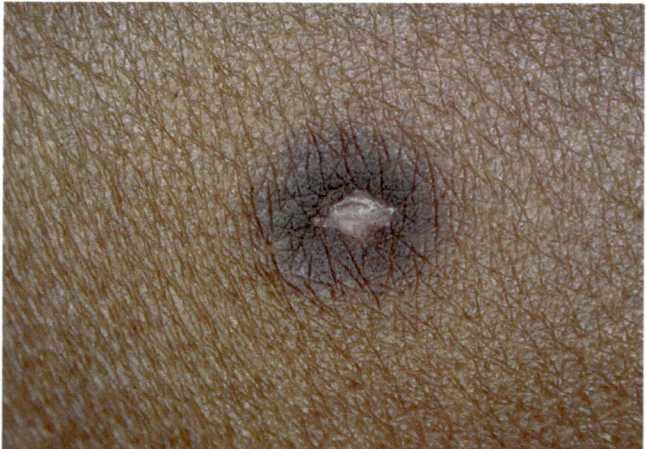

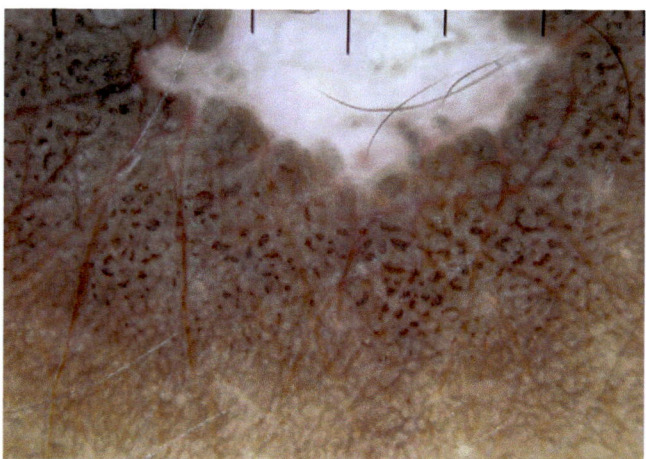

Placa dérmica cicatrizada en la espalda de una mujer de 40 años: en este dermatofibroma, la dermatoscopia muestra una zona central blanquecina-rosada similar a una cicatriz y una clara delimitación respecto de agregados pigmentados marrones con puntos negros, que se mezclan periféricamente con la piel normal.

El examen clínico, la anamnesis y la consideración de la localización anatómica son características que, sumadas a la dermatoscopia, ayudan a confirmar el diagnóstico de dermatofibroma en la piel oscura. Si persiste alguna duda diagnóstica, corresponde considerar la indicación de una biopsia.

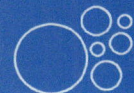

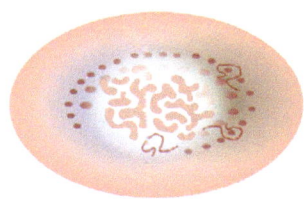

El diagnóstico diferencial de los dermatofibromas con patrón atípico es extenso, e incluye una serie de tumores cutáneos benignos y malignos. Las variantes comunes son dermatofibromas celulares y aneurismáticos. Sin embargo, como las características clínicas y dermatoscópicas se superponen con lesiones malignas, se recomienda estudiar la histopatología para confirmar el diagnóstico.

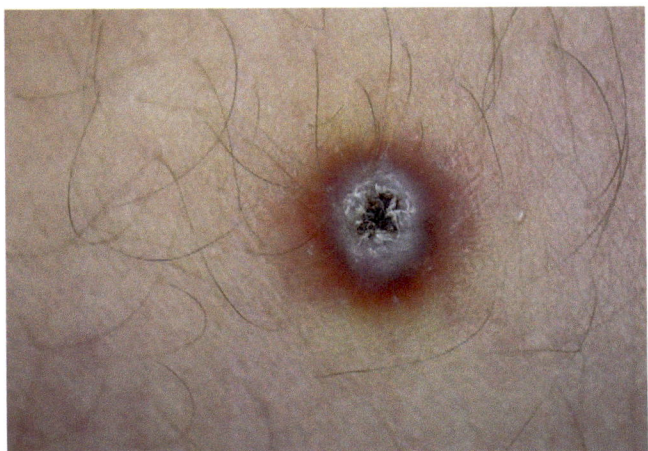

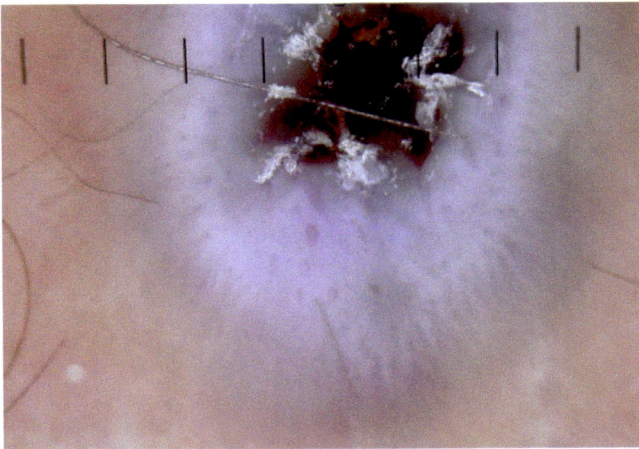

Úlcera firme en la pierna de un hombre de 50 años: en este dermatofibroma aneurismático confirmado por histopatología, la dermatoscopia muestra una base púrpura, con vasos radiales en forma de horquilla y ulceración central.

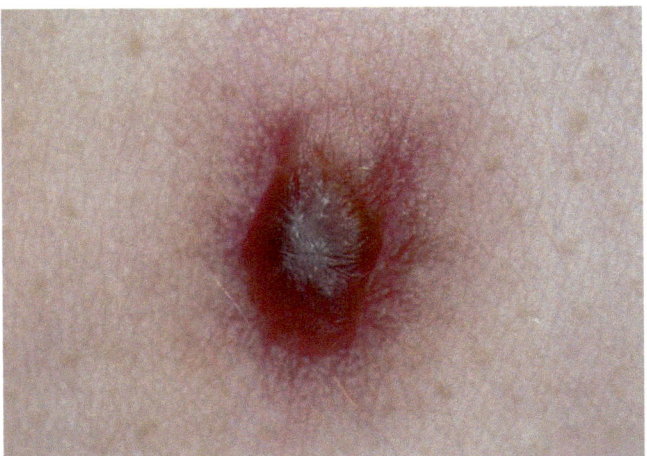

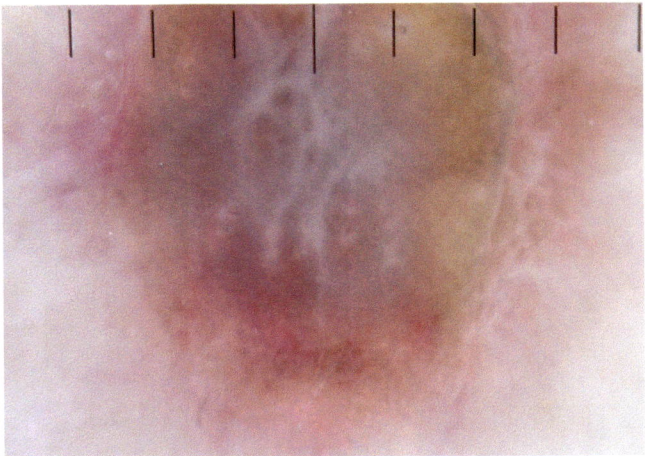

Placa pigmentada indurada, sospechosa, en la pierna de una mujer de 40 años: en este dermatofibroma confirmado por histopatología, la dermatoscopia muestra múltiples colores y un reticulado negativo.

Se debe considerar la extirpación de todos los dermatofibromas atípicos para que un melanoma nodular no pase inadvertido.

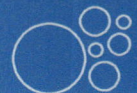
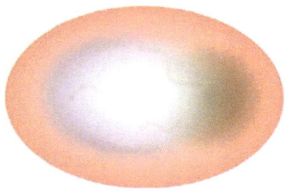

El dermatofibrosarcoma protuberante (DFSP) es un tumor maligno raro que puede plantear un desafío diagnóstico, dado que tiende a carecer de características epidérmicas. La dermatoscopia aquí tiene un valor limitado porque las características observadas son inespecíficas, a menudo son multicomponente e incluyen pigmentación bronceada irregular, estructuras blancas brillantes, zonas desprovistas de estructura y vasos irregulares. Se requiere histopatología para confirmar el diagnóstico.

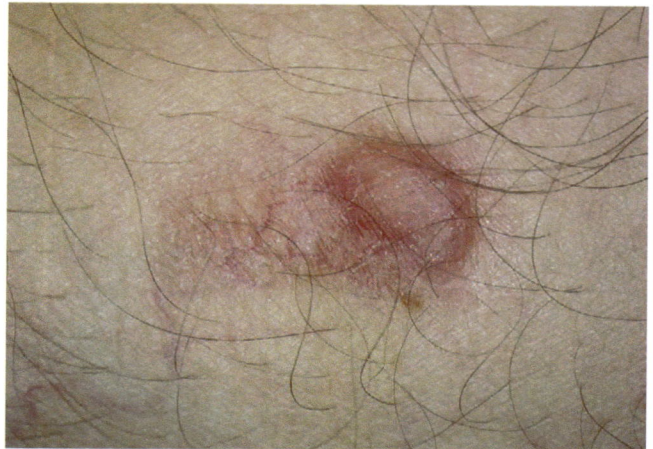

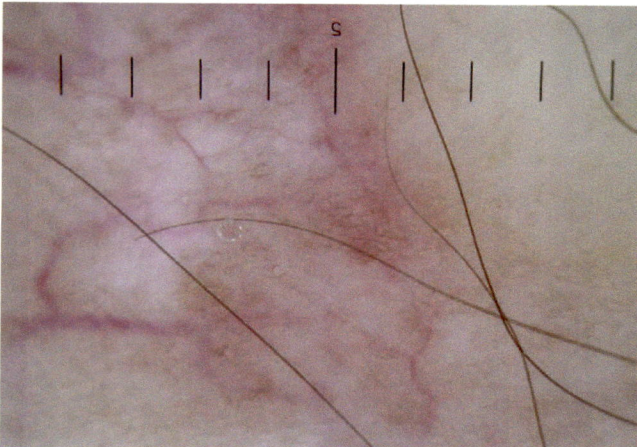

Placa solitaria, firme e indefinida y del color de la piel en la región abdominal inferior de un hombre de 60 años: en este DFSP confirmado por histopatología, la dermatoscopia muestra zonas sin estructura y vasos irregulares de diferentes profundidades.

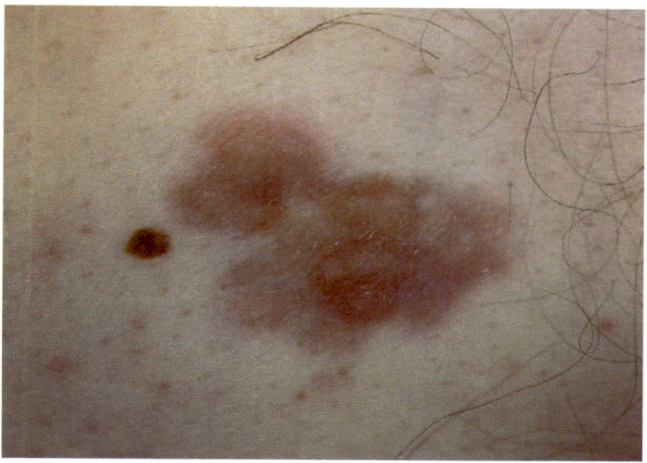

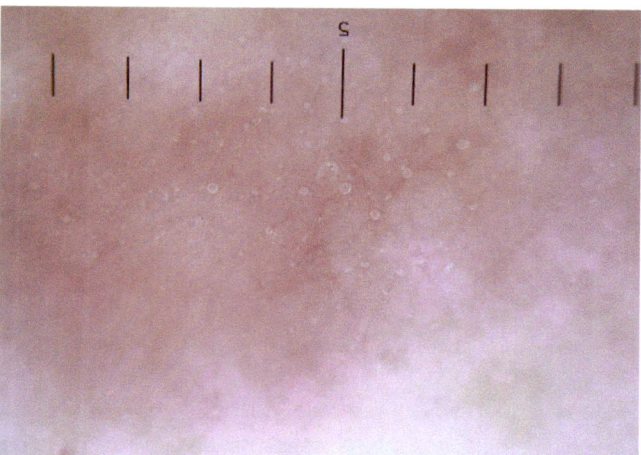

Placa nodular irregular solitaria, mal definida y de color pardo-rosado en la región lumbar de un hombre de 50 años: en este DFSP confirmado por histopatología, la dermatoscopia muestra zonas uniformes desprovistas de estructura sin características diagnósticas.

Bernard J, et al. Dermoscopy of dermatofibrosarcoma protuberans: a study of 15 cases. *Br J Dermatol* 2013;169(1):85-90.

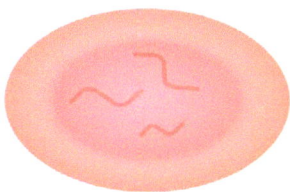

El neurofibroma es un tumor benigno de la vaina nerviosa. Estos tumores pueden aparecer de manera esporádica como una lesión única, o ser múltiples como parte de la neurofibromatosis. Son pápulas/nódulos de color piel, blandos y totalmente compresibles, que tienen características dermatoscópicas inespecíficas, e incluyen zonas desprovistas de estructura, pigmentación periférica clara y vasos lineales mal enfocados. Los neurofibromas solitarios pueden requerir histopatología para la confirmación del diagnóstico.

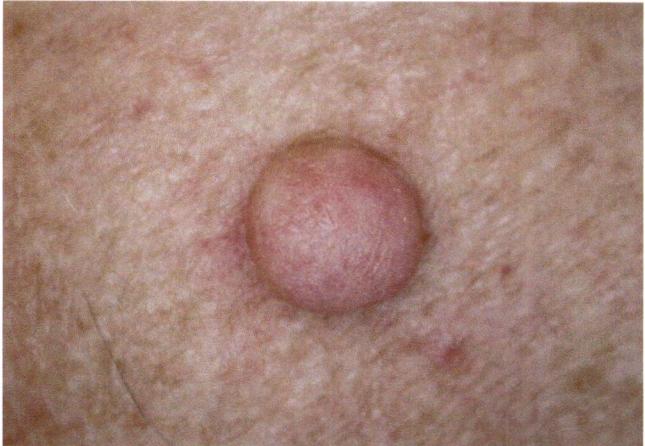
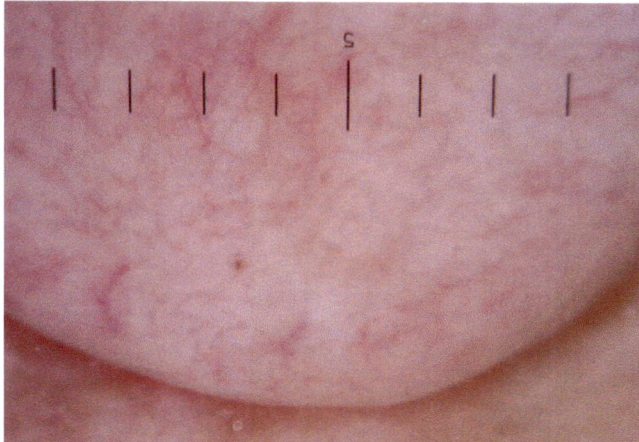

Placa blanda, exofítica y solitaria en la parte media de la espalda de un hombre de 70 años: en este neurofibroma confirmado por histopatología, la dermatoscopia muestra zonas sin estructura y vasos lineales mal enfocados.

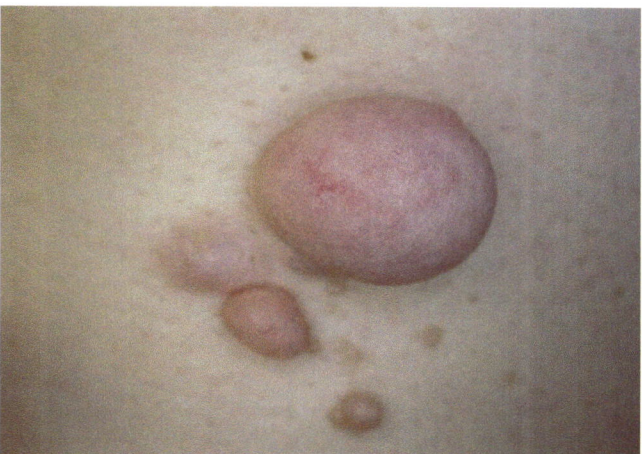
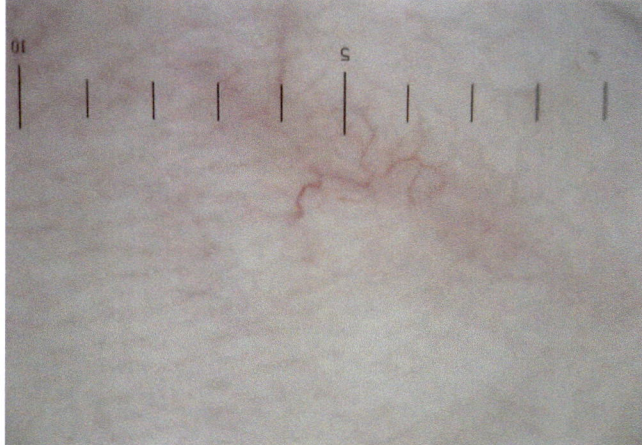

Placa segmentaria de múltiples pápulas blandas y exofíticas en el flanco de una mujer de 60 años con diagnóstico de neurofibromatosis: la dermatoscopia muestra solo vasos subyacentes en uno de los neurofibromas diagnosticados clínicamente.

Duman N, Elmas M. Dermoscopy of cutaneous neurofibromas associated with neurofibromatosis Type 1. *J Am Acad Dermatol* 2015;73(3):529-31.

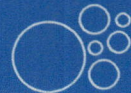
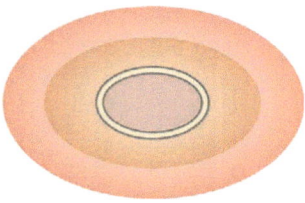

La poroqueratosis es un trastorno de la queratinización caracterizado por una placa atrófica anular única (poroqueratosis de Mibelli) o múltiples placas atróficas anulares (poroqueratosis actínica superficial diseminada, PASD) con un borde queratósico. El borde queratósico típico corresponde a la lámina córnea en la histopatología, que se ve como una línea de doble filo en la dermatoscopia. En el centro atrófico, a veces, pueden observarse diferentes tipos de vasos, estructuras blancas brillantes y pigmentación parda clara.

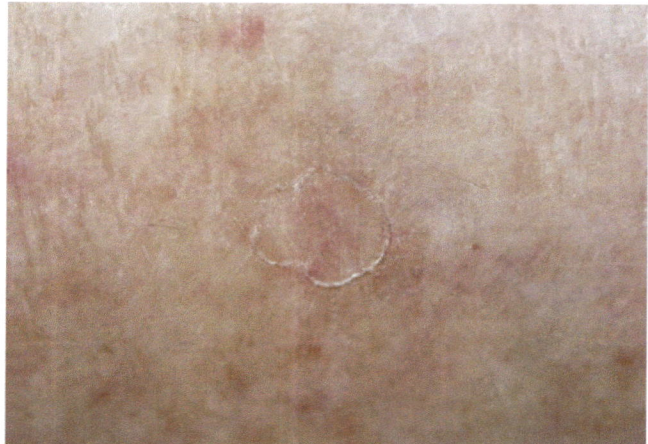
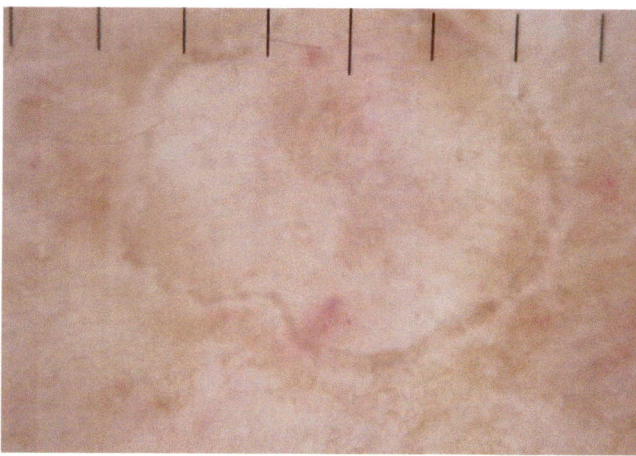

Múltiples máculas escamosas separadas en las piernas y antebrazos de una mujer de 60 años con diagnóstico de PASD: la dermatoscopia muestra el borde queratósico típico que se corresponde con la lámina córnea en la histopatología.

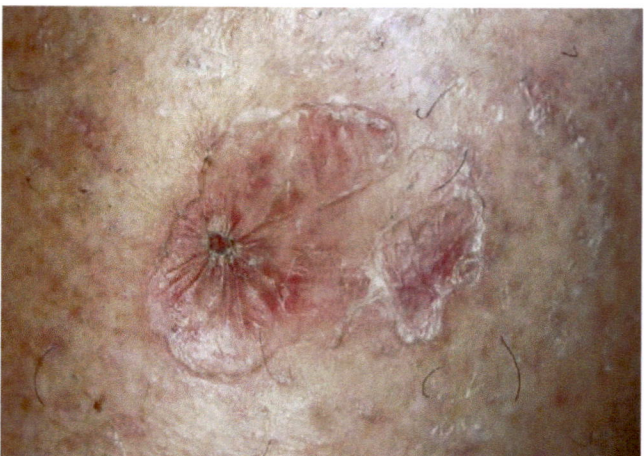
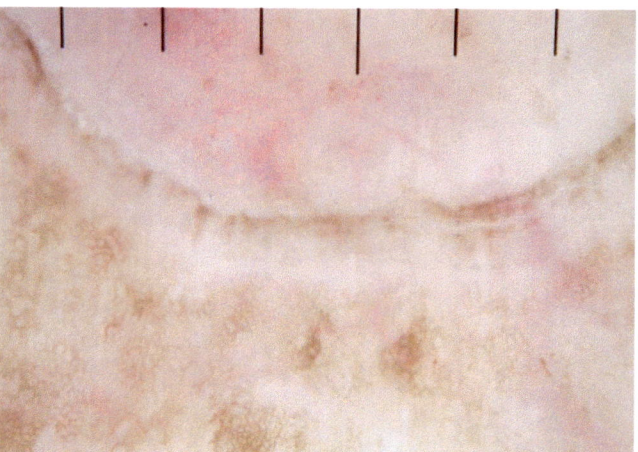

Placa atrófica grande de poroqueratosis de Mibelli en la pierna de una mujer de 55 años: la dermatoscopia muestra el borde queratósico característico, la base de piel fotoenvejecida y un leve eritema, así como también pequeños vasos punteados dentro del borde queratósico.

Zaar O, et al. Dermoscopy of porokeratosis: results from a multicentre study of the International Dermoscopy Society. *J Eur Acad Dermatol Venereol* 2021;35(10):2091-6.

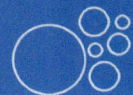
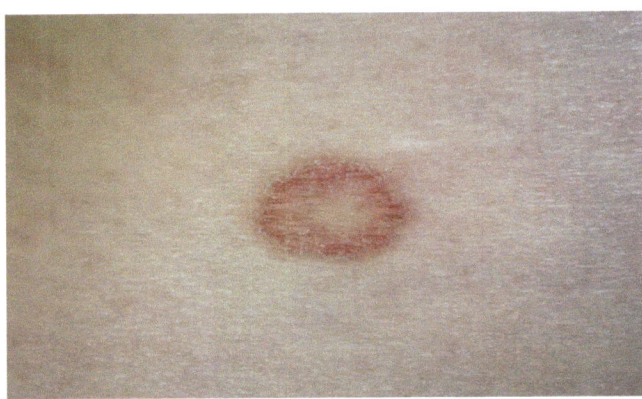
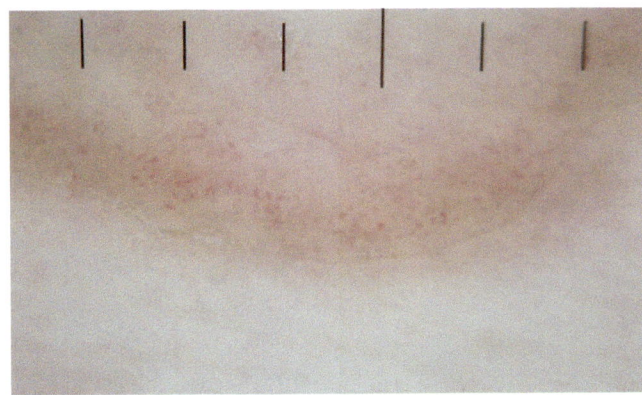

Mácula rosada y bronceada en la parte superior del muslo de una mujer de 70 años: la dermatoscopia muestra un borde periférico de queratina bien delimitado y vasos centrales pequeños punteados y enrollados/glomerulares en este caso de poroqueratosis.

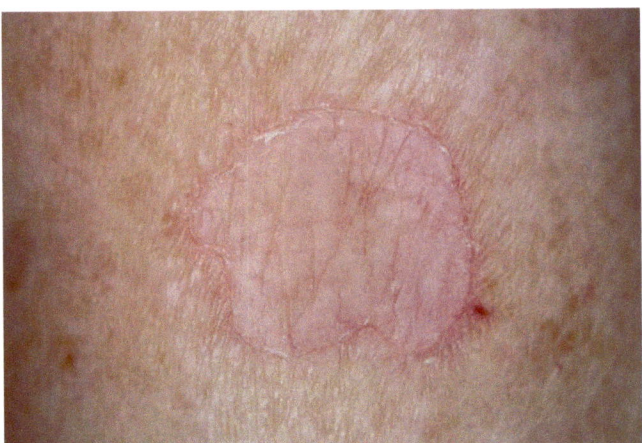
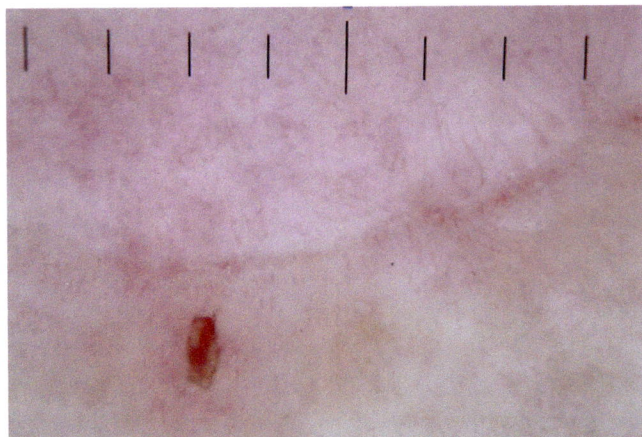

Placa inflamada en el brazo de una mujer de 60 años: la dermatoscopia muestra múltiples vasos en forma de bucle u horquilla y vasos lineales en el margen periférico, así como también pérdida de pigmentación en el centro.

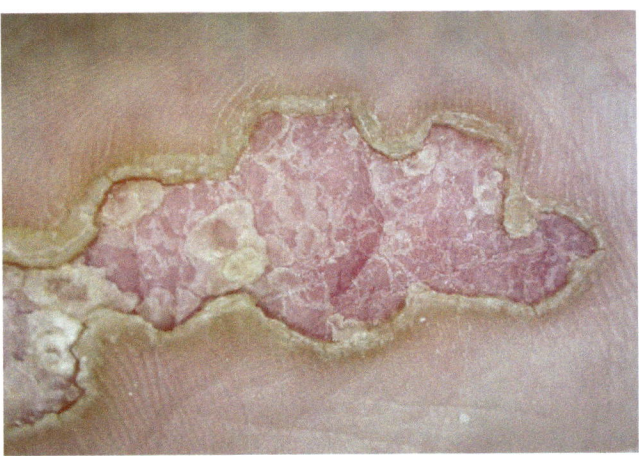
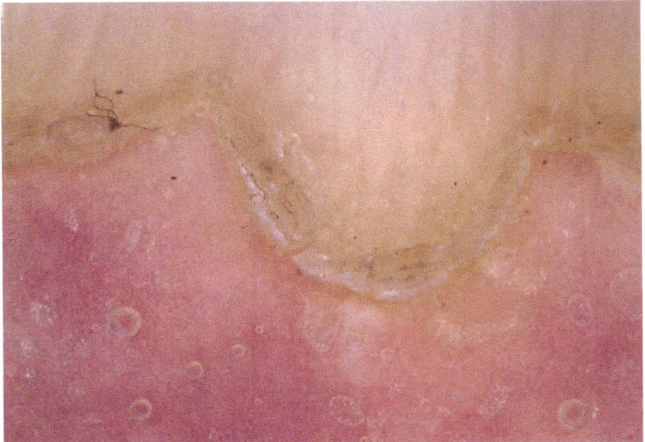

Un caso de toda la vida de poroqueratosis gigante de Mibelli localizada en el pie, que se extiende hasta la planta: la dermatoscopia muestra un eritema central y un margen hiperqueratósico periférico.

Si bien suele afectar a la piel dañada por el sol, la poroqueratosis también puede aparecer en piel sin fotoenvejecimiento. Cuando está inflamada, puede causar dudas diagnósticas porque el borde de queratina puede ser menos visible.

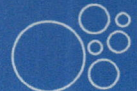

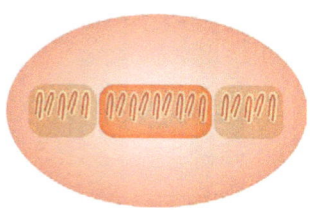

Los nevos epidérmicos son malformaciones cutáneas benignas causadas por mosaicismo poscigótico que afecta a los queratinocitos del ectodermo. Aparecen en la infancia, lo que ayuda a diferenciarlos de otras dermatosis. El diagnóstico se basa en la presentación clínica, que puede ser variable. Suelen remedar tanto queratosis seborreicas como verrugas virales. Una variante inflamatoria es el nevo epidérmico verrugoso inflamatorio lineal (NEVIL).

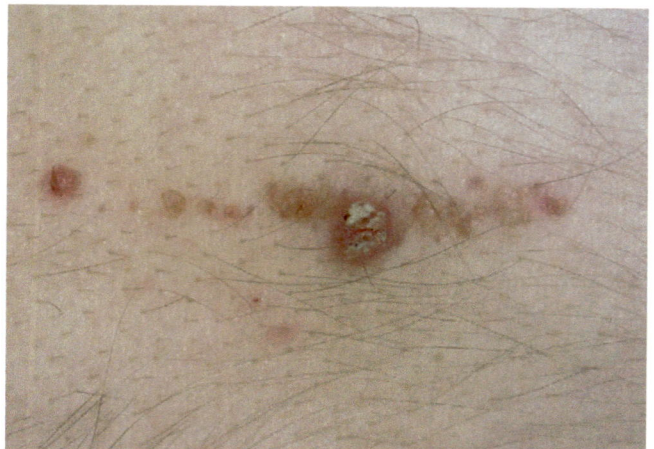

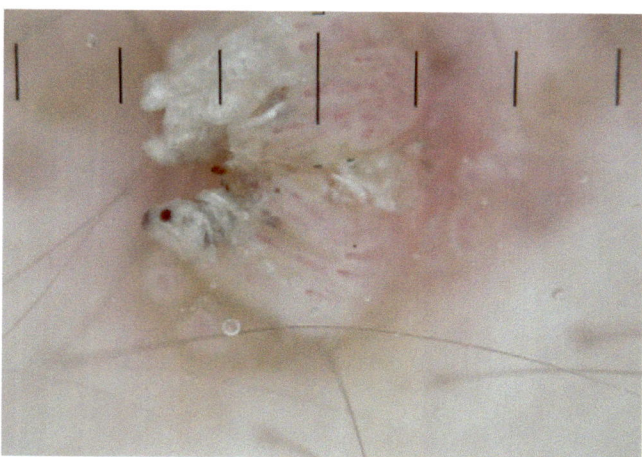

Placa verrugosa lineal en la nuca de un hombre de 20 años, que no responde al tratamiento contra verrugas virales: la dermatoscopia muestra vasos en forma de bucle u horquilla, con puntos negros dentro de espiras de queratina compatibles con NEVIL.

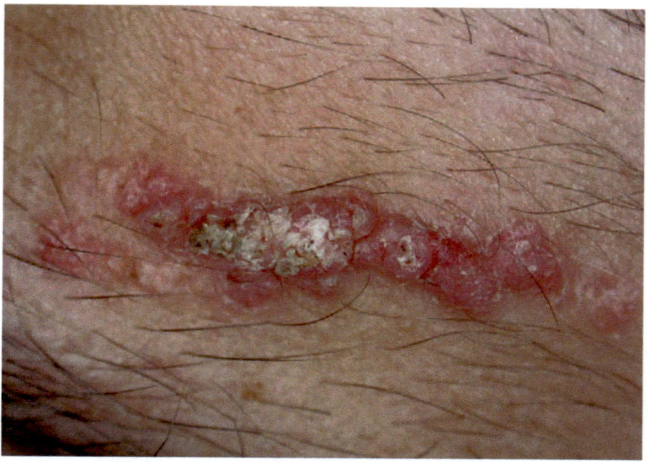

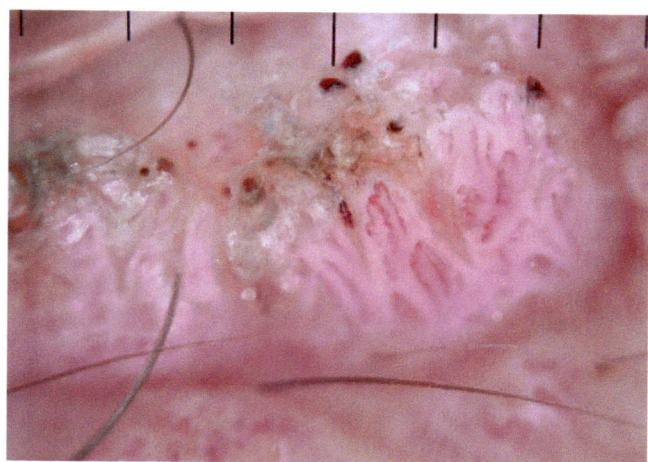

Placa verrugosa lineal inflamada presente durante toda la vida en la frente de un hombre de 30 años: la dermatoscopia muestra vasos en forma de bucle dentro de espiras hiperqueratósicas filiformes, con halos blancos, en otro caso de NEVIL.

Verzi A, et al. Verrucous epidermal nevus: dermoscopy, reflectance confocal microscopy, and histopathological correlation. *Dermatol Pract Concept* 2019;9(3):230-1.

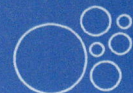

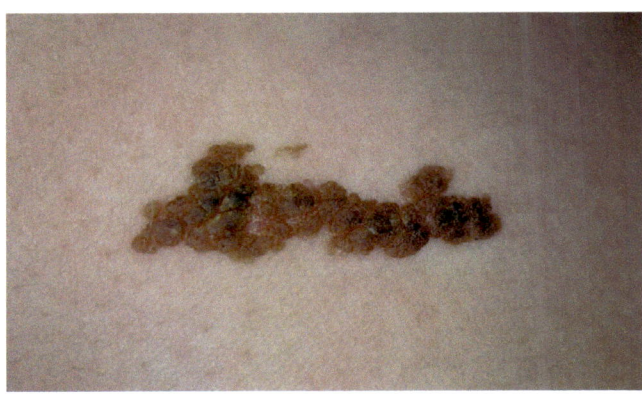 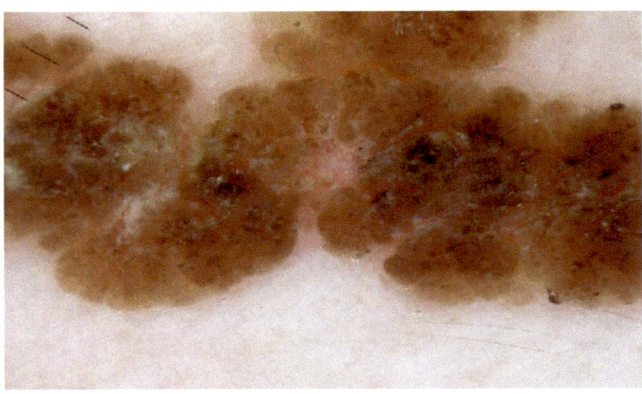

Placa verrugosa lineal de pigmentación variable y largo tiempo de evolución en la región lumbar de una mujer de 20 años: la dermatoscopia muestra agregados de queratina parda claramente delimitados compatibles con un nevo epidérmico.

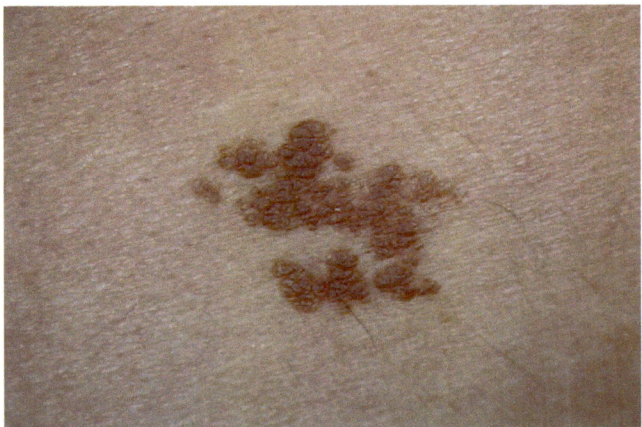 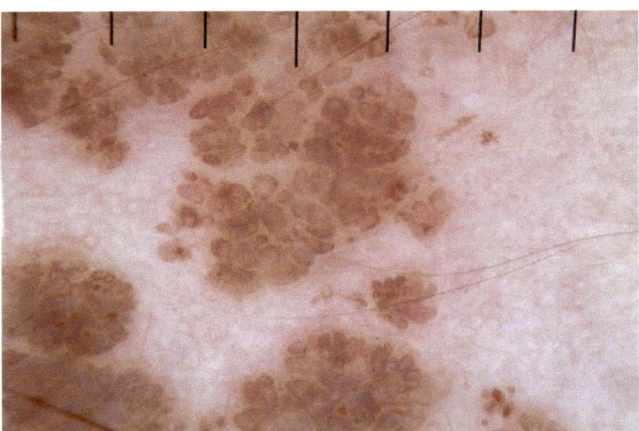

Placa verrugosa multifocal en la espalda de un hombre de 30 años: en este nevo epidérmico, la dermatoscopia muestra múltiples glóbulos anulares marrones que se fusionan en estructuras cerebriformes (en la parte inferior).

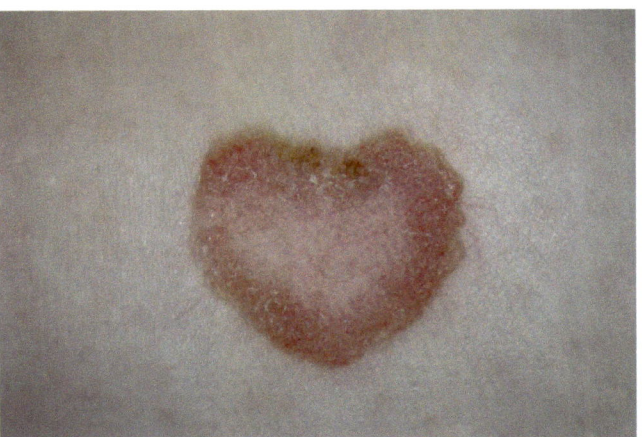 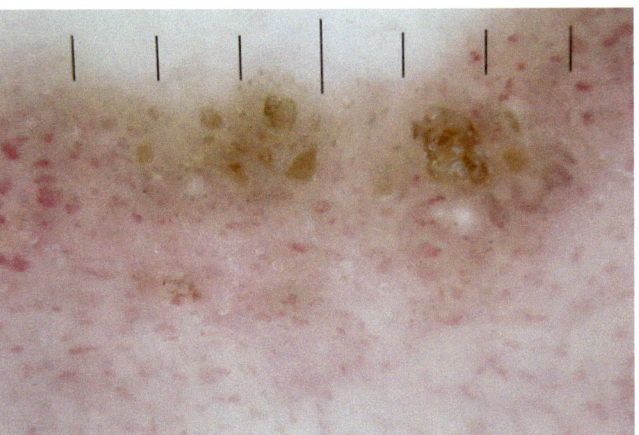

Placa verrugosa rosada en forma de corazón (cordada) en la pierna de una mujer de 40 años: este nevo epidérmico confirmado por histopatología, la dermatoscopia muestra vasos periféricos lineales y enrollados/glomerulares y agregados de queratina de color amarillo-pardo.

Por lo general, un nevo epidérmico puede presentar características de una queratosis seborreica. A veces, en caso de presentaciones atípicas es preciso practicar una biopsia para confirmar el diagnóstico.

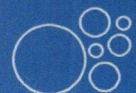
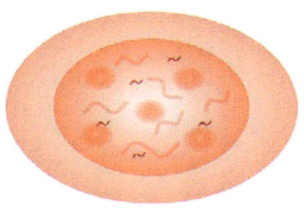

El linfoma cutáneo de linfocitos T (LCCT) tiene muchas presentaciones que comparten características clínicas con una serie de dermatosis inflamatorias, infecciosas y neoplásicas. La dermatoscopia es inespecífica y no es fiable en esta entidad, por lo que siempre se debe confirmar el diagnóstico con histopatología inicial y, luego, con investigaciones adicionales según sea necesario.

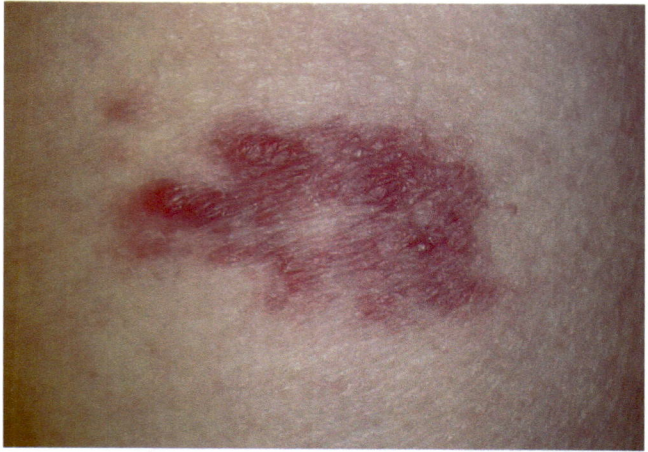

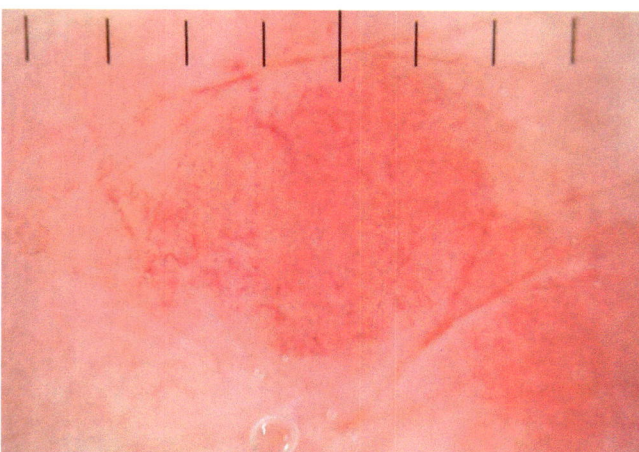

Placa eritematosa multifocal en el flanco de una mujer de 60 años: la dermatoscopia muestra zonas eritematosas sin estructura y vasos lineales cortos mal enfocados en este LCCT confirmado por histopatología (linfoma anaplásico de células grandes).

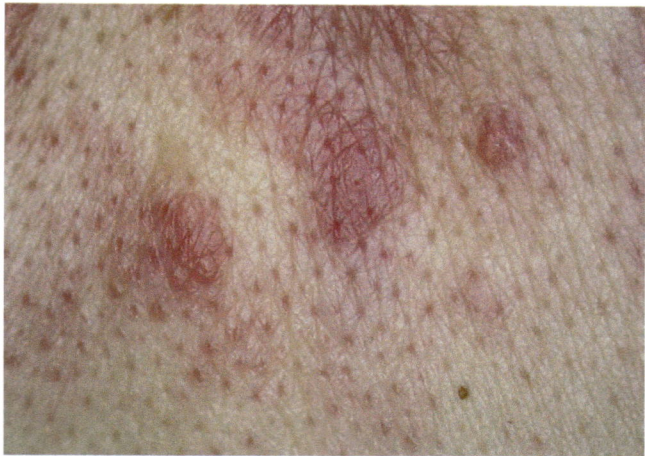

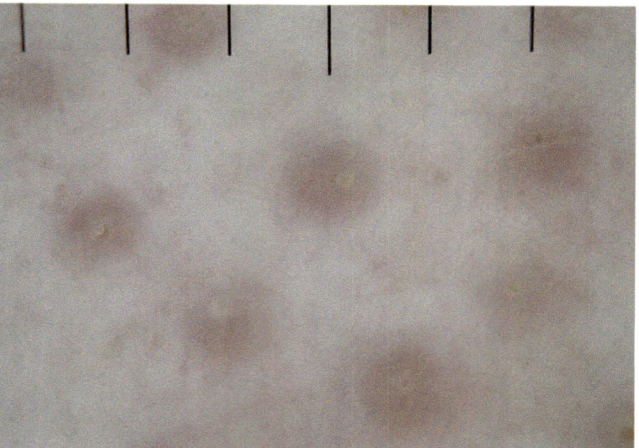

Pápulas eritematosas coalescentes en la espalda de una mujer de 50 años: la dermatoscopia muestra un eritema perifolicular en parches sin estructura confirmado histopatológicamente como LCCT (micosis fungoide).

Lallas A, et al. Dermoscopy of early stage mycosis fungoides. *J Eur Acad Dermatol. Venereol* 2013;27(5):617-21.

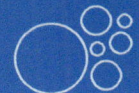

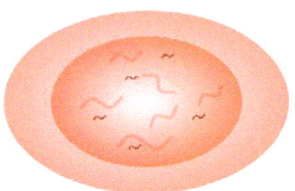

Los seudolinfomas cutáneos son un grupo de afecciones que provocan una proliferación linfocítica reactiva benigna que simula un linfoma cutáneo. Hay muchas causas, incluidas reacciones a picaduras de insectos, infecciones virales, reacciones medicamentosas (p. ej., vacunación) o a los tatuajes. El diagnóstico se realiza mediante una anamnesis detallada y la evaluación de las características clínicas, además de la histopatología. Las características dermatoscópicas no son específicas, pero pueden ayudar a descartar otros diagnósticos.

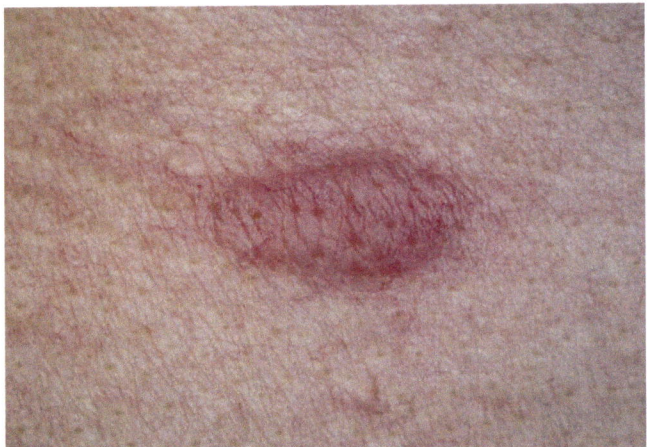

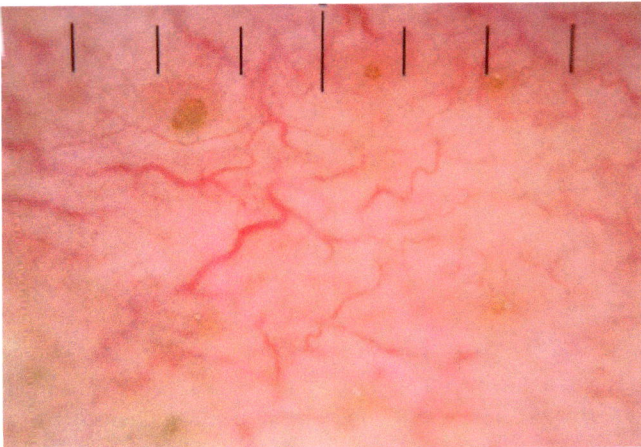

Placa rosada solitaria en la región torácica superior de un hombre de 50 años: en este seudolinfoma confirmado por histopatología, la dermatoscopia muestra un eritema, telangiectasias extensas mal enfocadas e hiperqueratosis folicular, con un margen mal definido.

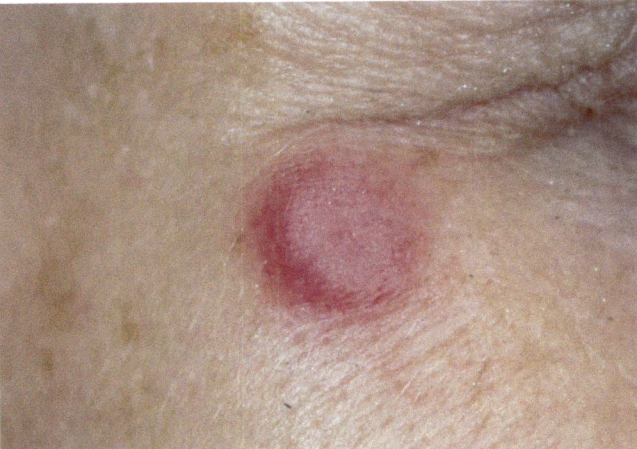

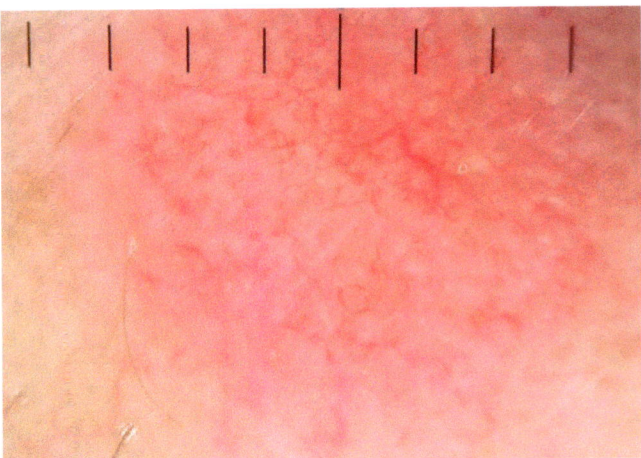

Placa rosada solitaria en el canto lateral de una mujer de 30 años: en este seudolinfoma confirmado por histopatología, la dermatoscopia muestra un eritema y vasos lineales cortos multifocales, con un margen periférico mal definido.

Bambonato C, et al. Dermoscopy of lymphomas and pseudolymphomas. *Dermatol Clin* 2018;36(4):377-88.

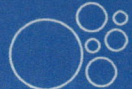
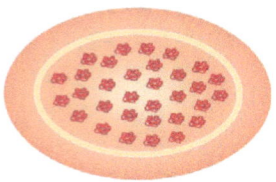

Los poromas ecrinos son tumores benignos solitarios infrecuentes que suelen tener localización acral. Remedan otros tumores cutáneos rosados solitarios; por lo tanto, se impone el estudio histopatológico.

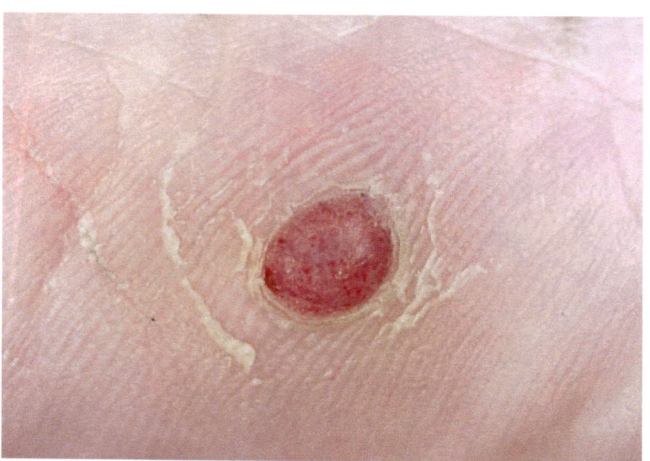

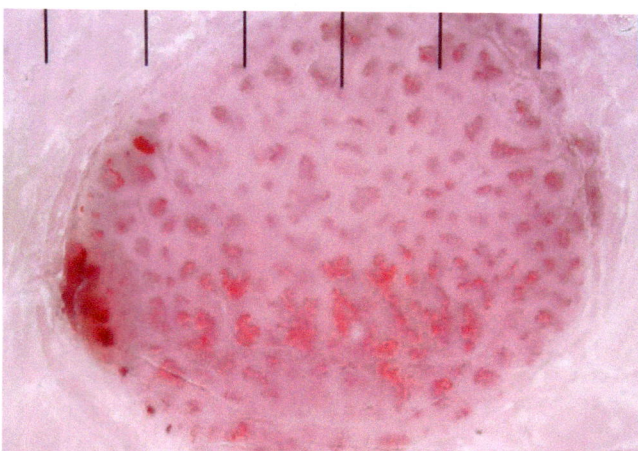

Nódulo rosado bien delimitado en la planta del pie de una mujer de 40 años: en este poroma ecrino confirmado por histopatología, la dermatoscopia muestra un collarete de queratina periférico y múltiples vasos glomerulares distribuidos de manera uniforme.

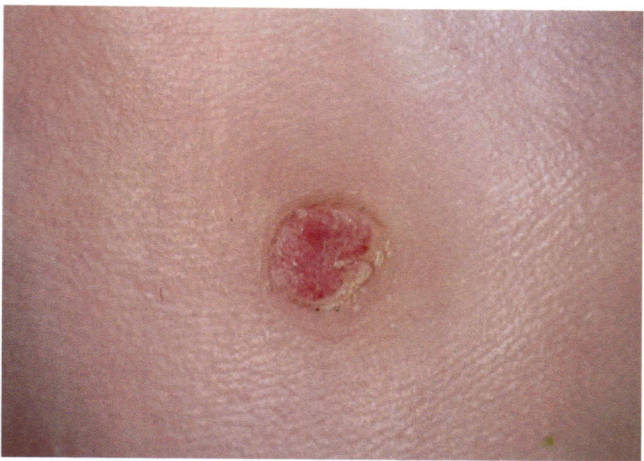

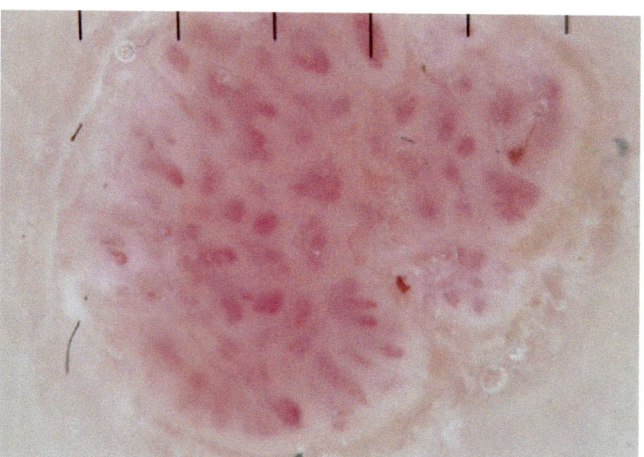

Pápula rosada y queratósica bien delimitada en la planta del pie de un hombre de 50 años: en este poroma ecrino confirmado por histopatología, la dermatoscopia muestra un collarete de queratina periférico y vasos en bucle y glomerulares distribuidos de manera uniforme.

Ferrari A, et al. Eccrine poroma, a clinico-dermoscopic study of seven cases. *Acta Dermatol Venereol* 2009:89(2):160-4.

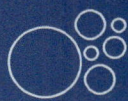

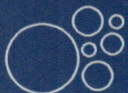

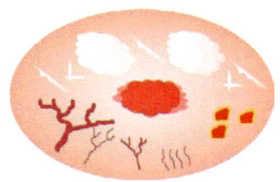

El carcinoma basocelular (CBC) superficial puede presentarse como una mancha rosa relativamente asintomática en la piel. Con el tiempo, estas lesiones pueden presentar erosiones o ulcerarse. A veces, simulan dermatosis inflamatorias, infecciosas y neoplásicas. Las características dermatoscópicas consisten en una base rosada, vasos sanguíneos con arborizaciones, telangiectasias finas cortas, manchas y filamentos blancos brillantes, y erosiones.

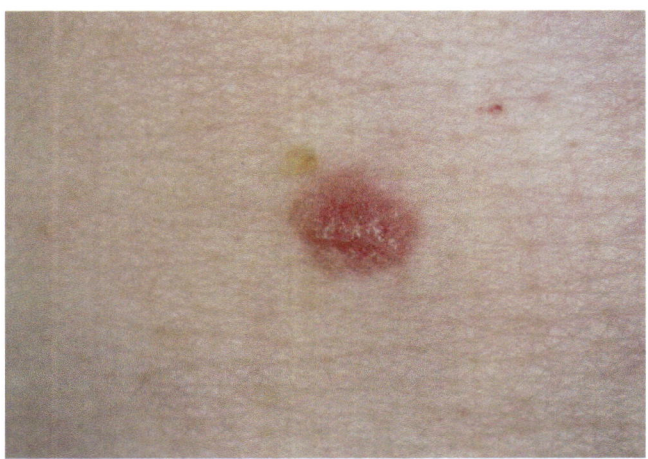

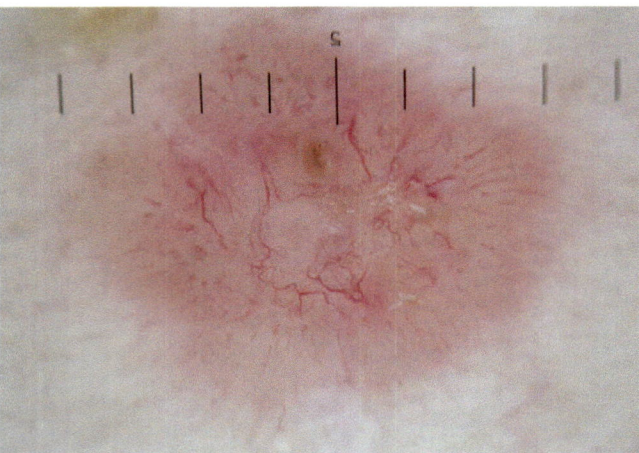

Placa rosada en la región lumbar de una mujer de 50 años: en este CBC superficial, la dermatoscopia muestra una erosión solitaria, múltiples vasos sanguíneos con arborizaciones lineales claramente concentrados en el centro, y telangiectasias periféricas finas y cortas.

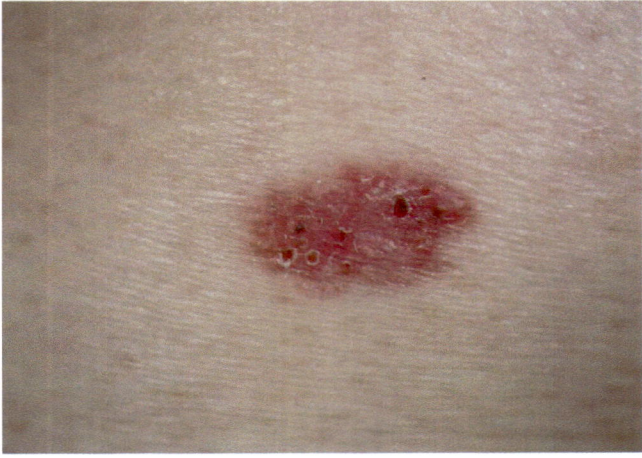

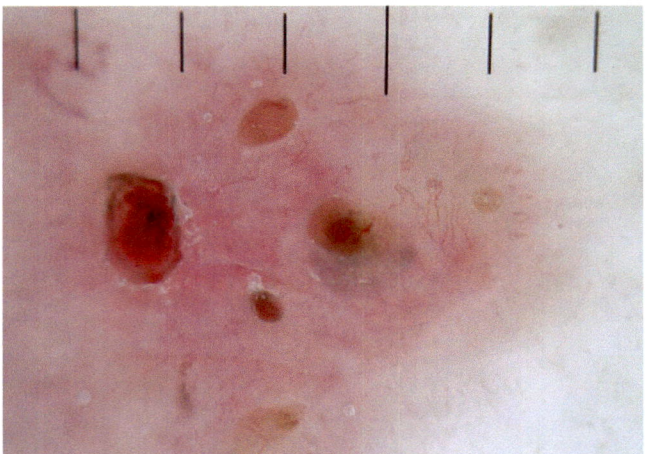

Placa rosada en la parte superior del brazo de una mujer de 60 años: en este CBC superficial, la dermatoscopia muestra un eritema, una base rosada sin estructura, múltiples erosiones, vasos sanguíneos con arborizaciones lineales y telangiectasias periféricas finas y cortas.

Reiter O, et al. Dermoscopic features of basal cell carcinoma and its subtypes: A systematic review. *J Am Acad Dermatol* 2021;85:653-64.

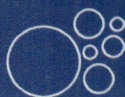
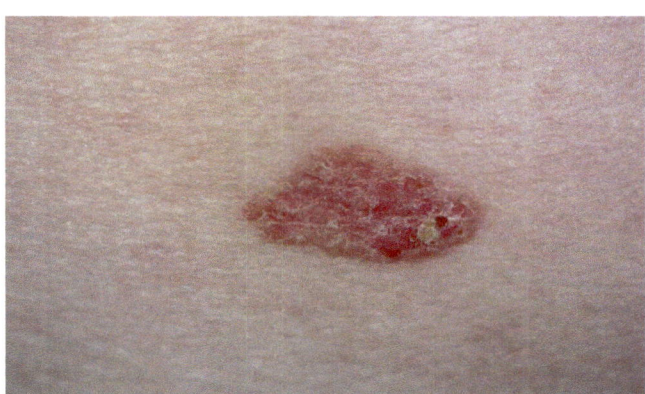
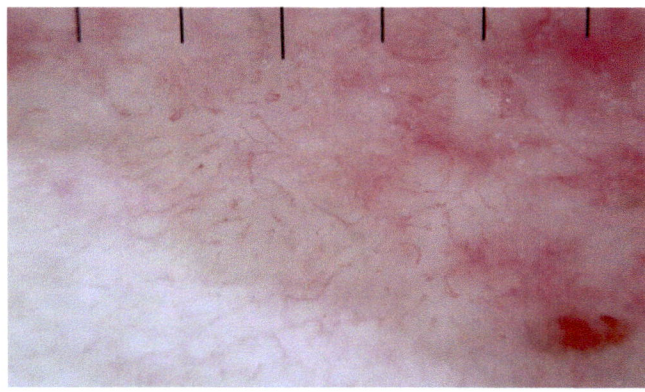

Placa escamosa rosada en la región lumbar de una mujer de 50 años: en este CBC superficial, la dermatoscopia muestra telangiectasias periféricas finas y cortas, vasos sanguíneos con arborizaciones lineales, eritema y zonas rosadas sin estructura.

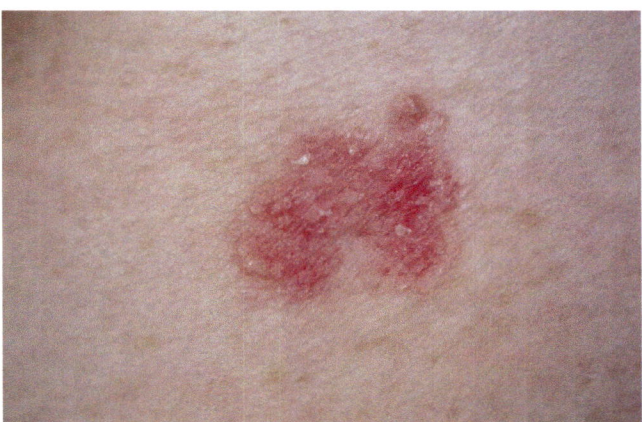
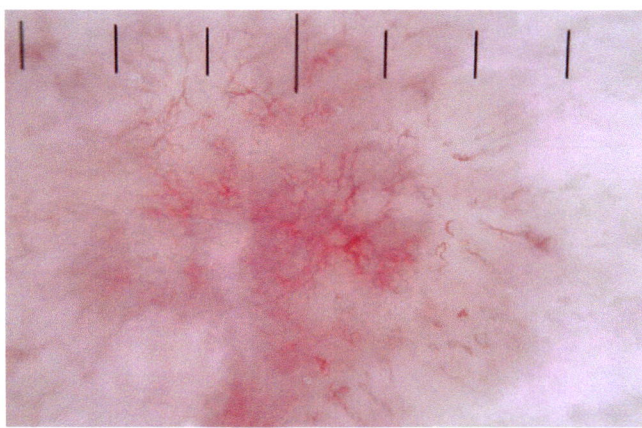

Placa rosada en la parte superior del brazo de una mujer de 50 años: en este CBC superficial, la dermatoscopia muestra telangiectasias periféricas finas y cortas, vasos sanguíneos con arborizaciones lineales, eritema y zonas rosadas sin estructura.

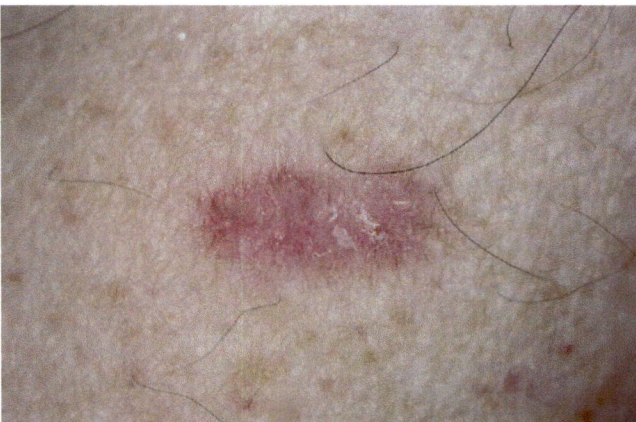
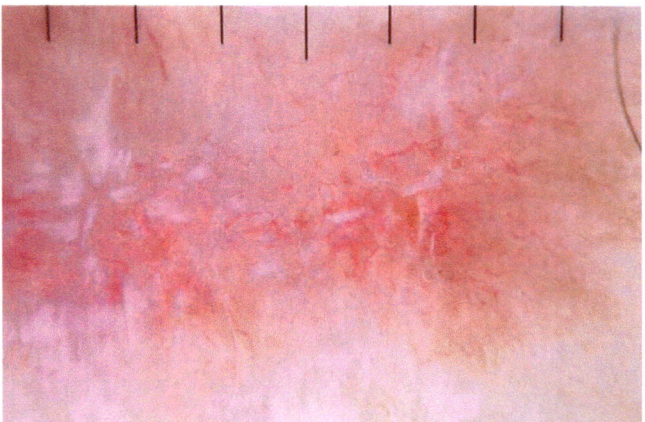

Placa rosada escamosa en la parte superior del muslo de un hombre de 60 años: en este CBC superficial, la dermatoscopia con luz polarizada muestra manchas y hebras blancas brillantes, telangiectasias finas cortas, eritema y zonas rosadas sin estructura.

Los CBC sutiles, no pigmentados, se vuelven más prominentes y fáciles de identificar en la dermatoscopia si se los frota brevemente con una toallita con alcohol. Este es un novedoso signo clínico para ayudar al diagnóstico del CBC superficial.

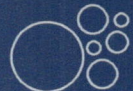
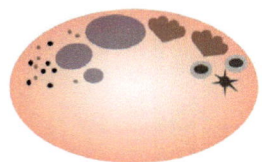

Los CBC superficiales pigmentados pueden presentarse como una mancha o mácula parda/rosada relativamente asintomática en la piel. Pueden simular queratosis seborreicas y lesiones melanocíticas. La dermatoscopia puede confirmar que los pequeños focos de pigmento son una estructura pigmentada indicativa de un CBC. Las estructuras pigmentadas reflejan la incorporación de melanina en los agregados tumorales; su concentración y profundidad dan lugar a los colores y formas variables.

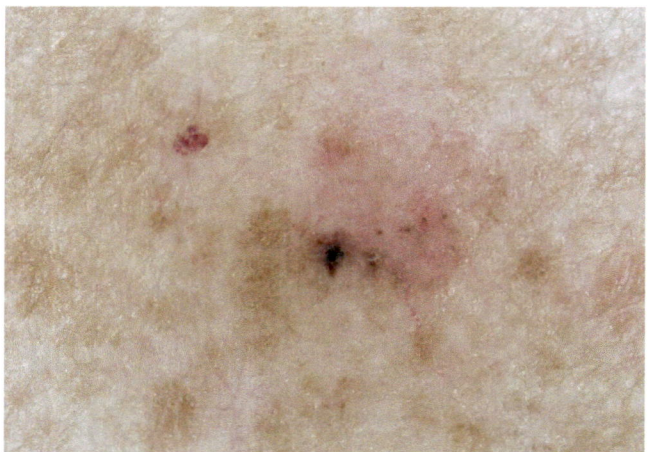

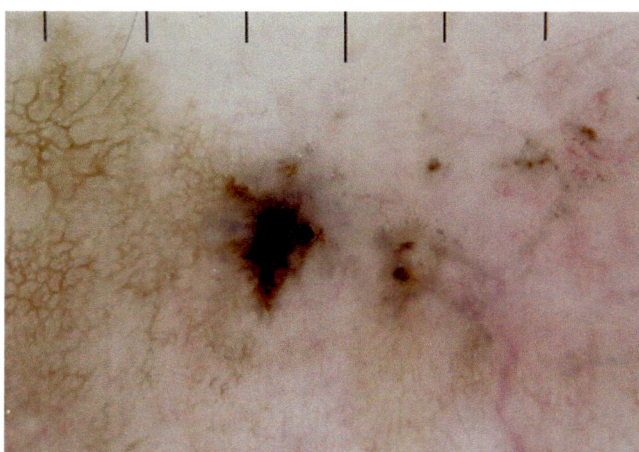

Placa parcialmente pigmentada en la espalda de un hombre de 60 años: en este CBC superficial pigmentado, la dermatoscopia muestra un foco de hiperpigmentación y múltiples focos de puntos azul-grisáceos rodeados de pigmentación bronceada (estructuras concéntricas).

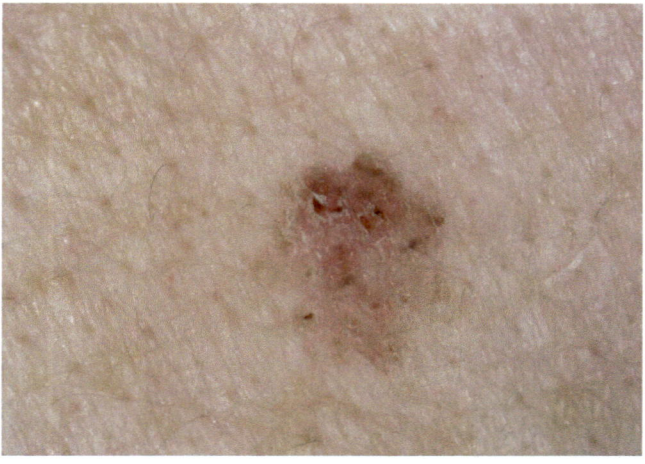

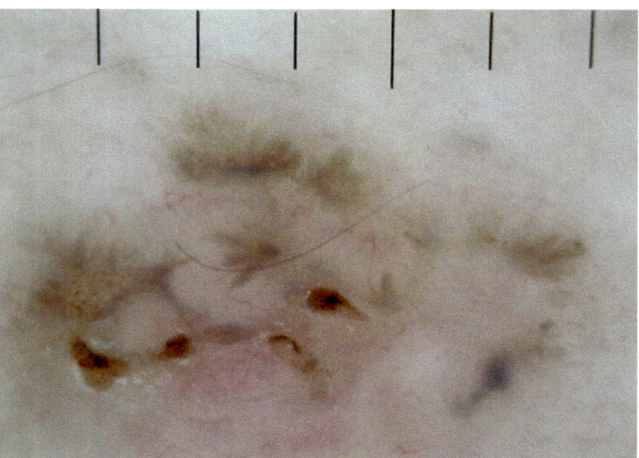

Placa parda escamosa irregular en la parte superior de la espalda de un hombre de 70 años: en este CBC superficial pigmentado, la dermatoscopia muestra múltiples erosiones pigmentadas, con pigmentación parda granular, y estructuras periféricas foliáceas.

Lallas A, et al. The presence of pigmented structures can diminish the response rate of BCC to treatments such as photodynamic therapy. The dermatoscopic universe of basal cell carcinoma. *Dermatol Pract Concept* 2014;4(3):11-24.

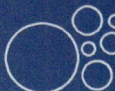

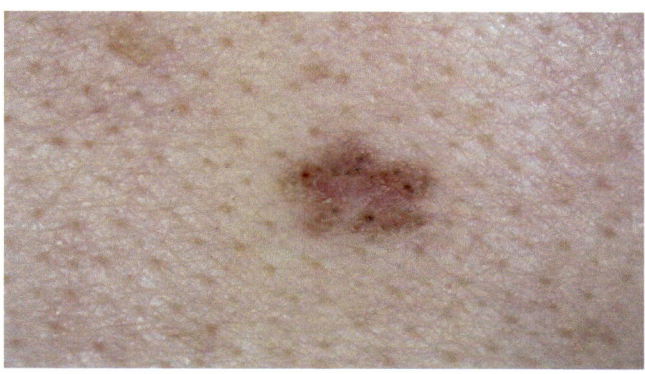
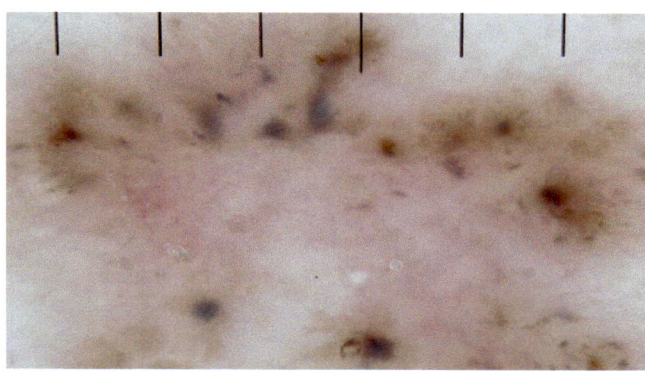

Mácula bronceada con pigmentación focal en la espalda de una mujer de 40 años: en este CBC superficial pigmentado, la dermatoscopia muestra zonas centrales rosadas sin estructura, zonas periféricas en forma de hoja, nidos ovoides azules y pigmentación bronceada.

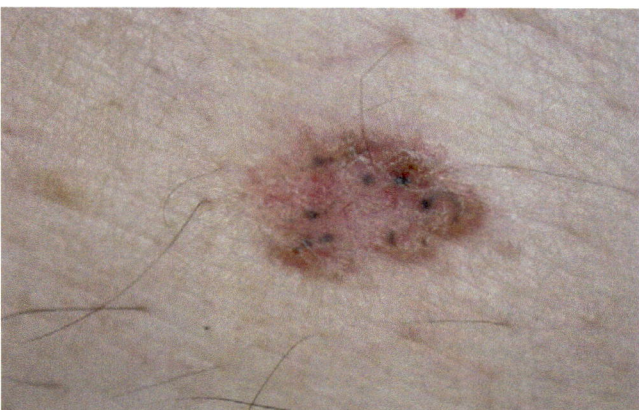
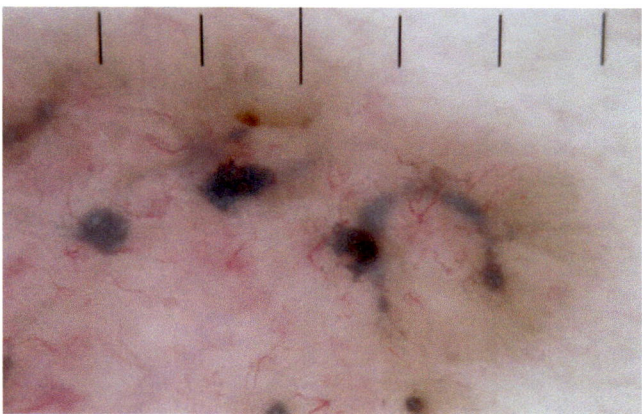

Placa rosada con zonas focales de pigmentación en la región lumbar de un hombre de 60 años: en este CBC pigmentado, la dermatoscopia muestra telangiectasias finas cortas, eritema, nidos ovoides de color azul-grisáceo y pigmentación bronceada periférica.

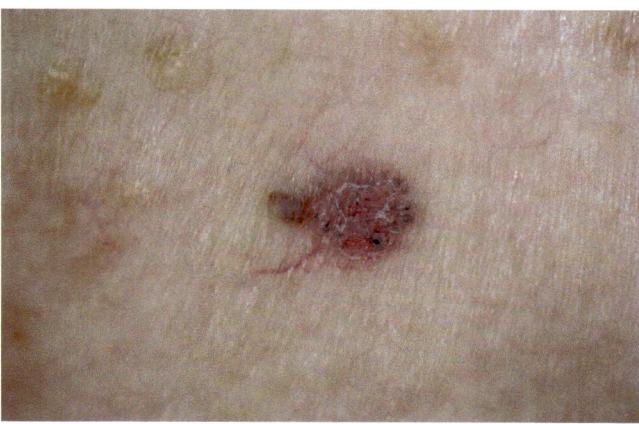
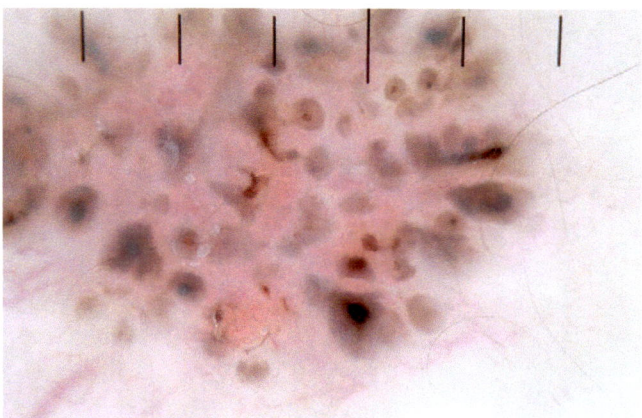

Mácula escamosa rosada y pigmentada en la parte superior de la espalda de una mujer de 70 años: en este CBC superficial pigmentado, la dermatoscopia muestra telangiectasias finas y cortas, y múltiples estructuras concéntricas de tamaño variable.

Las múltiples estructuras pigmentadas pardas y grises, como zonas en forma de hoja, y las estructuras concéntricas son más frecuentes en los CBC superficiales pigmentados que en los CBC nodulares.

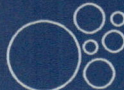
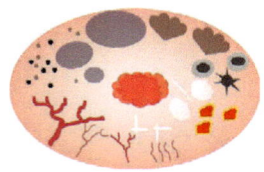

Los CBC nodulares varían en pigmentación, desde predominantemente no pigmentados hasta aquellos con una dominancia de estructuras pigmentadas azules. Por lo general, se presentan como una pápula o nódulo claramente delimitado. El uso de la dermatoscopia para la evaluación preoperatoria de los carcinomas basocelulares puede permitir tomar un margen quirúrgico más conservador sin afectar negativamente las tasas de extirpación completa.

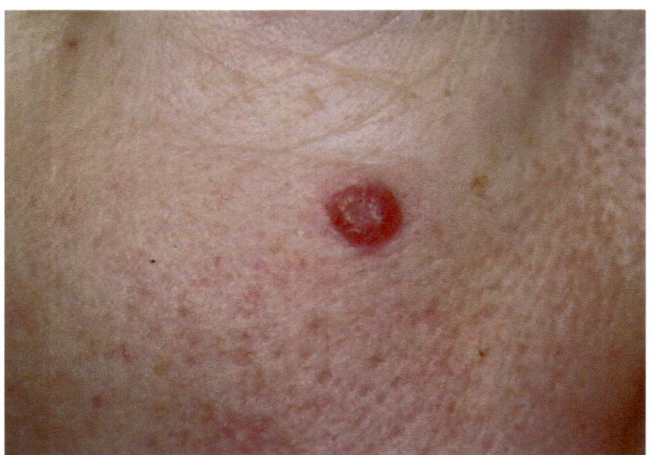

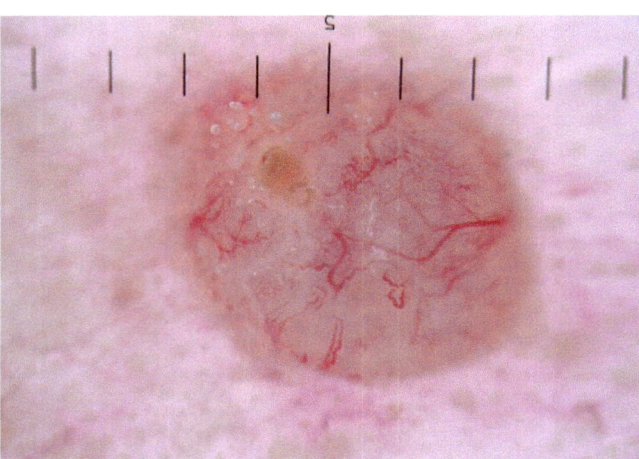

Nódulo rosado bien definido en la región medial de la mejilla de una mujer de 40 años: en este CBC nodular completamente extirpado con un margen de 2 mm, la dermatoscopia muestra vasos sanguíneos con arborizaciones lineales, una erosión y una base rosada sin estructura.

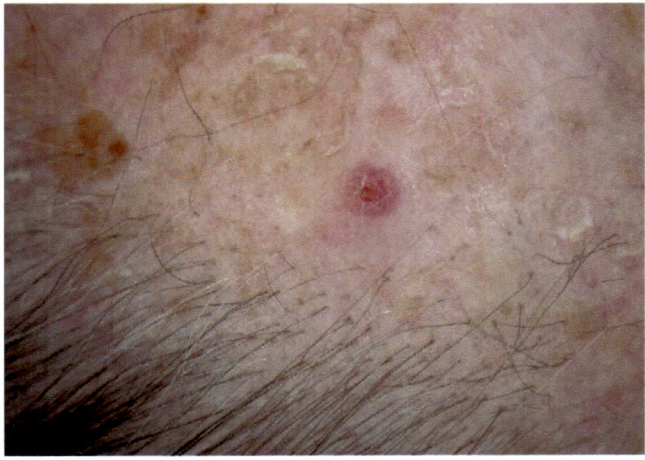

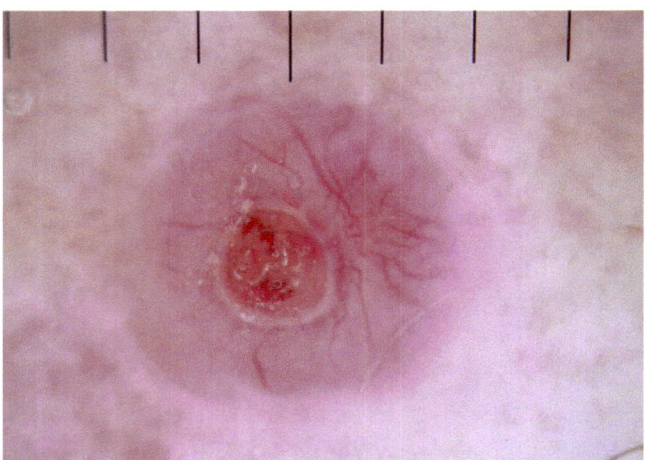

Pápula rosada ulcerada bien definida en el cuero cabelludo de un hombre de 70 años: en este CBC nodular completamente extirpado con un margen de 2 mm, la dermatoscopia muestra ulceración central y vasos sanguíneos con arborizaciones lineales sobre una base rosada sin estructura.

Caresana G, Giardini R. Dermoscopy-guided surgery in basal cell carcinoma. *J Eur Acad Dermatol Venereol* 2010;24(12):1395-9.

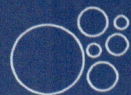

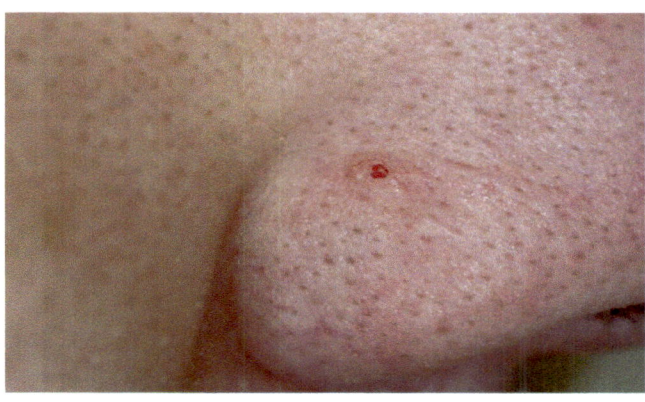

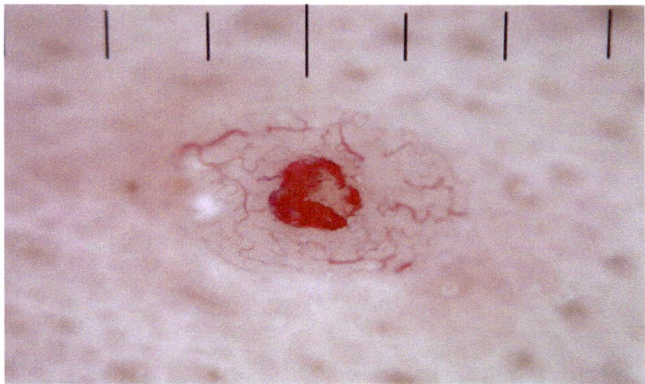

Erosión en la ala nasal de un hombre de 30 años: en este CBC nodular pequeño completamente extirpado con un margen de 2 mm, la dermatoscopia muestra una zona delimitada de vasos sanguíneos con arborizaciones y ulceración central.

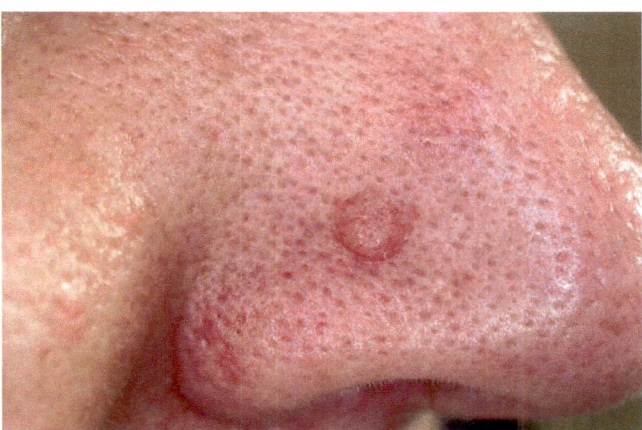

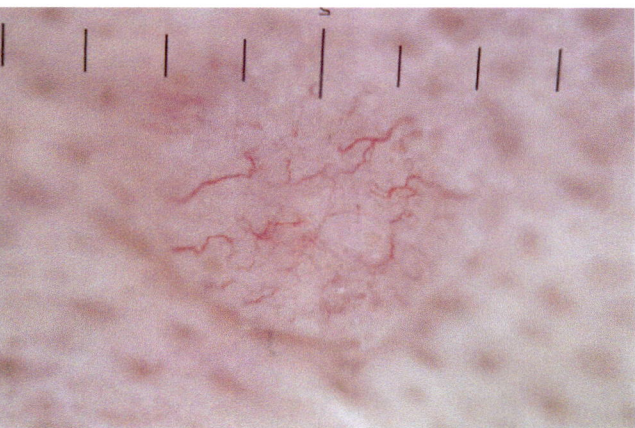

Pápula rosada en la suprapunta nasal de un hombre de 50 años en este carcinoma basocelular nodular completamente extirpado con un margen de 2 mm, la dermatoscopia muestra una zona definida de vasos con arborizaciones lineales, y una base rosada sin estructura.

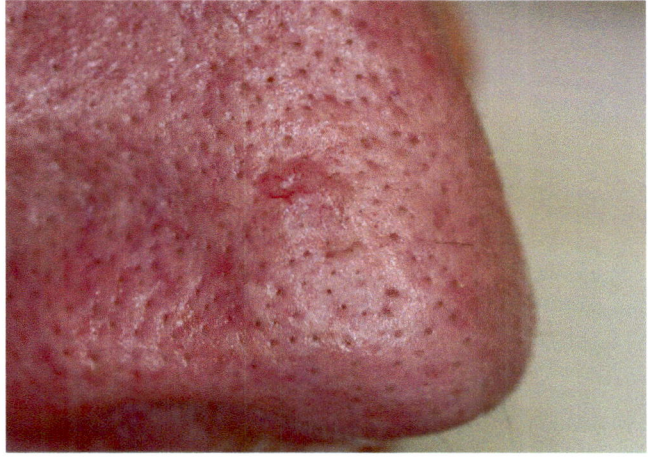

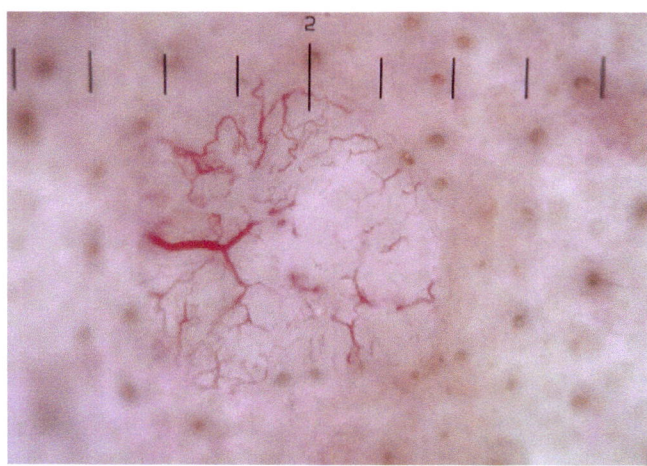

Placa telangiectásica rosada en la nariz de un hombre de 60 años: en este CBC nodular completamente extirpado con un margen de 2 mm, la dermatoscopia muestra una zona claramente delimitada de vasos con arborizaciones lineales, con zonas rosadas sin estructura.

Solo se debe considerar la extirpación con un margen tumoral estrecho si el margen del CBC está claramente definido en la dermatoscopia y la morfología es compatible con un subtipo nodular.

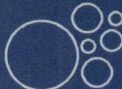
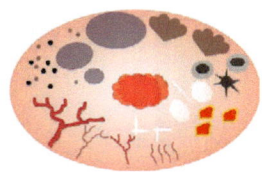

Los CBC nodulares pueden presentar una dominancia de estructuras pigmentadas. Las características vasculares típicas pueden estar enmascaradas a medida que aumenta la concentración de estructuras pigmentadas, lo que hace que estas lesiones sean más sospechosas desde el punto de vista clínico y remeden lesiones melanocíticas. La presencia de ulceración o manchas y hebras blancas brillantes puede orientar el diagnóstico. Pueden presentarse como una pápula o nódulo bien delimitado, y la dermatoscopia puede mostrar un límite claro entre el tumor y la piel circundante.

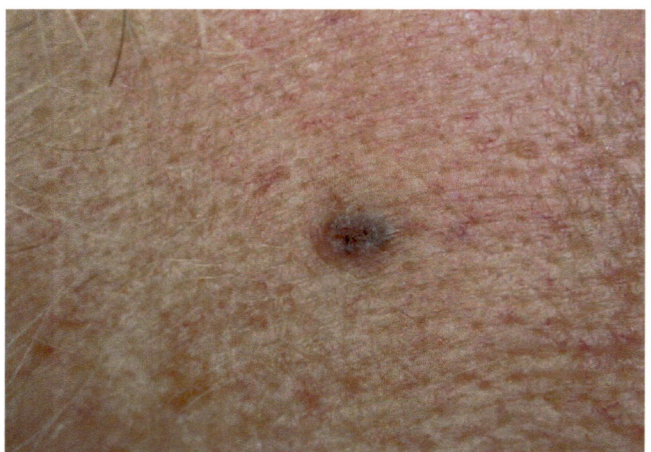
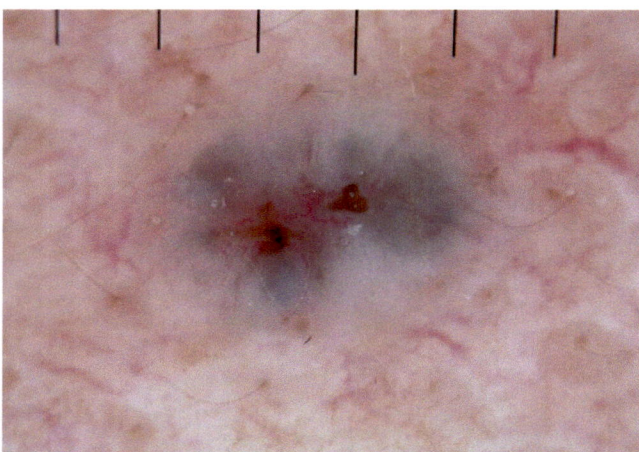

Placa pigmentada en la sien de un hombre de 70 años: en este CBC nodular pigmentado completamente extirpado con un margen de 2 mm, la dermatoscopia muestra nidos ovoides azul-grisáceos, erosiones centrales y vasos sanguíneos con arborizaciones lineales.

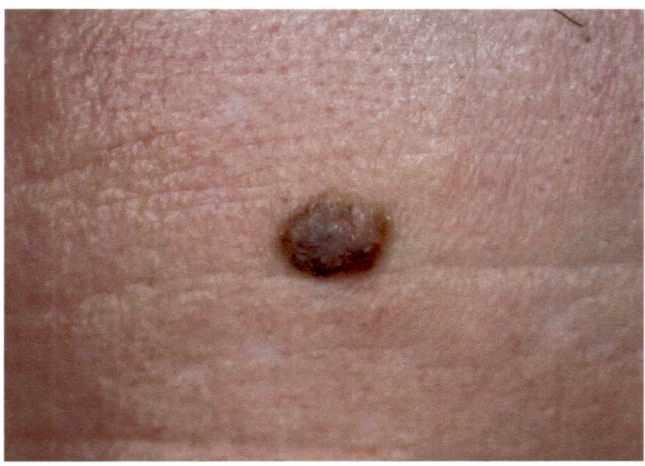
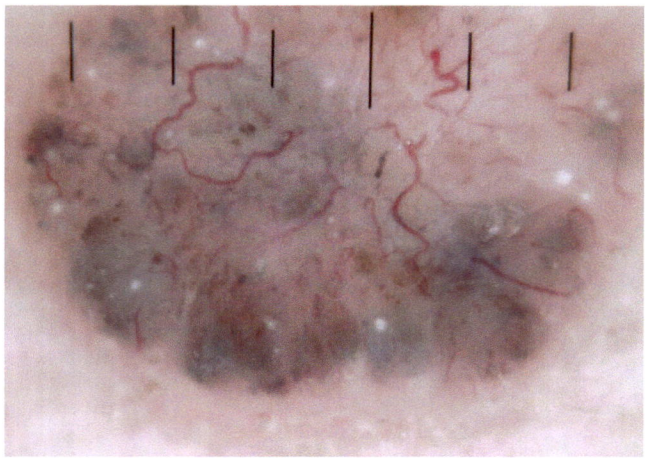

Placa pigmentada en la frente de un hombre de 40 años: en este CBC nodular pigmentado, la dermatoscopia muestra múltiples nidos ovoides azul-grisáceos, pigmentación parda granular, glóbulos amarillo-blanquecinos y vasos sanguíneos con arborizaciones lineales.

Ito T, et al. Narrow-margin excision is a safe, reliable treatment for well-defined, primary pigmented basal cell carcinoma: an analysis of 288 lesions in Japan. *J Eur Acad Dermatol Venereol* 2015;29(9):1828-31.

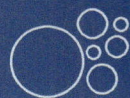
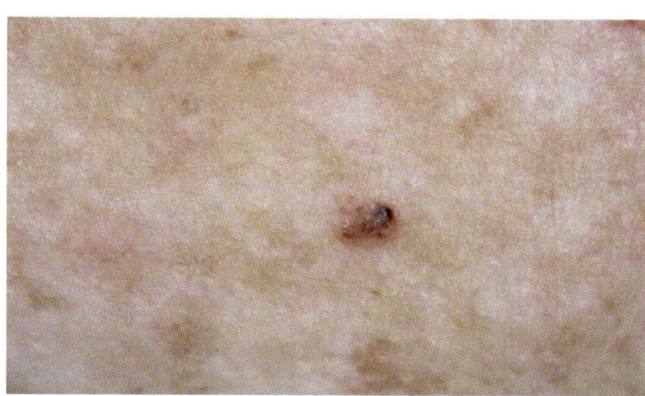

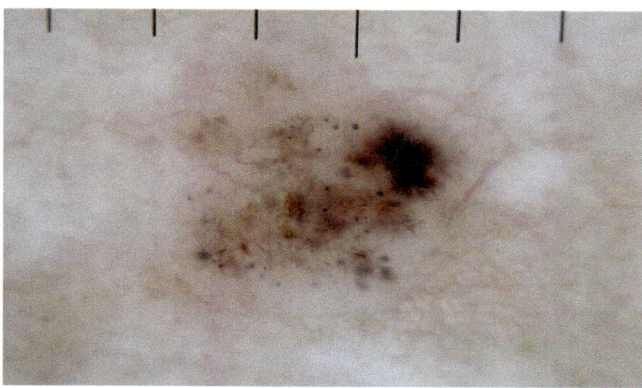

Pequeña mácula pigmentada en la parte superior del brazo de una mujer de 60 años: en este CBC nodular pigmentado, la dermatoscopia muestra unos pocos vasos sanguíneos con arborizaciones y múltiples glóbulos, puntos y gránulos azul-grisáceos.

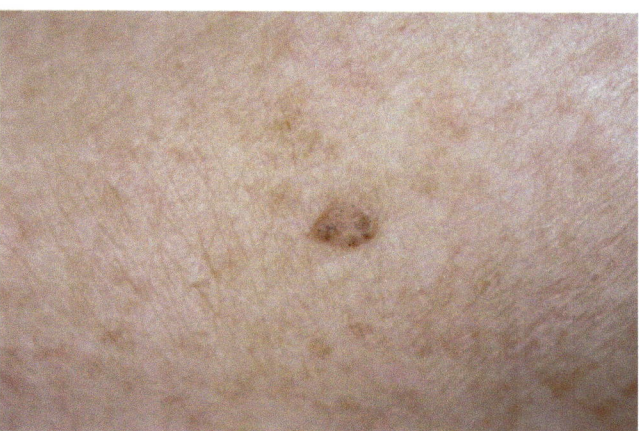

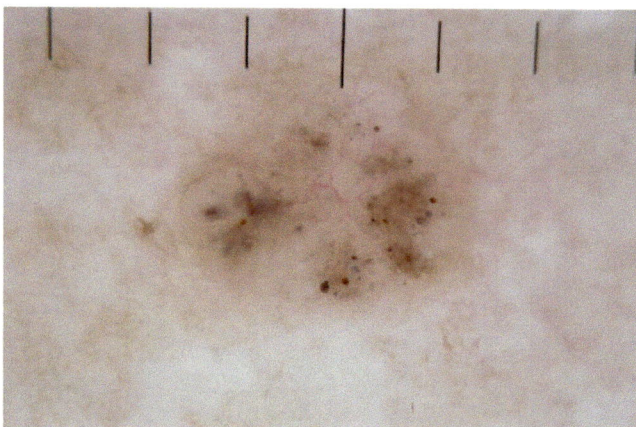

Placa pigmentada en la parte superior de la espalda de un hombre de 60 años: en este CBC nodular que remeda una lesión melanocítica, la dermatoscopia muestra múltiples puntos y glóbulos azul-grisáceos.

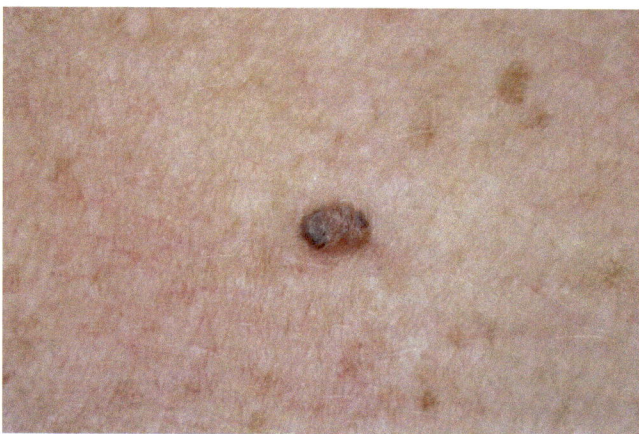

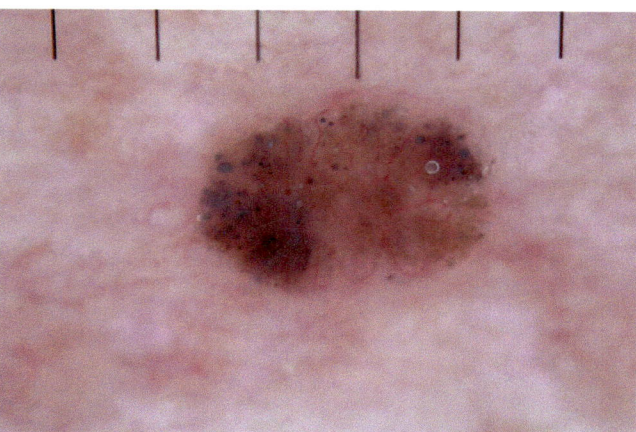

Pequeña pápula parda en la parte superior del brazo de una mujer de 60 años: en este CBC nodular claramente delimitado que remeda una lesión melanocítica, la dermatoscopia muestra puntos y glóbulos azul-grisáceos, y vasos sanguíneos con arborizaciones.

Los CBC pigmentados pequeños pueden simular lesiones melanocíticas. Se requiere un análisis dermatoscópico cuidadoso para arribar al diagnóstico correcto, ya que pueden alarmar al principiante.

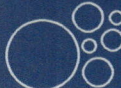

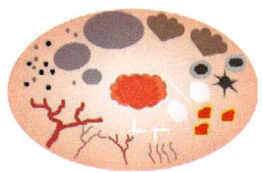

Los CBC nodulares más grandes suelen tener características clínicas que simplifican el diagnóstico. Las pápulas, los nódulos o las placas perlados telangiectásicos, con ulceración o no, son características clínicas típicas. Desde el punto de vista dermatoscópico, la dermatoscopia con luz polarizada puede revelar características adicionales de manchas y hebras blancas brillantes, así como también permite una vista más clara de los vasos sanguíneos con arborizaciones, erosiones, ulceración, estructuras pigmentadas típicas y el margen periférico del tumor.

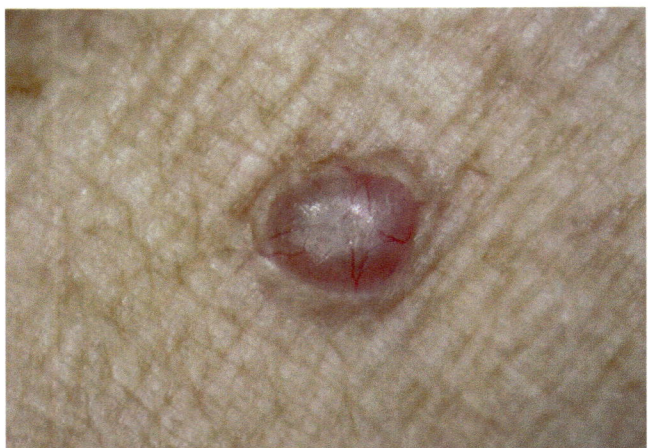
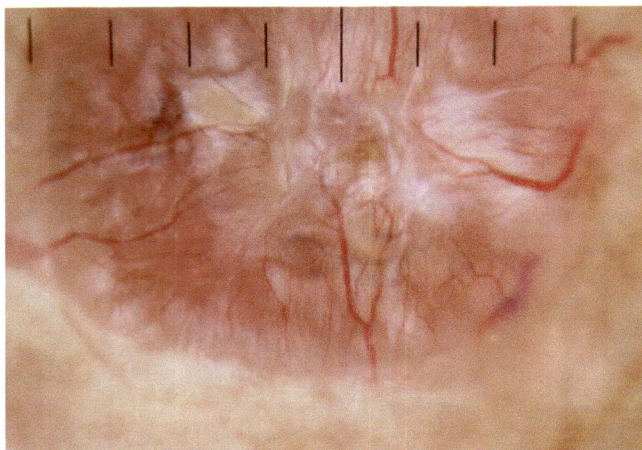

Nódulo rosado bien definido en la parte superomedial del brazo de una mujer de 90 años: en este CBC nodular, la dermatoscopia con luz polarizada muestra vasos con arborizaciones lineales y múltiples manchas y hebras blancas brillantes.

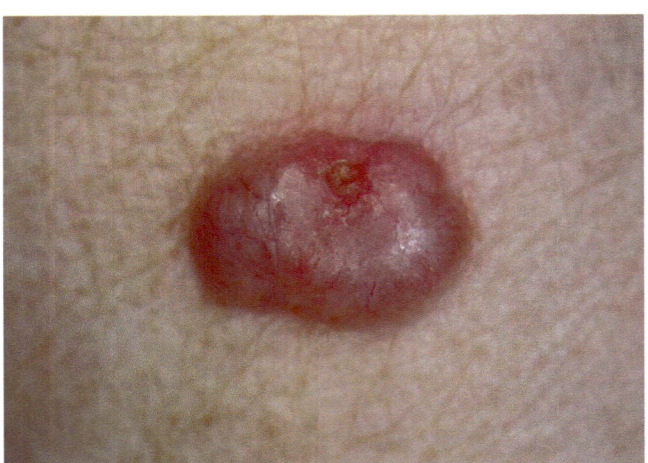
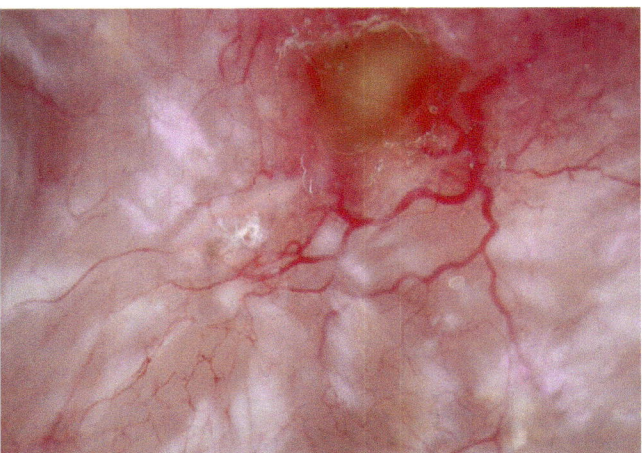

Nódulo rosado bien definido con ulceración focal en la espalda de una mujer de 70 años: en este CBC nodular, la dermatoscopia polarizada muestra múltiples manchas y hebras blancas brillantes, vasos con arborizaciones lineales y ulceración.

Ishizaki S, et al. The contribution of dermascopy to early excision of basal cell carcinoma: A study on the tumor sizes acquired between 1998 and 2013. *J Dermatol Sci* 2016;84(3):360.

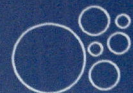

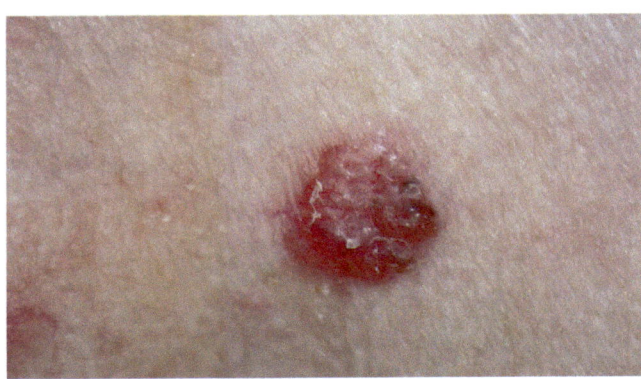

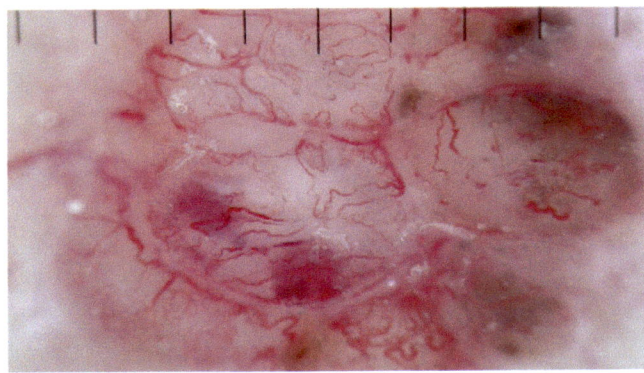

Nódulo perlado y telangiectásico bien definido en la parte superior del brazo de una mujer de 70 años: en este CBC nodular, la dermatoscopia muestra vasos sanguíneos con arborizaciones, zonas rosadas desprovistas de estructura y glóbulos periféricos azul-grisáceos.

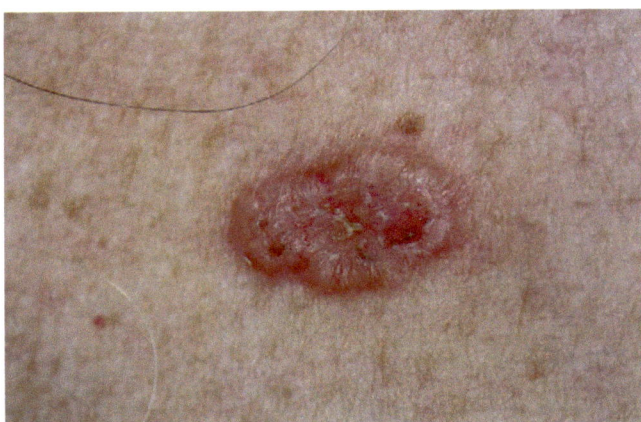

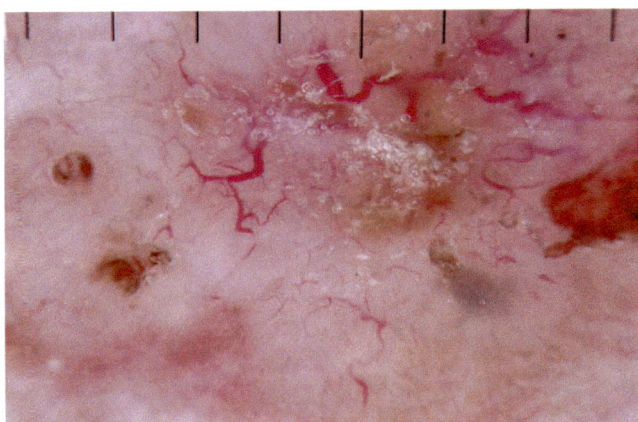

Placa perlada, telangiectásica y ulcerada bien definida en el tórax de un hombre de 70 años: en este CBC nodular, la dermatoscopia muestra vasos sanguíneos con arborizaciones, erosiones, ulceración y un nido ovoide azul-grisáceo a las 4 en punto.

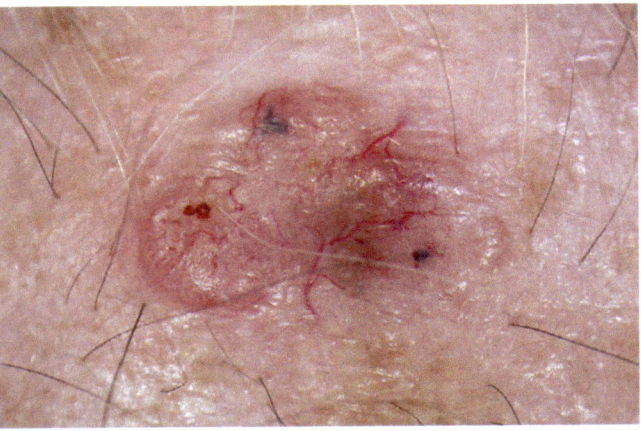

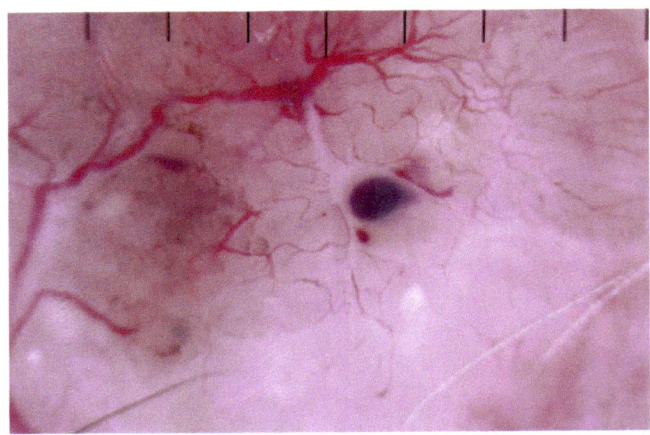

Placa telangiectásica perlada en el cuero cabelludo de un hombre de 70 años: en este CBC nodular, la dermatoscopia muestra vasos sanguíneos con arborizaciones dentro de zonas rosadas desprovistas de estructura, pigmentación gris-parda granular y un nido ovoide azul-grisáceo solitario.

Los CBC se definen mejor por su color y vasculatura. La dermatoscopia con luz polarizada mejora el diagnóstico. Los CBC más grandes comparten las mismas características que los CBC más pequeños, pero abarcan una superficie de mayor tamaño.

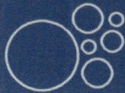
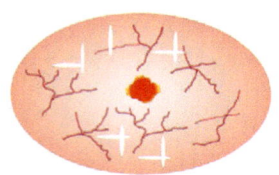

Los CBC esclerodermiformes/infiltrativos pueden presentarse clínicamente como una placa de tipo cicatrizal con menos características epidérmicas que los CBC nodulares o superficiales. En consecuencia, tienden a tener menos características dermatoscópicas, por lo general solo vasos con arborizaciones lineales. La transición entre la piel normal y el tumor suele estar mal definida. La combinación del examen clínico y dermatoscópico mejora la precisión diagnóstica prequirúrgica de los CBC infiltrativos.

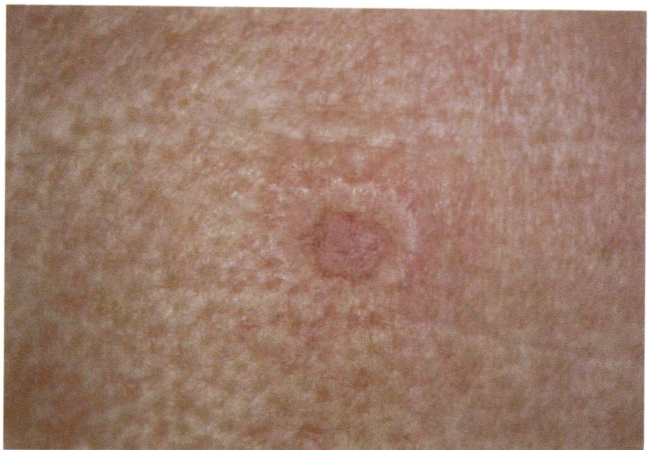
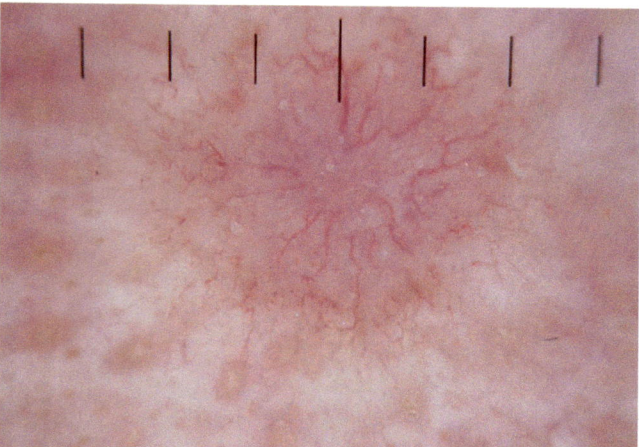

Placa esclerótica en la frente de un hombre de 70 años: en este CBC infiltrativo, la dermatoscopia muestra múltiples focos de vasos con arborizaciones lineales y un estroma de base esclerótico y pálido periférico, con márgenes mal definidos.

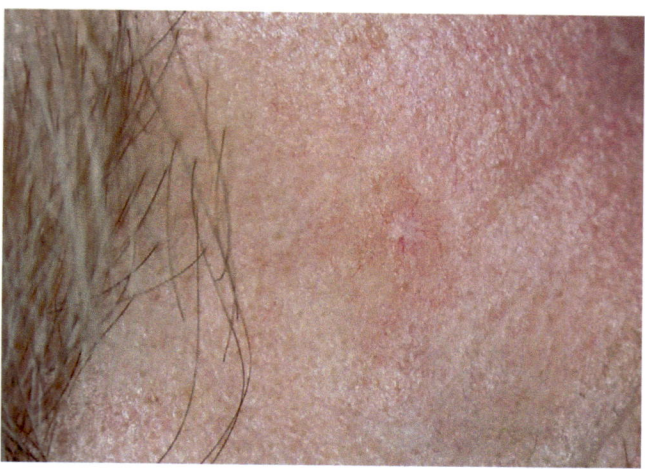
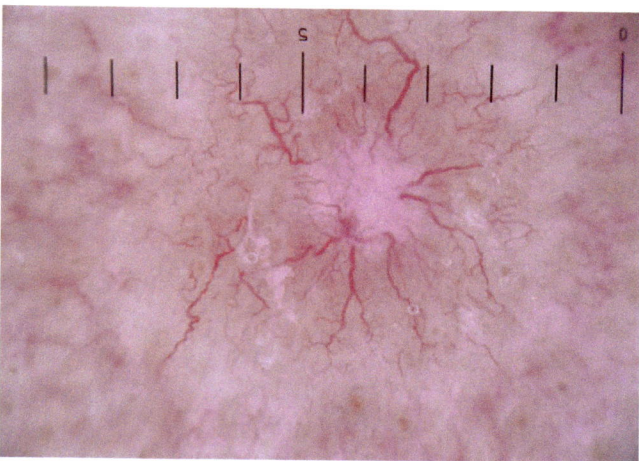

Placa telangiectásica esclerótica en la sien de un hombre de 70 años: en este CBC infiltrativo, la dermatoscopia muestra múltiples vasos con arborizaciones lineales nítidamente enfocados y un estroma de base esclerótico y pálido.

Pampena R, et al. Clinical and Dermoscopic Factors for the Identification of Aggressive Histologic Subtypes of Basal Cell Carcinoma. *Front Oncol* 2021;10:630458.

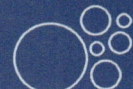
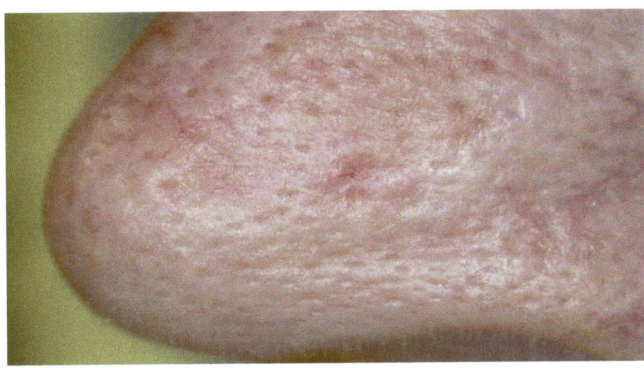

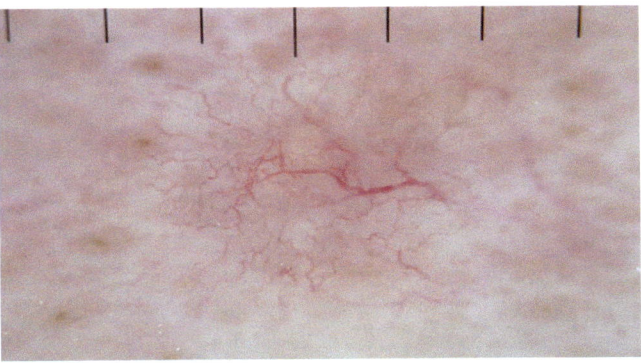

Placa esclerótica y telangiectásica mal definida en la cara lateral de la punta nasal de un hombre de 60 años: en este CBC infiltrativo tratado con cirugía de Mohs, la dermatoscopia muestra vasos sanguíneos con arborizaciones centrales, con un margen periférico mal definido.

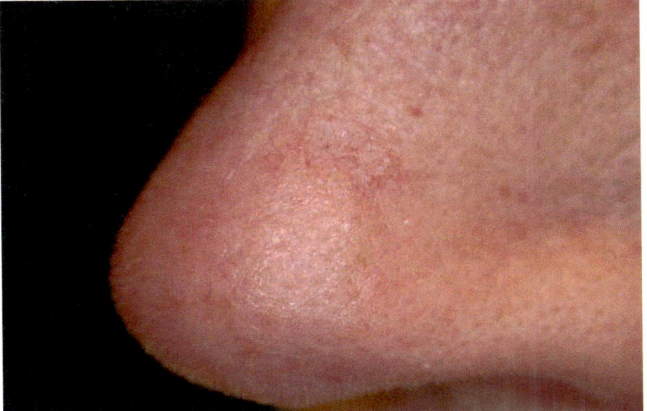

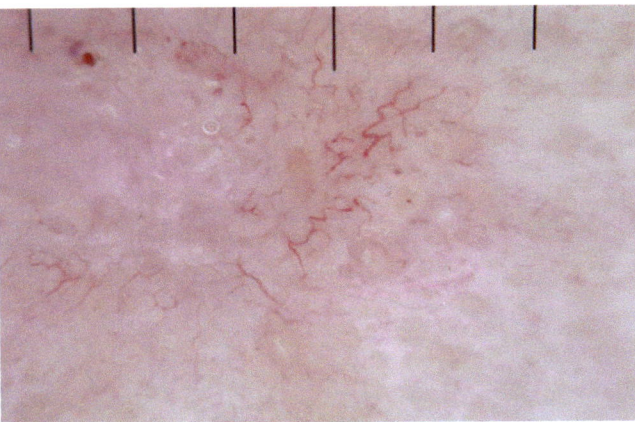

Placa esclerótica mal definida en la pared nasal lateral de una mujer de 25 años: en este CBC infiltrativo tratado con cirugía de Mohs, la dermatoscopia muestra una zona rosada sin estructura y vasos con arborizaciones lineales, con un margen mal definido.

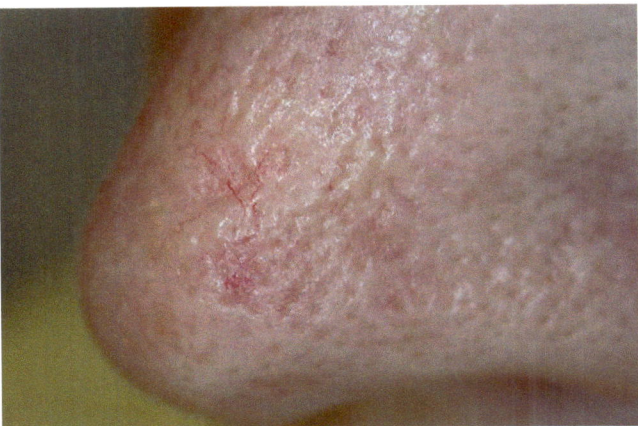

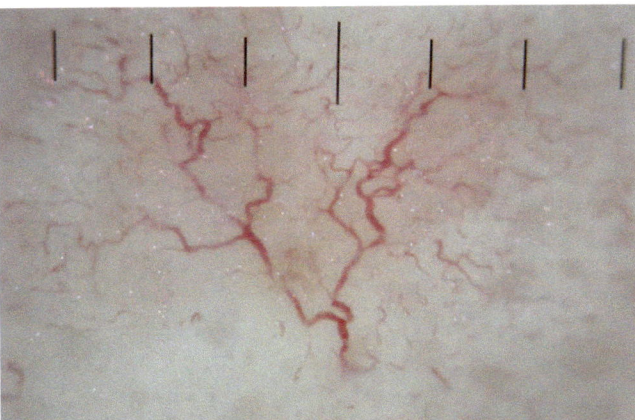

Placa esclerótica en la suprapunta nasal de una mujer de 50 años: en este CBC infiltrativo tratado con cirugía de Mohs, la dermatoscopia muestra vasos sanguíneos con arborizaciones, con un margen periférico mal definido y una base pálida.

Se debe considerar practicar una biopsia preoperatoria para confirmar el subtipo histopatológico de los CBC infiltrativos mal definidos, ya que puede ser necesaria una cirugía de Mohs.

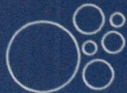
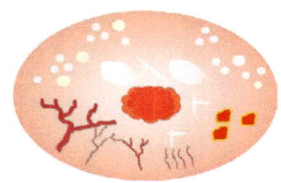

Clínicamente, los CBC pueden presentarse como pápulas de color piel y remedar nevos dérmicos benignos. En la inspección cercana con dermatoscopia se pueden observar fácilmente otras características de los CBC, entre las que se incluyen estructuras pigmentadas, vasos con arborizaciones lineales, y manchas y hebras blancas brillantes. Una característica relativamente nueva descrita en el CBC de riesgo más alto, como el subtipo esclerodermiforme, es la presencia de glóbulos amarillo-blanquecinos múltiples agregados. Estos representan calcificación distrófica y no se observan en los CBC superficiales.

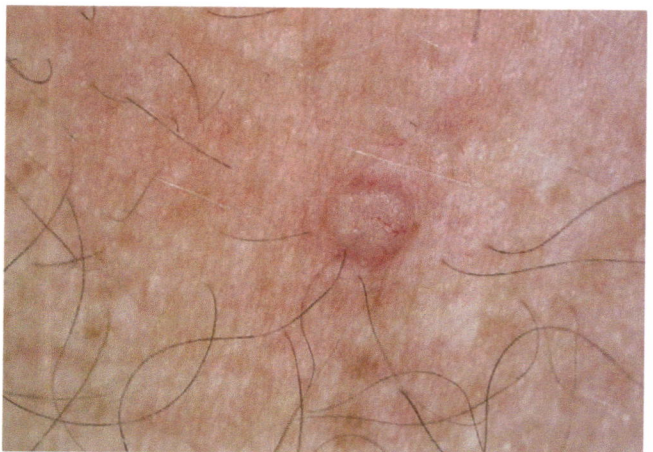
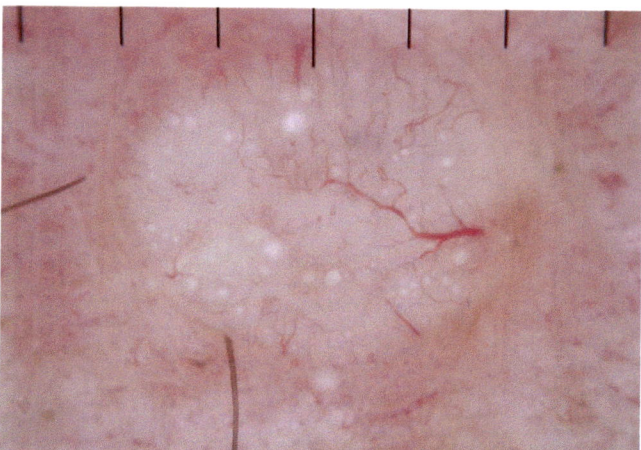

Pápula asintomática de color piel en el tórax de un hombre de 60 años: en este CBC nodular, la dermatoscopia muestra vasos con arborizaciones lineales y glóbulos amarillo-blanquecinos múltiples agregados.

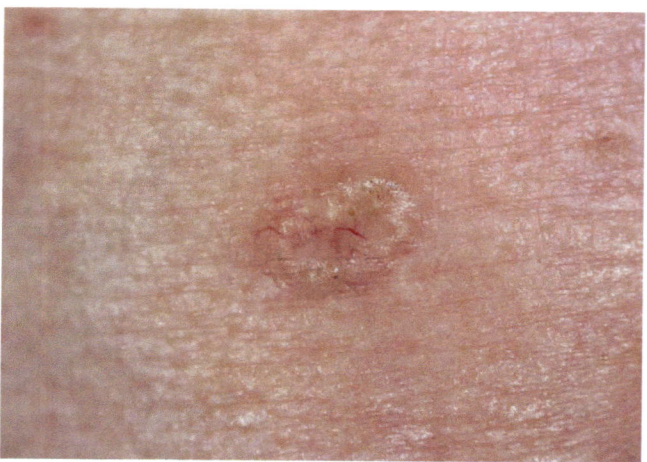
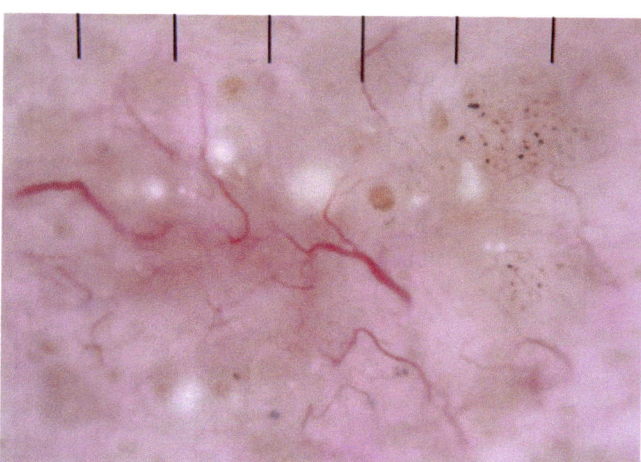

Placa perlada hipopigmentada en la frente de una mujer de 70 años: en este CBC nodular, la dermatoscopia muestra características adicionales de múltiples puntos y gránulos azul-grisáceos, vasos con arborizaciones lineales y glóbulos amarillo-blanquecinos múltiples agregados.

Navarrete-Dechent C, et al. Association of Multiple Aggregated Yellow-White Globules With Nonpigmented Basal Cell Carcinoma. *JAMA Dermatol* 2020;156(8):882-90.

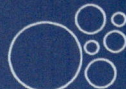

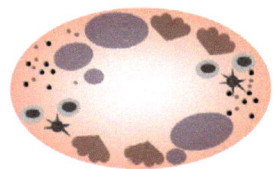

Los CBC pueden presentarse clínicamente como tumores hiperpigmentados. En este escenario puede haber una alta superposición de características clínicas con una lesión melanocítica atípica. La dermatoscopia puede ayudar a confirmar el diagnóstico, o no, y la histopatología es obligatoria.

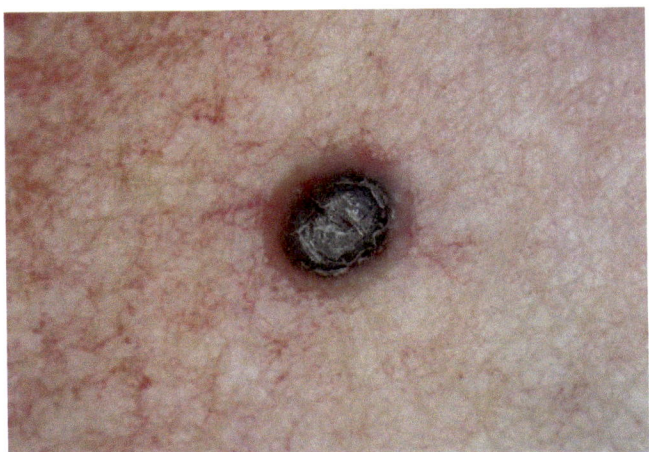

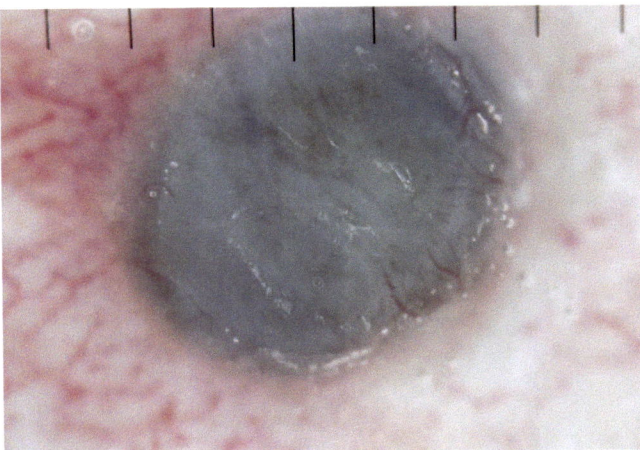

Tumor hiperpigmentado asintomático, sospechoso, en la parte superior del brazo de una mujer de 60 años: en este CBC nodular confirmado por histopatología, la dermatoscopia muestra una coloración azul pizarra homogénea, con telangiectasias periféricas anchas.

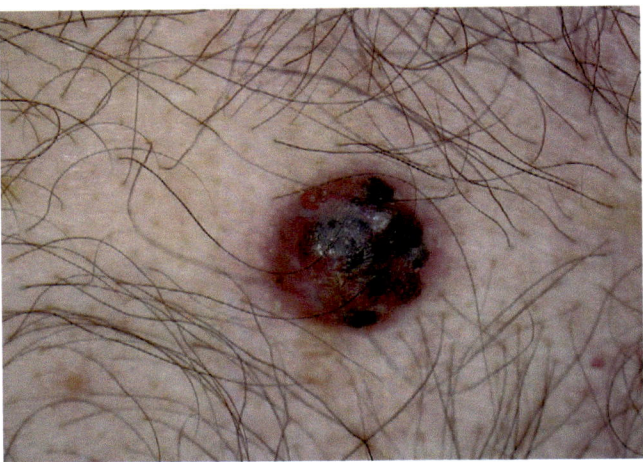

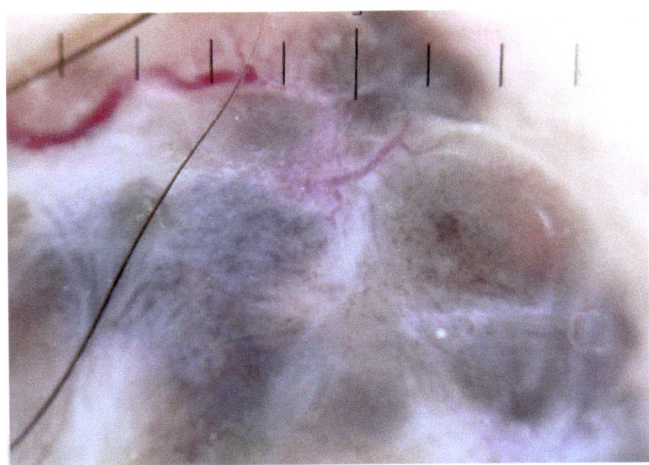

Nódulo hiperpigmentado, que remeda un melanoma nodular, en el tórax de un hombre de 50 años: en este CBC nodular confirmado por histopatología, la dermatoscopia muestra vasos gruesos con arborizaciones y grandes nidos ovoides azul-grisáceos.

Se debe considerar la extirpación urgente de los CBC hiperpigmentados para evitar cualquier retraso en el diagnóstico, dado que las características clínicas y dermatoscópicas pueden superponerse con las del melanoma nodular. Sin duda, estos tumores plantean un desafío diagnóstico.

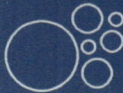

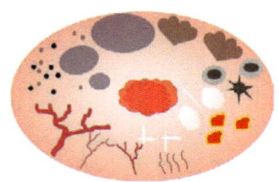

En pacientes con múltiples queratosis seborreicas, no es inusual encontrar un pequeño CBC oculto entre la población de lesiones cutáneas benignas. A menudo, no bastan los antecedentes, y el CBC solo se detecta mediante un examen cuidadoso de todas las lesiones cutáneas. En este escenario, suele presentarse como una placa parda brillante y pálida que remeda las queratosis seborreicas vecinas, con características dermatoscópicas que favorecen el diagnóstico de CBC y no de queratosis seborreica.

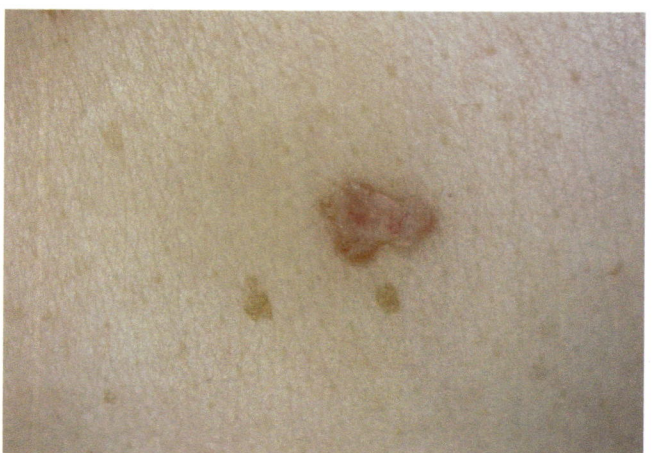

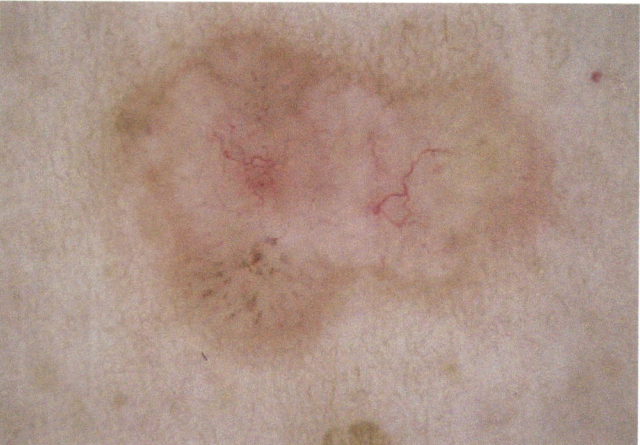

Placa parda pálida bien definida en el abdomen de una mujer de 50 años: en este CBC superficial, la dermatoscopia muestra vasos con arborizaciones lineales, telangiectasias finas y cortas periféricas, zonas de color rosado pálido sin estructura y pigmentación parda granular.

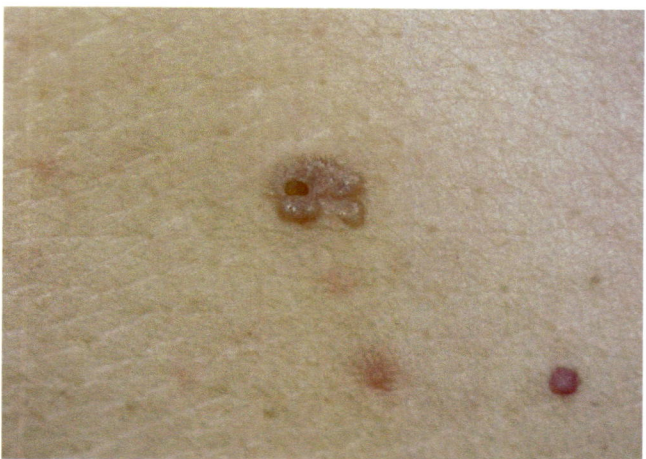

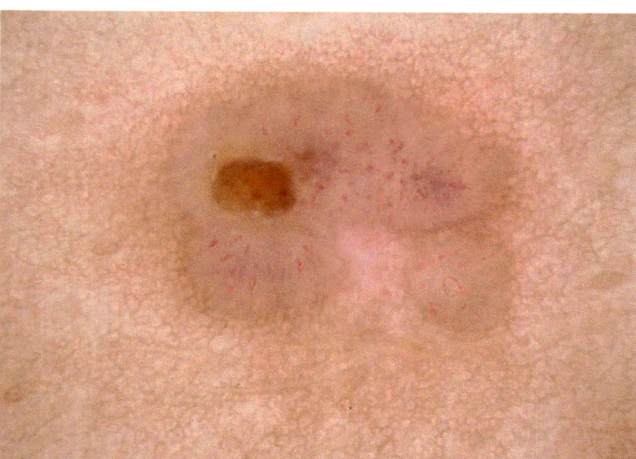

Placa parda ligeramente rosada bien definida con una erosión focal en la región lumbar de una mujer de 70 años: en este CBC, la dermatoscopia muestra una erosión focal, telangiectasias finas y cortas periféricas, y pigmentación parda granular.

Takenouchi T. Key points in dermoscopic diagnosis of basal cell carcinoma and seborrheic keratosis in Japanese. *J Dermatol* 2011;38(1):59-65.

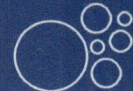
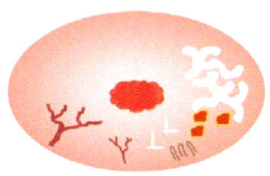

El fibroepitelioma de Pinkus es un subtipo raro de CBC, que suele presentarse como una pápula o placa rosada, marrón clara o de color piel localizada en el tronco. Puede parecerse a muchas lesiones cutáneas, incluidos nevo dérmico, fibroma pedunculado, acrocordón, queratosis seborreica y melanoma. Las características dermatoscópicas informadas incluyen vasos polimorfos, vasos sanguíneos con arborizaciones rodeados, a menudo, por líneas blancas, quistes de tipo milios, puntos azul-grisáceos y estructuras blancas brillantes.

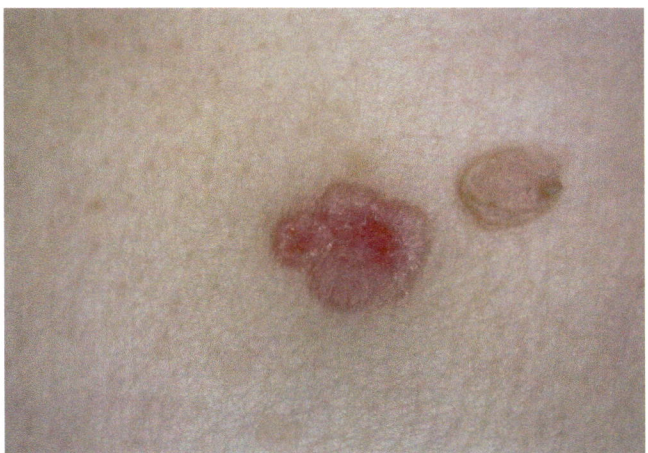
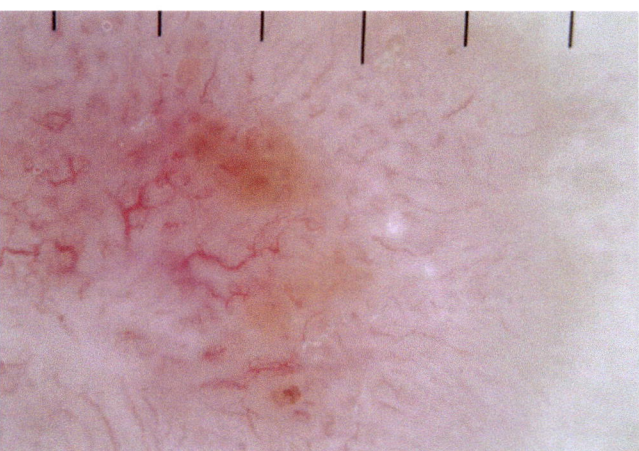

Placa rosada bien definida en la región lumbar de una mujer de 50 años: en este fibroepitelioma de Pinkus, la dermatoscopia muestra vasos con arborizaciones lineales rodeados por líneas blancas y erosiones.

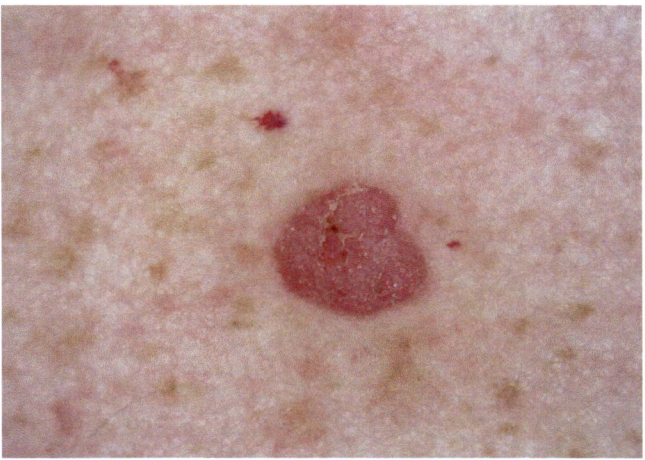
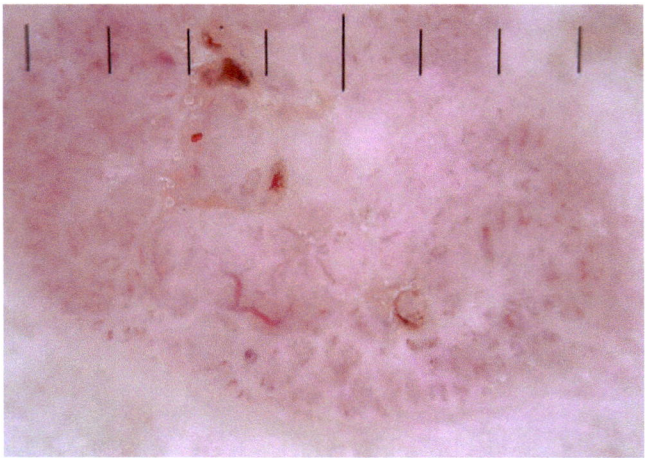

Nódulo rosado bzen definido en la región lumbar de un hombre de 70 años: en este fibroepitelioma de Pinkus, la dermatoscopia muestra vasos polimorfos rodeados de líneas blancas y erosiones.

Reggiani C, et al. Fibroepithelioma of Pinkus: case reports and review of literature. *Dermatology* 2013;226(3):207-11.

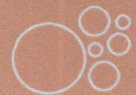

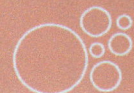

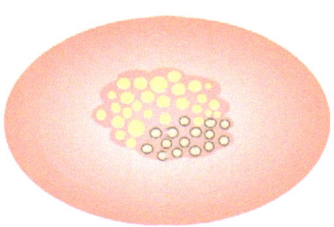

Las queratosis actínicas pueden tener distintas presentaciones clínicas según el grado de queratinización (fina o gruesa, focal o folicular) y características adicionales, como eritema y pigmentación. Las queratosis actínicas de grado I finas se detectan como una mácula hiperqueratósica áspera, que en la dermatoscopia muestra aumento de las características de queratinización alrededor de los folículos.

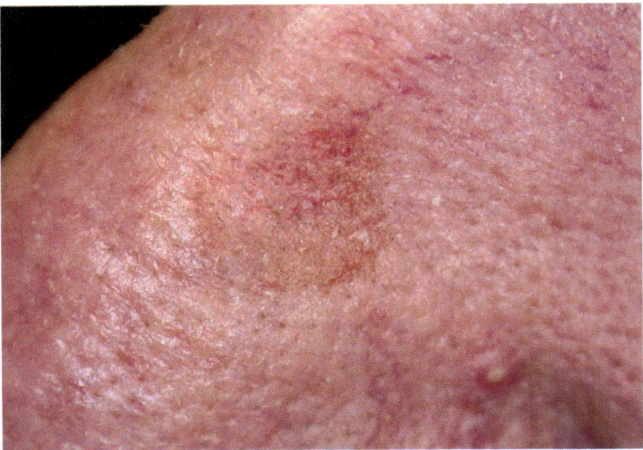

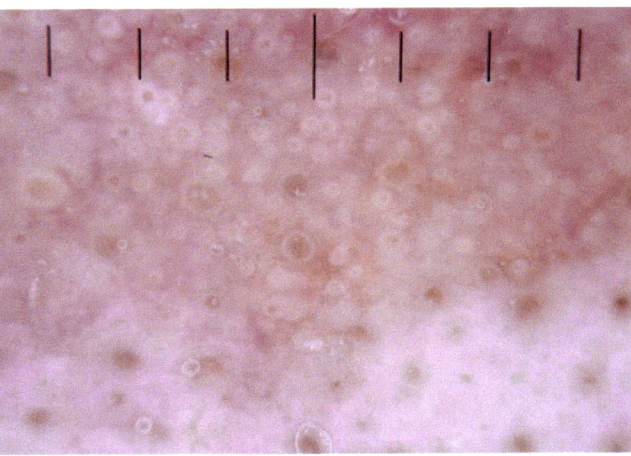

Mácula queratósica en el puente nasal de una mujer de 60 años: en esta queratosis actínica, la dermatoscopia muestra un aumento de las características de queratinización alrededor de los folículos, con pequeños círculos blancos, queratina, pigmentación parda granular y un borde inferior claro.

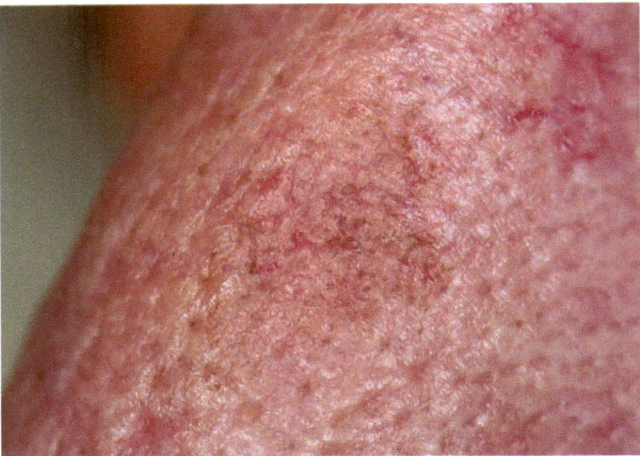

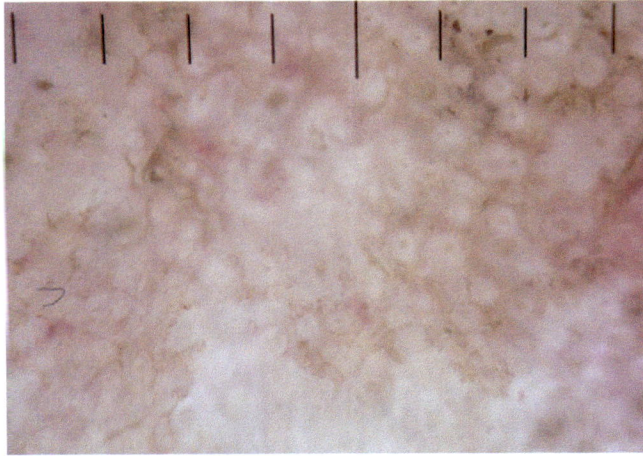

Mácula queratósica en el puente nasal de un hombre de 60 años: en esta queratosis actínica pigmentada fina, la dermatoscopia muestra prominencia folicular, con estructuras queratinizantes y pigmentación parda granular.

Zalaudek I, et al. Dermatoscopy of facial actinic keratosis, intraepidermal carcinoma, and invasive squamous cell carcinoma: a progression model. *J Am Acad Dermatol* 2012;66(4):589-97.

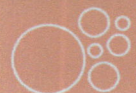
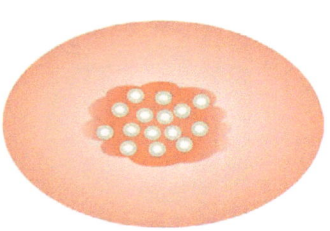

Las queratosis actínicas con eritema y queratinización folicular muestran un aspecto compuesto en la dermatoscopia, que se ha descrito como patrón "en fresa". Este se caracteriza por un seudorreticulado basal rojo formado por vasos interfoliculares borrosos y fuera de foco, asociado con aberturas foliculares prominentes rodeadas por un halo blanco.

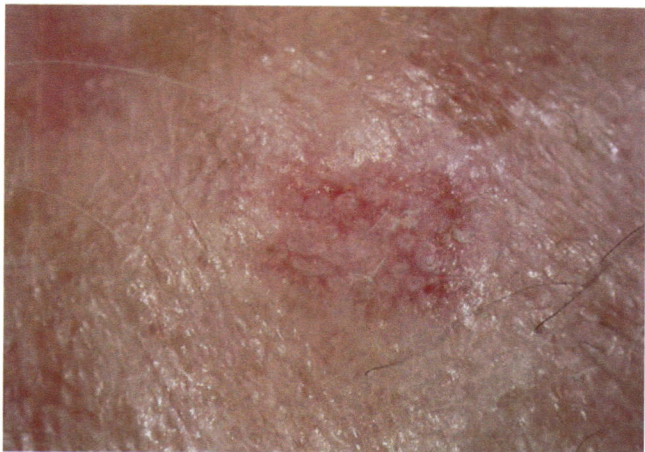
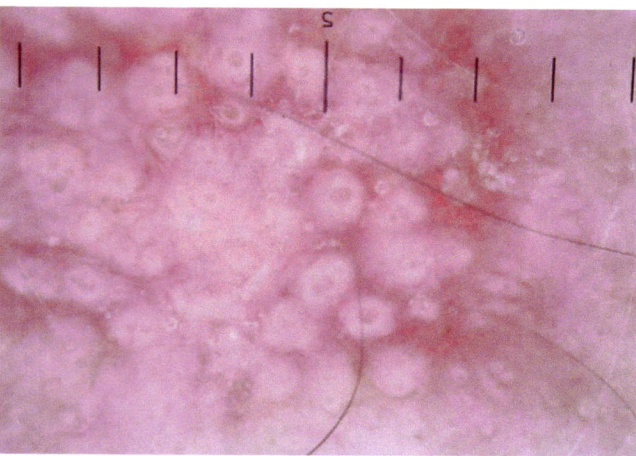

Placa hiperqueratósica rosada en el cuero cabelludo de un hombre de 70 años: en esta queratosis actínica confirmada por histopatología, la dermatoscopia muestra un eritema de base, con pequeños vasos mal enfocados entre los folículos rodeados por un halo blanco.

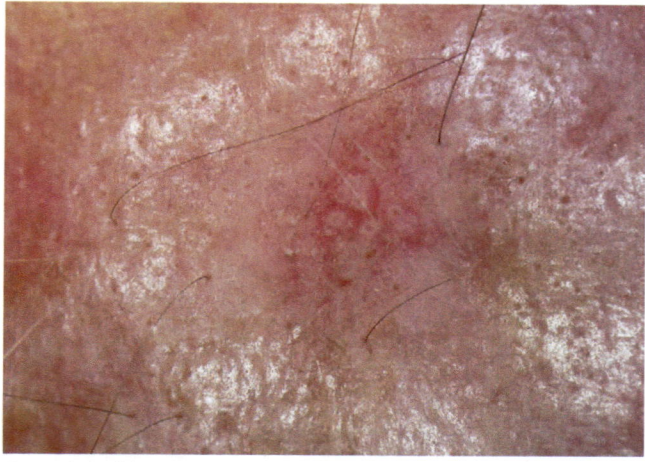
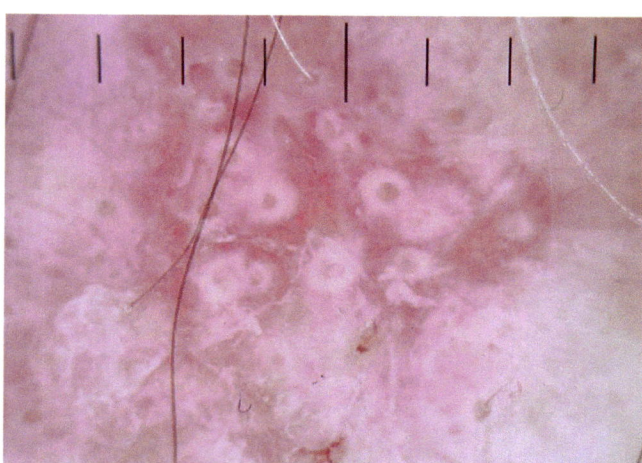

Otra placa hiperqueratósica rosada en el cuero cabelludo del mismo paciente: en esta queratosis actínica confirmada por histopatología, la dermatoscopia muestra características similares a las de un eritema basal, con aberturas foliculares rodeadas por un halo blanco.

Zalaudek I, et al. Dermoscopy of facial non-pigmented actinic keratosis. *Br J Dermatol* 2006;155(5):951-6.

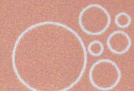
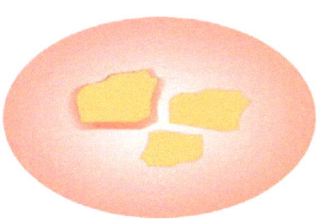

Las queratosis actínicas con hiperqueratosis prominente muestran relativamente pocas características dermatoscópicas. La hiperqueratosis enmascara cualquier característica oculta bajo la placa. Las manifestaciones clínicas, como dolor y dolor a la palpación o la presencia de induración, son síntomas/signos adicionales importantes que pueden indicar carcinoma espinocelular (CEC) invasor.

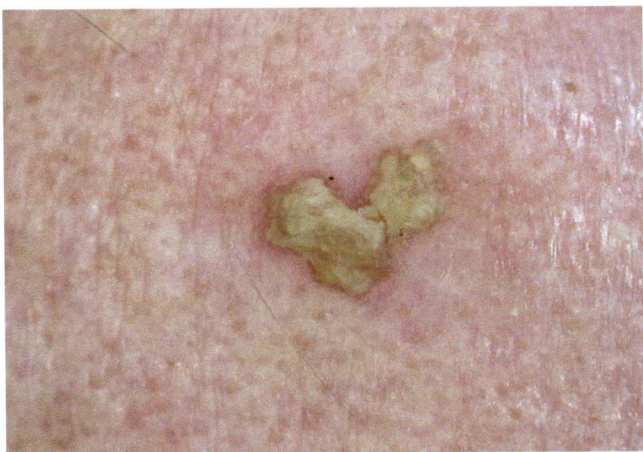
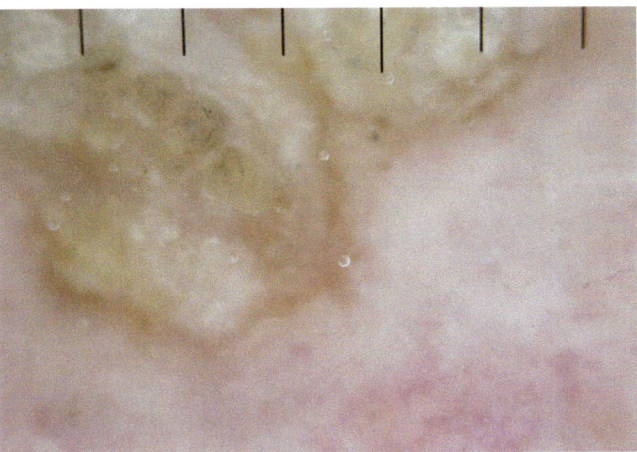

Placa hiperqueratósica focal asintomática en el vértice del cuero cabelludo de un hombre de 75 años: en esta queratosis actínica hiperqueratósica, la dermatoscopia muestra una costra de queratina amarilla y blanca, sin otras características ni eritema en la base.

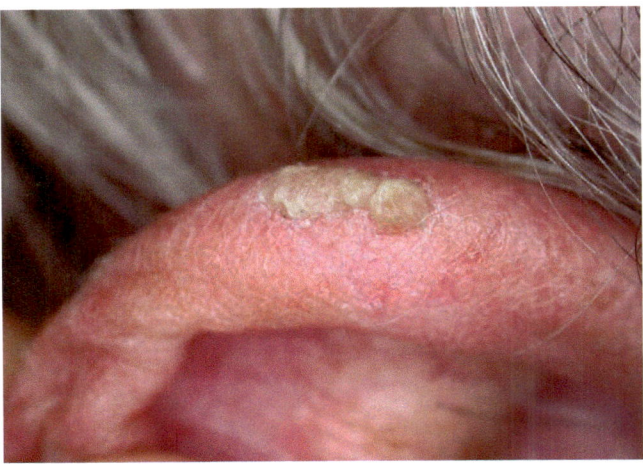
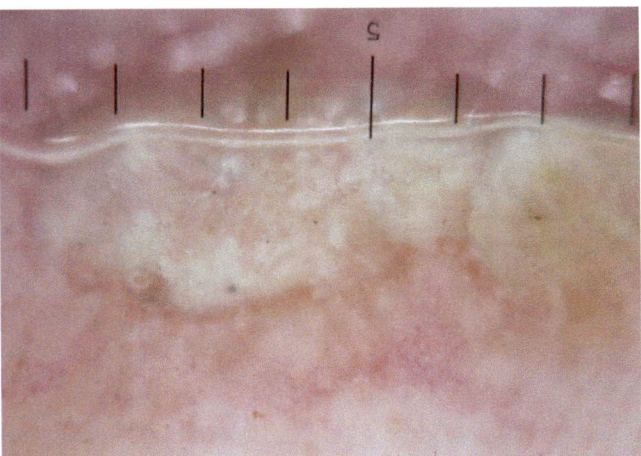

Placa hiperqueratósica lineal, asintomática, en el borde helicoidal del pabellón auricular de un hombre de 80 años: en esta queratosis actínica hiperqueratósica, la dermatoscopia muestra una costra de queratina amarilla-blanca, sin otras características ni eritema en la base.

Reinehr CPH, Bakos RM. Actinic keratoses: review of clinical, dermoscopic and therapeutics aspects. *An Bras Dermatol* 2019;94(6):637-57.

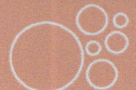
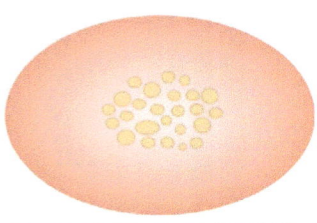

Cuando las queratosis actínicas presentan compromiso folicular, tienen un patrón dermatoscópico inconfundible de múltiples agregados hiperqueratósicos focales. Puede haber otras características de pigmentación o no.

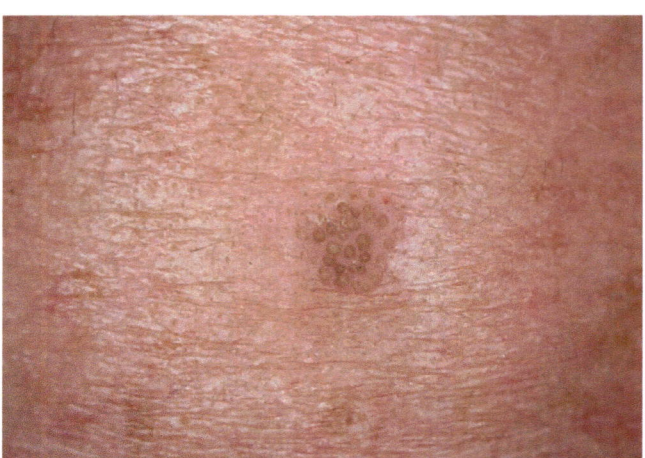

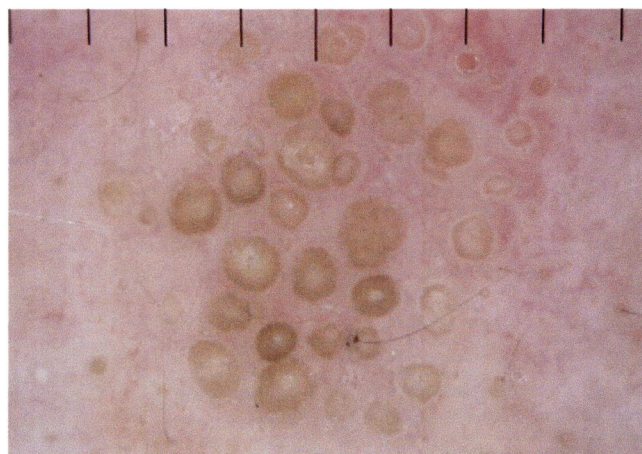

Placa hiperqueratósica solitaria en la región anterior del cuero cabelludo de un hombre de 65 años: en esta queratosis actínica hipertrófica, la dermatoscopia muestra múltiples agregados queratósicos amarillos focales rodeados por anillos marrones.

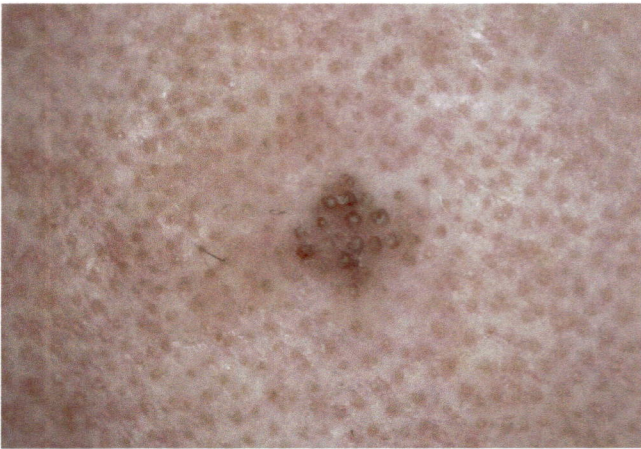

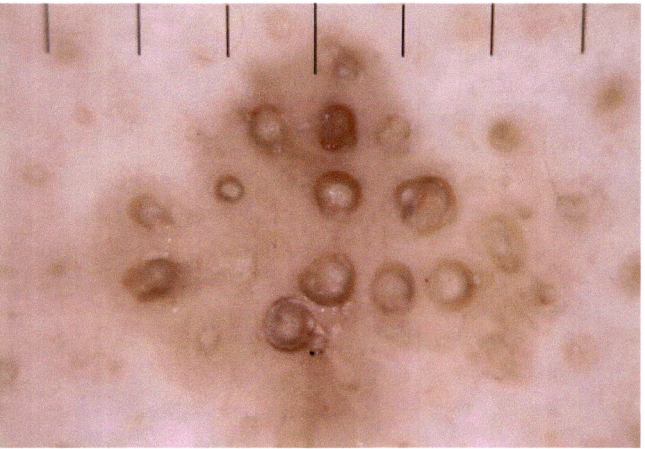

Placa hiperqueratósica en el cuero cabelludo de un hombre de 60 años: en esta queratosis actínica hiperqueratósica pigmentada, la dermatoscopia muestra múltiples agregados queratósicos pigmentados marrones focales rodeados por anillos marrones.

Se debe considerar realizar una una biopsia diagnóstica de cualquier queratosis actínica que plantee sospecha clínica de CEC.

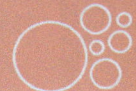

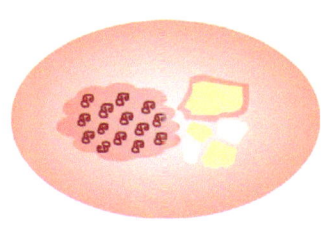

La enfermedad de Bowen, también conocida como carcinoma intraepidérmico o CEC *in situ*, es una forma frecuente de lesión precursora de cáncer de queratinocitos. La mayoría de las veces afecta a personas mayores. Al igual que en otros cánceres de queratinocitos, se puede observar una serie de presentaciones clínicas y dermatoscópicas.

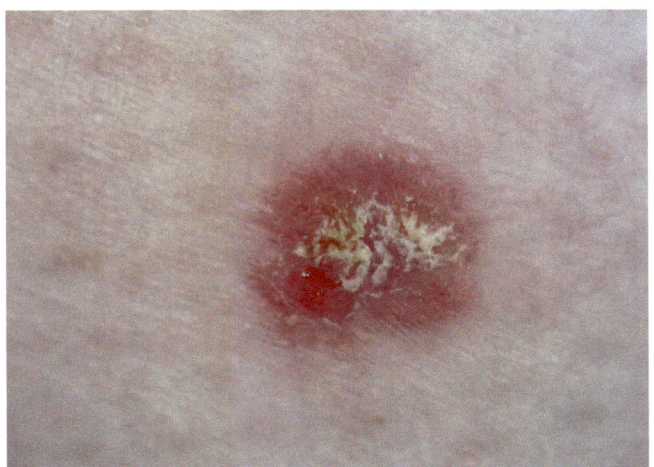

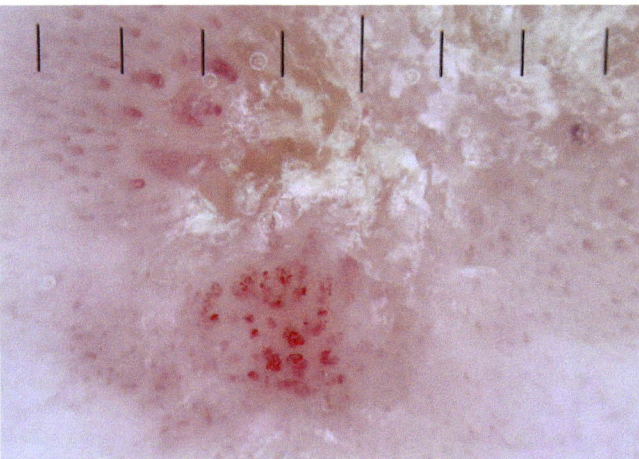

Mujer de 70 años con una placa escamosa de larga data en la pierna: en esta enfermedad de Bowen confirmada por histopatología, la dermatoscopia muestra hiperqueratosis amarilla y blanca, así como también vasos enrollados o glomerulares en racimos.

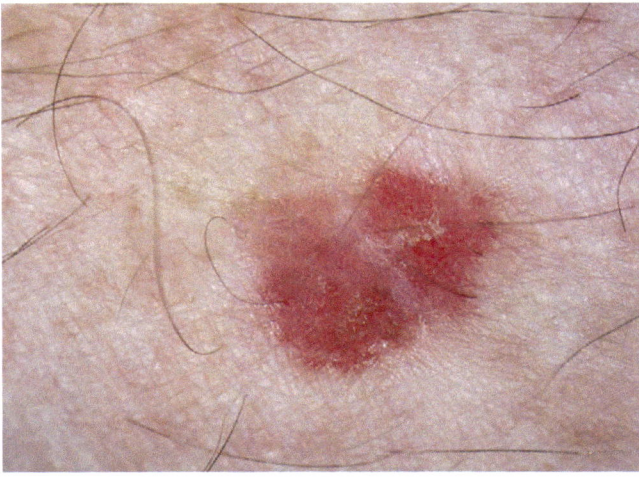

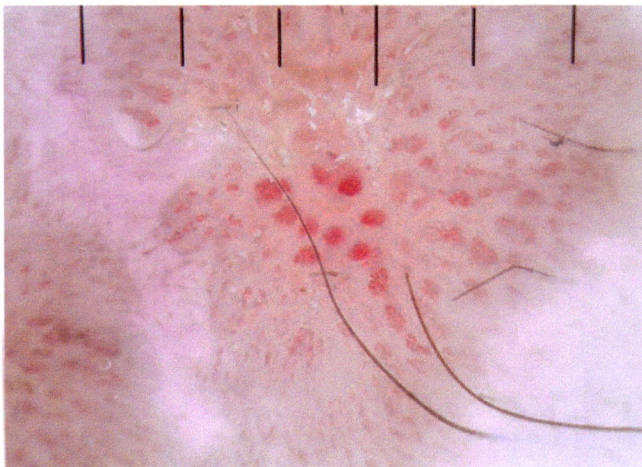

Hombre de 60 años con una placa eritematosa bien circunscrita en a pierna: en esta enfermedad de Bowen confirmada histopatológicamente, la dermatoscopia muestra eritema, vasos predominantemente enrollados o glomerulares e hiperqueratosis.

En la enfermedad de Bowen, los vasos punteados o glomerulares a veces adoptan una disposición lineal.

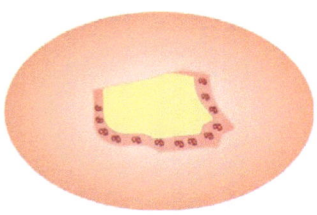

Cuando la enfermedad de Bowen se vuelve hipertrófica, las características vasculares en la periferia pueden proporcionar los mejores indicios. Esta patología puede remedar carcinoma espinocelular debido a la induración, por lo tanto, se debe considerar la confirmación histopatológica del diagnóstico.

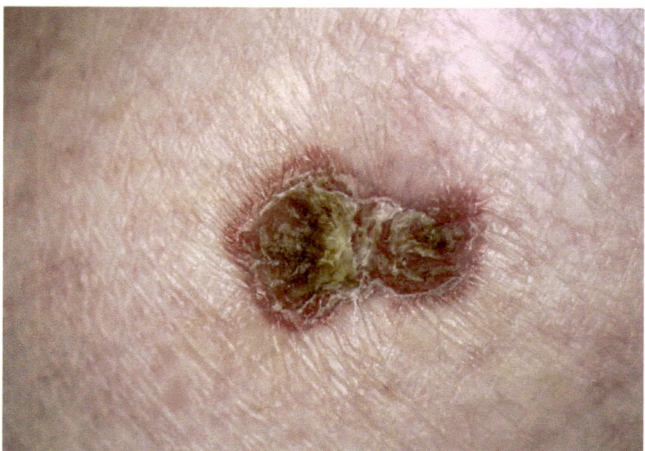
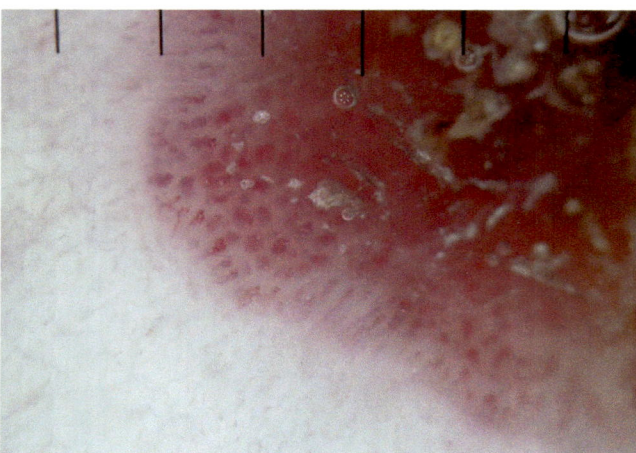

Placa hiperqueratósica solitaria de largo tiempo de evolución en la pierna de un hombre de 65 años: en esta enfermedad de Bowen confirmada por histopatología, la dermatoscopia muestra queratinización central, con vasos enrollados o glomerulares periféricos.

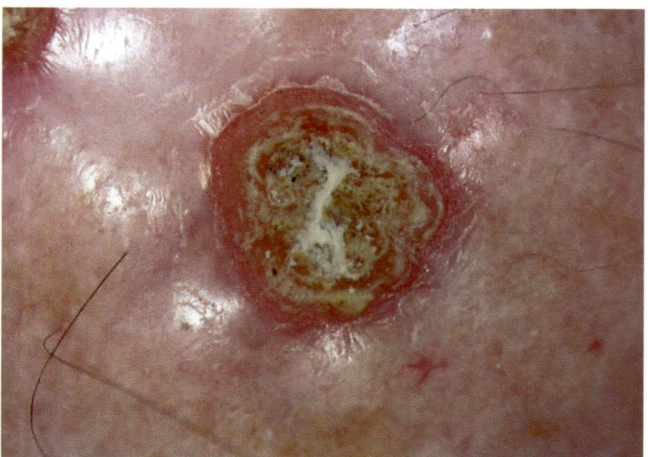
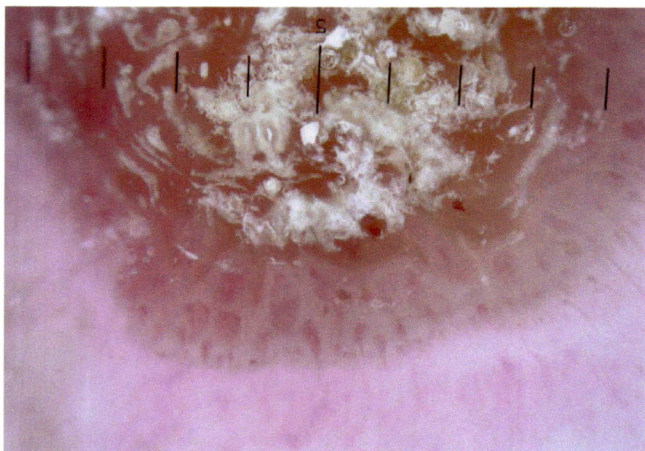

Placa hiperqueratósica indurada con eritema periférico en el cuero cabelludo de un hombre de 85 años: la dermatoscopia muestra hiperqueratosis central, con eritema periférico y vasos enrollados o glomerulares, confirmada como enfermedad de Bowen en la histopatología.

Papageorgiou C, et al. Accuracy of dermoscopic criteria on the differentiation between superficial basal cell carcinoma and Bowen's disease. *J Eur Acad Dermatol Venereol* 2018;32(11):1914-9.

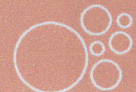

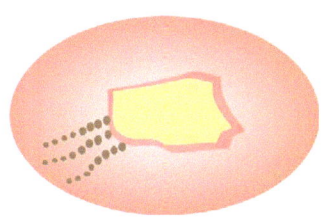

La enfermedad de Bowen pigmentada puede plantear un desafío diagnóstico, ya que muchas de sus características pueden superponerse con las del melanoma. Es más frecuente en poblaciones con exposición alta y prolongada a los rayos UV. Si bien solo una fracción de los casos son pigmentados, la disposición lineal de vasos punteados o glomerulares, o puntos marrones/grises, son características dermatoscópicas típicas. Se debe considerar realizar una biopsia diagnóstica si existiera alguna duda clínica o dermatoscópica.

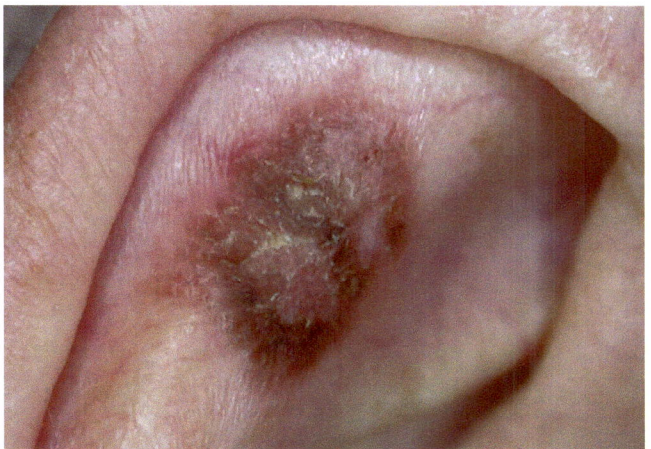
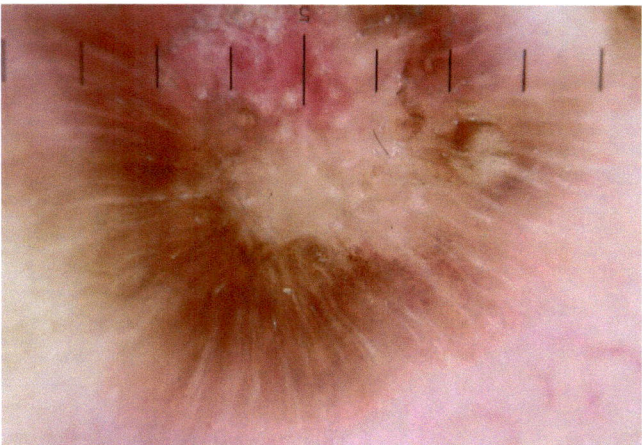

Placa hiperqueratósica sospechosa de pigmentación variada, dentro de la oreja derecha de un hombre de 70 años: la dermatoscopia muestra un eritema central, con queratina y múltiples puntos marrones de disposición lineal en el margen periférico, confirmado como enfermedad de Bowen pigmentada.

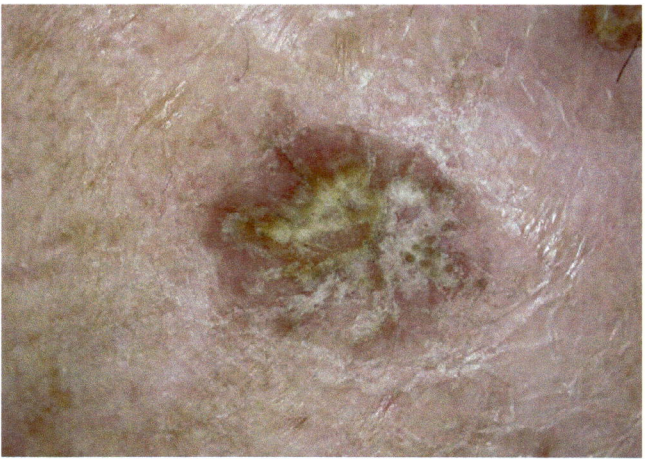
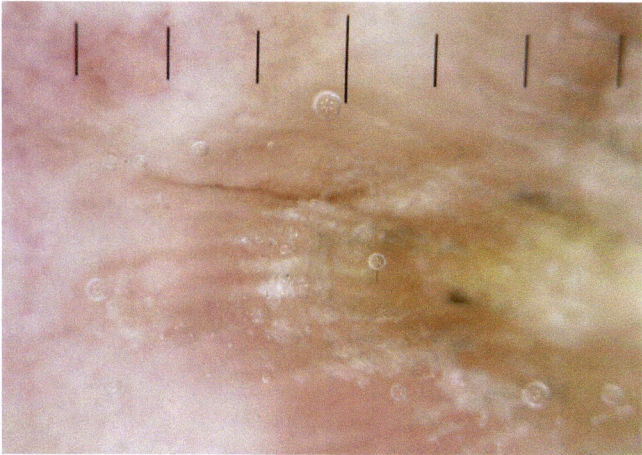

Hombre de 80 años con una placa hiperqueratósica de pigmentación variada en el vértice del cuero cabelludo fotoenvejecido: la dermatoscopia muestra hiperqueratosis y un foco lineal de múltiples puntos marrones que se irradian periféricamente, confirmados como enfermedad de Bowen.

Cameron A, et al. Dermatoscopy of pigmented Bowen's disease. *J Am Acad Dermatol* 2010;62(4):597-604.

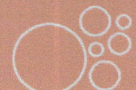

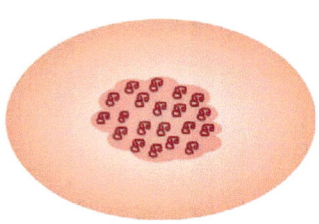

La enfermedad de Bowen puede presentarse como una lesión solitaria de larga evolución en la cara dorsal de un dedo. Los antecedentes suelen ser una presunta lesión inflamatoria que no responde a los corticosteroides tópicos. Las características dermatoscópicas consisten en vasos enrollados o glomerulares, erosiones, eritema e hiperqueratosis. Corresponde considerar realizar una biopsia diagnóstica en caso de que exista alguna duda clínica o dermatoscópica.

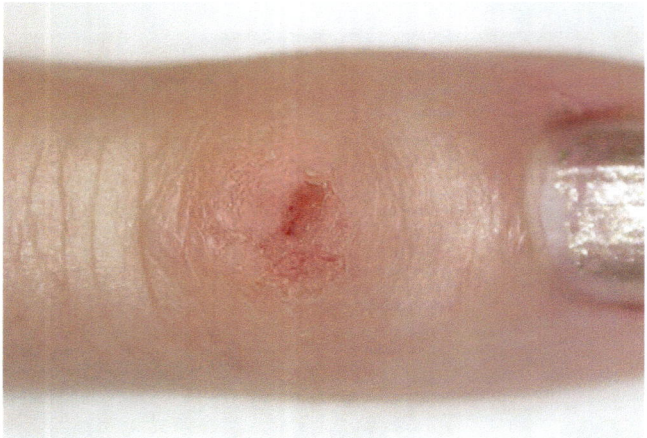
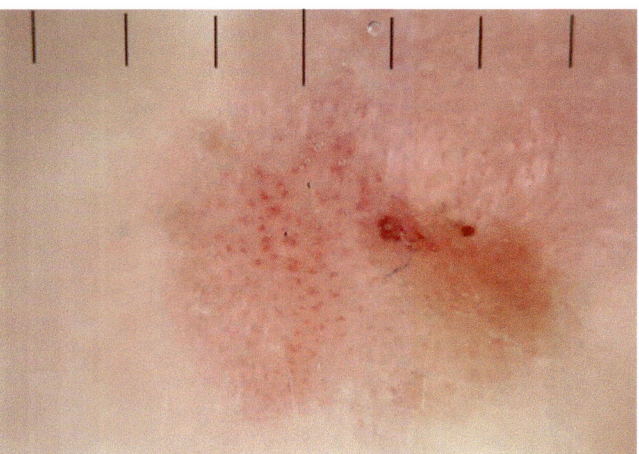

Placa eritroescamosa de larga data (12 meses) que se desarrolló en el dorso del dedo índice de una mujer de 50 años: la dermatoscopia muestra vasos enrollados o glomerulares agrupados, eritema y microerosiones, confirmados como enfermedad de Bowen.

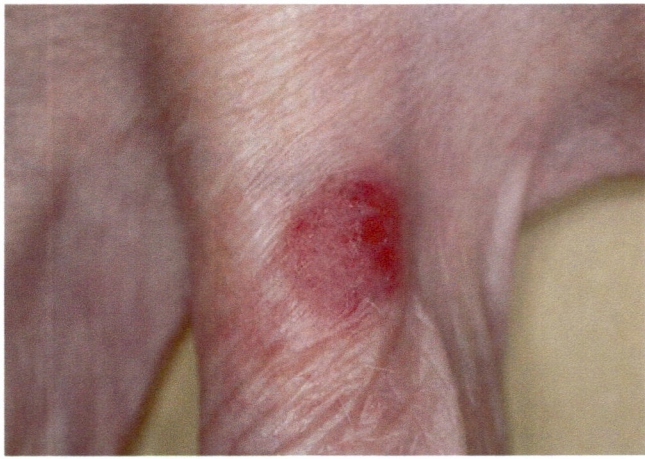
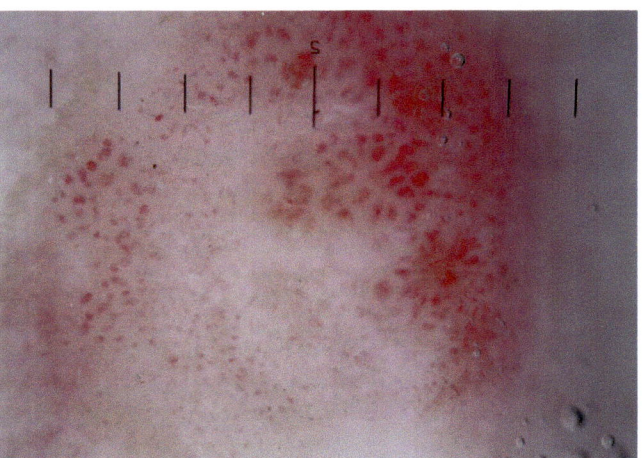

Mujer de 70 años con una placa de larga data en el dorso del dedo anular: en esta enfermedad de Bowen confirmada por histopatología, la dermatoscopia muestra vasos enrollados o glomerulares uniformes.

Un margen periférico claramente delimitado es una pista dermatoscópica sutil que habla en favor del diagnóstico de enfermedad de Bowen digital en lugar de un proceso inflamatorio.

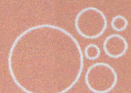

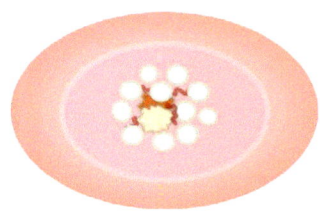

Los CEC suelen aparecer en sitios con fotoenvejecimiento y pueden compartir características de daño actínico. Como todos los tumores cutáneos comienzan con un tamaño pequeño, cualquier placa o pápula de aparición reciente en sitios de fotoenvejecimiento debe examinarse de cerca en busca de característcas compatibles con CEC. Los círculos blancos, las erosiones y los vasos en forma de bucle u horquilla o irregulares son características sutiles que pueden observarse en el CEC temprano. Una escasez de hiperqueratosis suprayacente puede indicar diferenciación moderada.

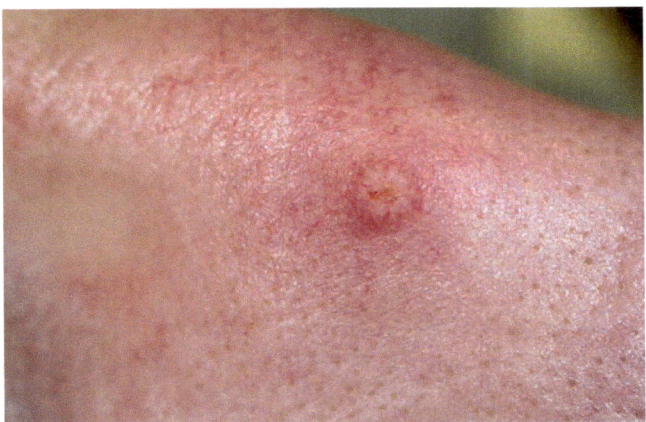
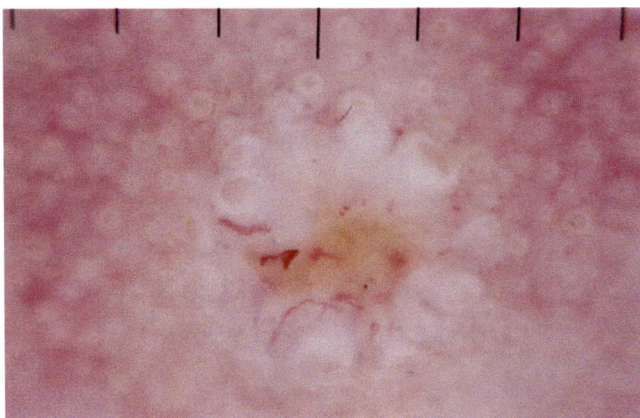

Hombre de 45 años con antecedente de alta exposición a rayos JV y aparición de una pápula de 3 mm, de 6 semanas de evolución, en el puente nasal: en este CEC moderadamente diferenciaco, la dermatoscopia muestra círculos blancos periféricos y erosión central, con vasos lineales-irregulares.

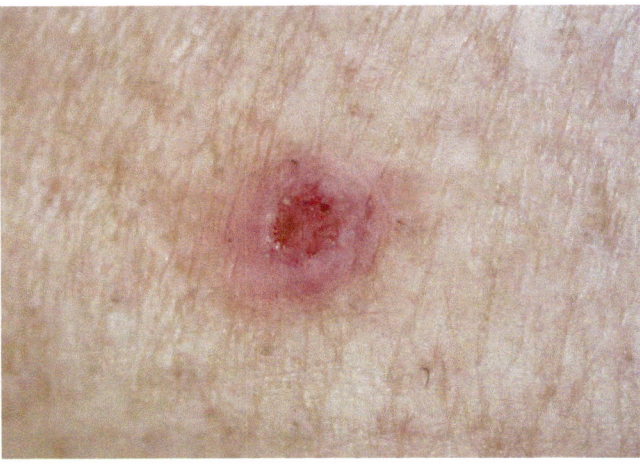
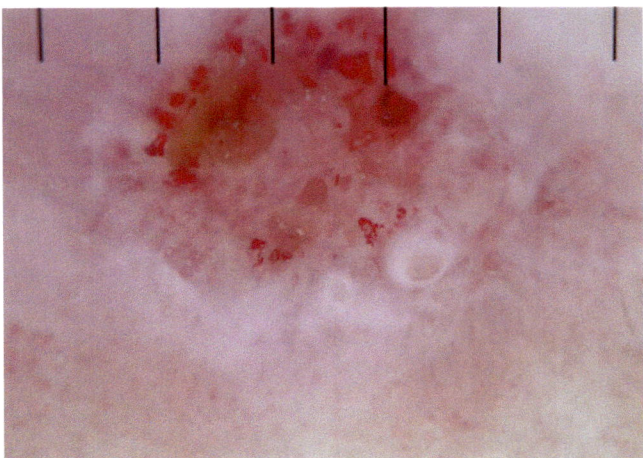

Mujer de 60 años con antecedente de múltiples CBC, con aparición reciente de una placa ulcerada de 5 mm en la región tibial anterior: la dermatoscopia muestra círculos blancos y erosión central, con vasos lineales-irregulares y glomerulares. La histopatología confirmó un CEC moderadamente diferenciado.

Lallas A, et al. The clinical and dermoscopic features of invasive cutaneous squamous cell carcinoma depend on the histopathological grade of differentiation. *Br J Dermatol* 2015;172(5):1308-15.

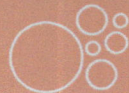
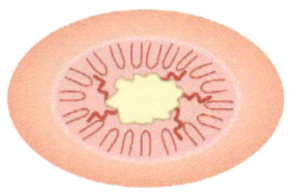

Los queratoacantomas comparten muchas características clínicas y dermatoscópicas con los CEC bien diferenciados.

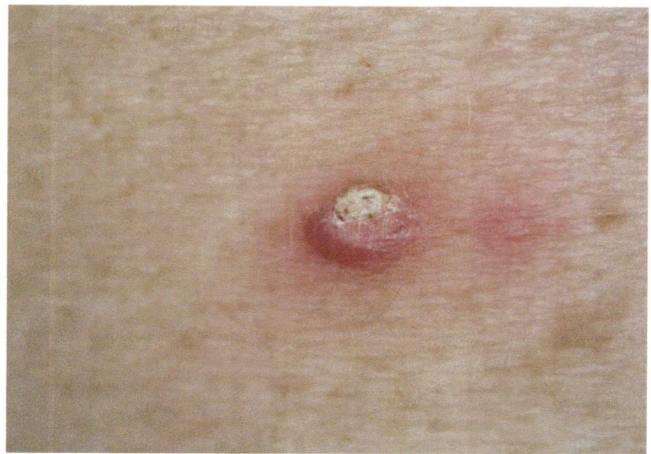

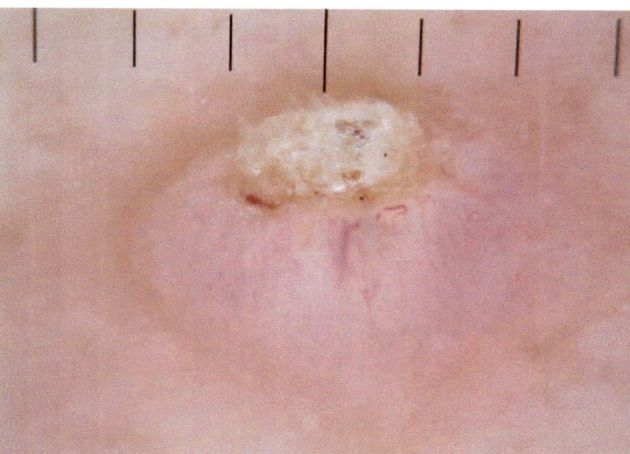

Mujer de 60 años con antecedente de un nódulo hiperqueratósico abovedado, de 4 semanas de evolución, en la pierna: la dermatoscopia muestra hiperqueratosis central, con vasos periféricos en forma de bucle u horquilla que irradian hacia el centro. La histopatología confirmó un queratoacantoma.

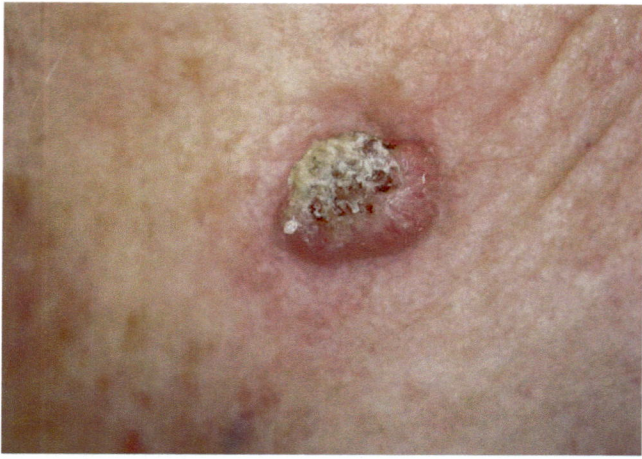

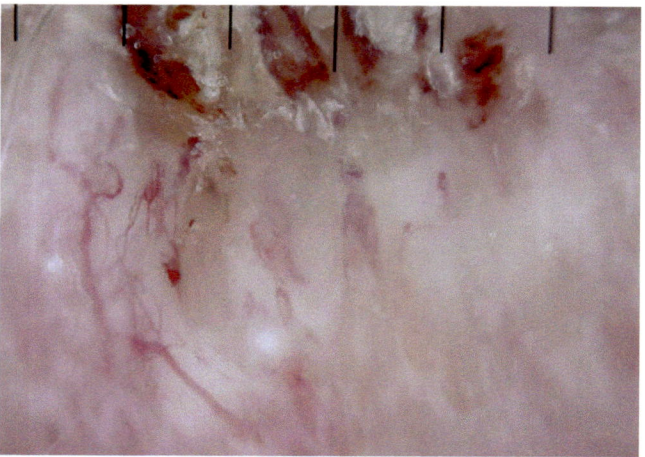

Mujer de 80 años con antecedente de un nódulo queratinizante que aumenta de tamaño, de 2 meses de evolución, localizado en el cigoma: la dermatoscopia muestra queratinización central, con vasos periféricos ectásicos y en forma de bucle u horquilla. La histopatología confirmó un queratoacantoma.

Rosendahl C, et al. Dermoscopy of squamous cell carcinoma and keratoacanthoma. *Arch Dermatol* 2012;148(12):1386-92.

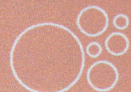
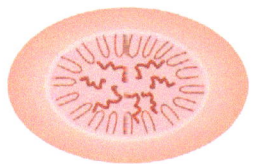

Los CEC menos diferenciados mostrarán menos estructuras queratinizantes y un aumento de estructuras vasculares. La ulceración y los vasos atípicos no son discriminatorios, y pueden ser la única característica clínica y dermatoscópica hallada en varios de estos tumores.

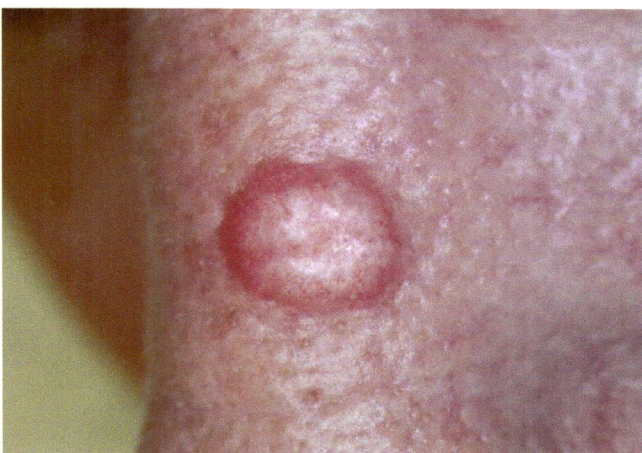

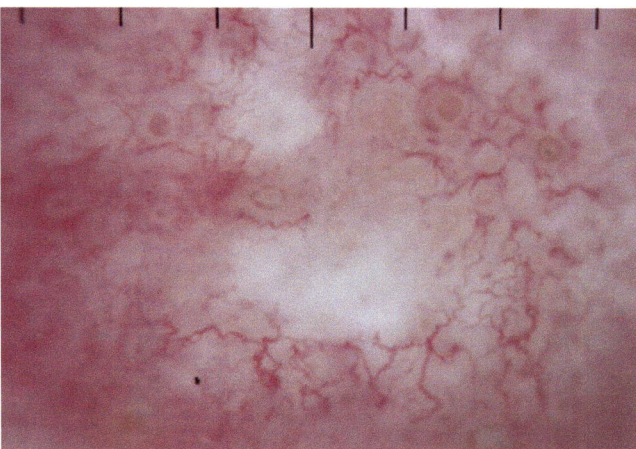

Mujer de 70 años con antecedente de un nódulo que aumenta de tamaño, de 4 semanas de evolución, localizado en el puente nasal: en este CEC moderadamente diferenciado confirmado por histopatología, la dermatoscopia muestra vasos anastomosados irregulares y círculos blancos, con queratinización folicular.

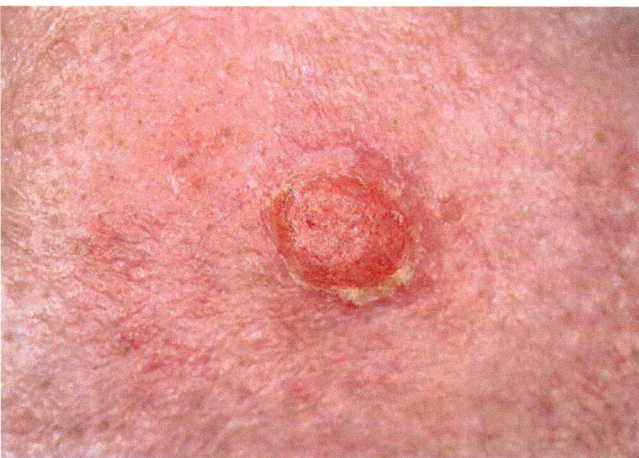

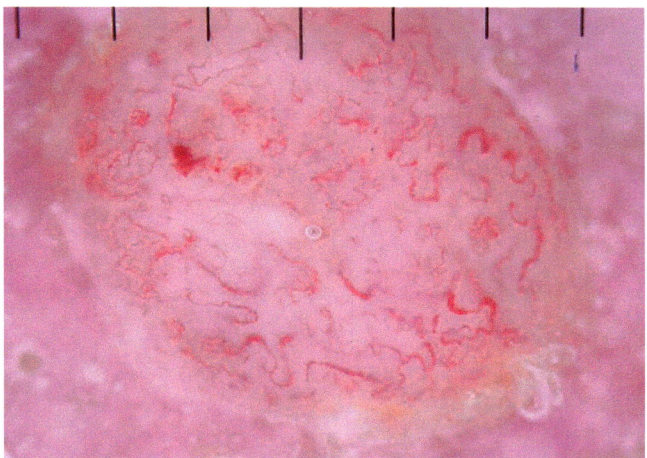

Hombre de 70 años con antecedente de un nódulo que aumenta de tamaño, de 3 semanas de evolución, localizado en la pared nasal lateral: en este CEC moderadamente diferenciado confirmado por histopatología, la dermatoscopia muestra eritema, vasos lineales-irregulares dilatados sin queratinización.

Una pápula o un nódulo rosado solitario que aumenta de tamaño, con vasos atípicos, puede ser secundario a muchos cánceres de piel; solo la histopatología confirmará el diagnóstico.

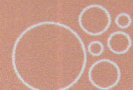

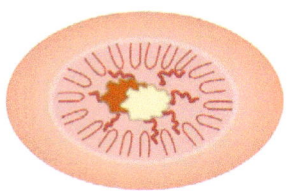

Los CEC y los queratoacantomas comparten características clínicas y dermatoscópicas, y el diagnóstico siempre se debe confirmar mediante histopatología. Los CEC bien diferenciados y los queratoacantomas mostrarán más estructuras queratinizantes, mientras que los CEC menos diferenciados tenderán a mostrar menos estructuras queratinizantes, más características vasculares y, posiblemente, ulceración.

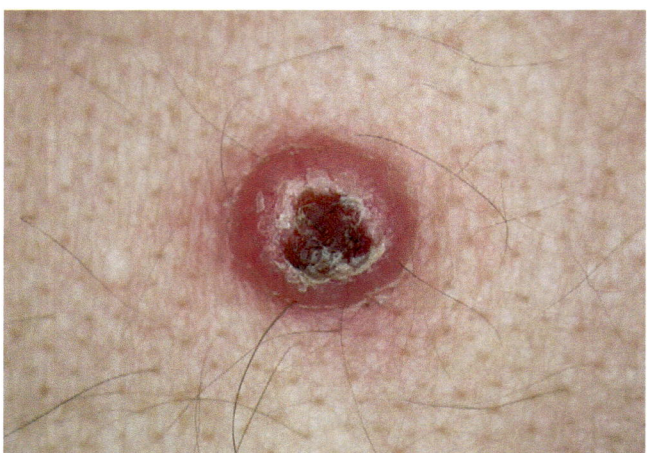

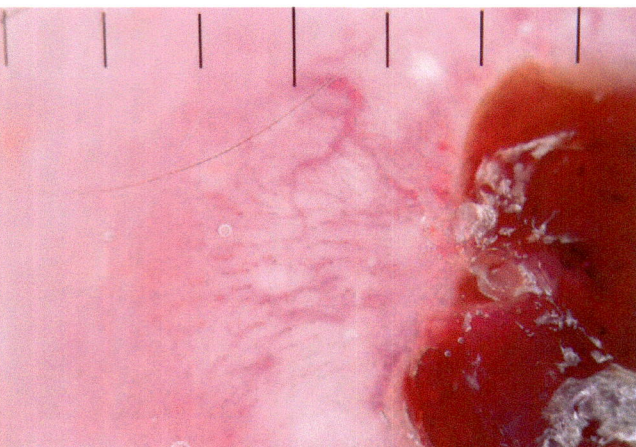

Hombre de 45 años con un nódulo ulcerado de crecimiento rápido en la parte superior de la espalda: en este CEC moderadamente diferenciado, la dermatoscopia muestra vasos gruesos ectásicos y en forma de bucle u horquilla, que irradian hacia la zona central de la ulceración.

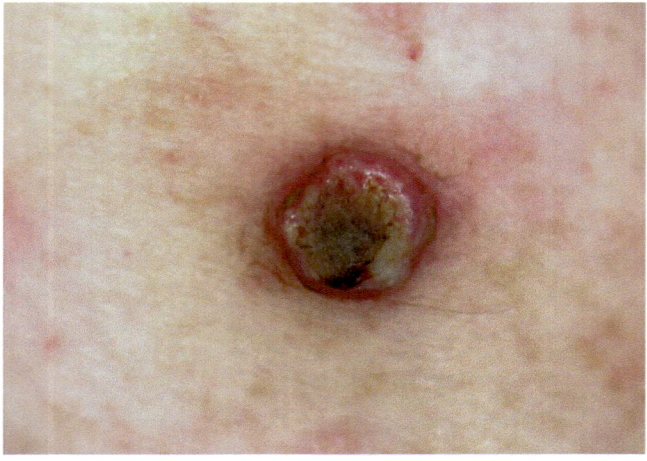

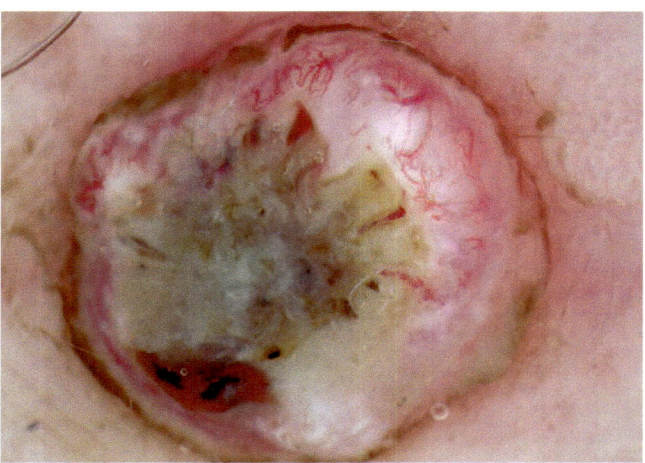

Mujer de 70 años con un nódulo hiperqueratósico en la mejilla: en este CEC moderadamente diferenciado, la dermatoscopia muestra hiperqueratosis, ulceración, una combinación de vasos grandes, anastomosados, ectásicos y en forma de bucle u horquilla.

Paoli J. Predicting adequate surgical margins for cutaneous squamous cell carcinoma with dermoscopy. *Br J Dermatol* 2015;172(5):1186-7.

Carcinoma espinocelular poco diferenciado

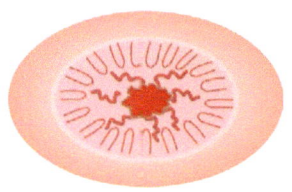

Por lo general, los CEC poco diferenciados muestran estructuras queratinizantes mínimas o ausentes; por lo tanto, la ulceración es una característica frecuente. Los vasos polimorfos dentro de un área ulcerada suelen indicar un tumor más agresivo. En los CEC, esto apuntaría a un subtipo poco diferenciado.

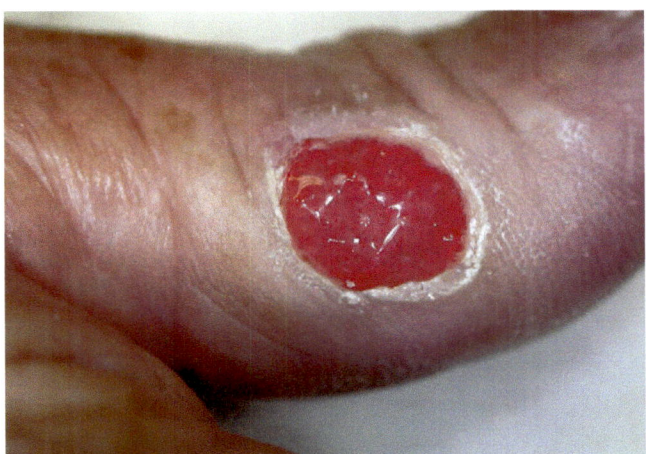
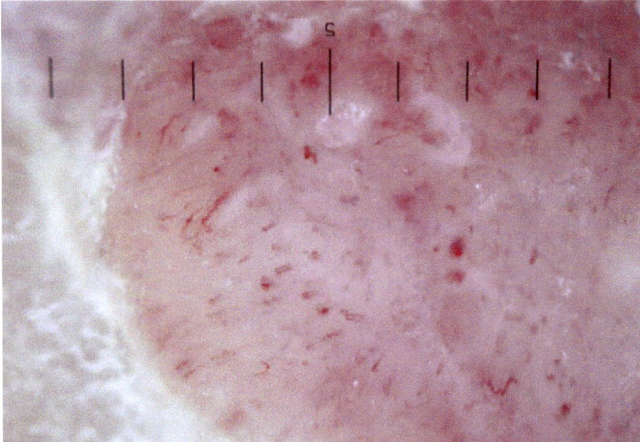

Hombre de 65 años con antecedentes de lesión ulcerada, de 3 meses de evolución, en el pulgar izquierdo: en este CEC poco diferenciado confirmado por histopatología, la dermatoscopia muestra eritema de base y vasos polimorfos extendidos.

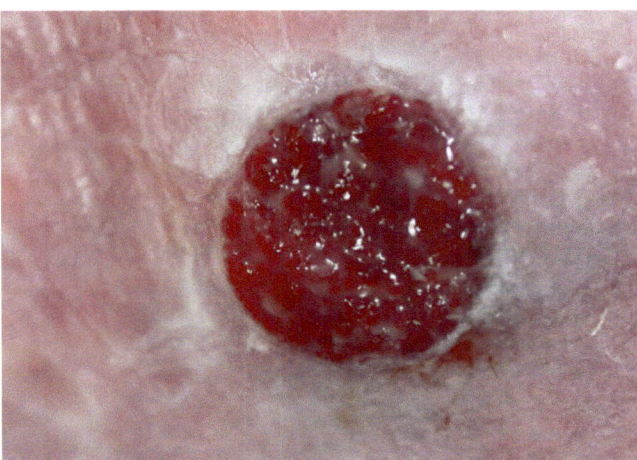
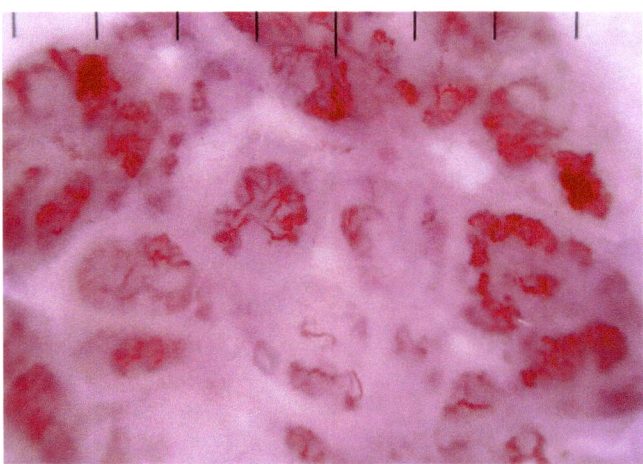

Mujer de 80 años con antecedentes de una úlcera que no cicatriza, de 2 meses de evolución, localizada en la pierna: en este CEC poco diferenciado confirmado por histopatología, la dermatoscopia muestra un eritema, ulceración y vasos dilatados lineales-irregulares y enrollados o glomerulares.Z

Estos tumores requieren un tratamiento más enérgico, a veces multidisciplinario, y seguimiento más frecuente.

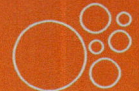

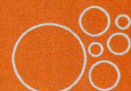
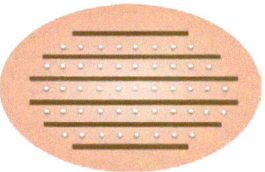 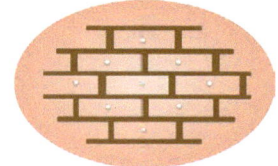 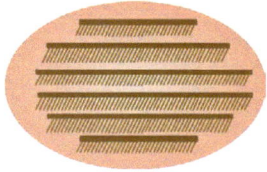

Los nevos adquiridos acrales tienden a presentar tres patrones de pigmentación predominantes según su localización anatómica.

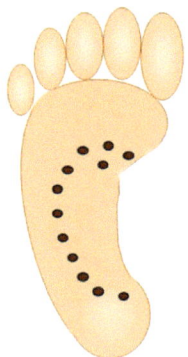 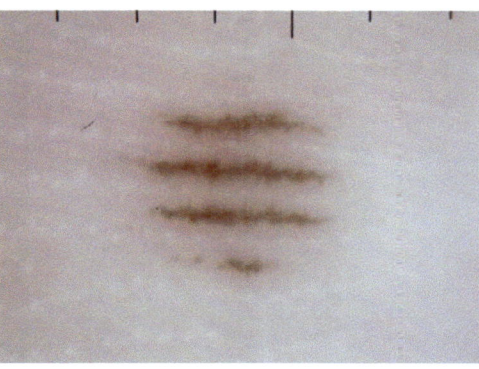 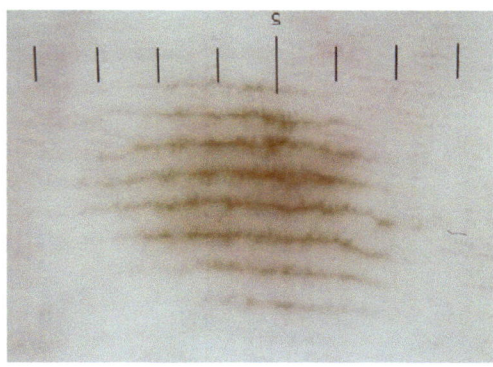

Patrón de surco paralelo hallado justo en el interior de la piel que soporta peso.

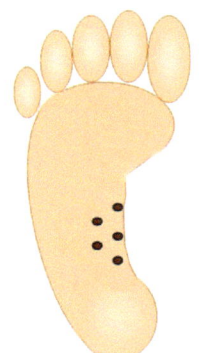 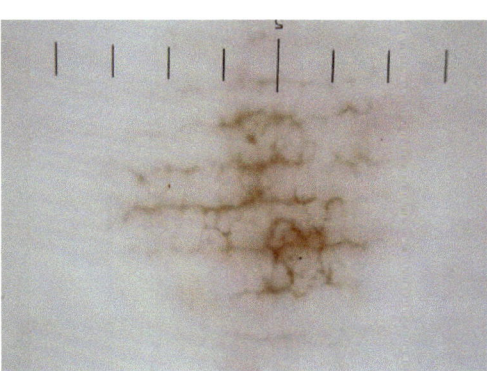 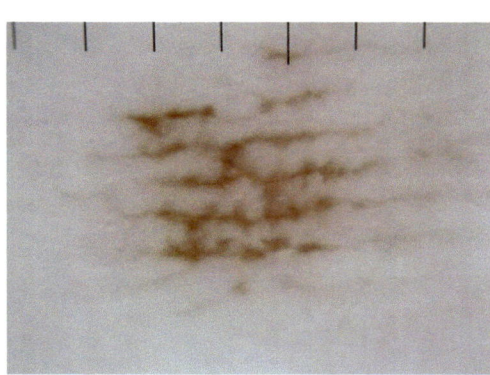

Patrón reticulado hallado en el arco del pie.

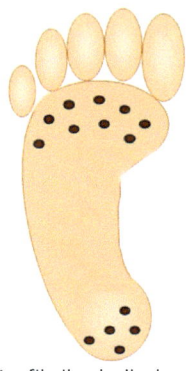 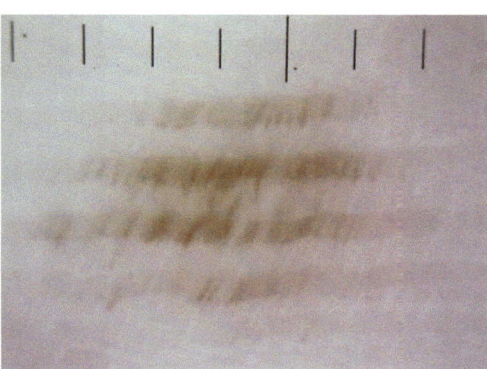 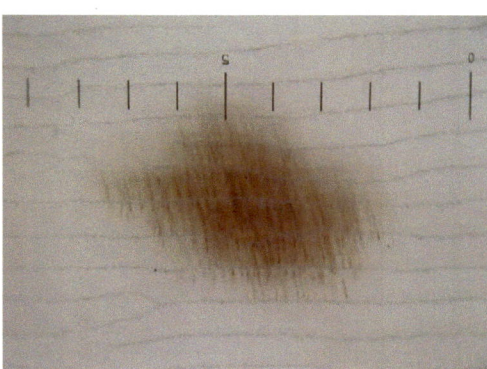

Patrón fibrilar hallado en la piel que soporta peso.<

Miyazaki A, et al. Anatomical and dermoscopic patterns seen n melanocytic nevi on the soles: a retrospective study. *J Am Acad Dermatol* 2005;53:230-6.

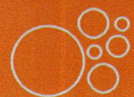

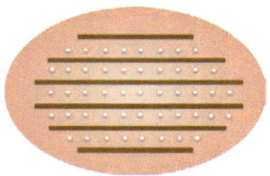

El patrón de pigmentación de surco paralelo acral es la principal morfología observada en los nevos acrales. Las líneas de pigmento son delgadas y se originan en el surco de los dermatoglifos acrales. Las crestas de los dermatoglifos se destacan por la presencia de puntos blancos que se correlacionan con las aberturas de las glándulas ecrinas. Dermatoglifia es una palabra que proviene del idioma griego antiguo para referirse al tallado de piel. Esta característica, que se comparte con los primates, mejora el agarre.

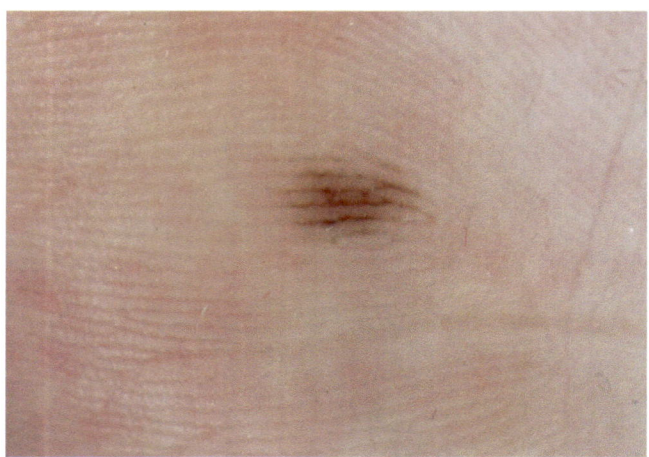

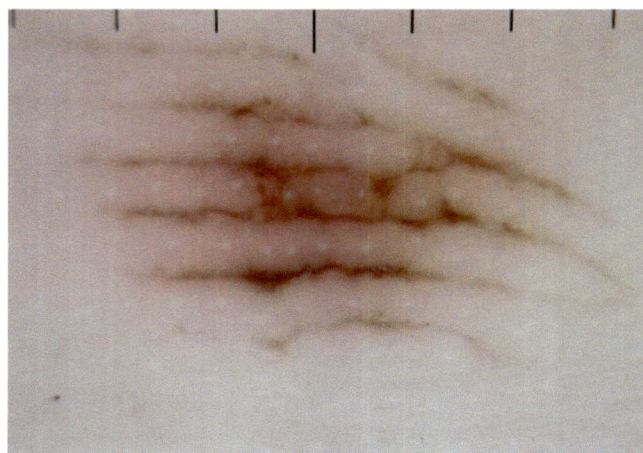

Nevo de la unión de 5 mm en la planta del pie de una mujer de 30 años: la dermatoscopia muestra el patrón de pigmentación de surco paralelo, con puntos blancos de los acrosiringios a lo largo de las crestas de los dermatoglifos.

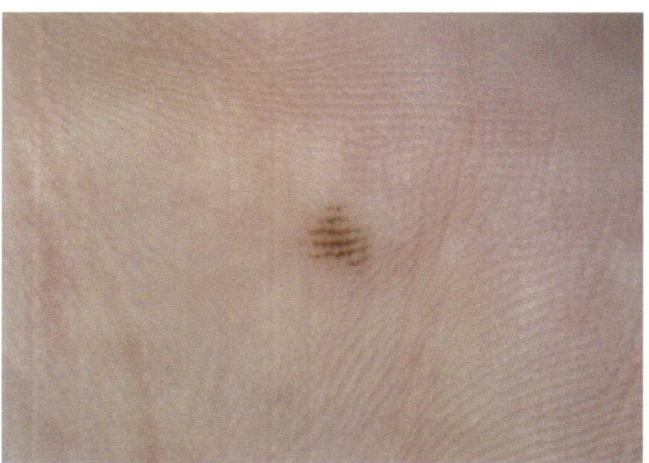

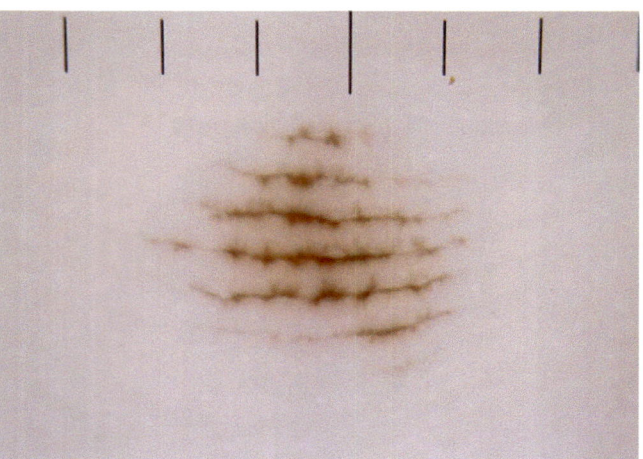

Nevo de la unión de 3 mm en la palma de una mujer de 20 años: la dermatoscopia muestra el patrón de surco paralelo, con hebras delgadas que delinean los surcos de los dermatoglifos.

A menudo, el patrón principal de un nevo acral se visualiza mejor en los márgenes de la lesión.

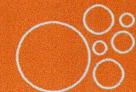
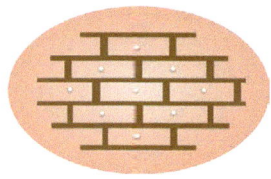

La pigmentación reticulada es una variante de la pigmentación paralela en la que el pigmento une las líneas de surcos paralelos adyacentes. En las plantas de los pies suele indicar nevos localizados en el arco.

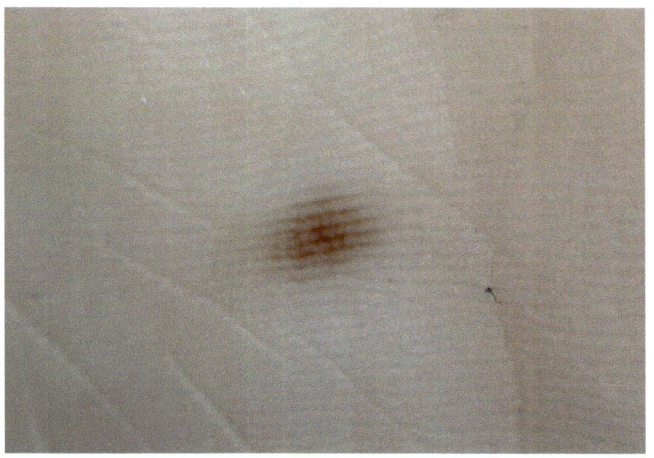
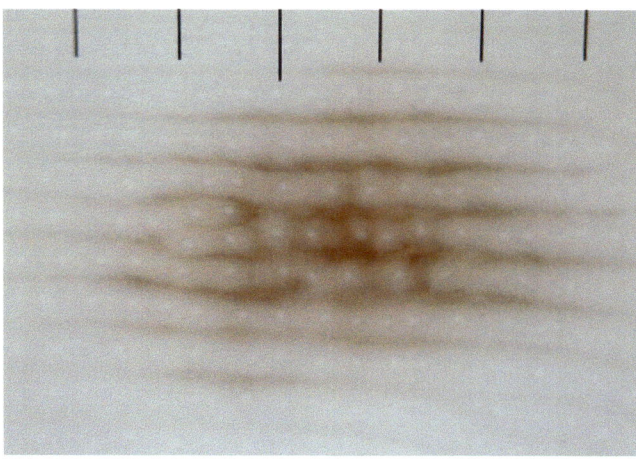

Nevo de la unión de 5 mm en el arco del pie de una mujer de 20 años: la dermatoscopia muestra un patrón reticulado, con puntos blancos de los acrosiringios a lo largo de las crestas de los dermatoglifos.

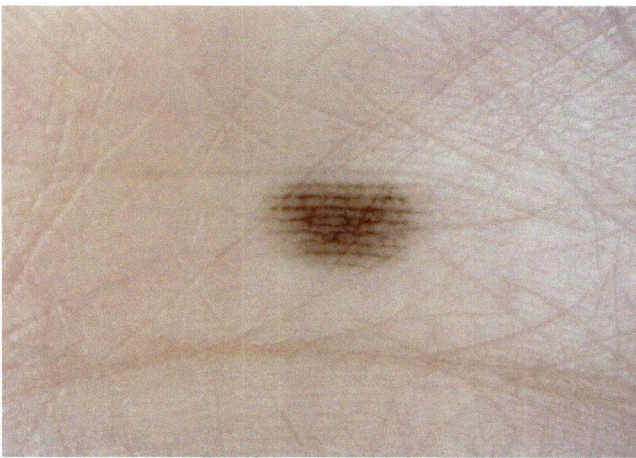
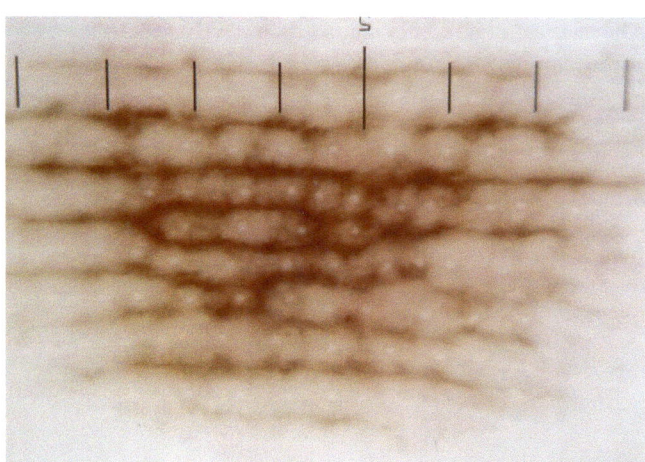

Nevo de la unión de 7 mm en la palma de una niña de 15 años: la dermatoscopia muestra un patrón entramado con reticulado sutil entre las líneas de los surcos paralelos, con puntos blancos de los acrosiringios a lo largo de las crestas de los dermatoglifos palmares.

Saida T. Dermoscopic Patterns of Acral Melanocytic Nevi. *Arch Dermatol* 2007;143(11):1423-6.

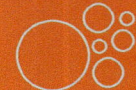

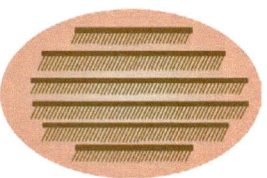

La pigmentación fibrilar es una variante de pigmentación paralela en la que el pigmento producido migra desde el punto de origen, a través de los dermatoglifos. Las líneas pigmentadas son uniformes y delgadas, y perpendiculares a estos. Este patrón aparece por los efectos de la presión y suele localizarse en áreas de soporte de peso, en la planta del pie. Se debe tener cuidado con el patrón fibrilar atípico, ya que es un posible indicio de melanoma.

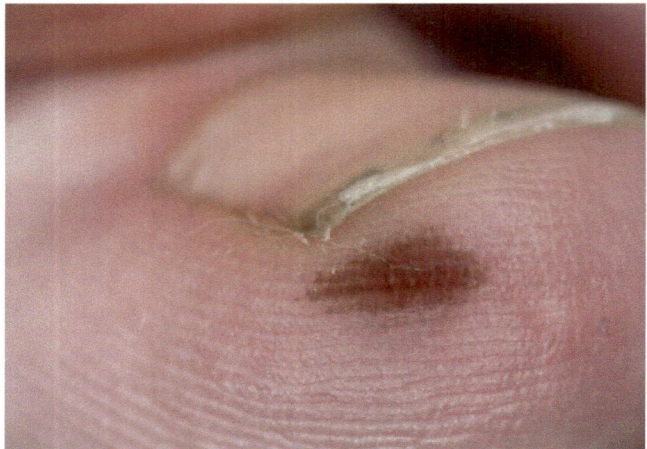

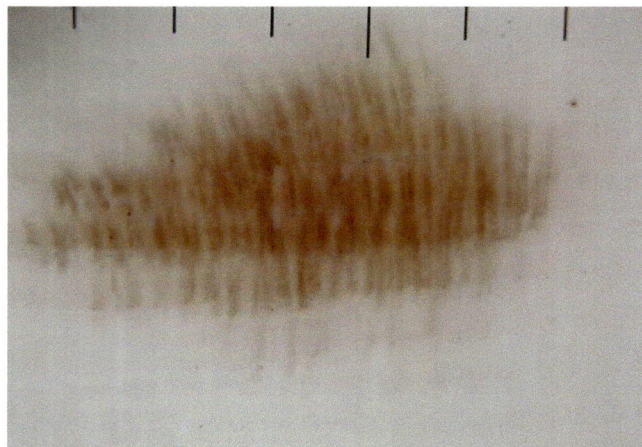

Nevo de la unión de 5 mm en la punta del dedo gordo del pie de una mujer de 30 años: la dermatoscopia muestra múltiples líneas pigmentadas uniformes y delgadas perpendiculares a los dermatoglifos.

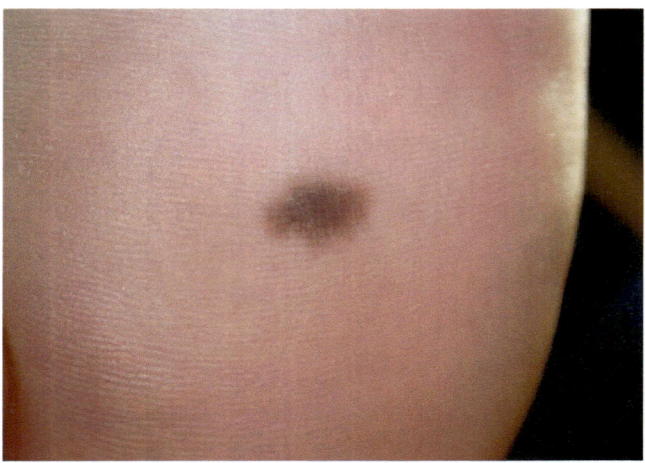

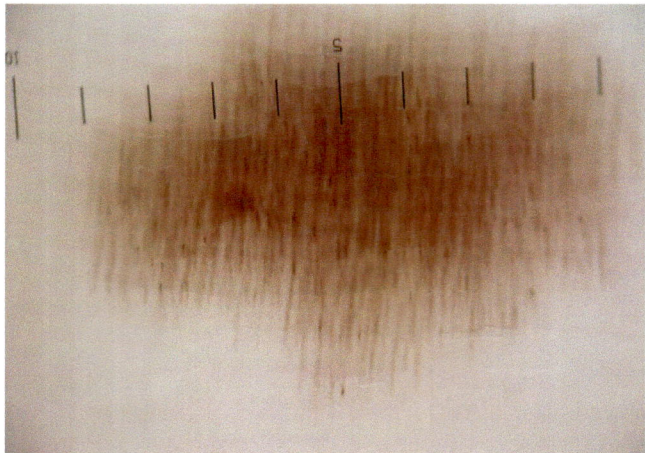

Nevo de la unión de 8 mm en la planta del pie de un hombre de 20 años: la dermatoscopia muestra múltiples líneas paralelas delgadas de pigmentación perpendiculares a los dermatoglifos.

El patrón fibrilar o filamentoso aparece en la piel que soporta peso y es posible restablecer el patrón de surco al aplicar una presión lateral. Bowling J. Fibrillar pattern of an acquired plantar acral melanocytic naevus. *Clin Exp Dermatol* 2007;32(1):103.

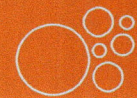

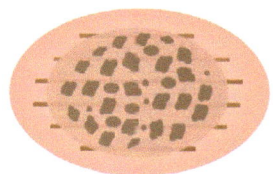

Por lo general, los nevos acrales congénitos tienen una larga historia de patrón de crecimiento estable. Pueden causar preocupación diagnóstica debido a características clínicas de tamaño, forma y pigmentación. La dermatoscopia puede mostrar patrones mixtos, con morfología central sin estructura, en empedrado o globular, con pigmentación variable y patrones acrales más típicos en el margen periférico. Pueden compartir características dermatoscópicas con el melanoma y, por lo tanto, se debe considerar la extirpación si surge alguna preocupación clínica.

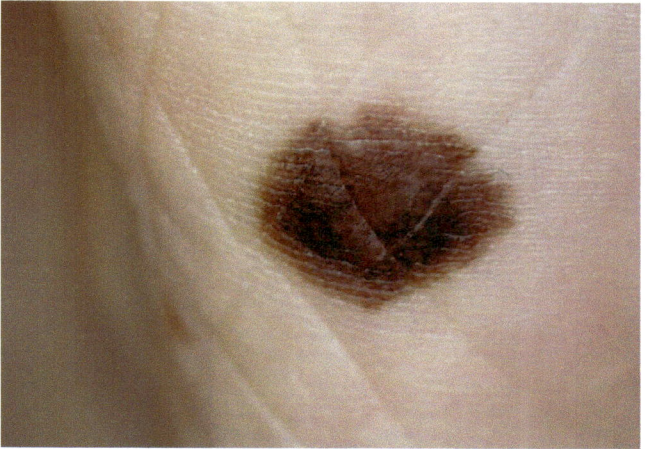
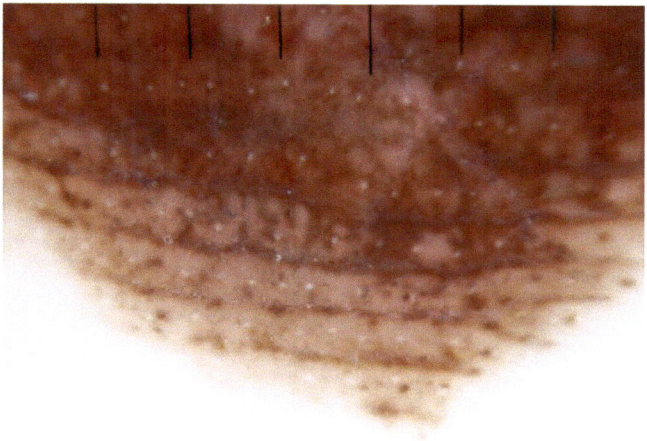

Nevo acral congénito hiperpigmentado de toda la vida en la región lateral de la planta del pie: la dermatoscopia muestra pigmentación central desprovista de estructura y un patrón de surco paralelo, con glóbulos en el margen periférico.

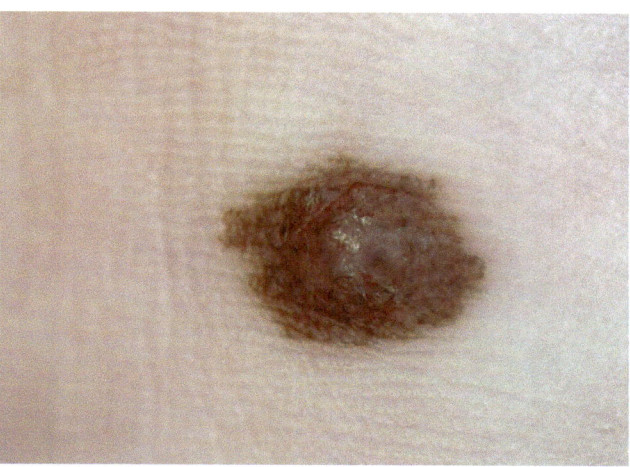
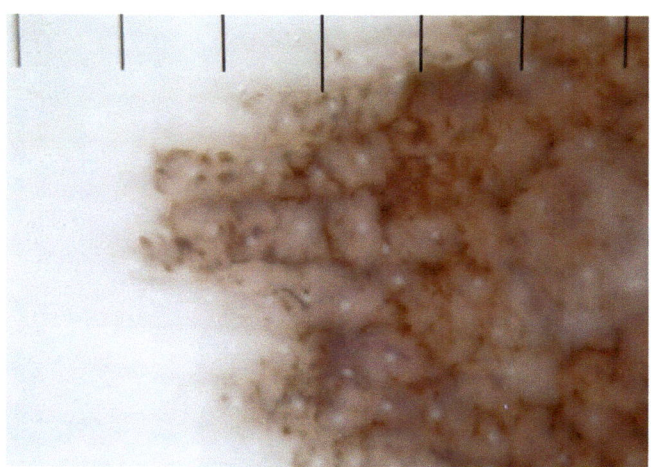

Nevo acral congénito pigmentado de largo tiempo de evolución en la planta del pie: la dermatoscopia muestra un patrón reticulado y glóbulos en el margen periférico, además de pigmentación variable y una zona central sin estructura.

Roh D. Comparison of dermoscopic features between congenital and acquired acral melanocytic nevi in Korean patients. *J Eur Acad Dermato Venereol* 2020;34(5):1004-09.

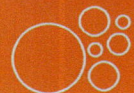
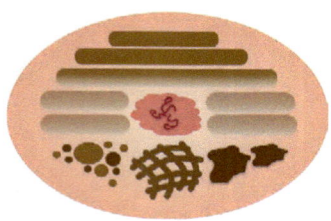

El melanoma lentiginoso acral (MLA) puede presentarse de muchas maneras. En casos tempranos puede manifestarse a través de una mácula pigmentada, con un patrón acral no típico, pigmentación irregular o glóbulos. La línea de Wallace es el epónimo correspondiente a la zona de transición de la superficie palmoplantar que delinea la unión con el resto de la mano o el pie. Las lesiones melanocíticas en esta zona pueden mostrar patrones impredecibles.

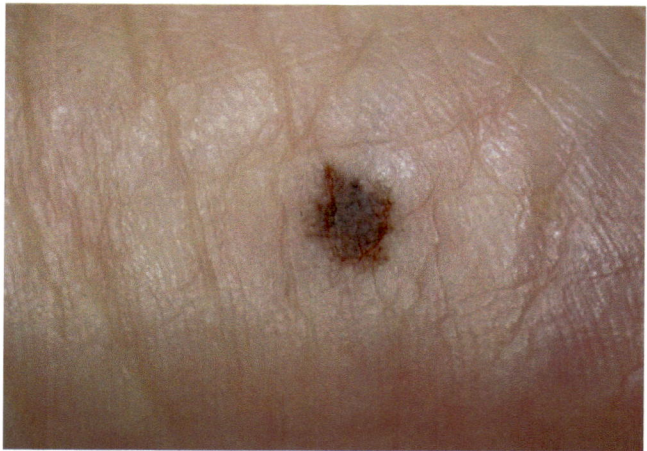
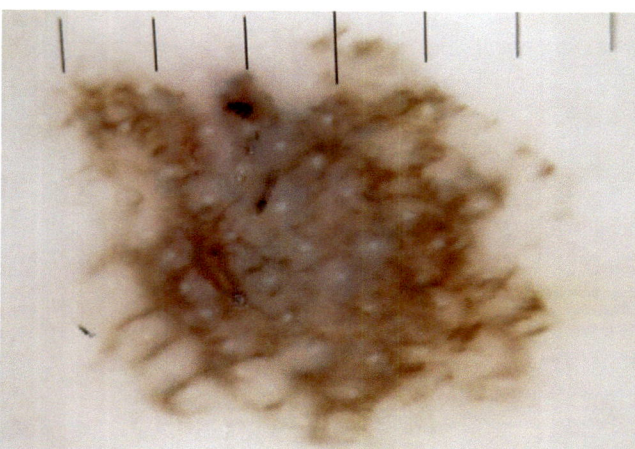

Mácula pigmentada de 5 mm en la región lateral de la planta del pie de una mujer de 40 años: la dermatoscopia muestra un patrón reticulado caótico y atípico, con tonos grises y glóbulos negros. La histopatología revela melanoma *in situ* (MIS).

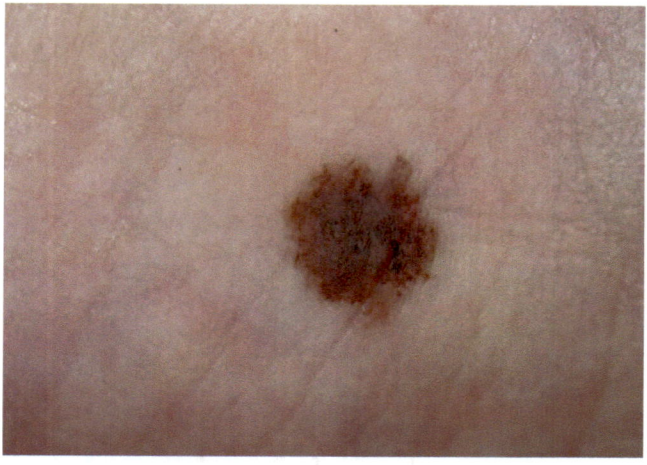
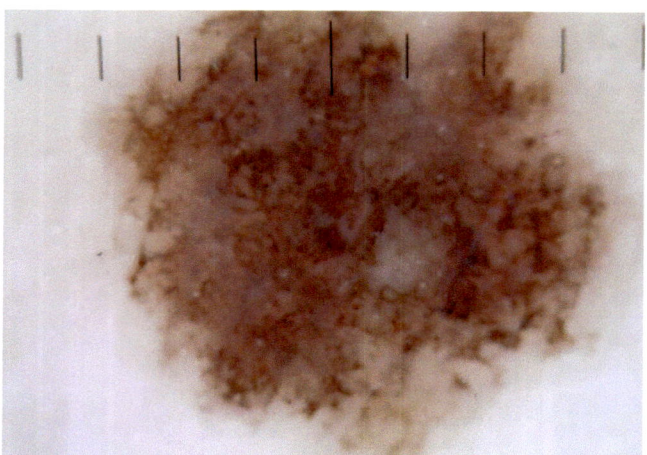

Mácula pigmentada de 6 mm en la región lateral de la planta del pie de una mujer de 50 años: en este MIS acral, la dermatoscopia muestra una red pigmentaria atípica y glóbulos pigmentados irregulares.

El melanoma en localizaciones acrales puede parecerse al melanoma en localizaciones no acrales.

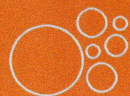
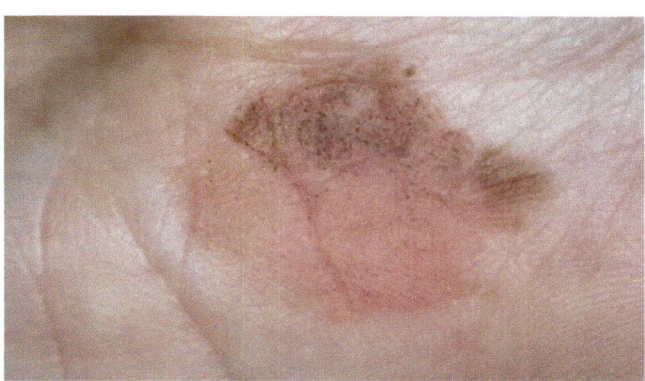
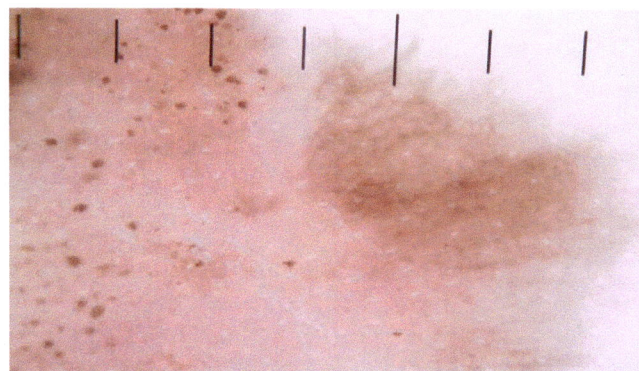

Mácula pigmentada grande y con forma irregular en la palma de la mano de una mujer de 40 años: en este MLA de 0,3 mm de espesor, la dermatoscopia muestra múltiples glóbulos pardos, eritema y pigmentación parda granular excéntrica.

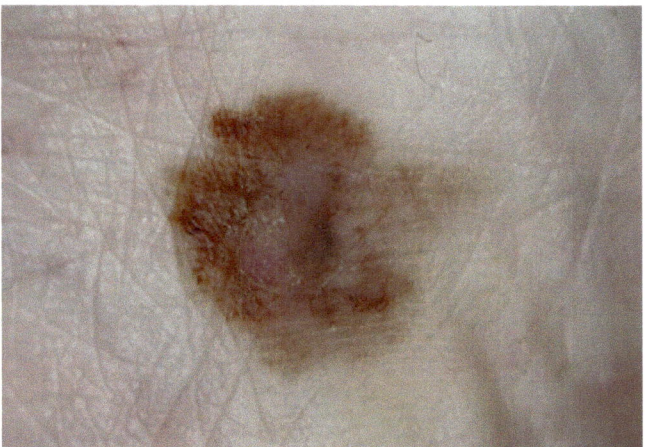
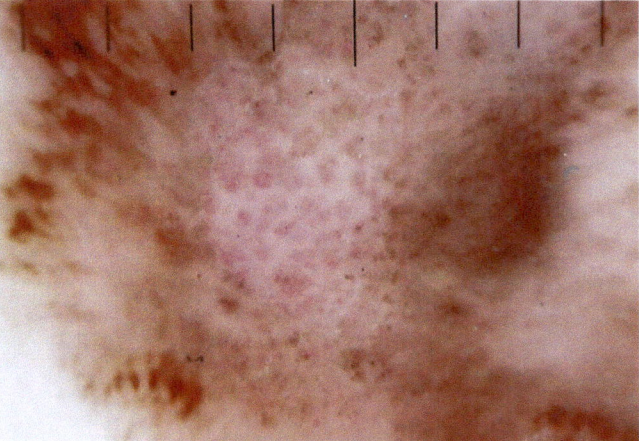

Placa de pigmentación irregular en la planta del pie de un hombre de 75 años: en este MLA de 0,6 mm de espesor, la dermatoscopia muestra gránulos pardos irregulares, zonas desprovistas de estructura y vasos atípicos centrales en una red negativa.

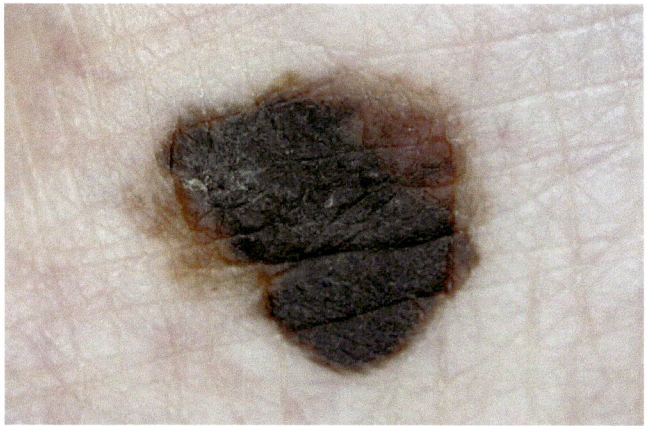
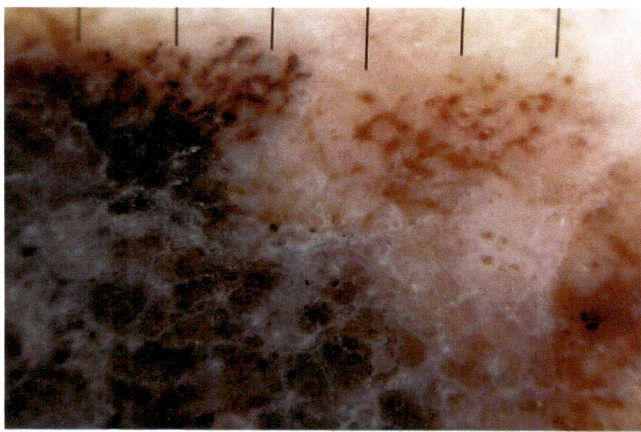

Placa hiperpigmentada en el arco del pie de una mujer de 50 años: en este MLA de 0,9 mm de espesor, la dermatoscopia muestra múltiples colores, puntos negros, manchas oscuras irregulares, glóbulos y vetas.

Lallas A, et al. The BRAAFF checklist: a new dermoscopic algorithm for diagnosing acral melanoma. *Br J Dermatol* 2015;172(4):1041-9.

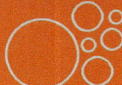
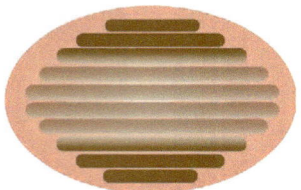

El MLA puede presentarse inicialmente, en la fase *in situ*, como una mácula pigmentada pardo-grisácea mal definida en la planta del pie, con márgenes clínicos indistintos. Las características dermatoscópicas incluyen pigmentación pardo-grisácea granular, que puede estar mal definida o localizarse preferentemente en las crestas de los dermatoglifos, lo que crea un patrón de cresta paralela. Cuando esta característica está presente, suele extenderse más allá del foco más obvio de enfermedad invasora.

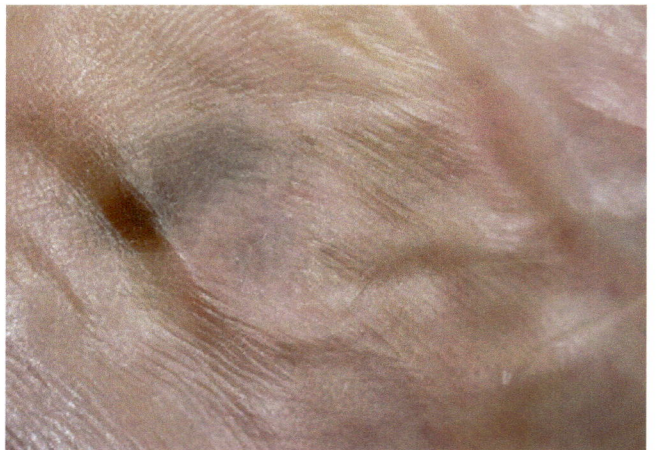

Mancha mal definida de pigmentación en la planta del pie de un hombre de 80 años: la dermatoscopia muestra pigmentación pardo-grisácea granular, con mayor densidad a lo largo de las crestas dermatoglíficas, confirmada como MLA *in situ*.

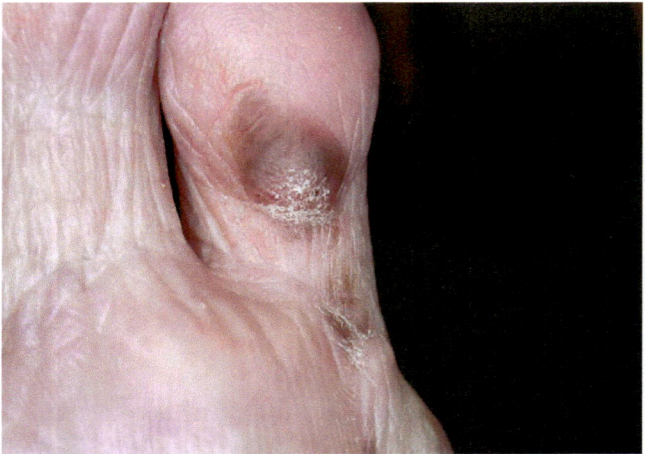
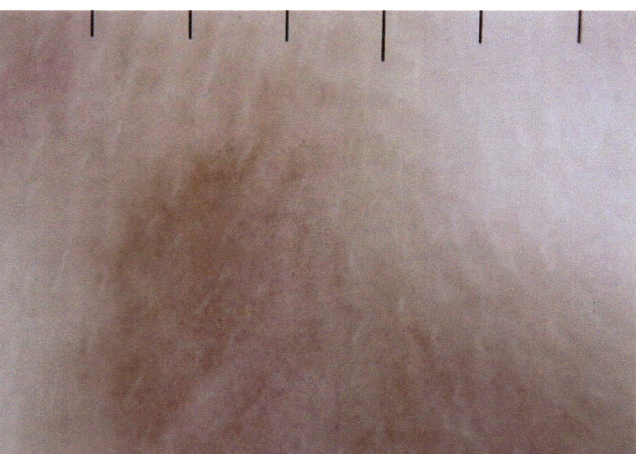

Tumor ulcerado en el dedo del pie de un hombre de 70 años: la dermatoscopia de la zona no ulcerada muestra pigmentación granular mal definida y un patrón sutil de cresta paralela correspondiente al componente *in situ* de este MLA de 1,8 mm de espesor.

El patrón de cresta paralela es patognomónico de melanoma lentiginoso acral *in situ* y puede ser solo focal.

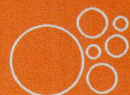
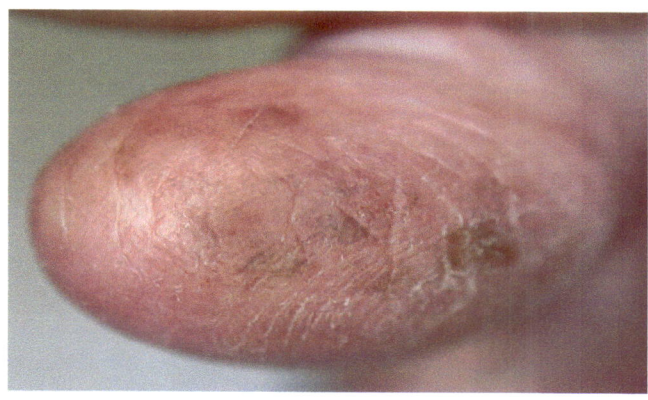
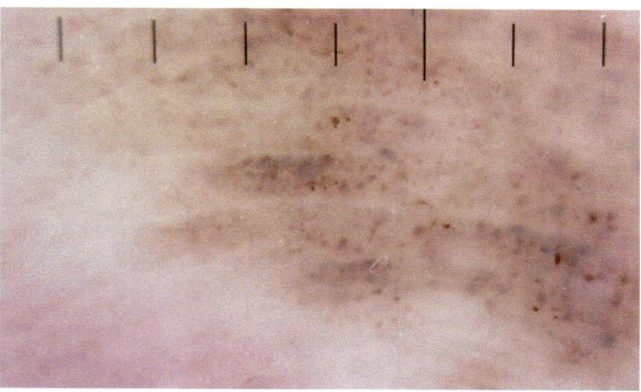

Mácula pigmentada mal definida en el pulpejo del cuarto dedo del pie de una mujer de 70 años: en este MLA *in situ*, la dermatoscopia muestra un patrón de cresta paralela con pigmentación granular gris y parda.

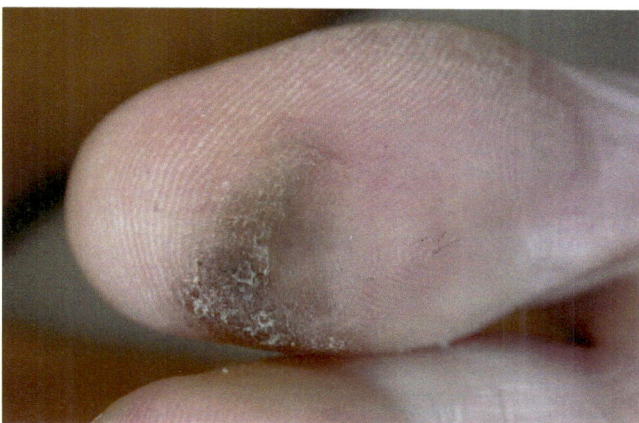
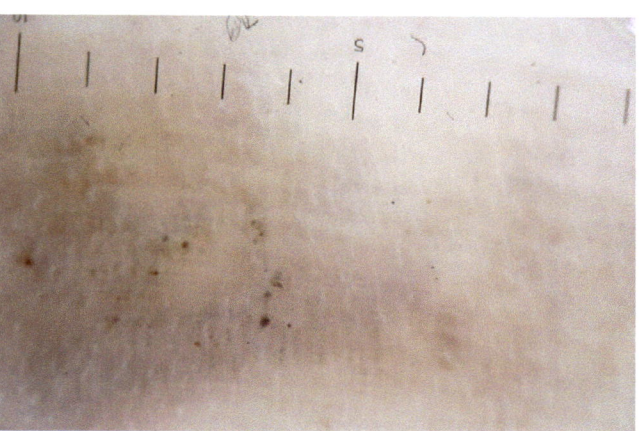

Mancha de pigmentación irregular en el dedo gordo del pie de una mujer de 60 años: la dermatoscopia de la pigmentación periférica muestra gránulos pardo-grisáceos, con un patrón de cresta paralela en el componente *in situ* de este MLA de 0,6 mm de espesor.

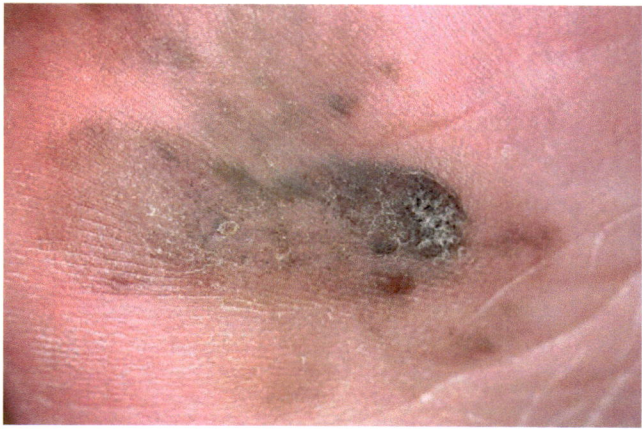
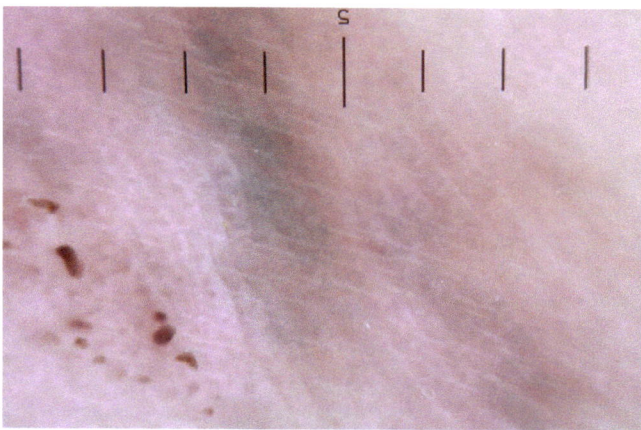

Mancha de gran tamaño pigmentada e hiperqueratósica en la planta del pie de un hombre de 70 años: en este MLA de 1,9 mm de espesor, la dermatoscopia del componente macular muestra pigmentación pardo-grisácea granular de la zona *in situ*.

Se deben examinar los márgenes periféricos de los melanomas lentiginosos acrales para buscar indicios sutiles de enfermedad *in situ*.

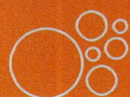
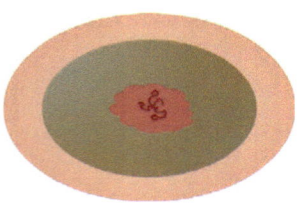

Desafortunadamente, la presentación tardía del melanoma acral no es un escenario clínico infrecuente. Estos tumores pueden presentarse de varias maneras: como un tumor grueso o una úlcera grande. La dermatoscopia del componente invasor a menudo tiene un valor limitado, y una biopsia diagnóstica puede ayudar a diferenciar estos melanomas de otros tumores gruesos acrales.

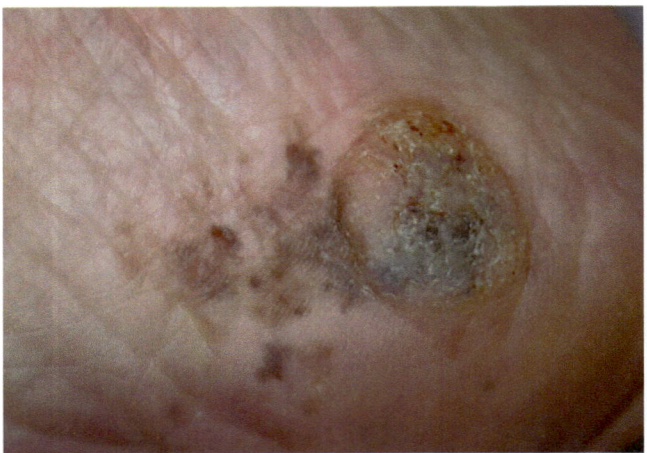
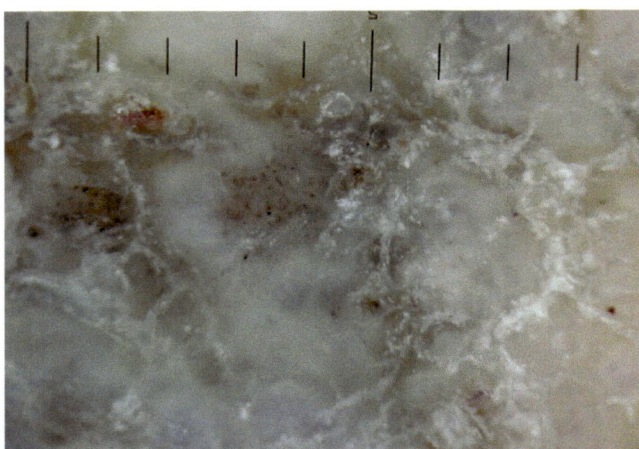

Nódulo grande en el arco del pie de un hombre de 70 años con enfermedad clínica periférica *in situ* evidente: en este MLA de 4,6 mm de espesor, la dermatoscopia del componente invasor muestra puntos negros y zonas desprovistas de estructura azul-grisáceas e hiperqueratosis.

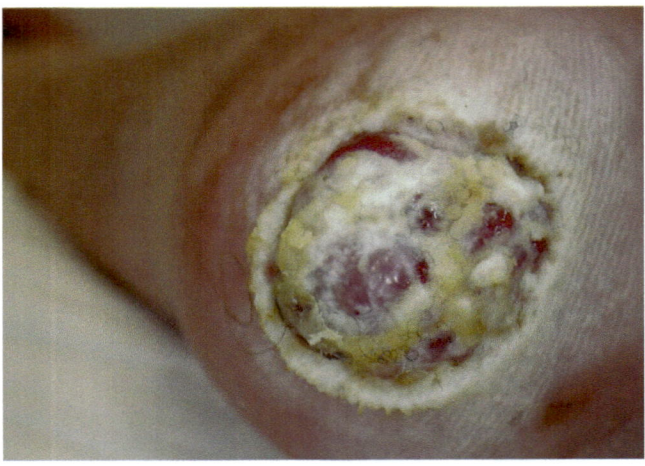
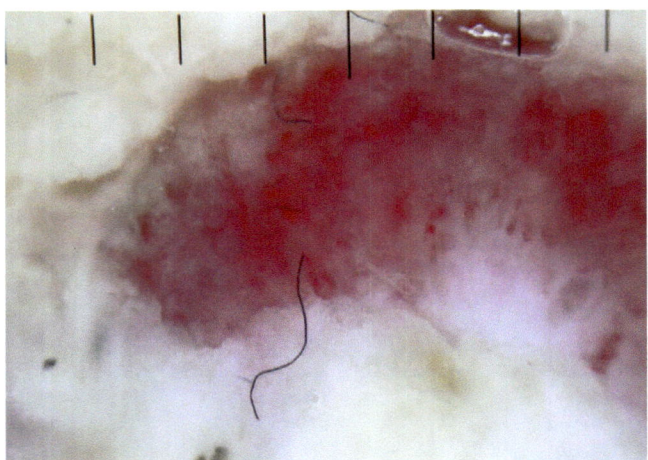

Úlcera de gran tamaño en el talón de un hombre de 90 años: en este MLA de 4,1 mm de espesor, la dermatoscopia muestra ulceración inespecífica, eritema rojo lechoso y detritos adherentes.

La dermatoscopia puede tener beneficios limitados en los tumores gruesos. Hay que ser cuidadoso en caso de lesiones verrugosas atípicas que no se comportan como una verruga.

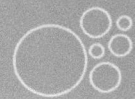

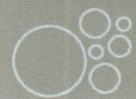

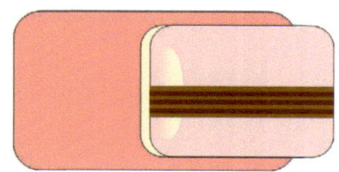

Los nevos de la matriz ungueal producen una banda delgada de melanoniquia. Aquellos que se originan en la matriz proximal causan pigmentación que surge desde abajo del pliegue ungueal proximal o proximalmente a la lúnula. Los nevos que se originan en la matriz distal mostrarán atenuación proximal. La dermatoscopia del borde libre ayuda a distinguir estas variantes: el nevo de base proximal muestra pigmentación principalmente en la parte superior de la placa ungueal, y viceversa. Si el nevo no está aumentando de tamaño, la banda de pigmentación tiene un ancho uniforme a lo largo de toda su longitud.

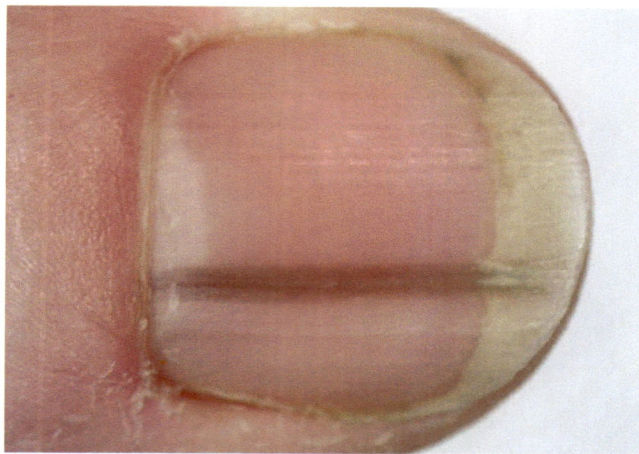
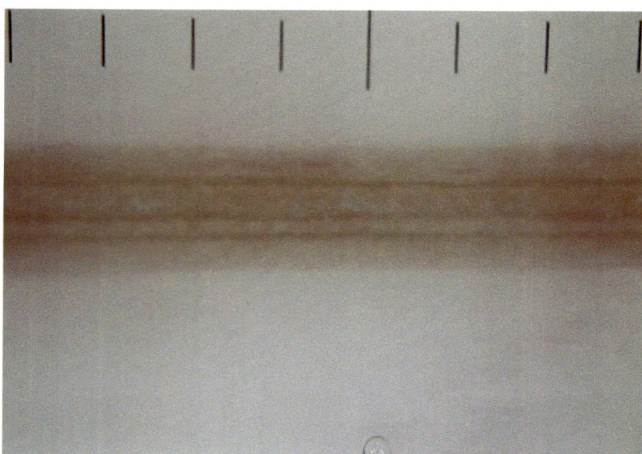

Melanoniquia longitudinal que surge de la matriz proximal: en este nevo de la matriz ungueal, la dermatoscopia muestra líneas paralelas uniformes de pigmentación parda, sin variación significativa de la intensidad del pigmento.

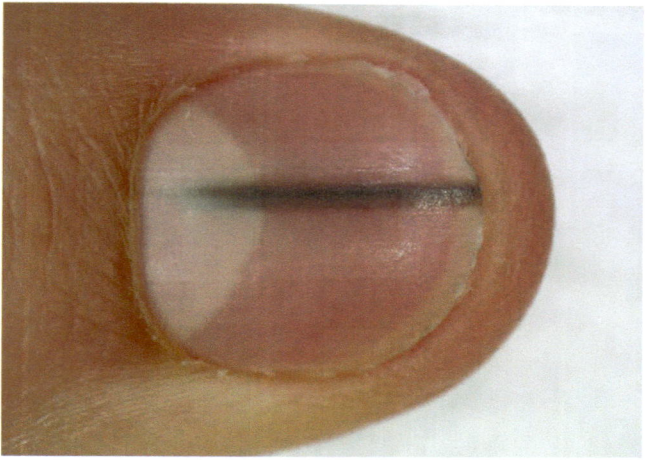
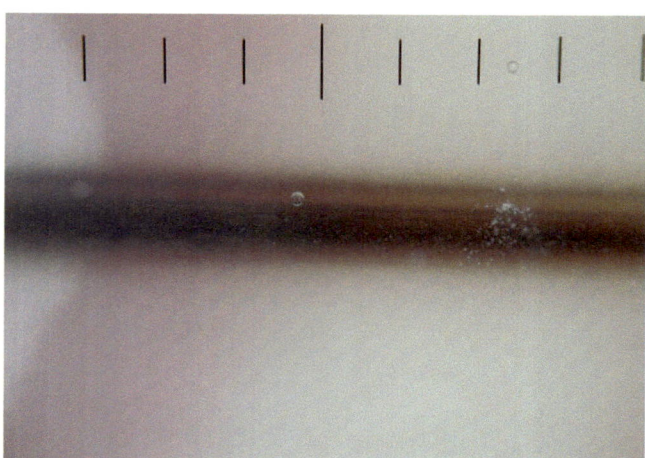

Melanoniquia longitudinal en la placa ungueal que surge de la matriz distal: la dermatoscopia muestra una banda negra uniforme en un nevo de la matriz ungueal confirmado por histopatología.

Benati E, et al. Clinical and dermoscopic clues to differentiate pigmented nail bands: an International Dermoscopy Society study. *J Eur Acad Dermatol Venereol* 2017:31(4):732-6.

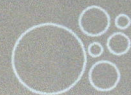
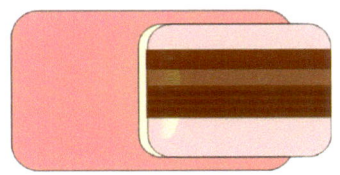

El melanoma *in situ* (MIS) del aparato ungueal produce una banda ancha de melanoniquia, en la dermatoscopia, líneas paralelas de pigmentación que varían de color y ancho. En ocasiones, las líneas pueden perder su disposición paralela en el melanoma. Por lo general, la placa ungueal no presenta adelgazamiento ni distrofia, lo cual es una característica más típica del melanoma invasor. El MIS puede extenderse superficialmente a la piel adyacente del pliegue ungueal y causar pigmentación irregular (se denomina signo de Hutchinson).

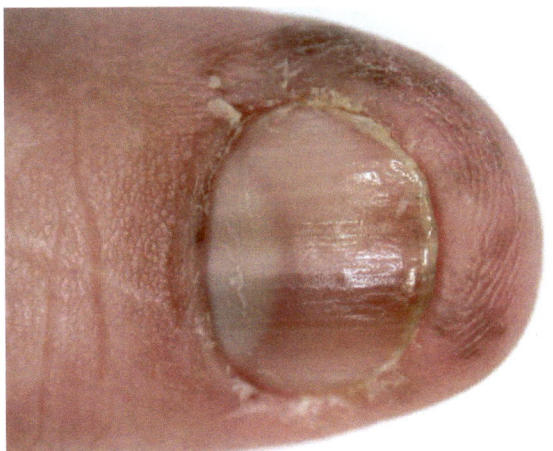
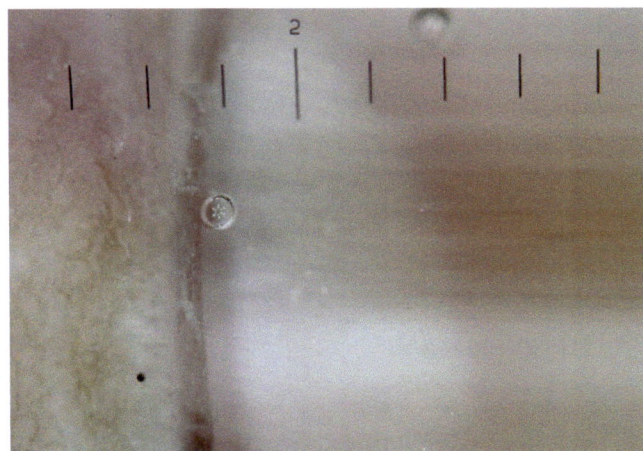

Pigmentación variable en el pulgar sin distrofia ungueal: en este MIS, la dermatoscopia muestra bandas irregulares anchas de melanoniquia y signo de Hutchinson evidente, con pigmentación que se extiende al hiponiquio.

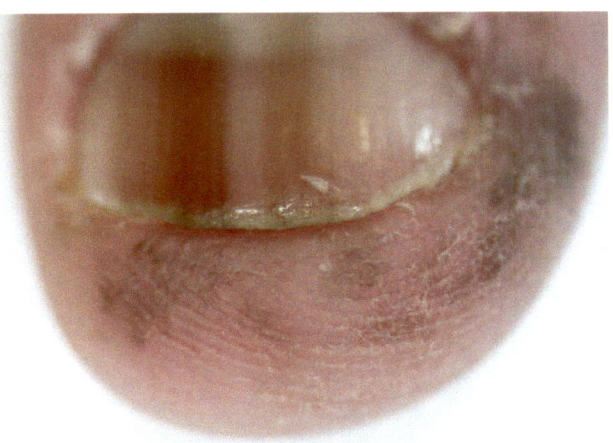
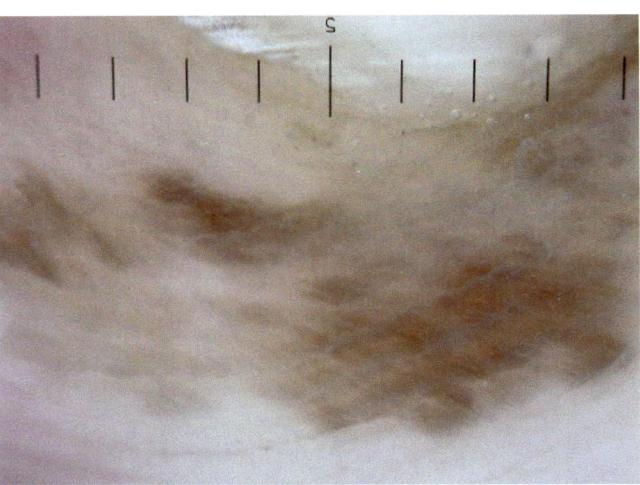

Vista clara de una placa ungueal saludable, con líneas de pigmentación paralelas irregulares, pigmentación irregular que se extiende hasta la punta del pulgar y los pliegues ungueales laterales: la dermatoscopia muestra pigmentación irregular, incluido el patrón de crestas paralelas.

A medida que evoluciona el MIS del aparato ungueal, su patrón irregular de líneas que varían de color, ancho y separación puede parecerse a un código de barras. Di Chiacchio ND, et al. Consensus on melanonychia nail plate dermoscopy. *An Bras Dermatol* 2013;88(2):309-13.

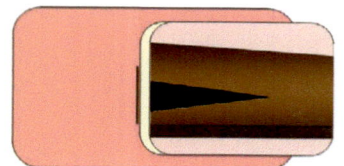
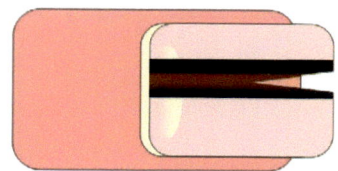

El melanoma temprano de la matriz ungueal se presenta como una banda de melanoniquia irregularmente pigmentada que se vuelve más ancha, atípica y policromática con el tiempo. Además, una banda que es más ancha en la parte proximal (el "signo del triángulo") debe plantear la sospecha de melanoma, puesto que indica crecimiento. La distrofia de la uña puede evolucionar de manera sostenida, a medida que el tumor invade y destruye la matriz ungueal. El pigmento microscópico del pliegue ungueal, que solo es evidente en la dermatoscopia, es un indicio de melanoma y se conoce como signo de micro-Hutchinson.

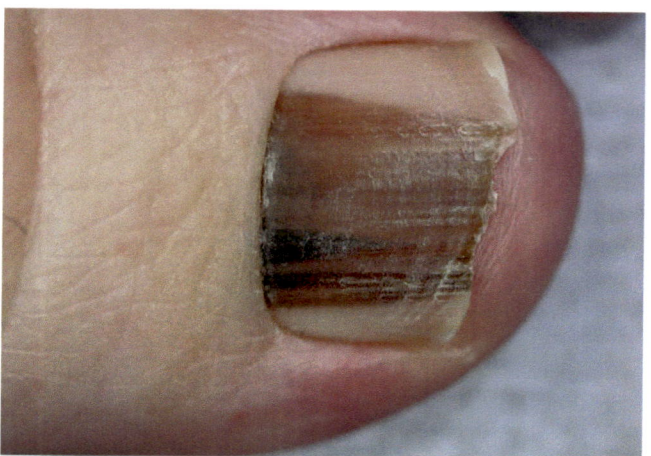
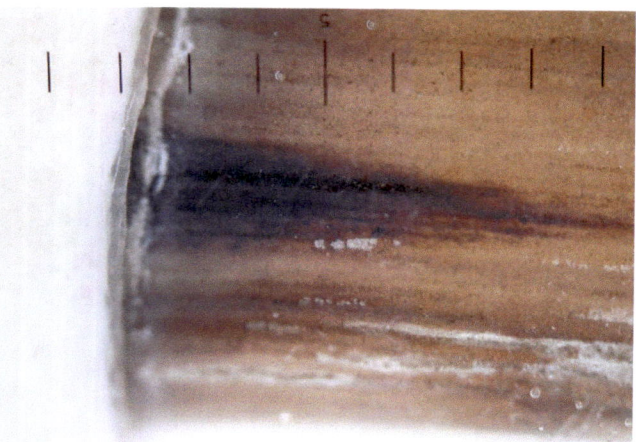

Melanoma de la matriz ungueal de 0,5 mm de espesor, con una banda ancha triangulada e irregular y fragilidad de la parte distal de la uña localizada en la zona de pigmentación: la dermatoscopia muestra policromasia y una zona triangular de hiperpigmentación proximal.

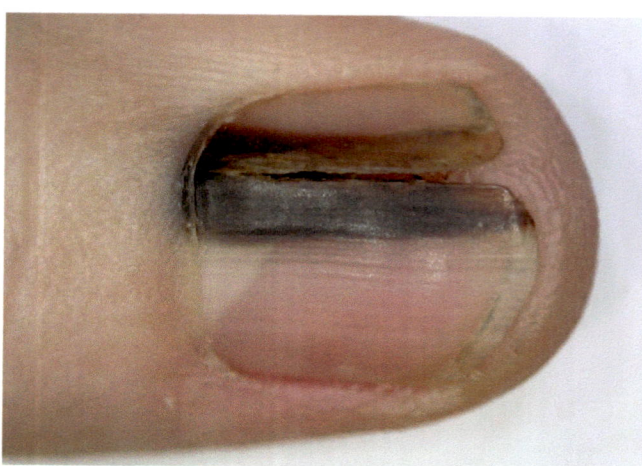
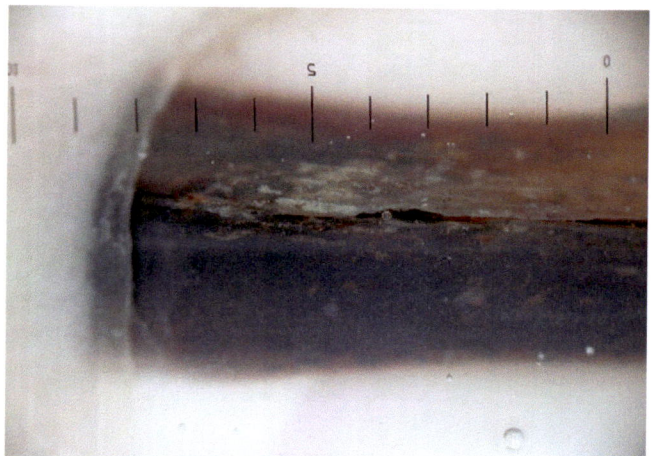

Melanoma de la matriz ungueal de 0,6 mm de espesor, con ensanchamiento proximal sutil de la banda de melanoniquia y distrofia ungueal que causa una fisura longitudinal: la dermatoscopia muestra, con claridad, el ensanchamiento de la pigmentación en la zona proximal y los márgenes borrosos.

Phan A, et al. Dermoscopic features of acral lentiginous melanoma in a large series of 110 cases in a white population. *Br J Dermatol* 2010;162(4):765-71.

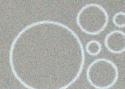
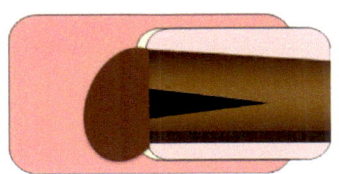

A medida que el melanoma del aparato ungueal progresa, la unidad ungueal es reemplazada por el tumor y hay pérdida de la placa ungueal. Los factores que influyen en el aspecto clínico son el tiempo de evolución del tumor y el grosor de Breslow relacionado. Una vez que se pierde la uña, la dermatoscopia es menos útil para el diagnóstico.

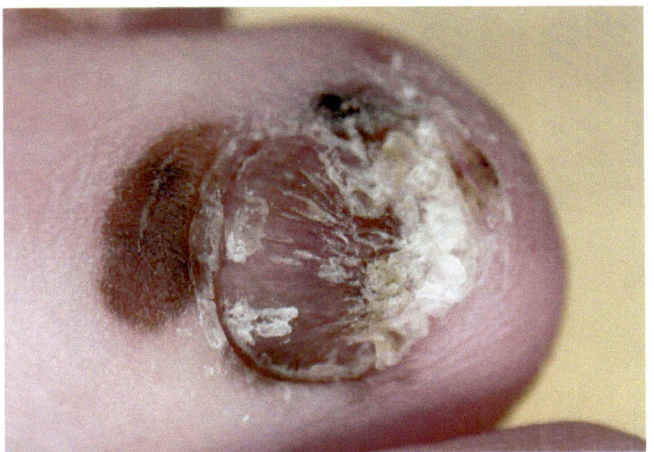

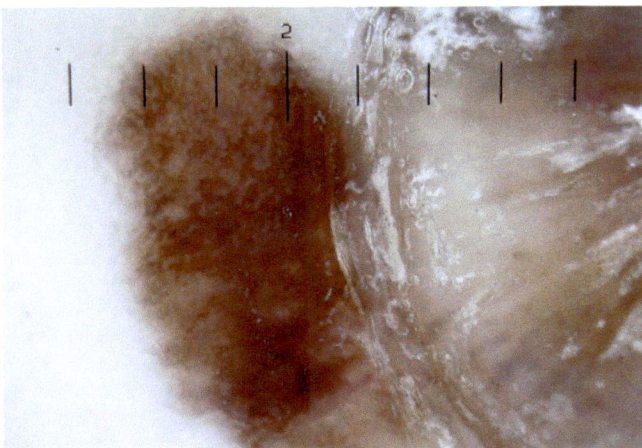

Melanoma del aparato ungueal de 0,6 mm, con pérdida de la placa ungueal y signo de Hutchinson positivo: la dermatoscopia del pliegue ungueal proximal muestra pigmentación irregular, con una red pigmentaria atípica.

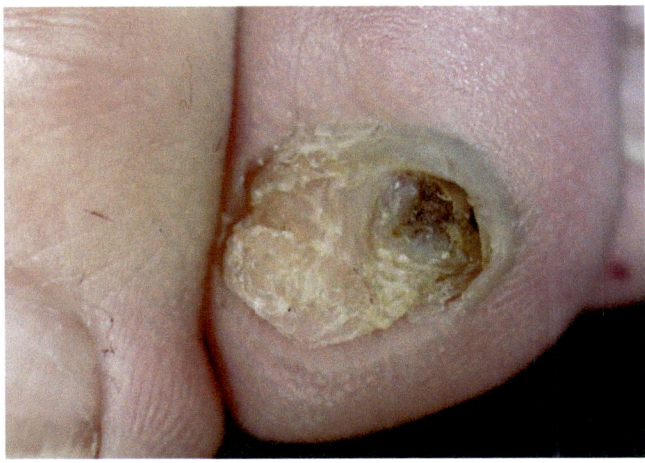

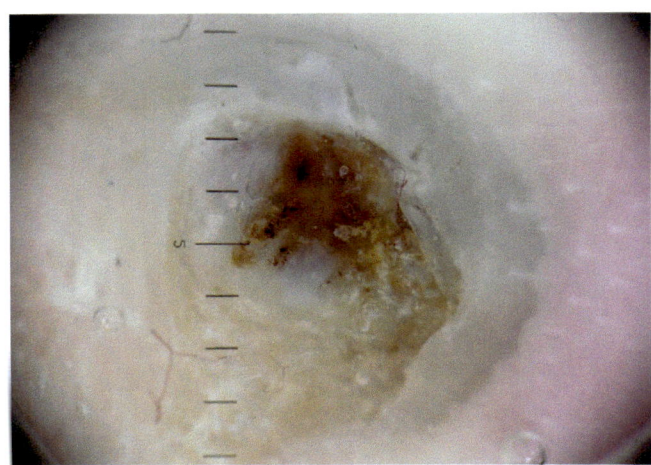

Melanoma del aparato ungueal de 4 mm, con distrofia de la placa ungueal y una zona focal de hiperpigmentación que, inicialmente, se consideró de origen fúngico: la dermatoscopia muestra hiperpigmentación irregular y puntos negros.

El melanoma del aparato ungueal aparece principalmente en el pulgar o el dedo gordo del pie en pacientes mayores de 50 años. Se debe considerar el diagnóstico cuando la banda es mayor de 3 mm o cubre más del 40% del ancho de la placa ungueal. Hasta el 30% de los casos serán amelanóticos.

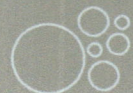
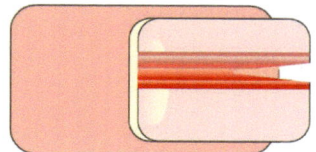
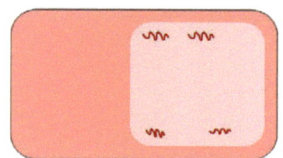

Los melanomas avanzados e hipopigmentados del aparato ungueal pueden presentarse con eritroxantoniquia, onicólisis o fisuración de la uña. Por lo general, carecen de detalles dermatoscópicos; por lo tanto, el diagnóstico (aunque difícil) se realiza predominantemente con el examen clínico y se confirma con una biopsia para estudiar la histopatología. Cuando hay una distrofia ungueal aislada sin una causa clara, como onicomicosis o traumatismo, se debe considerar practicar una biopsia diagnóstica de la matriz ungueal.

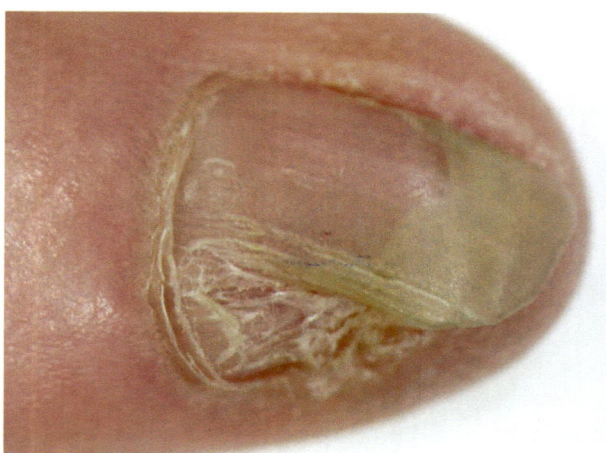
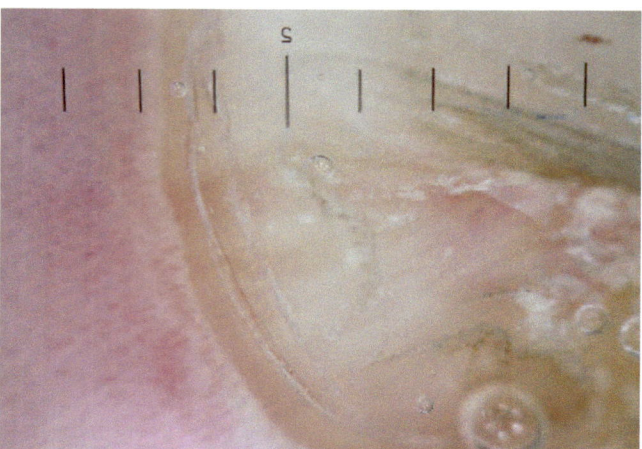

Melanoma del aparato ungueal de 1,5 mm de espesor, con onicólisis y erosión y distrofia focal de la placa ungueal: la dermatoscopia aporta poca información adicional, lo que destaca la importancia de una biopsia diagnóstica.

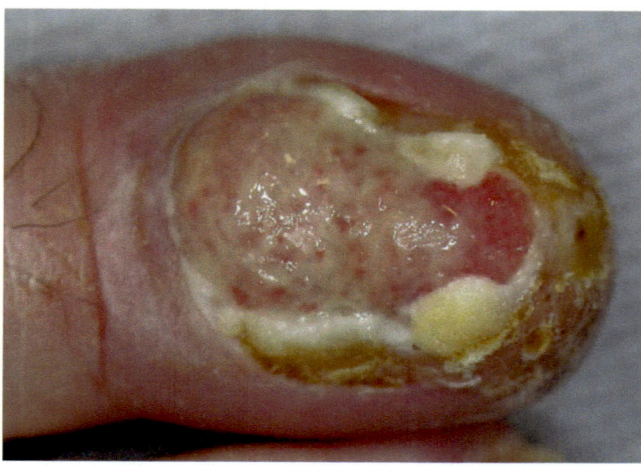
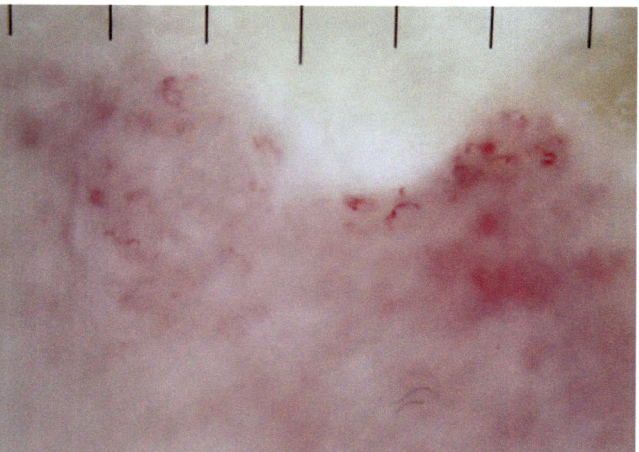

Pérdida total de la uña (anoniquia) y ulceración en este melanoma de 6 mm de espesor, con compromiso de los ganglios linfáticos en el momento de la presentación: la dermatoscopia muestra eritema lechoso y vasos polimorfos.

Ogata D, et al. Nail apparatus melanoma in a Japanese population: a comparative study of surgical procedures and prognoses in a large series of 151 cases. *Eur J Dermatol* 2017:27(6):620-6.

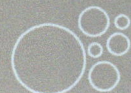

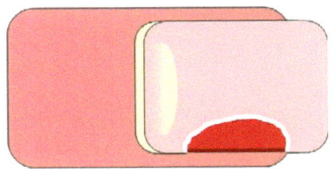

El carcinoma espinocelular (CEC) es el tumor más común del aparato ungueal, pero con frecuencia se diagnostica erróneamente. Puede presentarse con hiperqueratosis localizada u onicólisis, junto con leucoxantoniquia. Las características dermatoscópicas son muy amplias, por lo que siempre debe considerarse una biopsia diagnóstica en caso de lesiones progresivas.

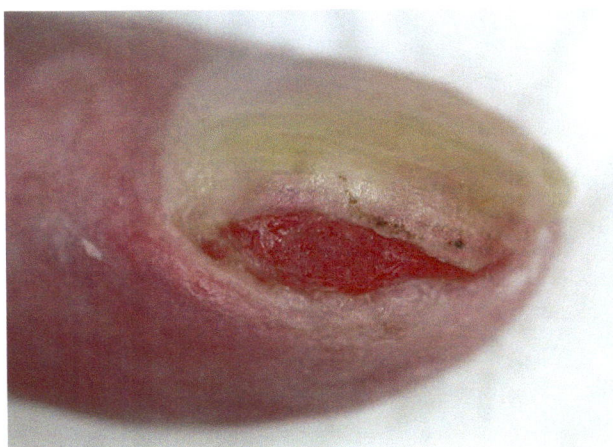
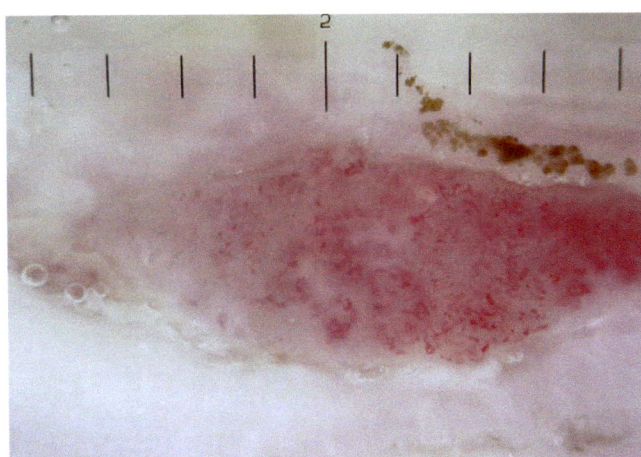

Uña distrófica solitaria con un tumor exudativo que surge desde abajo del margen lateral: en este CEC moderadamente diferenciado, la dermatoscopia muestra vasos atípicos y eritema.

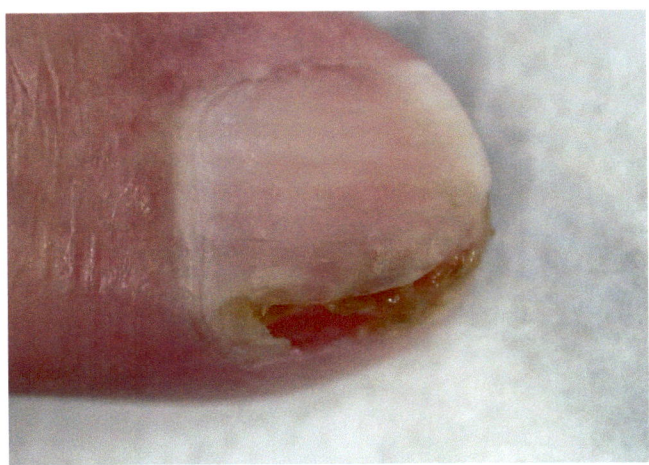
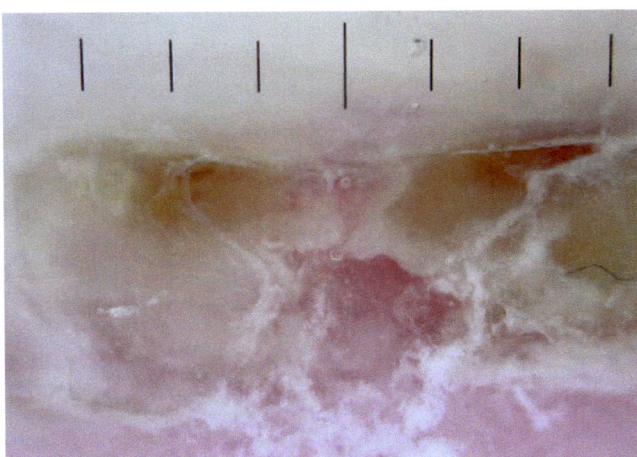

Uña distrófica solitaria con un tumor exudativo que afecta al pliegue ungueal lateral: en este CEC moderadamente diferenciado, la dermatoscopia muestra ulceración y detritos de queratina.

Teysseire S, et al. Dermoscopic features of subungual squamous cell carcinoma: A study of 44 cases. *Dermatology* 2017;233:184-91.

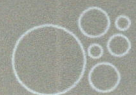
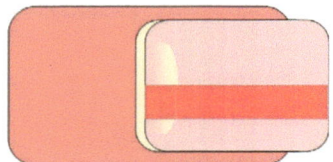

La eritroniquia en una única uña debe hacer que el médico considere investigar para confirmar o descartar un proceso neoplásico o displásico subyacente. La eritroniquia en múltiples uñas es menos alarmante y puede ser idiopática o estar asociada con dermatosis inflamatorias.

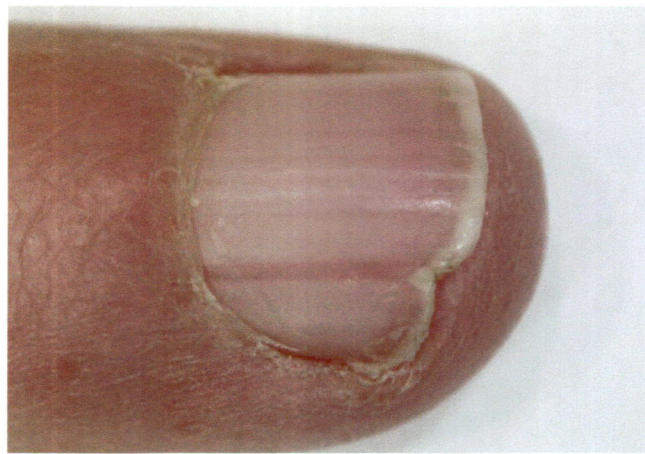

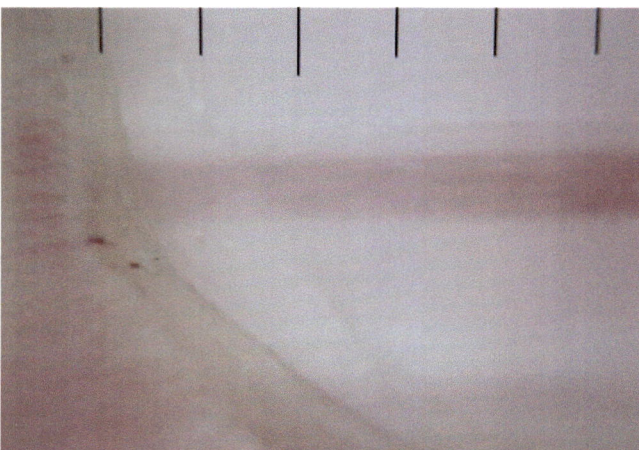

Banda delgada de eritroniquia en múltiples uñas, con muescas distales en el borde libre en un paciente con enfermedad de Darier: la dermatoscopia muestra una banda uniforme delgada de eritroniquia.

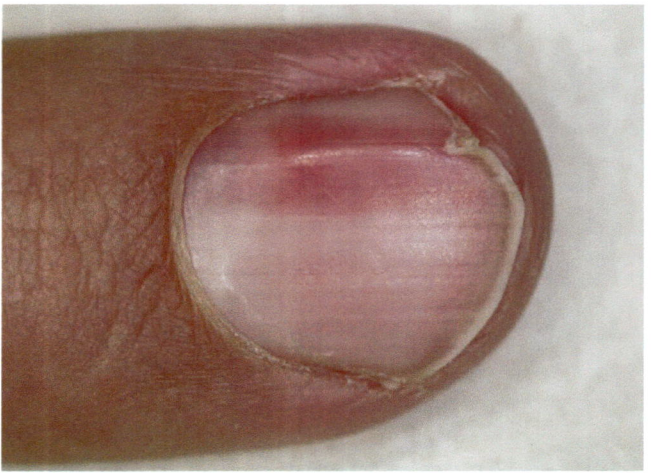

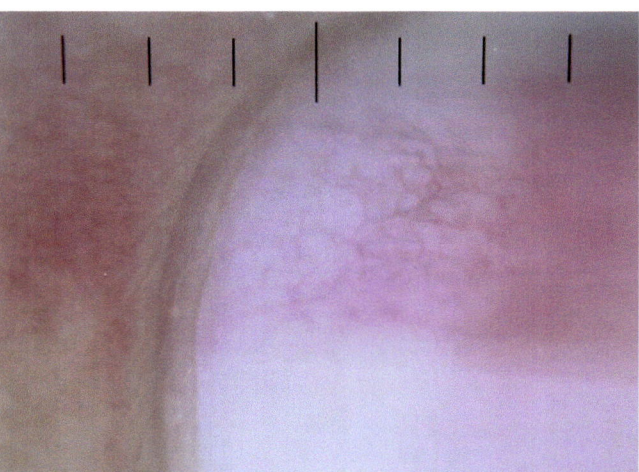

Banda ancha de eritroniquia en una única uña, con dolor a la palpación y muescas distales: la dermatoscopia muestra el componente vascular subyacente y explica las muescas distales en un tumor glómico confirmado por histopatología (en forma óptima mediante resonancia magnética).

Las uñas con bandas longitudinales rojas y blancas de la enfermedad de Darier (un trastorno hereditario de la queratinización) a veces se denominan uñas en "bastón de caramelo". De Berker D, et al. Erythronychia. *Dermatol Ther* 2012;25(6):603-11.

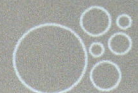

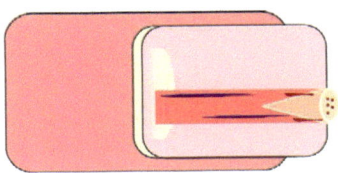

El onicopapiloma es un tumor benigno infrecuente del lecho ungueal y la matriz distal. Por lo general, se presenta con una banda longitudinal de eritroniquia y hemorragias en astilla, con queratosis subungueal distal focal. El diagnóstico diferencial incluye tumor glómico, carcinoma espinocelular *in situ*, enfermedad de Darier y liquen plano.

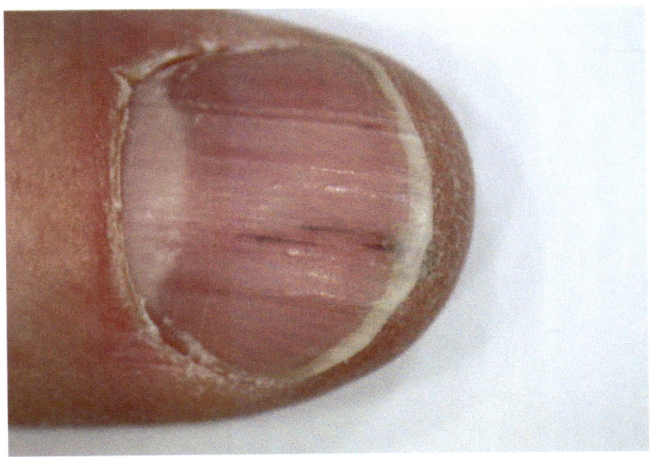

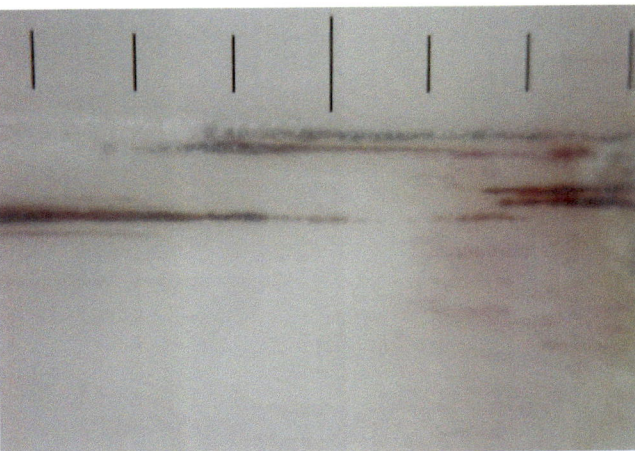

Banda estrecha de eritroniquia que se origina en la porción distal de la lúnula, con múltiples hemorragias en astilla largas y cortas claramente visibles en la dermatoscopia de este caso de onicopapiloma.

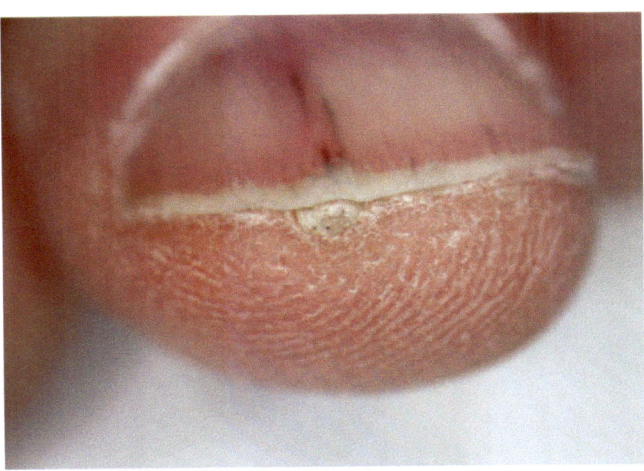

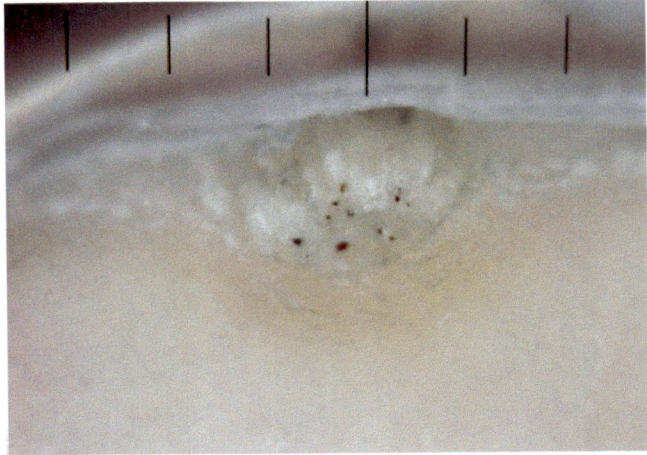

Vista del borde libre de la lámina ungueal que muestra una masa queratósica subungueal bien definida: en este onicopapiloma, la dermatoscopia revela puntos hemorrágicos negros focales sin engrosamiento de la placa ungueal suprayacente.

Tosti A, et al. Clinical, dermoscopic, and pathologic features of onychopapilloma: a review of 47 cases. *J Am Acad Dermatol* 2016;74(3):521-6.

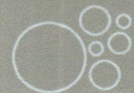
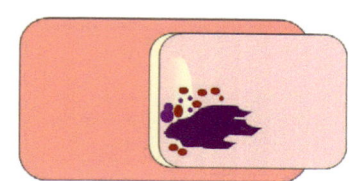

A diferencia de los hematomas de otras localizaciones anatómicas, cualquier sangrado por rotura de capilares del lecho ungueal tarda en resolverse porque queda atrapado bajo la placa ungueal que crece con lentitud. Esta presentación suele causar gran preocupación clínica, ya que a menudo no hay antecedentes de traumatismo y los cambios pueden persistir durante meses y solo desaparecen a medida que avanza la placa ungueal. A medida que la uña crece, la hemorragia comienza a degradarse y resolverse, lo que provoca cambios de color de púrpura a pardo rojizo.

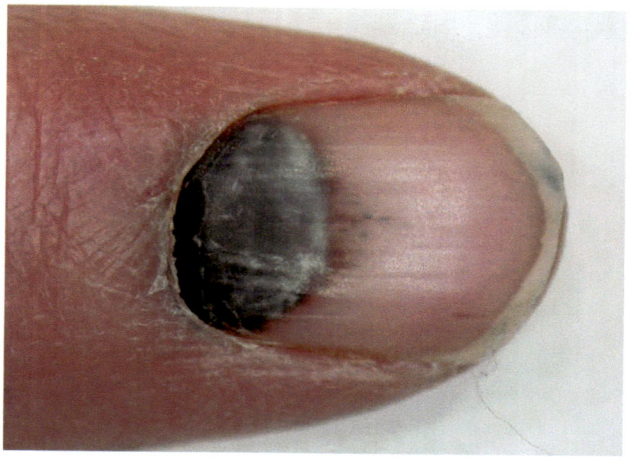

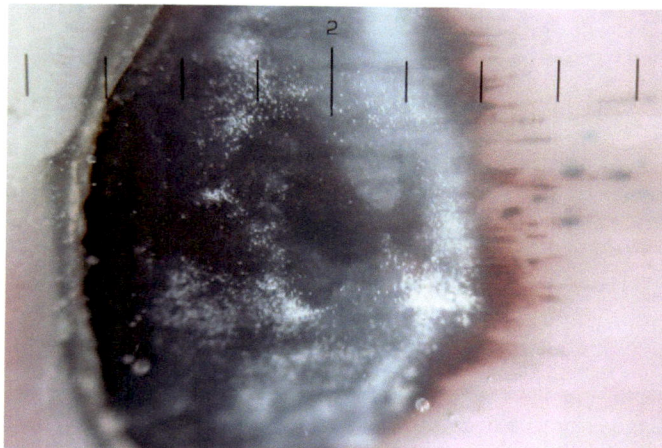

Hematoma subungueal del dedo índice posterior a un traumatismo: la dermatoscopia muestra un color morado homogéneo, con picos distales, glóbulos de sangre y extensa pigmentación granular y globular blanca.

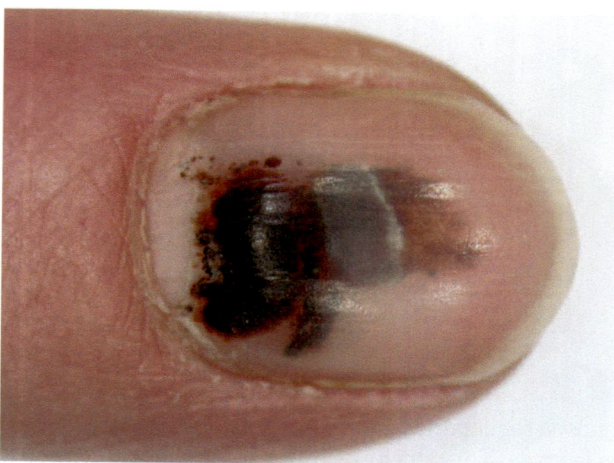

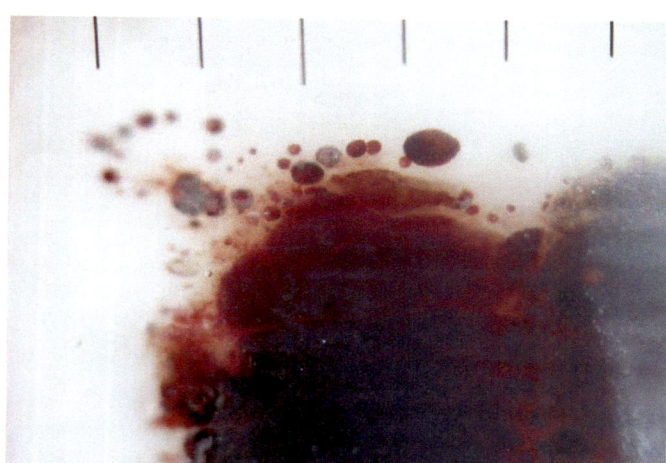

Hematoma subungueal de una uña con un derrame de sangre de tamaño considerable, morado, debajo de la placa ungueal: la dermatoscopia del margen proximal muestra glóbulos salpicados de color rojo y morado compatibles con hemorragia.

Braun RP, et al. Diagnosis and management of nail pigmentations. *J Am Acad Dermatol* 2007;156(5):871-4.

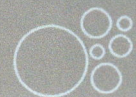

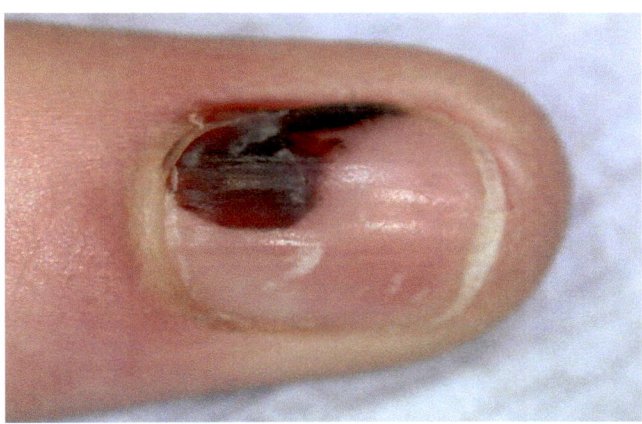 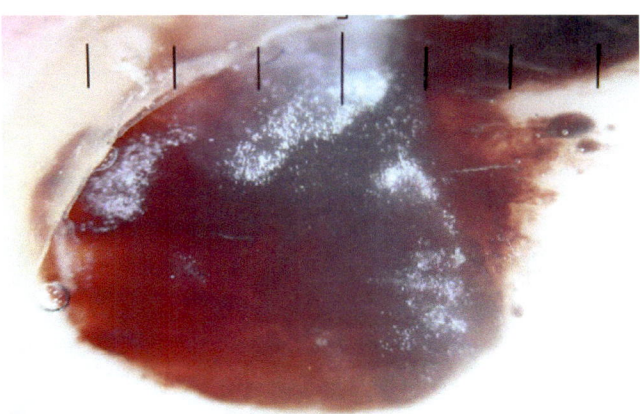

Hemorragia subungueal posterior a un traumatismo en la uña de un dedo de la mano: la dermatoscopia muestra pigmentación roja y morada homogénea, con leuconiquia granular y glóbulos periféricos que reflejan el origen traumático.

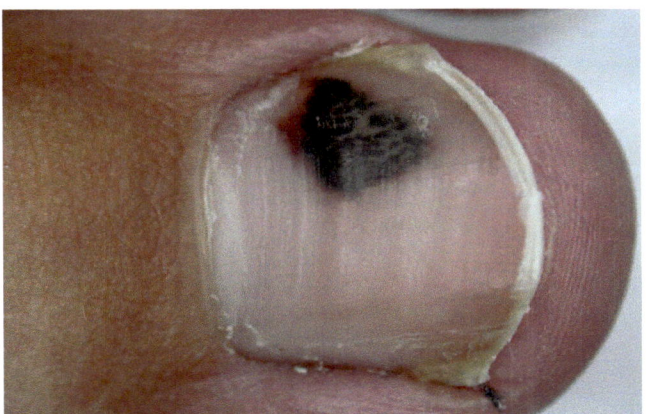 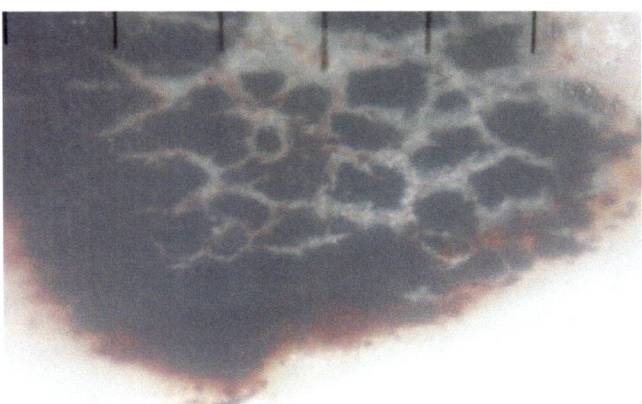

Hemorragia subungueal en el dedo gordo del pie unas semanas después de una lesión: la dermatoscopia muestra pigmentación morada homogénea, con líneas blancas anguladas adicionales que delimitan agregados de la hemorragia a medida que comienza a degradarse.

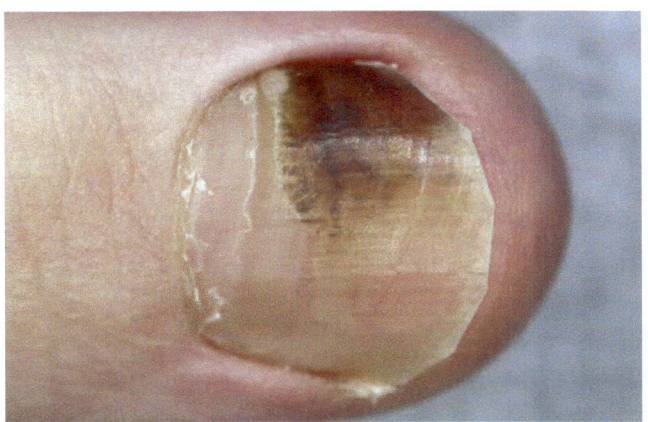 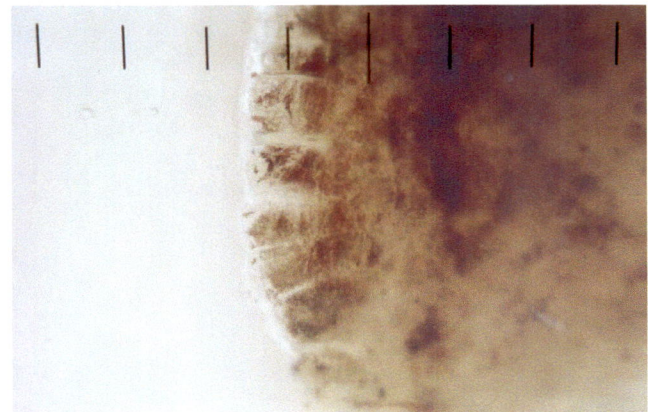

Hemorragia subungueal en el dedo gordo del pie muchas semanas después de una lesión: la dermatoscopia muestra atenuación del margen proximal y colores variables a medida que se resuelve.

En el margen distal de una hemorragia subungueal suele observarse un efecto capilar (flujo lineal de glóbulos rojos a lo largo de un espacio estrecho). A medida que se resuelve, se visualiza un margen redondeado, con o sin derrame de sangre (glóbulos) en el polo proximal.

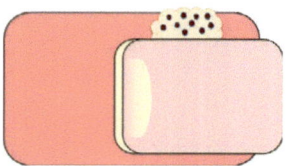

Las verrugas o verrugas virales afectan con frecuencia la piel periungueal. En la dermatoscopia resulta fácil distinguir las verrugas de un callo por la presencia de múltiples halos queratósicos blanquecinos, a menudo con vasos centrales punteados rojos/morados. Es frecuente que los puntos rojos estén asociados con microhemorragias, en particular si la verruga ha sido irritada. Cuando los puntos dentro de las verrugas se vuelven negros, esto suele implicar que la involución está cerca. La coloración amarilla refleja hiperqueratosis.

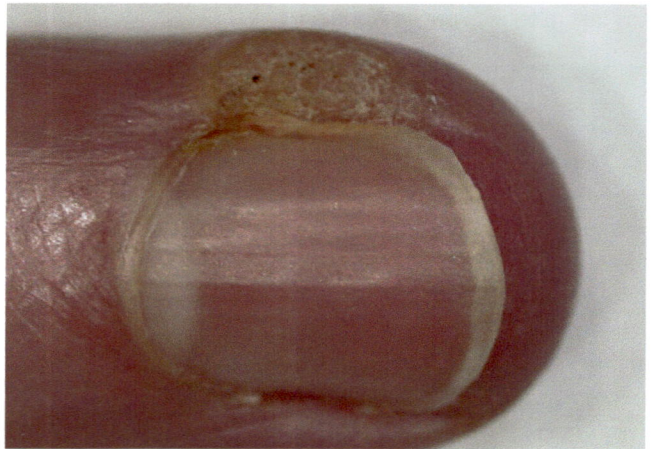
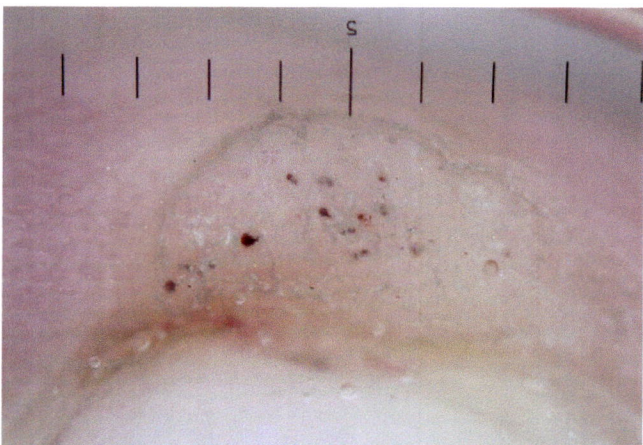

Placa queratósica en el pliegue ungueal lateral: la dermatoscopia muestra múltiples puntos morados rodeados de halos queratósicos compatibles con una verruga viral.

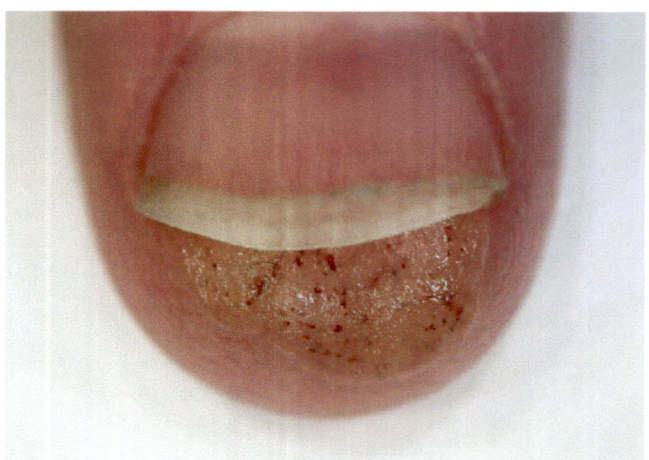
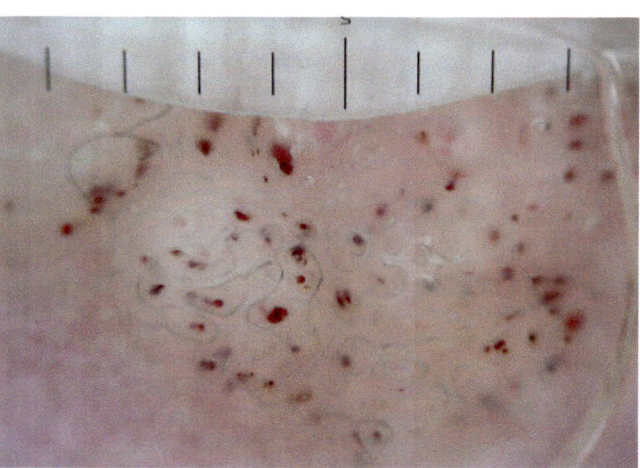

Placa queratósica en el hiponiquio del dedo medio de un hombre de 50 años: la dermatoscopia muestra un patrón en mosaico, con múltiples puntos rojos y morados en halos queratósicos compatible con una verruga viral.

Lee DY, et al. The use of dermoscopy for the diagnosis of a plantar wart. Clinical and dermoscopic features of common warts. *J Eur Acad Dermatol Venereol* 2009;23(6)726-7.

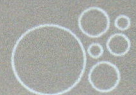

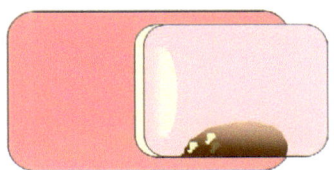

La onicomicosis puede presentarse con cambios multifocales en la placa ungueal; sin embargo, cuando se manifiesta con una banda longitudinal puede causar incertidumbre diagnóstica. Cuando aparece pigmentación, esta puede ensancharse distalmente, lo que representa una característica clínica útil. La onicólisis asociada suele ser puntiaguda, con un borde proximal dentado. Las muestras ungueales para cultivo micológico confirman el tipo de hongo o moho que causa la infección.

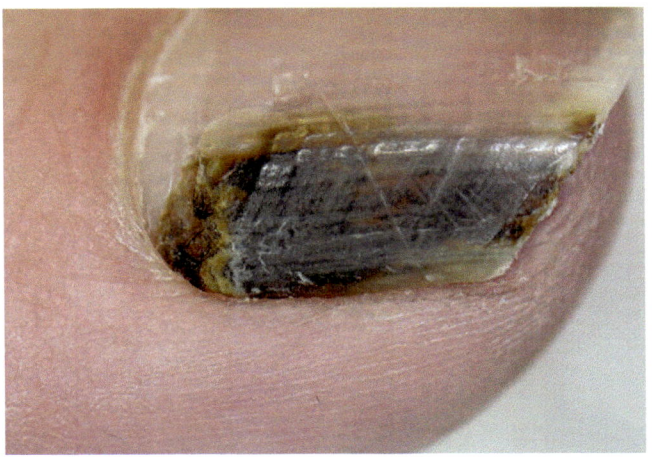

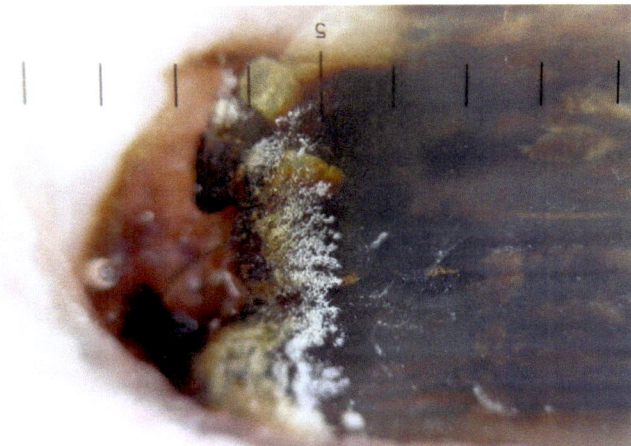

Pigmentación del pliegue ungueal lateral de la uña del dedo gordo del pie: la dermatoscopia muestra pigmentación parda, negra y de color crema variable, que se ensancha en dirección distal, con distrofia de la porción proximal de la placa ungueal. El cultivo confirmó *Trichophyton rubrum*.

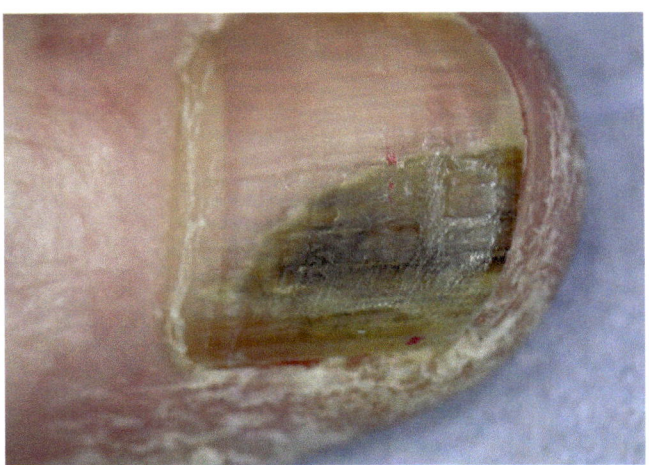

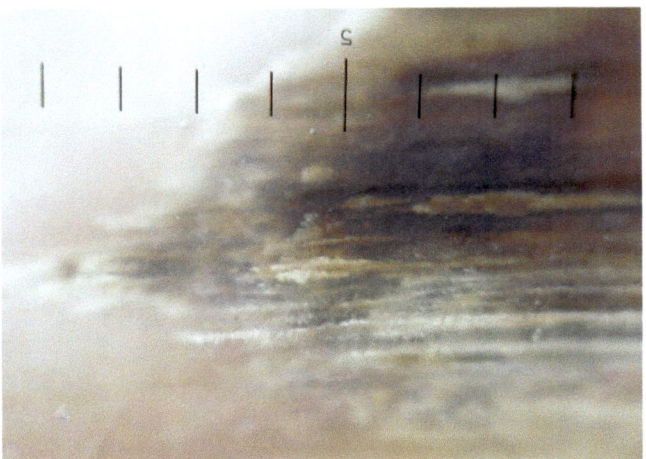

Pigmentación variable del dedo gordo del pie, que se ensancha distalmente, con hiperqueratosis circundante del pliegue ungueal adyacente: la dermatoscopia muestra pigmentación lineal multicolor, con ensanchamiento distal y picos amarillo-blancos proximales típicos de la infección fúngica.

Ohn J, et al. Dermoscopic patterns of fungal melanonychia: a comparative study with other causes of melanonychia. *J Am Acad Dermatol* 2017;76(3):488-93.

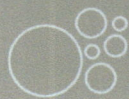
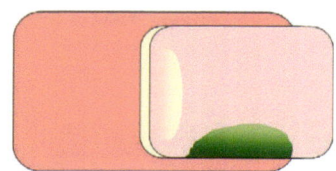

La colonización de las uñas por *Pseudomonas aeruginosa* causa un color verde brillante y vívido, además del mal olor típico. Es una presentación común en uñas distróficas con onicólisis.

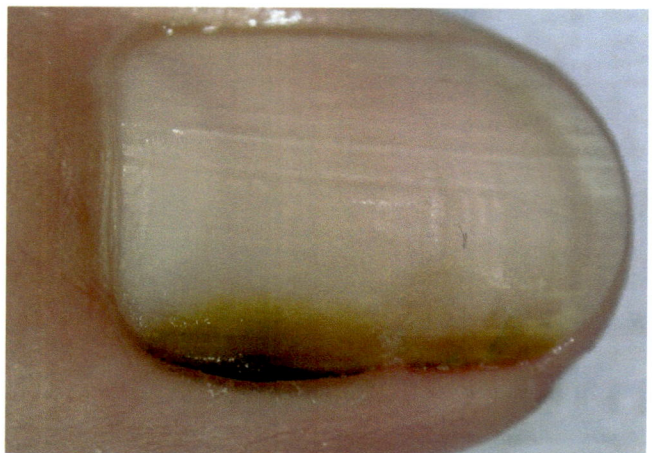
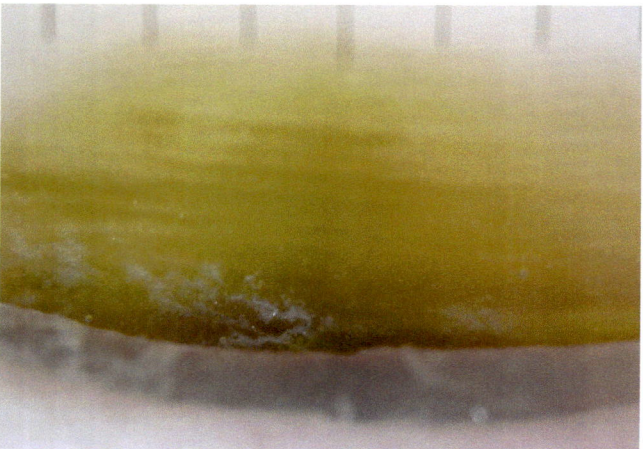

Paciente sometido a trasplante renal, con coloración verde en el pliegue ungueal lateral del pulgar: la dermatoscopia muestra un color verde homogéneo compatible con colonización por *Pseudomonas*.

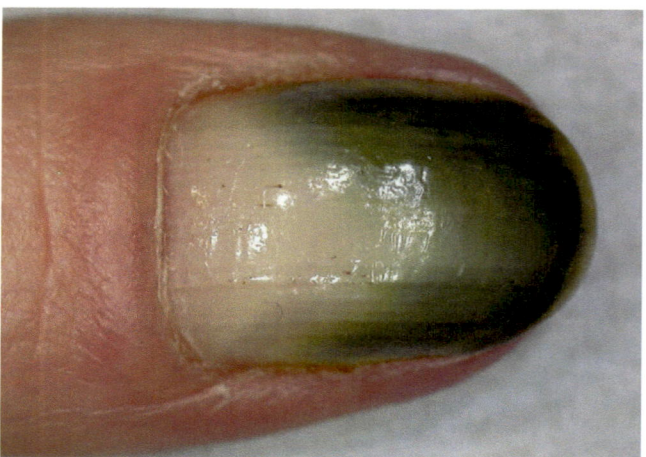
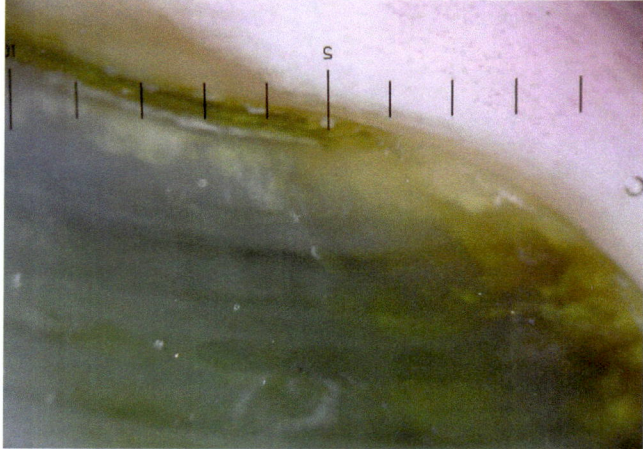

Mujer de 50 años que presenta una coloración verde brillante solitaria en la uña del dedo índice: la dermatoscopia muestra un color verde brillante homogéneo compatible con colonización por *Pseudomonas*.

La tonalidad verde se debe a los pigmentos pioverdina y piocianina producidos por la bacteria. Los baños con vinagre blanco diluido pueden ser útiles, aunque también se debe abordar la causa principal de la onicólisis.

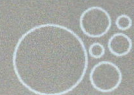

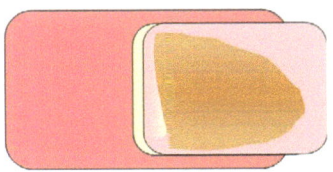

Pigmentación ungueal exógena

La pigmentación ungueal suele ser causada por compuestos exógenos que entran en contacto con la placa ungueal. Una causa frecuente es la tinción de alquitrán por el humo del cigarrillo. Si se desconoce la causa de la pigmentación, puede ocasionar preocupación en el paciente y el médico. La dermatoscopia de la placa ungueal permite identificar el pigmento en la superficie, lo que confirma una causa exógena.

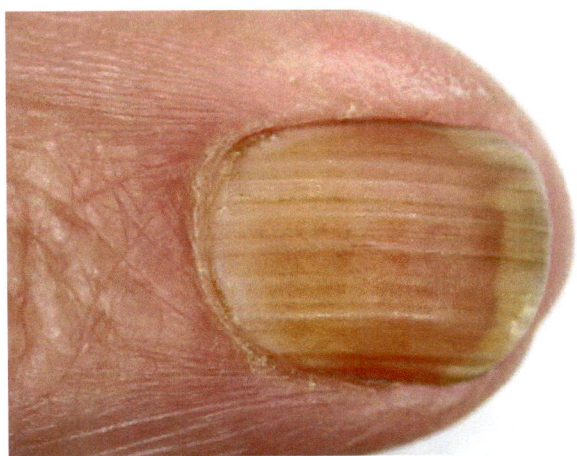
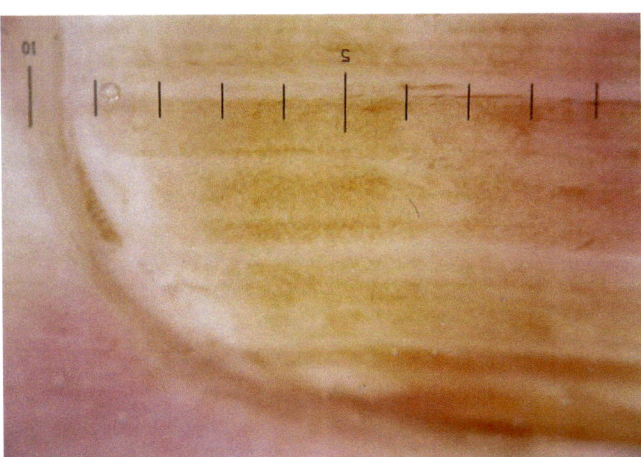

Pigmentación asintomática de larga data de la placa ungueal en un fumador: la dermatoscopia muestra una pigmentación parda clara o naranja, con atenuación antes de la cutícula compatible con tinción por alquitrán.

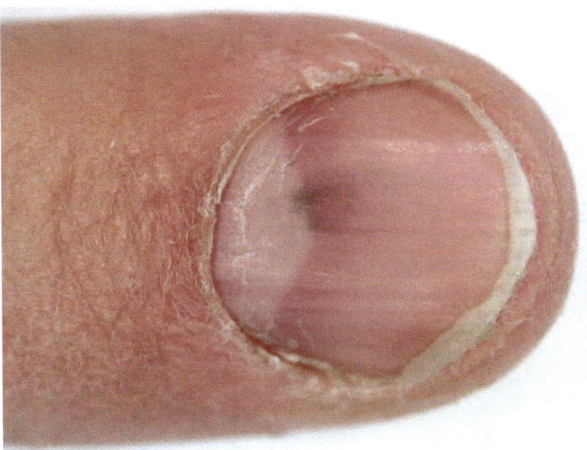
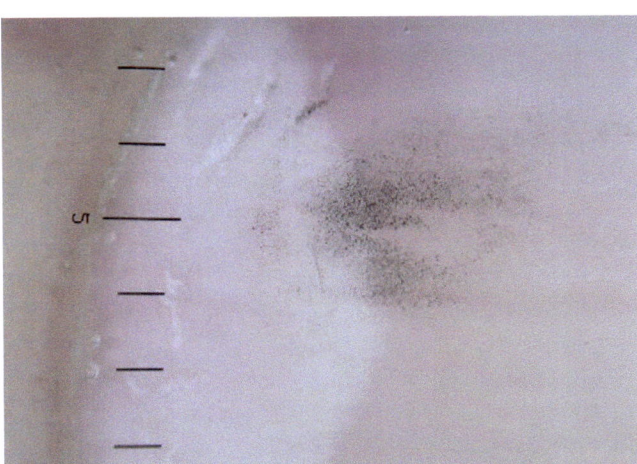

Hombre de 50 años con un foco solitario de pigmentación en la uña del dedo índice: la dermatoscopia muestra una zona focal de pigmentación negra granular compatible con una causa exógena que se eliminó fácilmente con el corte.

La placa ungueal se puede grabar con una lima en el margen proximal de la pigmentación, y unos meses después se puede observar migración distal. El pigmento exógeno debería poder eliminarse parcialmente con una toallita con alcohol.

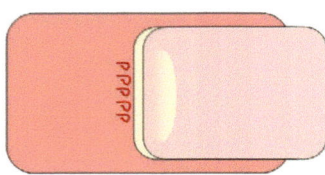

La dilatación de los capilares del pliegue ungueal proximal se puede presentar en enfermedades del tejido conjuntivo, incluidas dermatomiositis y esclerodermia. Resulta fácil visualizar estos capilares dilatados (capilaroscopia) con un dermatoscopio, lo que puede aportar información valiosa para el diagnóstico.

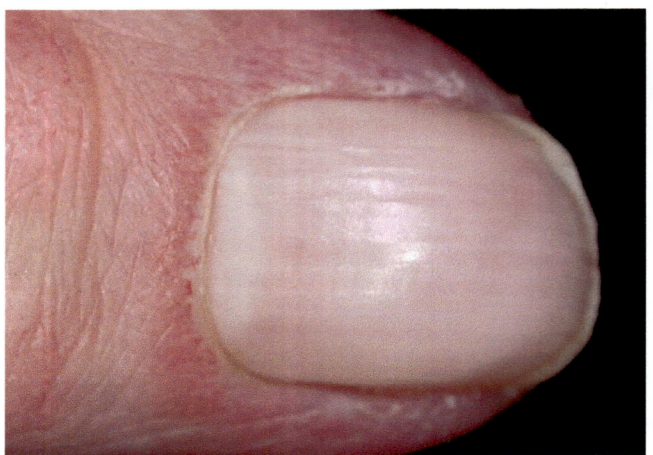
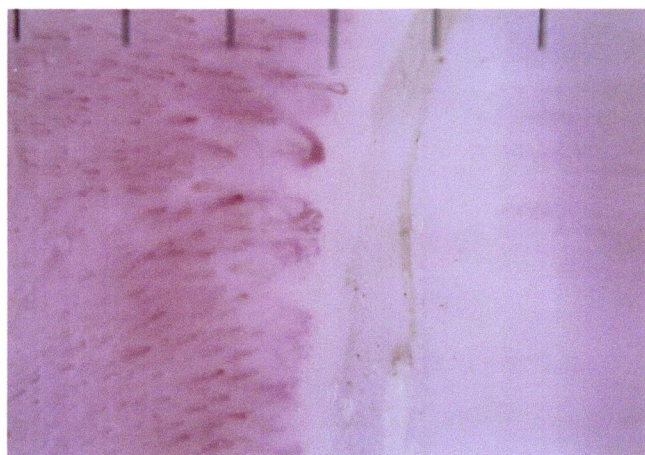

Eritema de los pliegues ungueales proximales en una mujer de 50 años con dermatomiositis: en la dermatoscopia se pueden observar con claridad los capilares del pliegue ungueal proximal dilatados y en bucle, incluidos algunos macrocapilares.

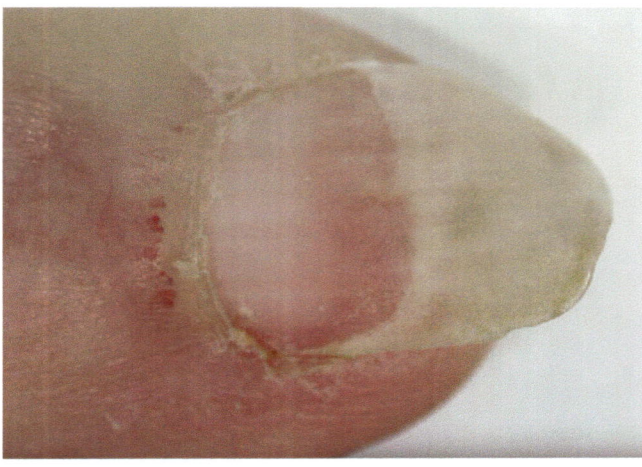
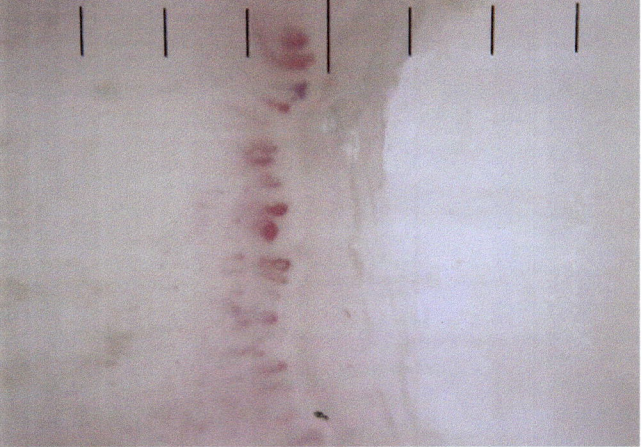

Cambios en el pliegue ungueal y ahusamiento de los tejidos blandos de las falanges terminales en una mujer de 60 años con esclerodermia: la dermatoscopia muestra capilares del pliegue ungueal proximal dilatados y en bucle, y cutícula irregular.

Bergman R, et al. The handheld dermoscope as a nail-fold capillaroscopic instrument. *Arch Dermatol* 2003;139(8):1027-30.

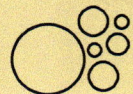

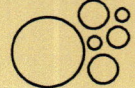
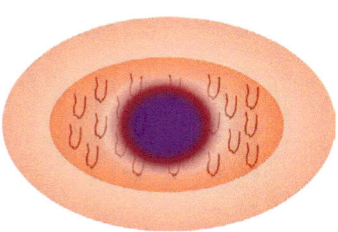

El lago venoso es una forma benigna adquirida de ectasia vascular que suele observarse en zonas expuestas al sol en ancianos. El labio inferior es la localización más frecuente, seguida del hélix de la oreja, la cara y el cuello. Son pápulas pequeñas de color azul oscuro a morado causadas por la dilatación de vénulas poscapilares de la dermis superior. La dermatoscopia muestra una zona morado-azulada, sin estructura, que es compresible y se desvanece con la presión por contacto.

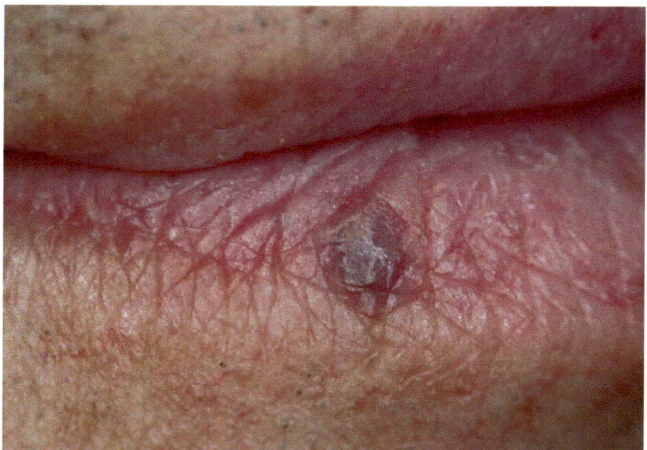
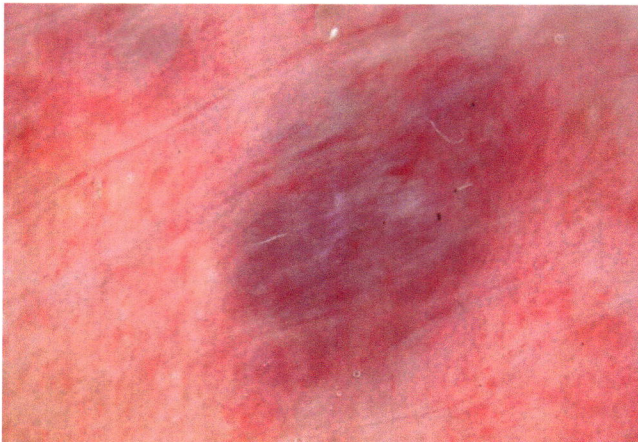

Pápula morado-azulada compresible en el labio inferior de una mujer de 70 años: la dermatoscopia muestra una zona morado-azulada, sin estructura, en este lago venoso.

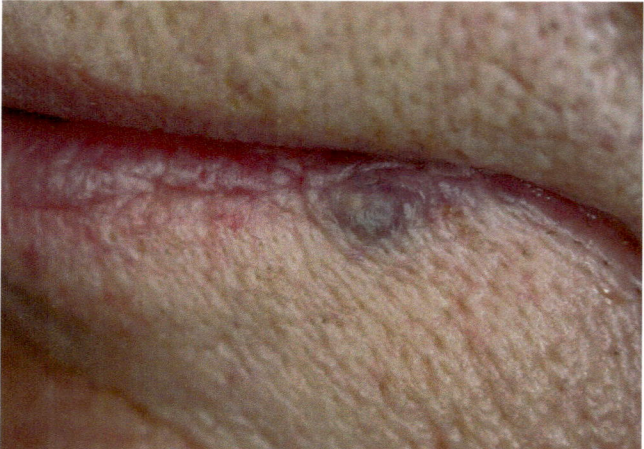
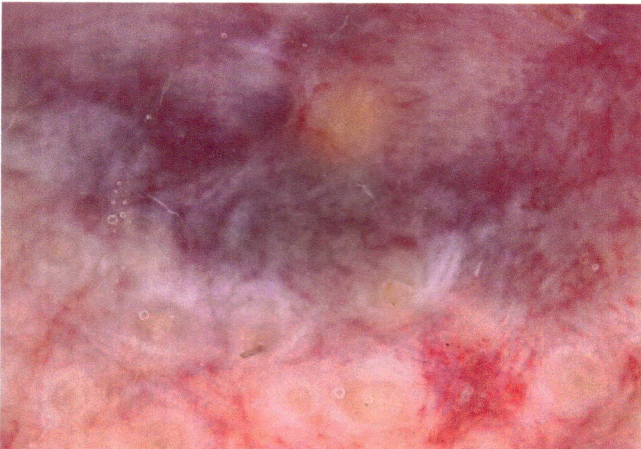

Pápula morada asintomática en el labio inferior de un hombre de 80 años: la dermatoscopia muestra una zona grande morado-azulada, sin estructura, con focos de glóbulos de queratina foliculares en este lago venoso.

Lee JS, Mun JH. Dermoscopy of venous lake on the lips: A comparative study with labial melanotic macule. *PLoS One* 2018;13(10):e0206768.

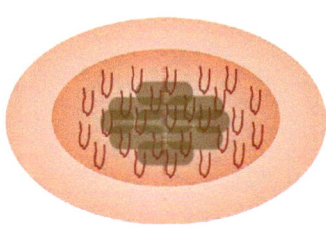

La melanosis mucosa (mácula melanótica labial) es una lesión pigmentada benigna de las mucosas caracterizada por un aumento de la pigmentación de los queratinocitos basales. La mayoría de las veces afecta el labio inferior de pacientes con antecedentes de alta exposición a rayos UV. Los patrones paralelos de pigmentación son la característica dermatoscópica más frecuente.

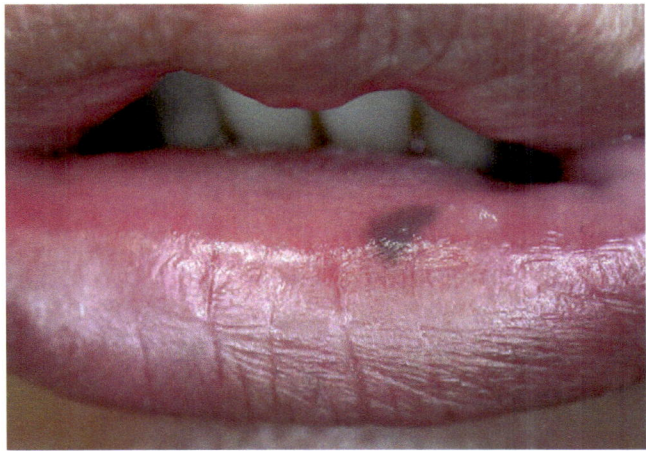 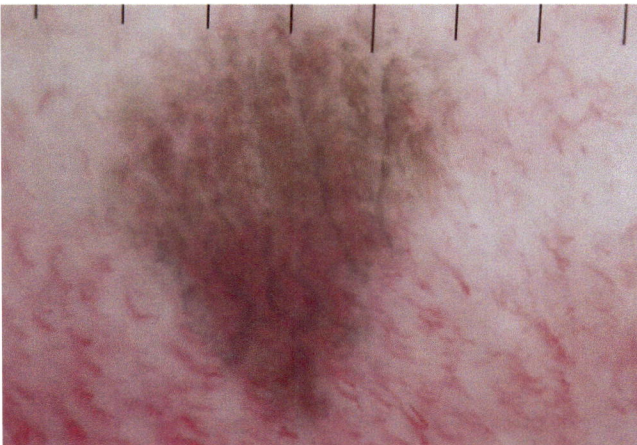

Mácula pigmentada asintomática en el labio inferior: la dermatoscopia muestra bandas paralelas de pigmentación gris-parda y vasos en bucle en la mucosa circundante.

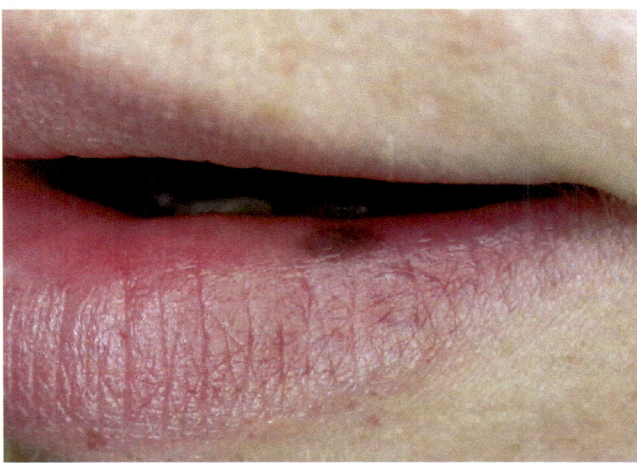 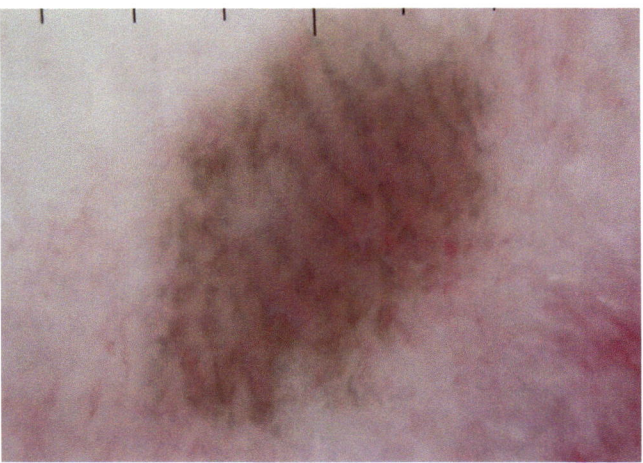

Mácula pigmentada en el labio inferior: la dermatoscopia muestra bandas paralelas de color gris-pardo y vasos lineales en la mucosa circundante.

Mannone F, et al. Dermoscopic features of mucosal melanosis. *Dermatol Surg* 2004;30(8):1118.

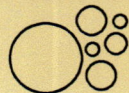

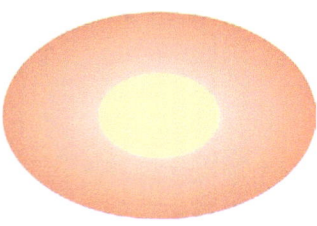

Los milios o quistes de queratina son inclusiones de queratina dentro de la piel que se originan en el aparato pilosebáceo o en el conducto sudoríparo ecrino. Pueden ser solitarios o múltiples y pueden observarse en bebés, adultos y personas mayores. Pueden aparecer en forma esporádica, después de inflamación o lesión en la unión dermoepidérmica, o tras una exposición prolongada a rayos UV.

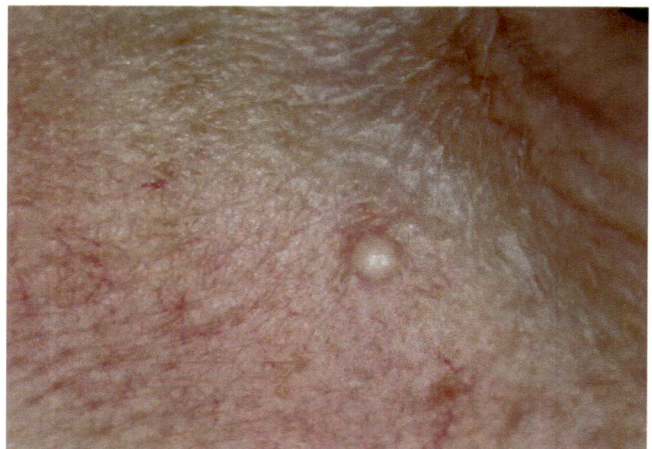

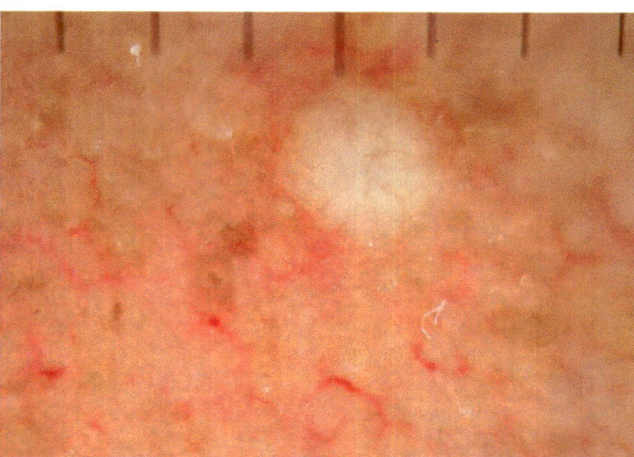

Pápula amarilla firme de 2 mm en la parte superior de la mejilla de un hombre de 60 años: la dermatoscopia muestra una zona amarilla homogénea con vasos lineales y telangiectásicos en un milio confirmado por histopatología.

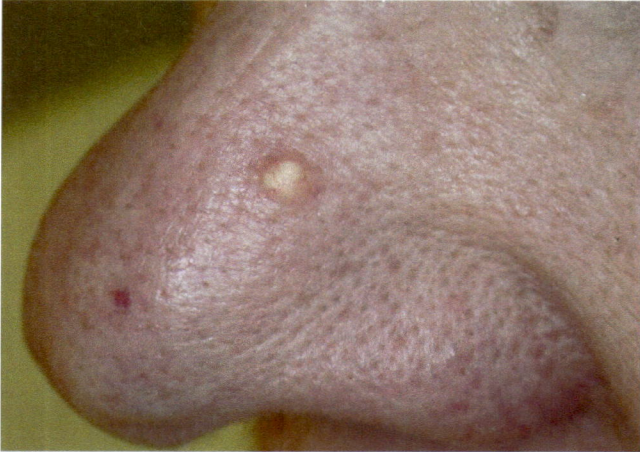

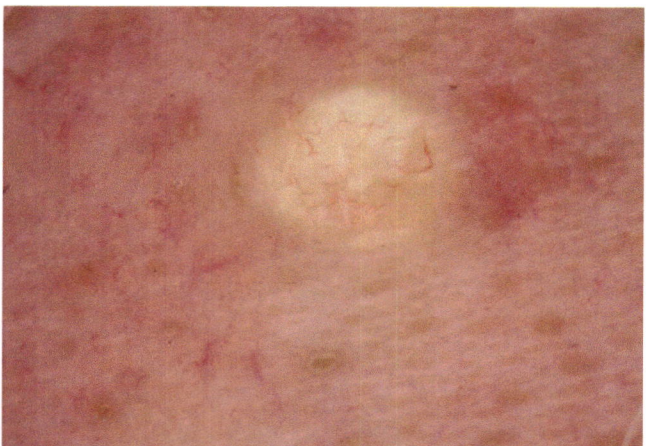

Pápula amarilla firme de 3 mm en la nariz de un hombre de 60 años: la dermatoscopia muestra una zona amarilla homogénea con vasos lineales y telangiectásicos en un milio benigno confirmado por histopatología.

Los milios grandes pueden compartir características clínicas y dermatoscópicas con otros quistes benignos, incluidos quistes pilares y quistes epidermoides.

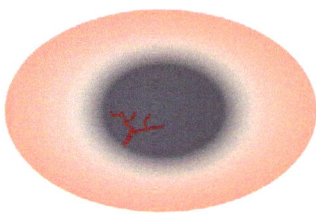

Los hidrocistomas son tumores benignos de los conductos sudoríparos apocrinos o ecrinos. Pueden presentarse como pápulas quísticas faciales azuladas o de color piel, tanto múltiples como solitarias. La dermatoscopia puede mostrar zonas homogéneas de azuladas a opacas con vasos que suelen ser arboriformes. En consecuencia, cuando son solitarios, pueden ser difíciles de diferenciar, desde el punto de vista clínico y dermatoscópico, del carcinoma basocelular (CBC).

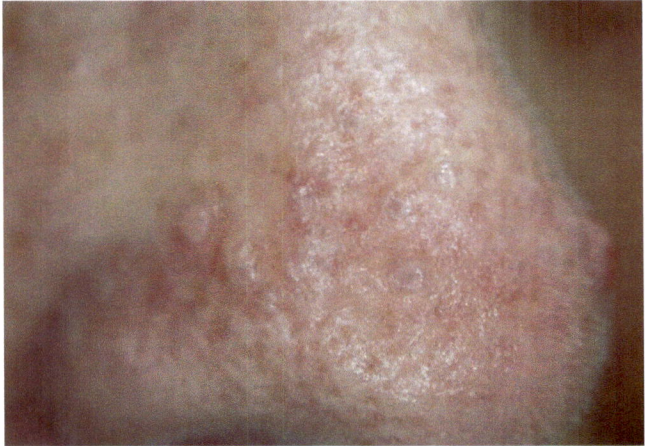
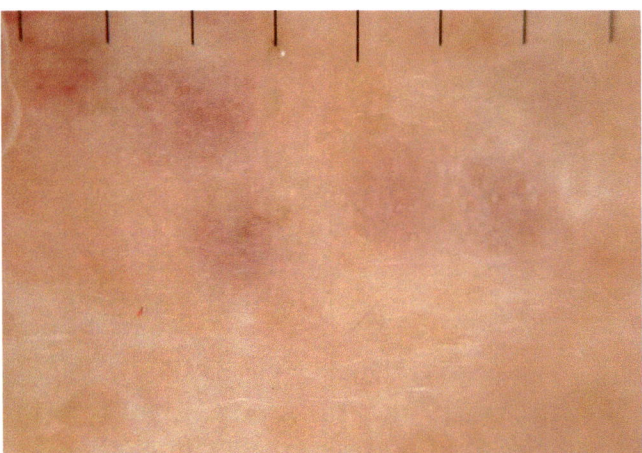

Múltiples pápulas translúcidas asintomáticas en la nariz de una mujer de 60 años: la dermatoscopia muestra múltiples zonas homogéneas opacas azuladas monomórficas, líneas blancas brillantes y rosetas confirmadas histopatológicamente como hidrocistomas.

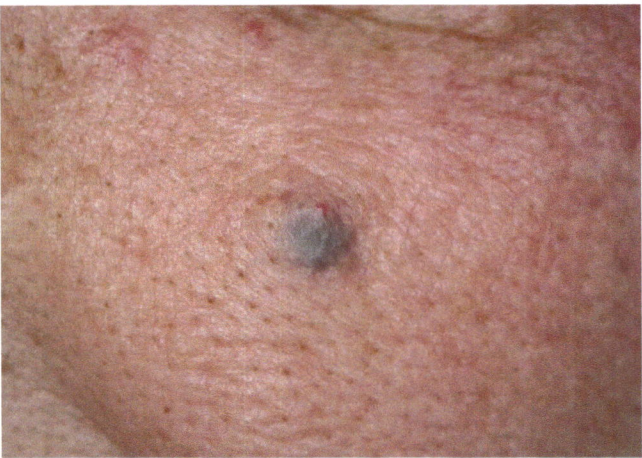
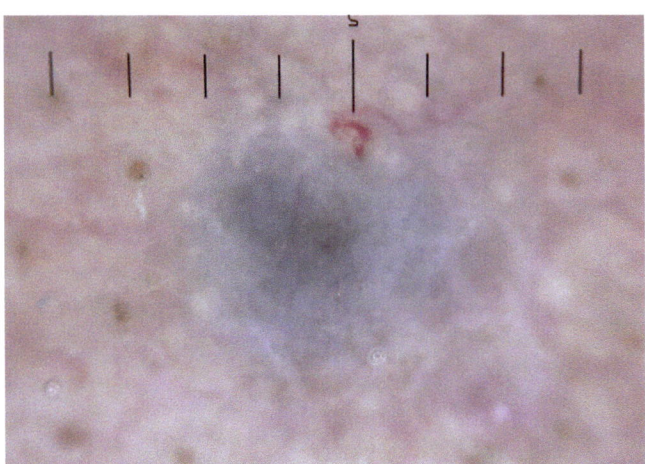

Pápula azulada solitaria en la mejilla de una mujer de 70 años: la dermatoscopia muestra una zona azulada homogénea con vasos lineales y telangiectásicos en un hidrocistoma apocrino confirmado por histopatología.

Zaballos P, et al. Dermoscopy of apocrine hidrocystomas: a morphological study. *J Eur Acad Dermatol Venereol* 2014;28(3):378-81.

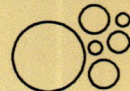
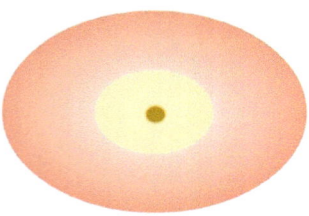

Los quistes epidermoides suelen aparecer como quistes dérmicos de color amarillo/crema, de blandos a firmes, que aumentan de tamaño. Por lo general, presentan un punto que corresponde a un foco central pequeño de queratina. A medida que el quiste crece, pueden desarrollarse telangiectasias que estiran la epidermis suprayacente.

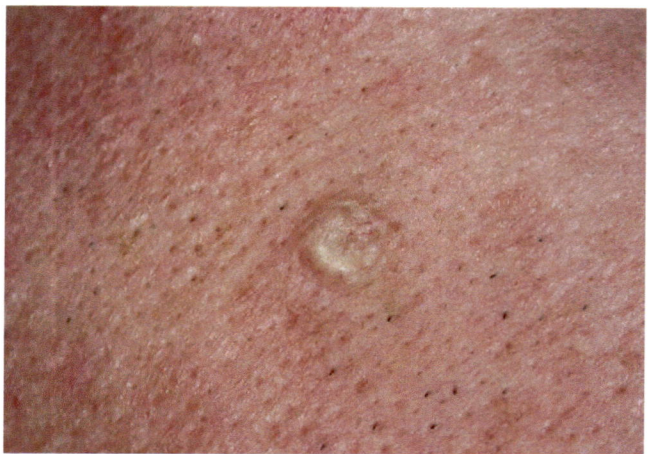

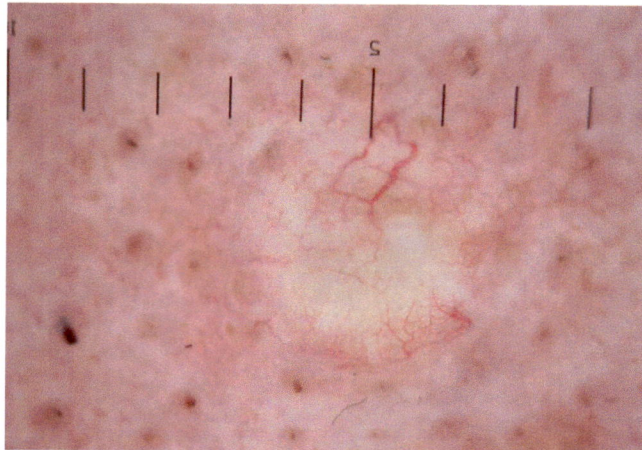

Placa dérmica de color crema bien delimitada, de 4 mm, en la mejilla de un hombre de 50 años: la dermatoscopia muestra una coloración de base amarilla/crema y vasos lineales fuera de foco en este quiste epidermoide confirmado por histopatología.

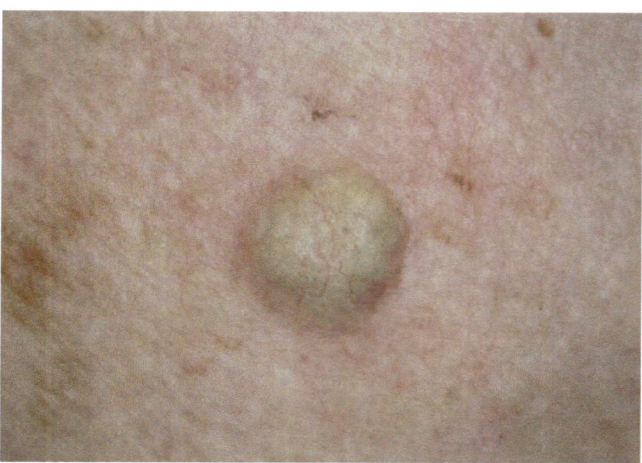

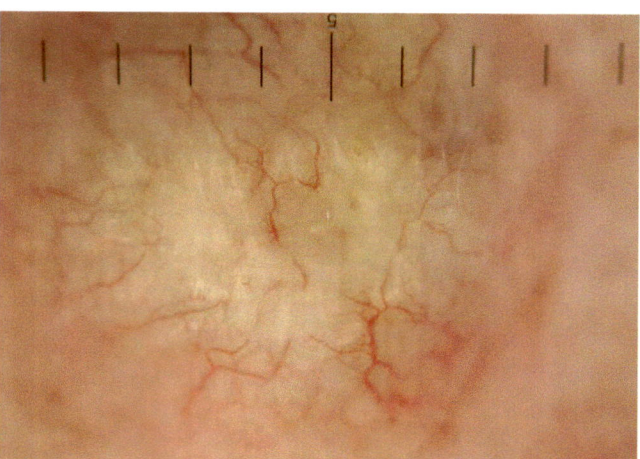

Quiste de color crema en el cuello de un hombre de 70 años: la dermatoscopia muestra un color crema de base, vasos lineales ramificados y estructuras blancas brillantes en este quiste epidermoide confirmado por histopatología.

Se deben enviar todos los quistes extirpados para estudio histopatológico a fin de confirmar el diagnóstico. Hay que evitar apretarlos, ya que esto causará dolor e inflamación en la mayoría de los casos.

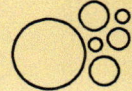

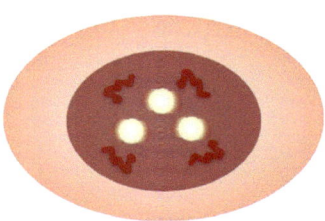

Los pilomatricomas pueden compartir características clínicas y dermatoscópicas similares con otras lesiones cutáneas anexiales. Muchas características son inespecíficas y, por lo tanto, siempre se debe considerar la histopatología.

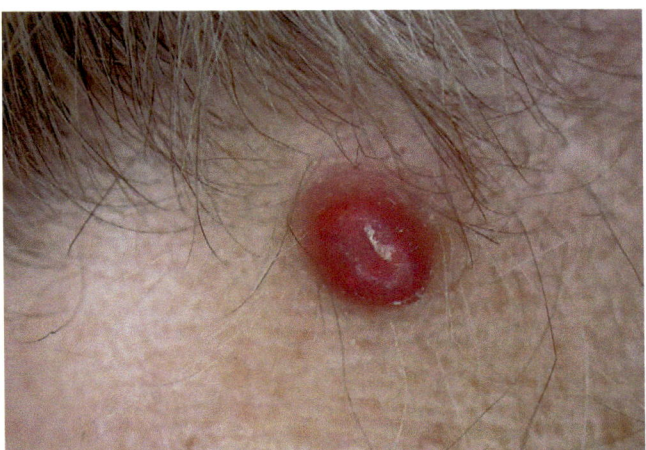

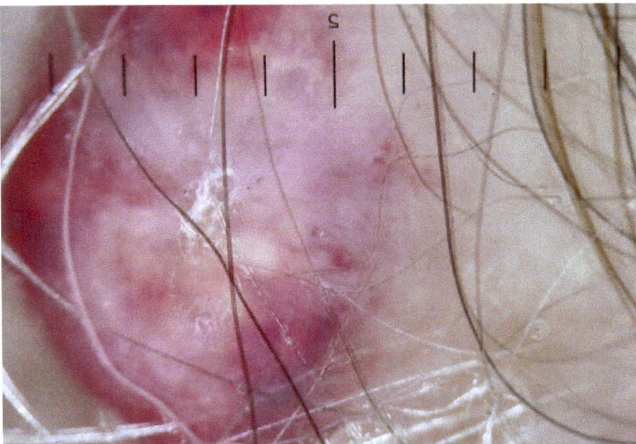

Nódulo quístico eritematoso solitario, bien delimitado, en la frente de una mujer de 70 años: la dermatoscopia muestra eritema, hemorragia, estructuras blanquecinas y vasos irregulares en este pilomatricoma confirmado por histopatología.

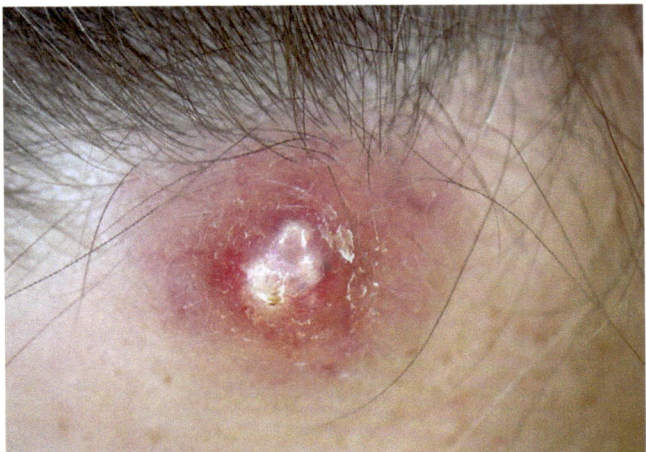

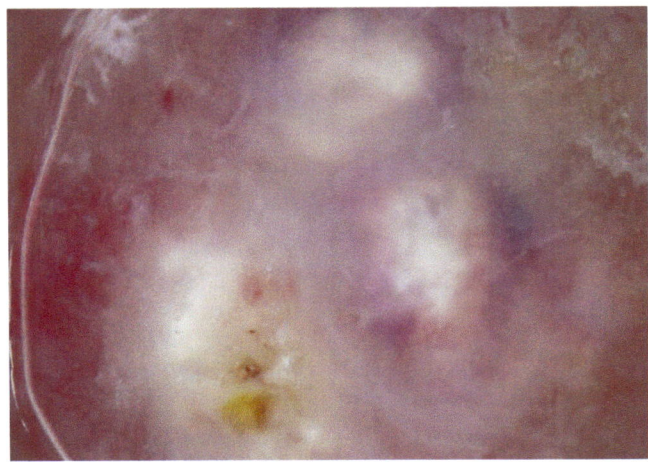

Nódulo quístico eritematoso que aumenta de tamaño en la frente de una mujer de 60 años: la dermatoscopia muestra eritema, hemorragia, estructuras blanquecinas, ulceración y vasos irregulares en este pilomatricoma confirmado por histopatología.

Los pilomatricomas suelen ser muy firmes.
Zaballos P, et al. Dermoscopic findings of pilomatricomas. *Dermatology* 2008;217(3):225-30.

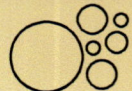

Hiperplasia sebácea

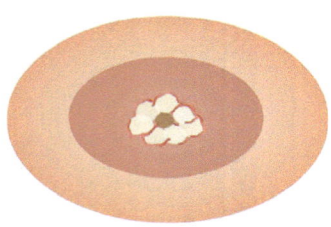

La hiperplasia sebácea es una lesión facial común que se presenta como placas céreas de color piel/amarillas, solitarias o, con mayor frecuencia, múltiples, en la cara y la frente, con vasos lineales mal enfocados que suelen marcar la periferia de la lesión. Estos vasos se han descrito como vasos en corona. A menudo, la hiperplasia sebácea se confunde clínicamente con carcinoma basocelular (CBC).

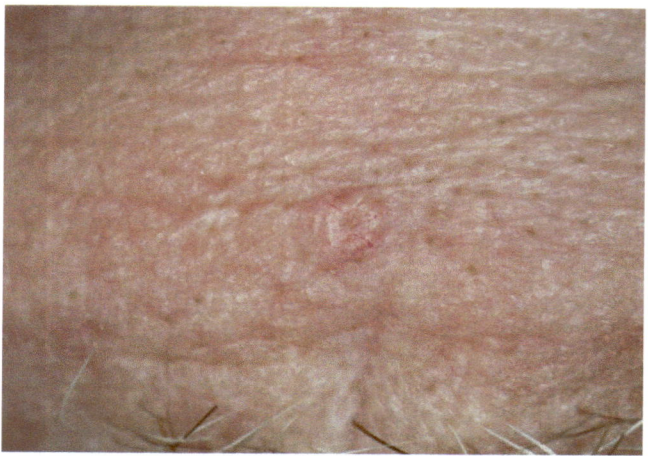
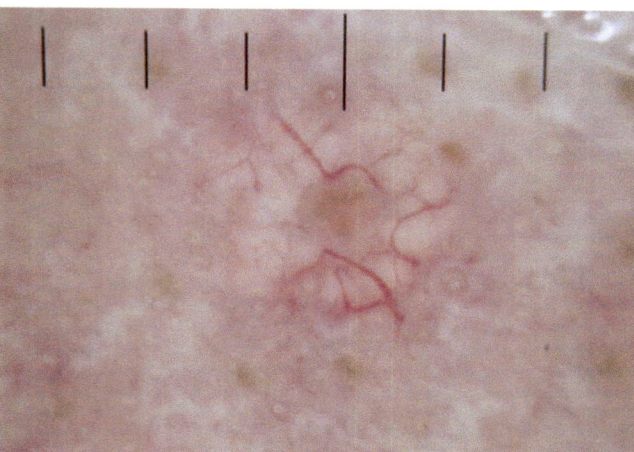

Pápula de color piel de 2 mm en la frente de un hombre de 70 años: la dermatoscopia muestra múltiples vasos lineales ramificados, en corona, que transcurren sobre zonas amarillas homogéneas, sin estructura, y, a su alrededor, con un área central de color pardo pálido sin estructura.

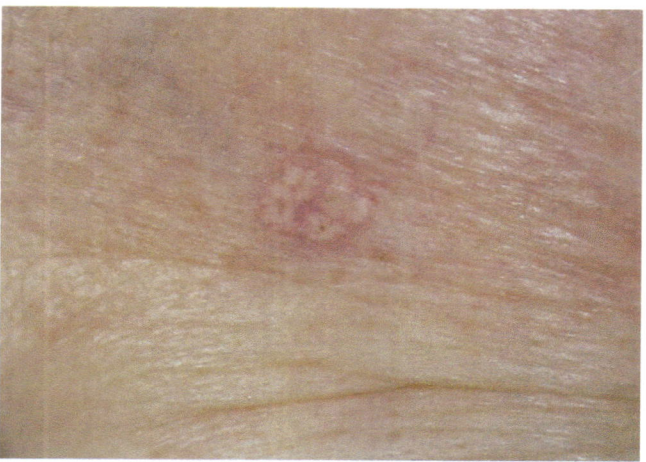
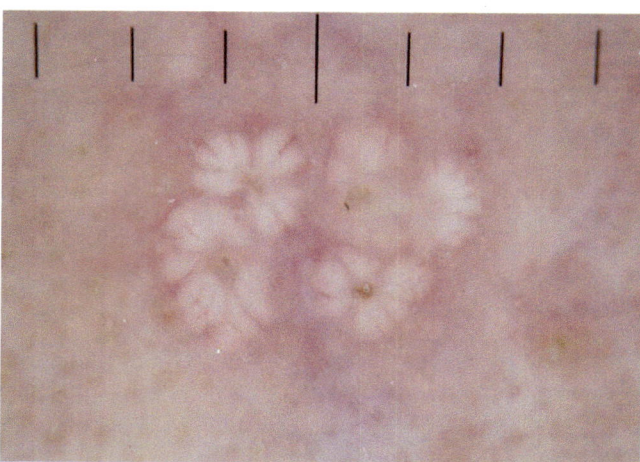

Pápula preauricular de color piel amarillo céreo, en una mujer de 60 años: la dermatoscopia muestra un grupo de agregados de glándulas sebáceas de color amarillo/blanco, cada una con una abertura central tipo comedón y pequeños vasos periféricos en corona.

Corresponde observar detenidamente la hiperplasia sebácea para asegurarse de que no pase inadvertido un CBC, ya que ambas lesiones pueden ser perladas y faciales.

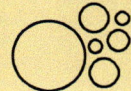

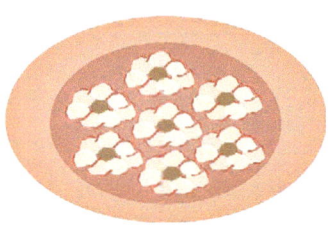

Adenoma sebáceo

Los adenomas sebáceos tienen los mismos componentes dermatoscópicos que la hiperplasia sebácea, es decir, agregados de glándulas sebáceas de color amarillento, aberturas tipo comedón y vasos lineales curvos periféricos. Sin embargo, difieren clínicamente debido al tamaño de la lesión y están vinculados con el síndrome de Lynch. Desde el punto de vista clínico y dermatoscópico, hay una superposición entre un adenoma sebáceo pequeño y una hiperplasia sebácea grande, en la que se debe considerar la histopatología.

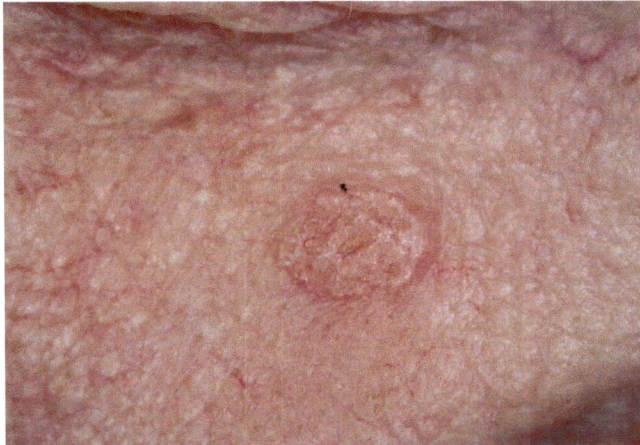

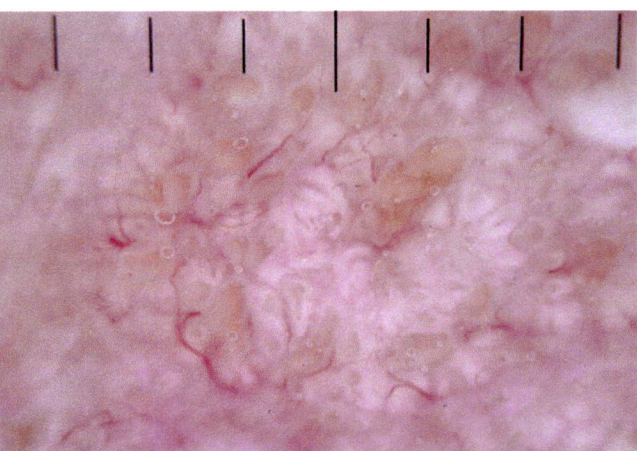

Placa amarilla cérea de 8 mm en la mejilla de un hombre de 70 años: la dermatoscopia muestra agregados de glándulas sebáceas, aberturas tipo comedón y vasos lineales ramificados y curvos, mal enfocados, en este adenoma sebáceo confirmado por histopatología.

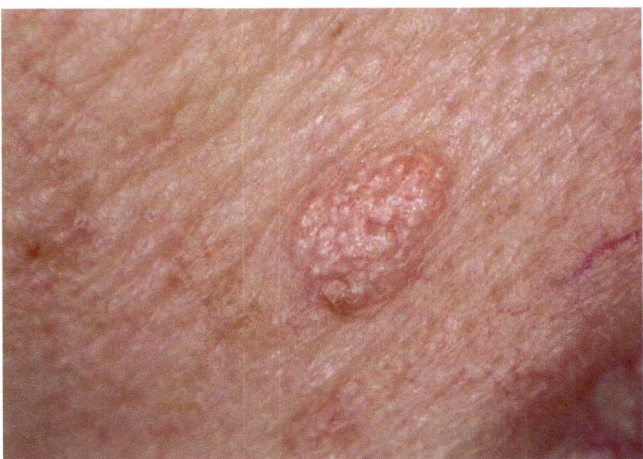

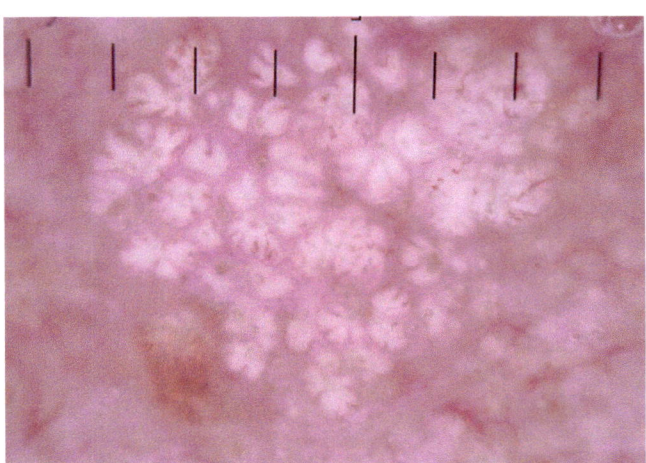

Placa amarilla cérea, grande, en la región medial de la mejilla de un hombre de 60 años: la dermatoscopia muestra múltiples agregados de glándulas sebáceas amarillas y vasos lineales localizados muy pequeños en este adenoma sebáceo confirmado por histopatología.

Corresponde considerar inmunohistoquímica para identificar defectos de reparación de apareamientos erróneos en el DNA en adenomas sebáceos, en especial si hay antecedentes familiares de cáncer de colon.

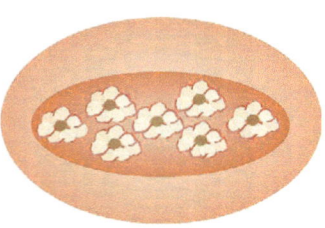

El nevo sebáceo es una lesión congénita que suele presentarse como una placa amarilla cérea sintomática en la cabeza o el cuello. Puede aumentar de tamaño durante la pubertad, lo que causa preocupación estética. Además, pueden aparecer neoplasias benignas dentro de ellos, como tricoepiteliomas y siringocistoadenoma papilífero. Rara vez, puede surgir un CBC en un nevo sebáceo.

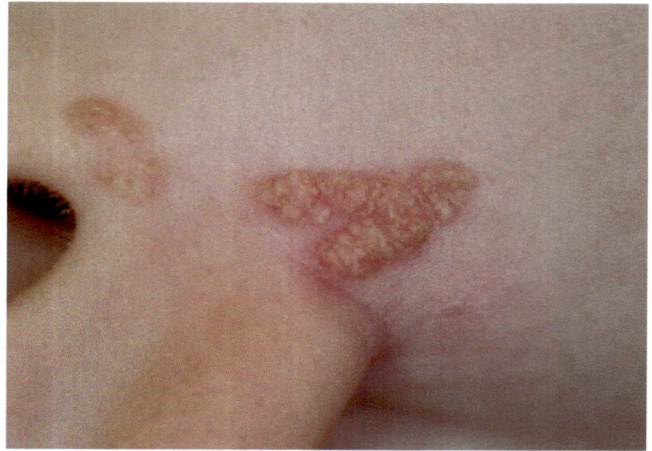

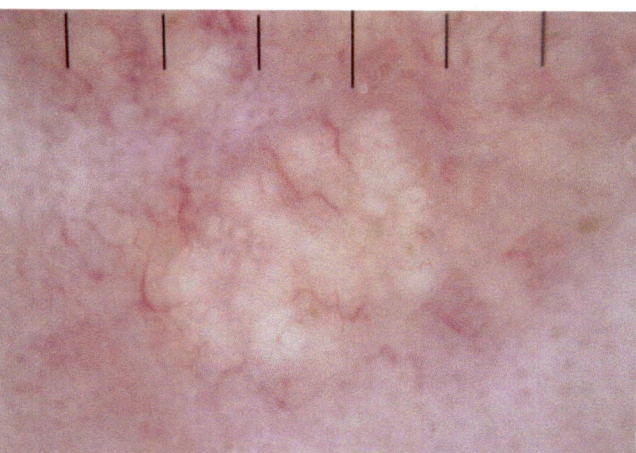

Placa preauricular amarilla cérea multifocal en una niña de 14 años: la dermatoscopia muestra múltiples agregados de glándulas sebáceas amarillas con vasos lineales ramificados, mal enfocados, en este nevo sebáceo confirmado por histopatología.

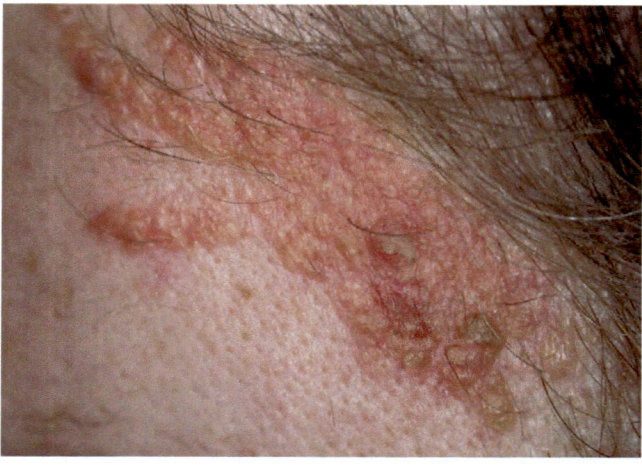

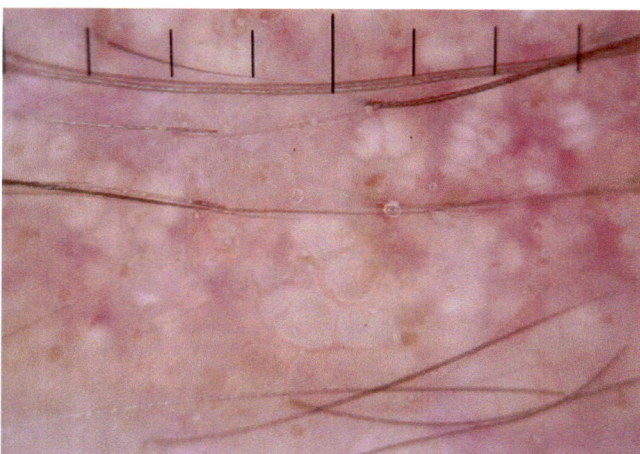

Placa cérea de color amarillo-anaranjado en la sien de un hombre de 40 años: la dermatoscopia muestra agregados separados de glándulas sebáceas amarillentas delineados por vasos en corona y rodeados de eritema en este nevo sebáceo confirmado por histopatología.

Hay que observar detenidamente el nevo sebáceo en busca de signos de neoplasias adicionales.

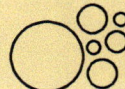

Carcinomas anexiales malignos

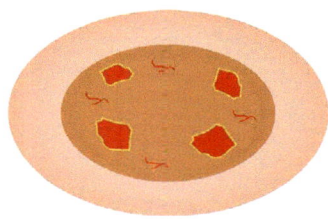

Los carcinomas anexiales malignos son un grupo de tumores raros, derivados de los anexos cutáneos, como folículos pilosos, glándulas sebáceas o glándulas sudoríparas ecrinas y apocrinas. Algunos ejemplos son el carcinoma sebáceo, que suele aparecer en el borde palpebral, o el carcinoma anexial microquístico, un tumor esclerosante de los conductos sudoríparos.

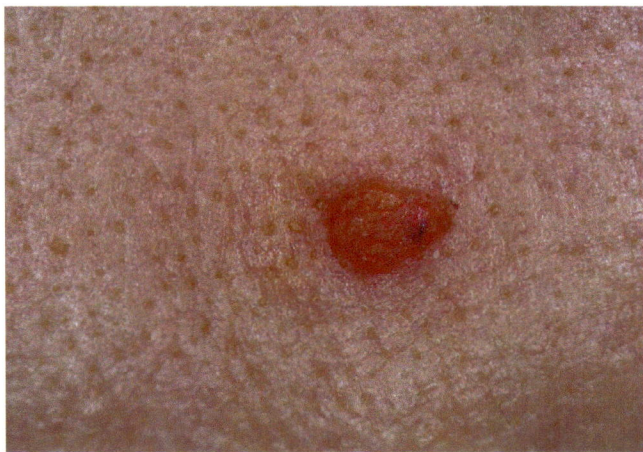

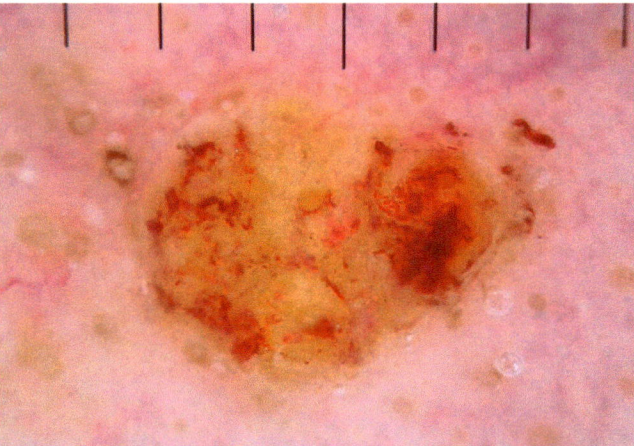

Placa friable anaranjada/amarilla de 4 mm en la frente de un hombre de 40 años: la dermatoscopia muestra un color de base amarillo-anaranjado con hemorragia, vasos polimorfos y ulceración en este carcinoma sebáceo.

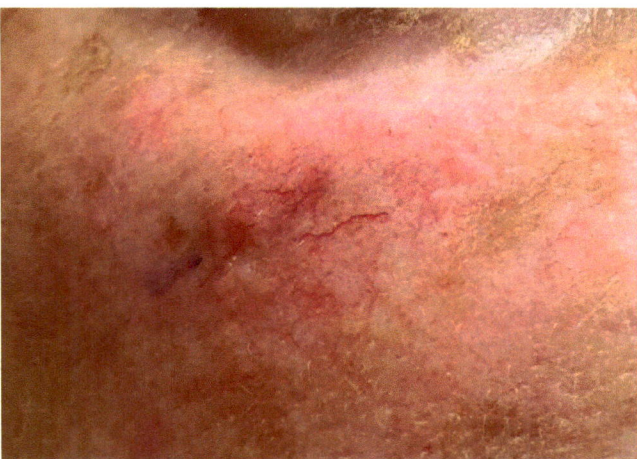

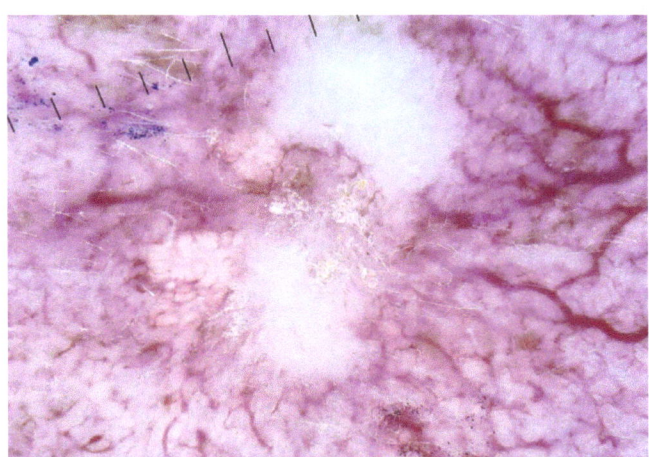

Placa esclerótica de 8 mm, mal delimitada, en la mejilla de una mujer de 55 años: la dermatoscopia muestra esclerosis blanca y vasos lineales ramificados, junto a agregados de glándulas sebáceas rodeados de vasos en corona en este carcinoma anexial microquístico confirmado por histopatología.

Coates D, et al. Dermoscopic features of extraocular sebaceous carcinoma. *Australas J Dermatol* 2011;52(3):212-3.

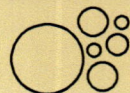

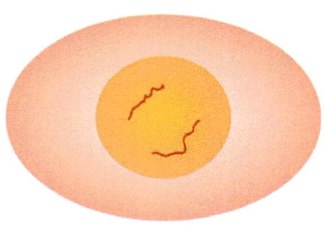

El xantogranuloma juvenil (XGJ) representa proliferaciones de células no de Langerhans que suelen presentarse como una pápula o un nódulo anaranjado solitario en la cabeza y el cuello. Son raros y, en general, están autolimitados en la infancia, mientras que la resolución espontánea es menos frecuente cuando se presentan en adultos. Los XGJ causan una combinación de características en la dermatoscopia, con una base anaranjada bien delimitada, que refleja una inflamación granulomatosa, e informe variable de vasos.

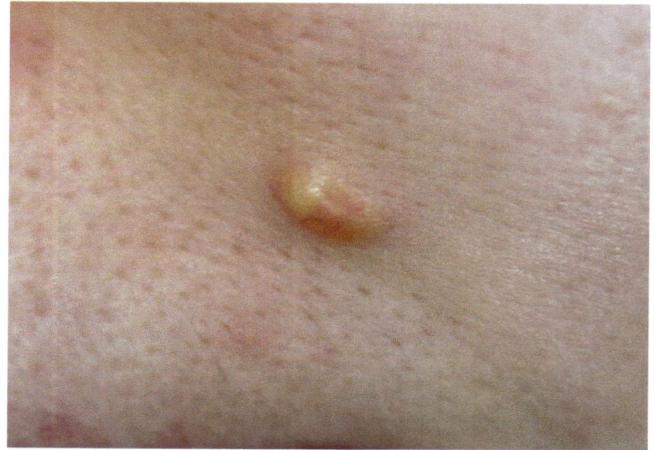

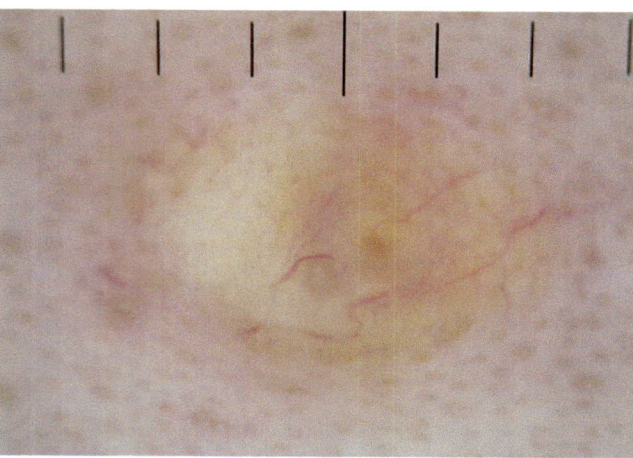

Pápula de aparición reciente que aumenta de tamaño en la región medial de la mejilla de una niña de 10 años: la dermatoscopia muestra una zona bien definida de pigmentación anaranjada con múltiples vasos lineales finos a través de su superficie en este XGJ confirmado por histopatología.

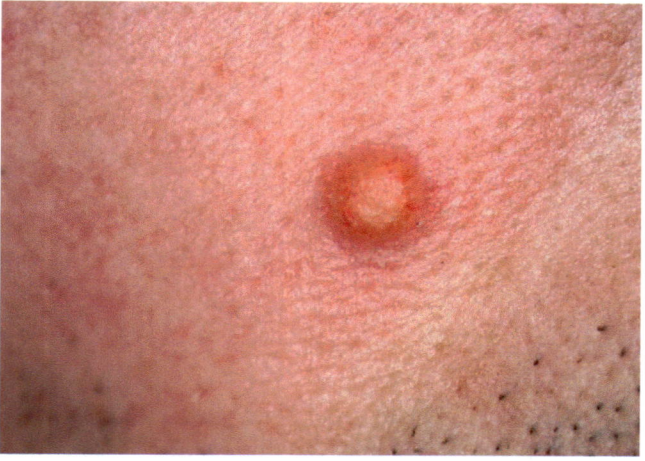

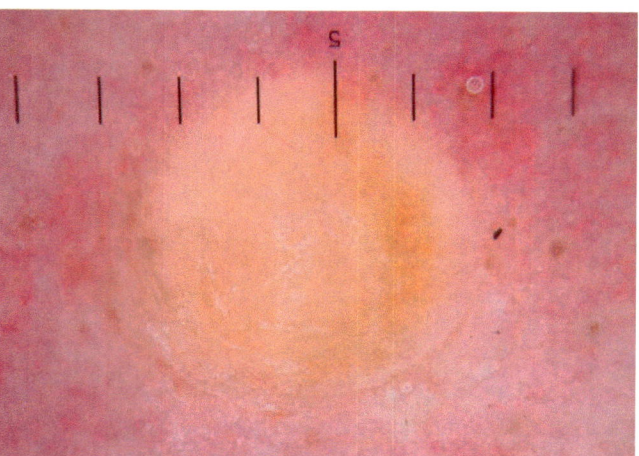

Pápula anaranjada de aparición reciente que aumenta de tamaño en la región medial de la mejilla de un hombre de 30 años: la dermatoscopia muestra una zona bien delimitada de pigmentación anaranjada con múltiples vasos lineales finos a través de su superficie en este XGJ confirmado por histopatología.

Palmer A, Bowling J. Dermoscopic appearance of juvenile xanthogranuloma juvenil. *Dermatology* 2007;215(3):256-9.

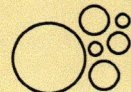

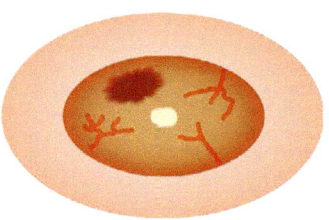

Cuando se rompen lesiones acneiformes dentro de un folículo, causan una reacción granulomatosa focal que puede durar meses. Desde el punto de vista clínico, pueden provocar incertidumbre diagnóstica si son solitarias, porque la combinación de telangiectasias y eritema puede simular CBC, tumores anexiales y otras condiciones granulomatosas. Los antecedentes, en combinación con la coloración de base anaranjada, indican inflamación granulomatosa. A veces, se puede observar queratina residual amarilla/blanca o manchas hemorrágicas.

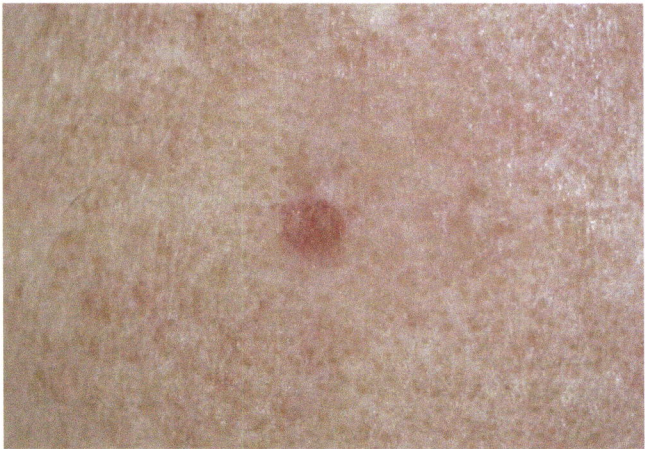

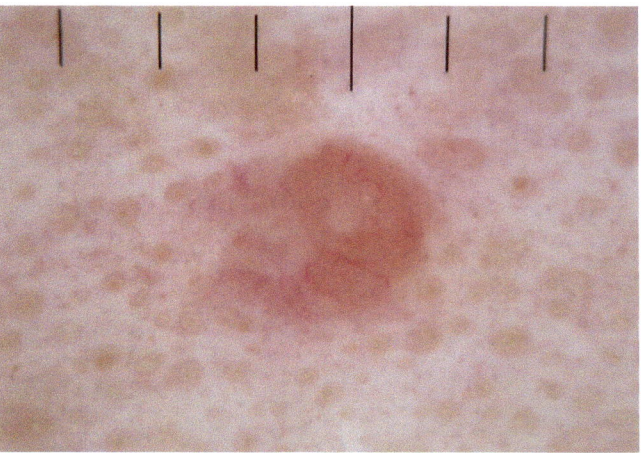

Placa dérmica anaranjada de 4 mm, bien delimitada, que remeda un CBC, en la frente de un hombre de 35 años: la dermatoscopia muestra una base de color anaranjado-rosado y vasos lineales ramificados en este folículo roto confirmado por histopatología.

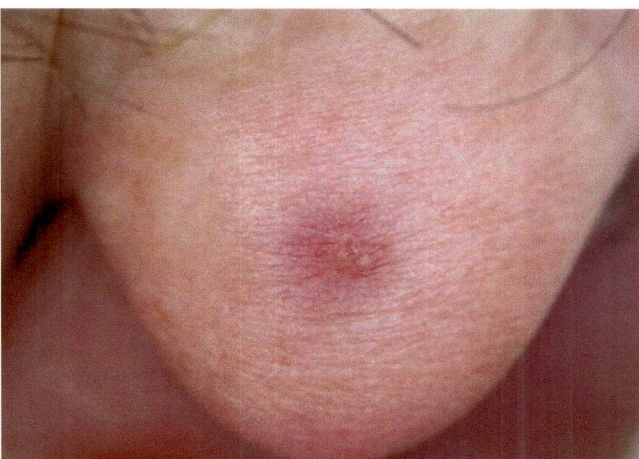

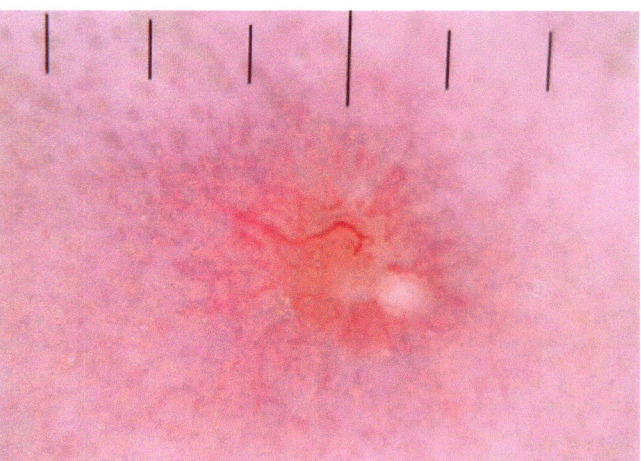

Placa inflamada telangiectásica en el lóbulo de la oreja de una mujer de 40 años: la dermatoscopia muestra un color anaranjado de base y múltiples vasos lineales ramificados, con una estructura amarillo-blanquecina solitaria (folículo obstruido) en este folículo roto.

Al evaluar papulonódulos rosados en la cabeza y el cuello, corresponde considerar una biopsia diagnóstica si hay incertidumbre clínica.

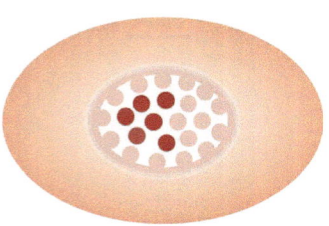

La papulosis fibrosa de la cara es una causa frecuente de múltiples pápulas faciales monomórficas, que suelen localizarse en la nariz, pero también en toda la cara. Inicialmente, se presentan como una pápula eritematosa que tiende a progresar para formar una placa cicatrizada. La dermatoscopia muestra vasos dilatados durante la fase inicial, que ante una prueba de vitropresión positiva pueden revelar el estroma fibroso perifolicular despigmentado en evolución. La cicatrización tiende a envolver los folículos en lugar de destruirlos.

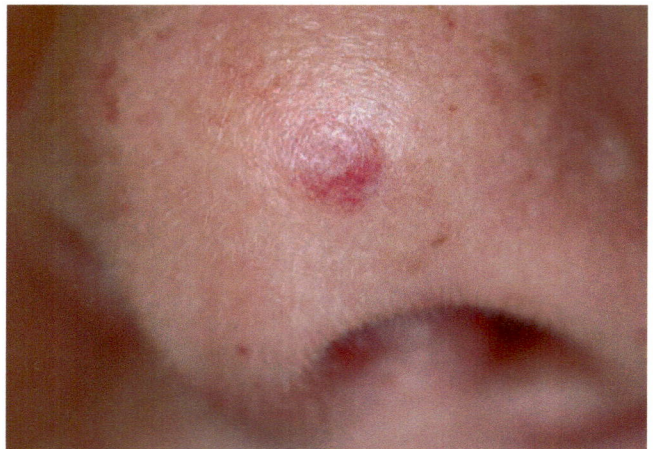
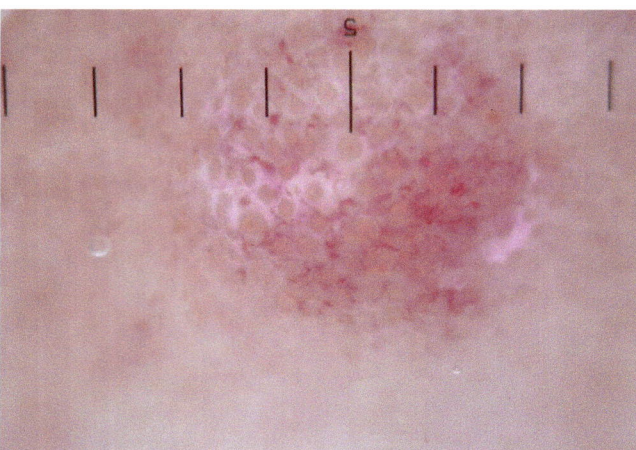

Pápula rosada en la punta de la nariz de una mujer de 40 años: la dermatoscopia muestra vasos cortos y curvilíneos, e hipopigmentación perifolicular, que indican cicatrización en esta pápula fibrosa de la nariz.

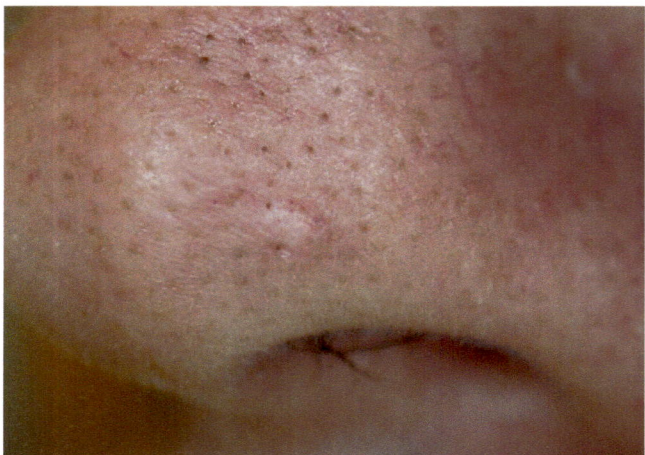
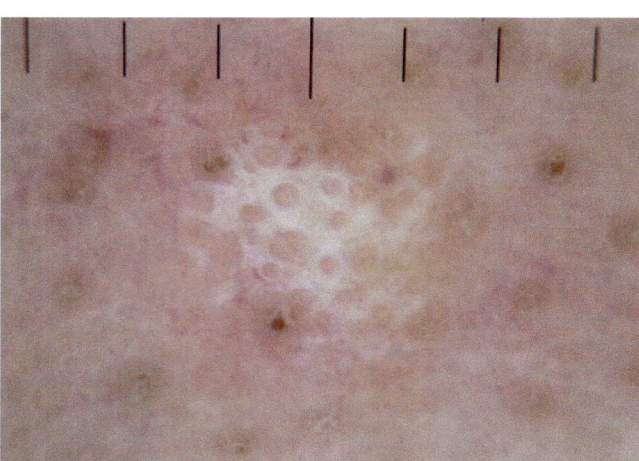

Placa cicatrizada e hipopigmentada en el ala nasal de un hombre de 60 años: la dermatoscopia muestra una zona de hipopigmentación perifolicular coalescente, sin destrucción folicular, compatible con pápula fibrosa de la nariz.

Si son múltiples, corresponde considerar una biopsia para descartar/diagnosticar fibrofoliculomas múltiples, una característica del síndrome de Birt-Hogg-Dubé.

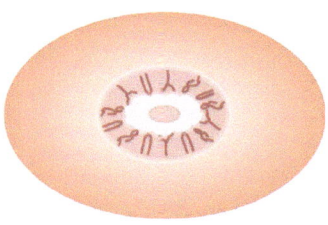

Los tricolemomas o triquilemomas son tumores anexiales benignos raros de la vaina externa de la raíz del folículo piloso. Pueden ser esporádicos o estar asociados con el síndrome de Cowden. Las características dermatoscópicas consisten en queratina central, con halos blanquecinos y vasos lineales radiales. Se requiere histopatología para confirmar el diagnóstico, ya que comparten características clínicas y dermatoscópicas con otras lesiones anexiales, CBC y queratosis liquenoides benignas.

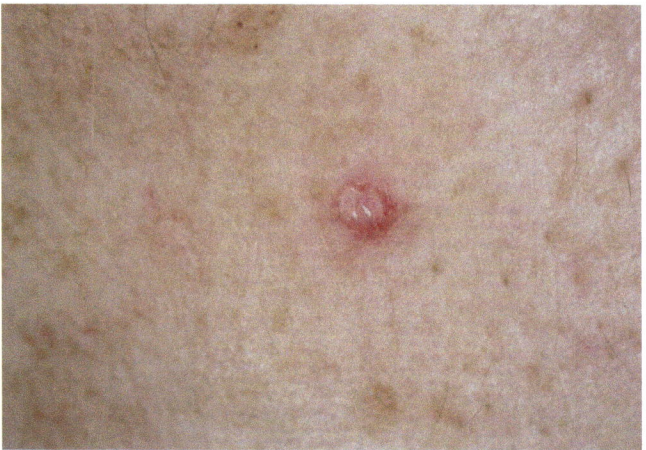
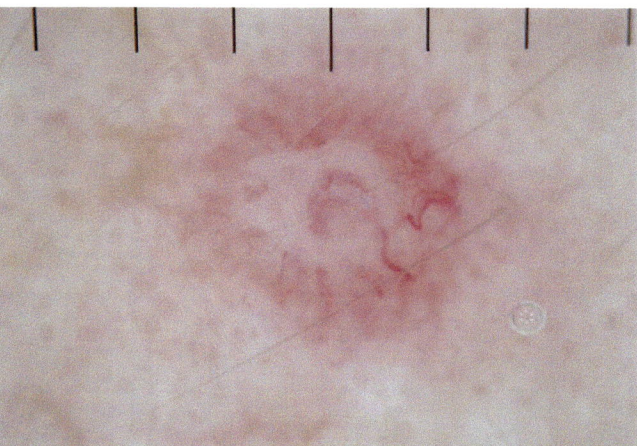

Pápula rosada en la mejilla de una mujer de 60 años: la dermatoscopia muestra una escama central rodeada de una zona blanquecina homogénea y vasos sanguíneos lineales radiales y eritema periféricos en este tricolemoma confirmado por histopatología.

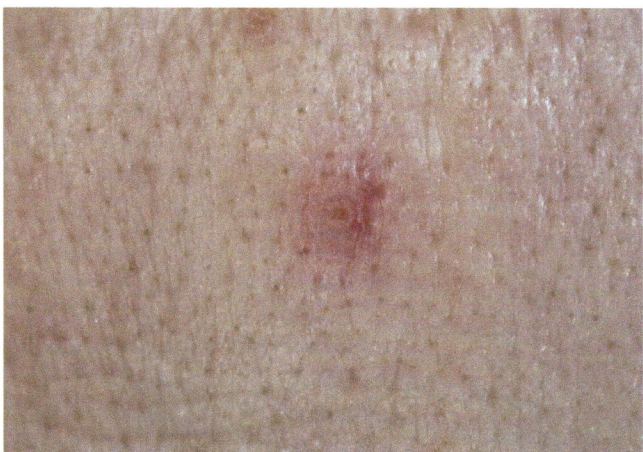
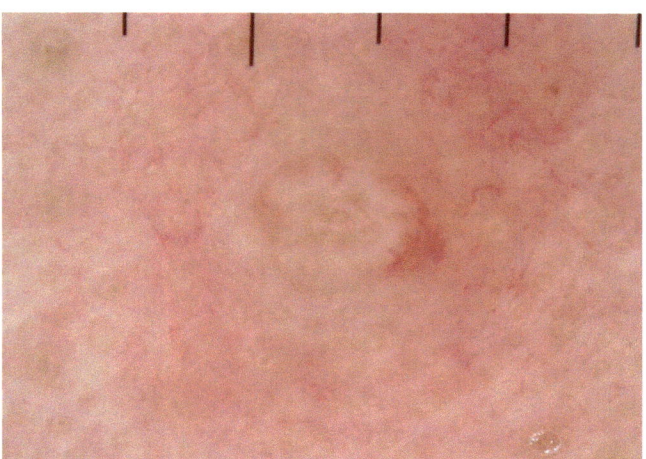

Pápula rosada en la frente de una mujer de 55 años: la dermatoscopia muestra queratina central con una zona blanquecina homogénea circundante, con eritema periférico, en este tricolemoma confirmado por histopatología.

Horcajada-Reales C, et al. Dermoscopic pattern in facial trichilemmomas: red iris-like structure. *J Am Acad Dermatol* 2015;72(1 Suppl.):S30-2.

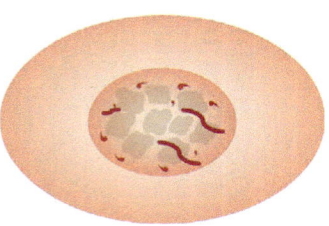

Los nevos dérmicos faciales suelen ser de color piel con pocas características dermatoscópicas. Por lo general, el patrón vascular comprende vasos lineales, que son curvos, y entran y salen de foco. Estos vasos cortos y curvos se han descrito como vasos en forma de coma. Las estructuras pigmentadas de los nevos de la unión están ausentes, pero pueden observarse restos de pigmento de morfología en empedrado.

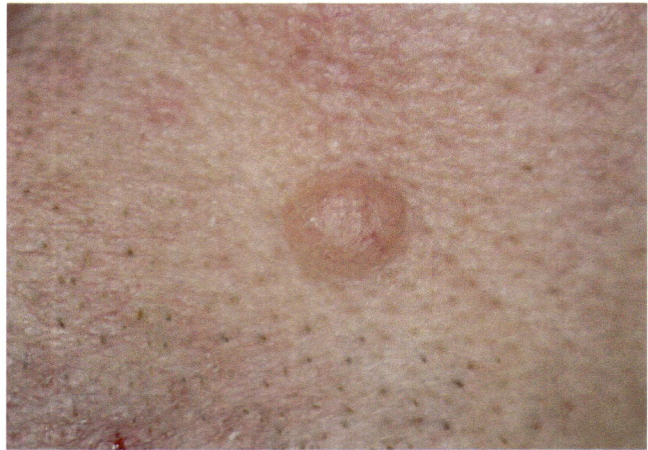

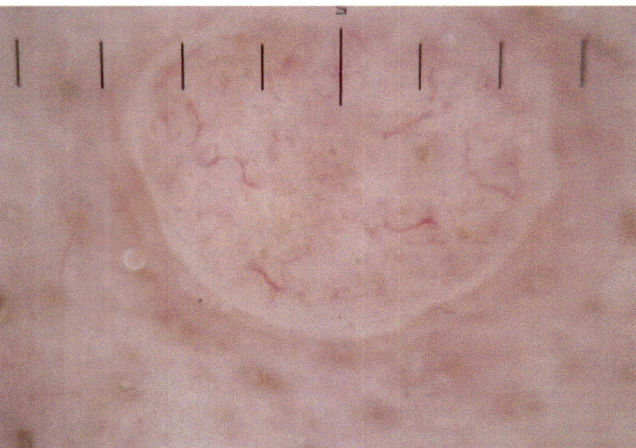

Pápula de color piel en el surco melolabial de un hombre de 40 años: la dermatoscopia muestra múltiples vasos sanguíneos lineales y curvos que entran y salen de foco en este nevo dérmico confirmado por histopatología.

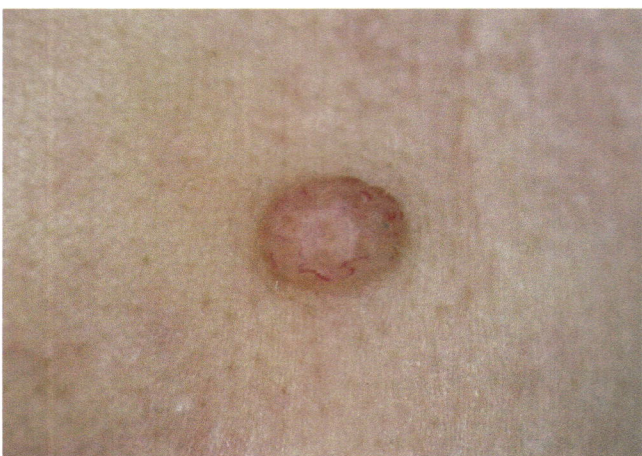

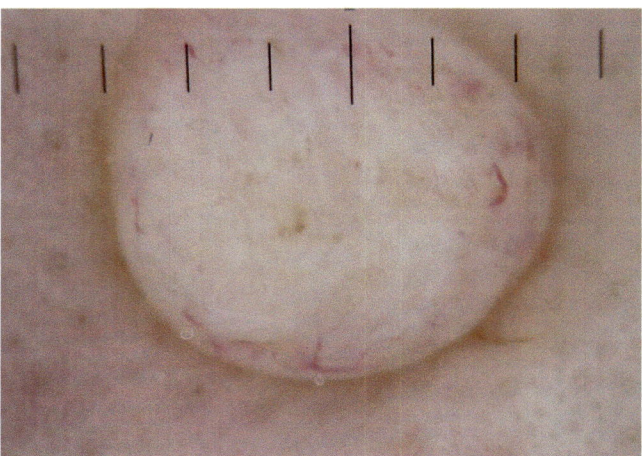

Pápula de color piel en la frente de una mujer de 50 años: la dermatoscopia muestra escasos vasos cortos y curvilíneos periféricos (los vasos centrales están comprimidos) y restos mínimos de pigmento en este nevo dérmico confirmado por histopatología.

Se debe observar detenidamente cualquier nevo dérmico nasal para garantizar que no pase inadvertido un CBC.

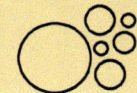
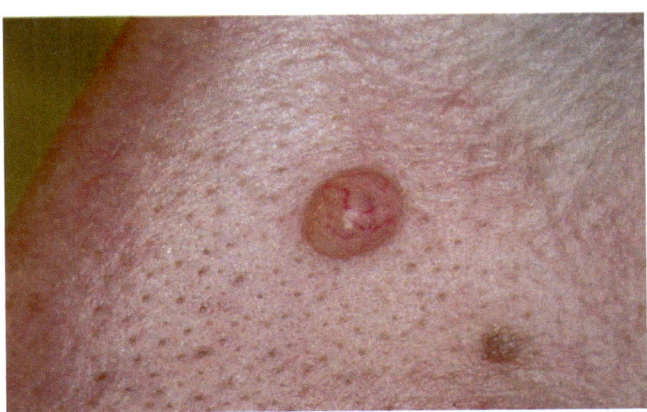
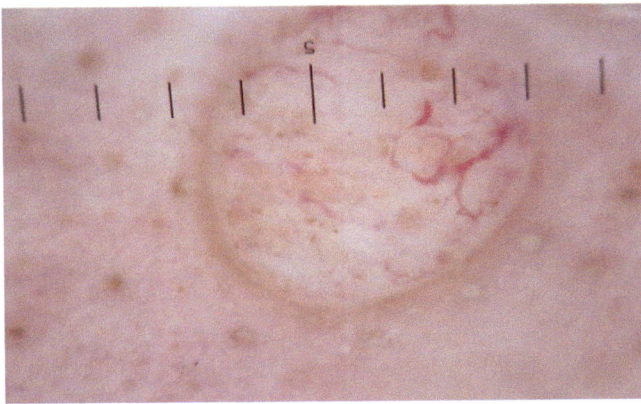

Pápula de color piel con vasos prominentes en la pared nasal lateral de un hombre de 50 años: la dermatoscopia muestra vasos en coma ramificados mal enfocados y restos de pigmento en este nevo dérmico confirmado por histopatología.

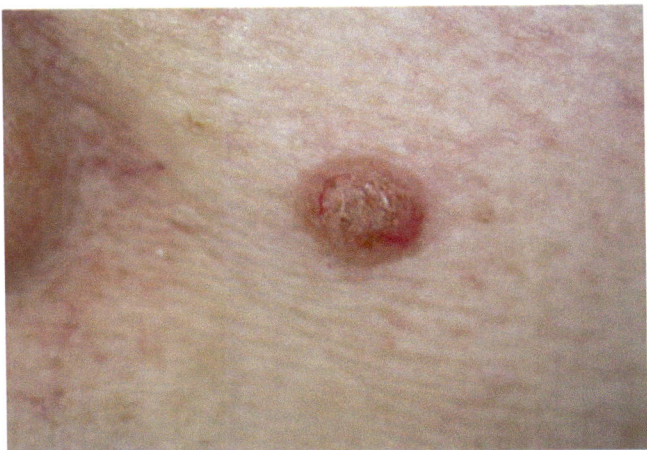
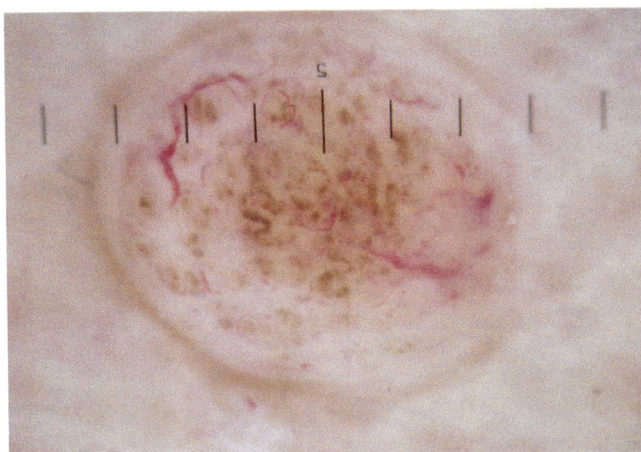

Pápula de pigmentación clara con vasos prominentes en el surco melolabial de una mujer de 40 años: la dermatoscopia muestra estructuras pigmentadas en empedrado centrales y vasos en coma ramificado periféricos en este nevo dérmico.

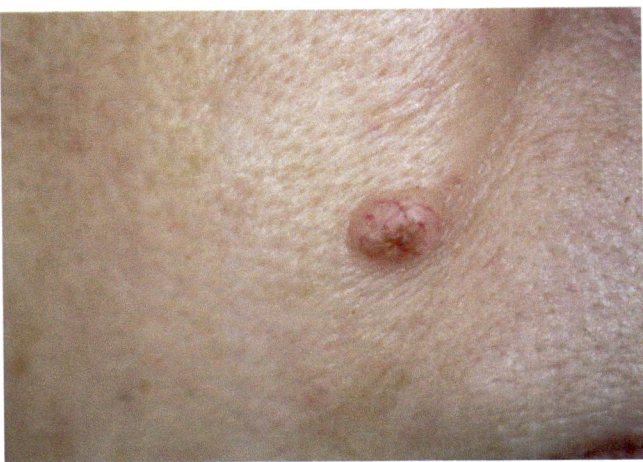
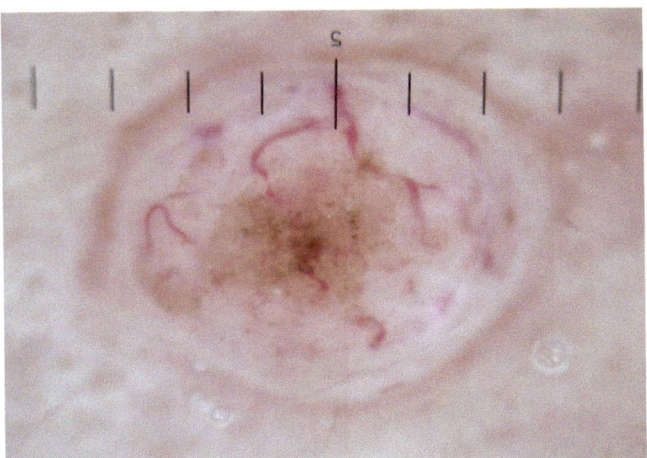

Pápula de pigmentación clara con vasos prominentes en el surco melolabial de una mujer de 50 años: la dermatoscopia muestra restos centrales de pigmento pardo y vasos en coma periféricos en este nevo dérmico.

Los nevos dérmicos pueden mostrar pigmentación mínima; la aplicación de presión para ocluir el componente vascular puede ayudar a ilustrar cualquier estructura pigmentada de base para facilitar el diagnóstico.

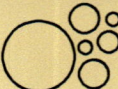

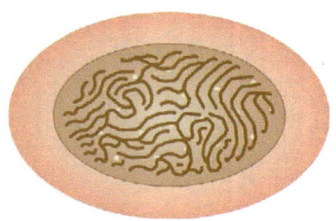

Los lentigos solares faciales pueden presentar un patrón pigmentado compuesto predominantemente por líneas cortas y círculos, lo que otorga el aspecto de huellas dactilares. Las líneas cortas tienden a ser paralelas entre sí y a curvarse alrededor de los círculos pardos de las aperturas foliculares o irradiar hacia ellos. A diferencia del lentigo maligno, los lentigos solares suelen tener un margen periférico bien definido con bordes "apolillados", color pardo uniforme y simetría de pigmentación alrededor de los folículos.

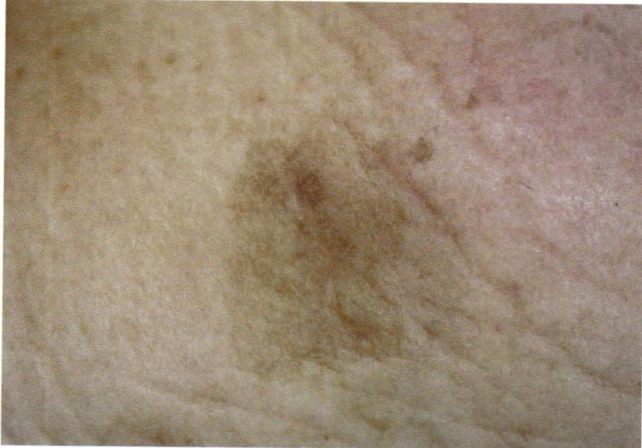

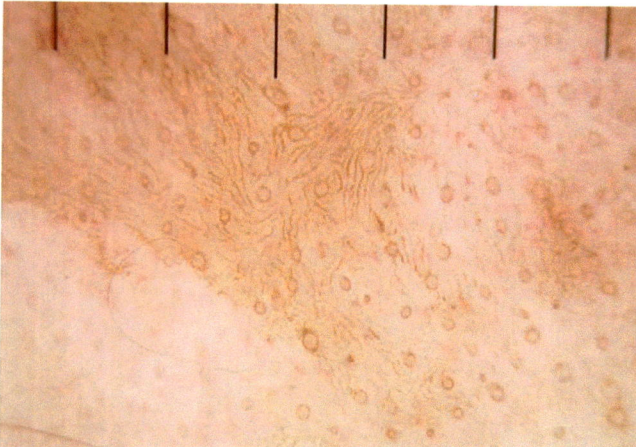

Mácula pigmentada grande en la línea de la mandíbula de una mujer de 80 años: la dermatoscopia muestra líneas pardas cortas y paralelas, y círculos pardos, lo que crea un patrón en huellas dactilares, además de un borde periférico "apolillado" bien definido en este lentigo solar.

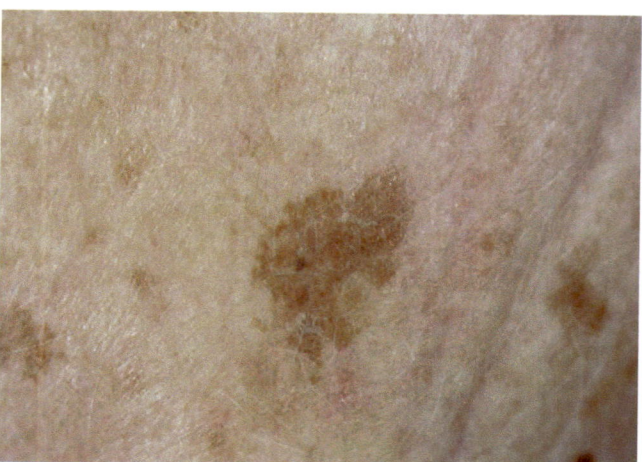

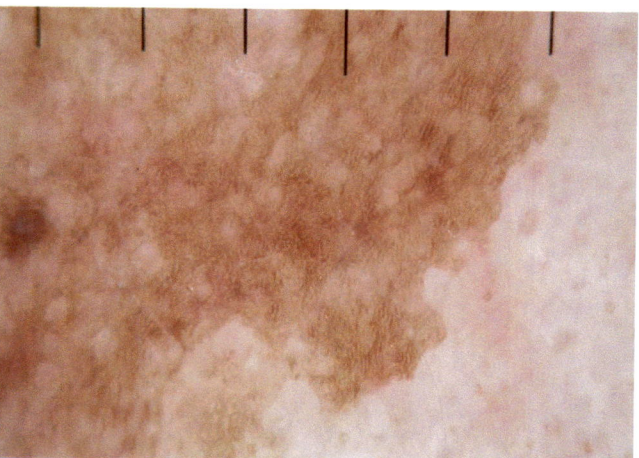

Mácula pigmentada grande en la mejilla de otra mujer de 80 años: la dermatoscopia muestra líneas pardas paralelas y ramificadas que irradian hacia las aperturas foliculares y las delinean, y un borde periférico "apolillado" bien definido.

Los lentigos solares pueden mostrar combinaciones de patrones de pigmentación compuestos por líneas pardas cortas y círculos, incluidos patrones reticulares y en huellas dactilares.

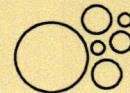
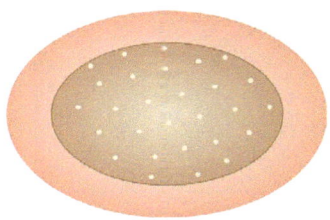

La inspección más cercana de los lentigos solares en la dermatoscopia puede mostrar pigmentación bronceada uniforme con múltiples focos de hipopigmentación perifolicular y fragmentación de la pigmentación en el borde periférico. En contraste, el lentigo maligno suele tener coloración más variable y pigmentación perifolicular asimétrica.

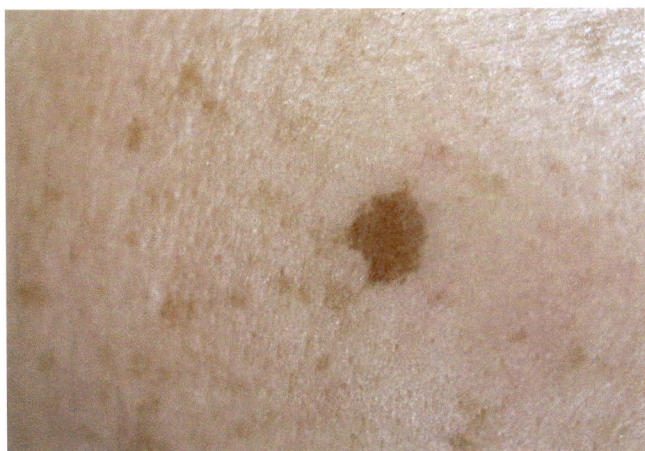
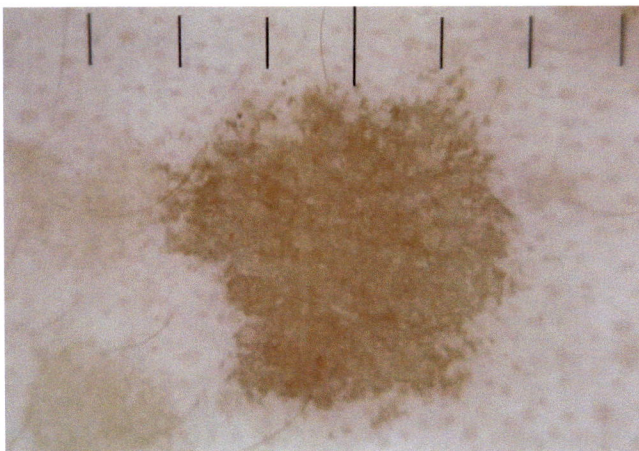

Mácula pigmentada en el cigoma de una mujer de 70 años: la dermatoscopia muestra pigmentación bronceada homogénea con reducción regular de la pigmentación en la apertura folicular y fragmentación periférica de la pigmentación en este lentigo solar.

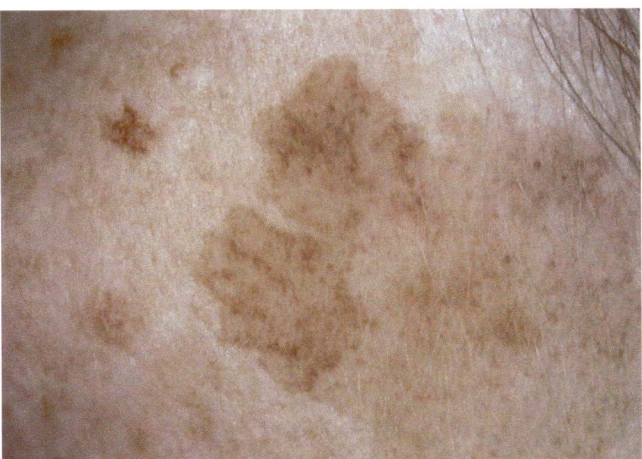
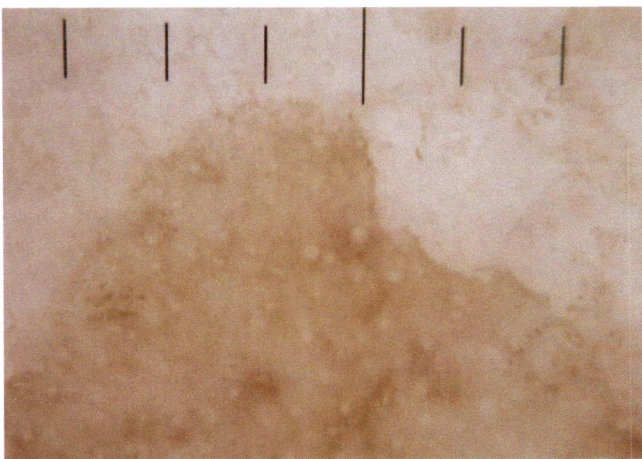

Mancha pigmentada grande en la región lateral de la mejilla de una mujer de 80 años: la dermatoscopia muestra coloración bronceada homogénea con múltiples focos de hipopigmentación alrededor de las aberturas anexiales, además de un borde periférico bien definido.

El margen periférico de los lentigos solares puede mostrar islas "fragmentadas" de pigmentación correspondientes a la naturaleza clínica evolutiva de estas lesiones.

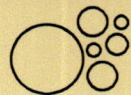
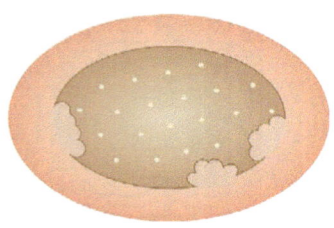

La inspección más cercana de los lentigos solares en la dermatoscopia puede mostrar pigmentación bronceada uniforme con múltiples focos de hipopigmentación perifolicular, con vello o sin él, y un borde periférico "apolillado" bien definido. En cambio, el lentigo maligno suele presentar un margen periférico mal definido.

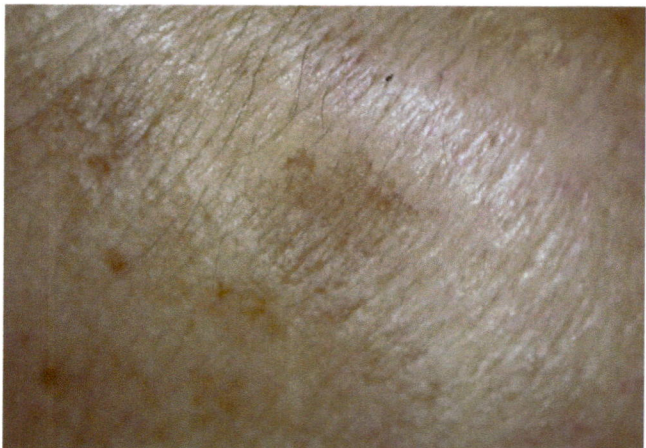

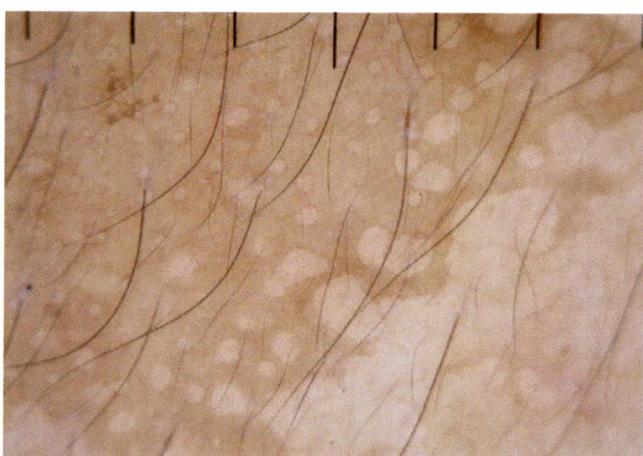

Mácula pigmentada en el cigoma de una mujer de 65 años: la dermatoscopia muestra pigmentación bronceada homogénea, con pigmentación uniforme alrededor de los folículos y un borde periférico "apolillado" bien definido en este lentigo solar.

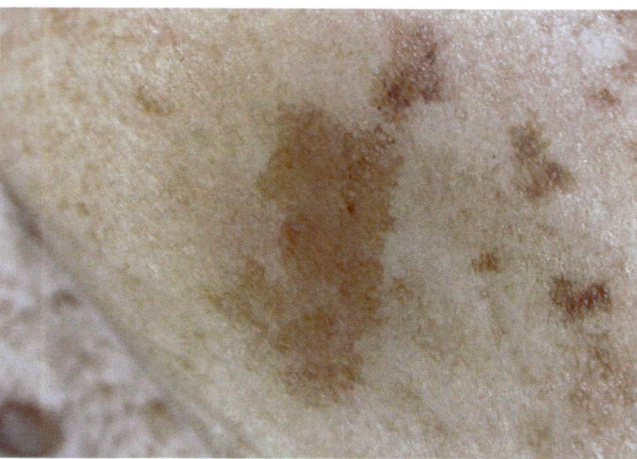

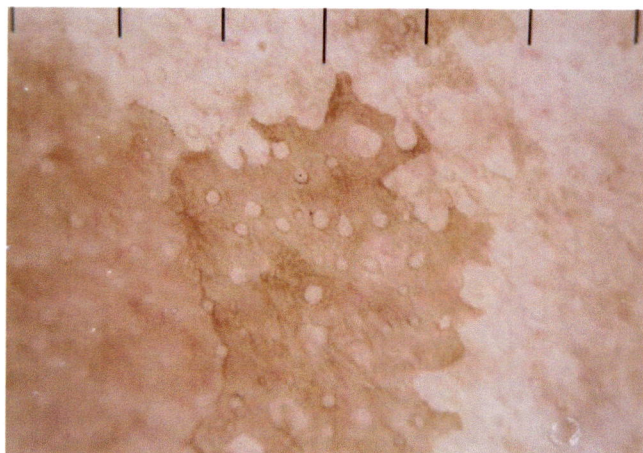

Mácula pigmentada grande en la región medial de la mejilla de una mujer de 70 años: la dermatoscopia muestra coloración bronceada homogénea, huellas dactilares tempranas y un borde periférico "apolillado", festoneado, en este lentigo solar.

Lallas A, et al. Diagnosis and management of facial pigmented macules. *Clin Dermatol* 2014;32(1):94-100.

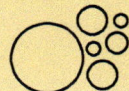

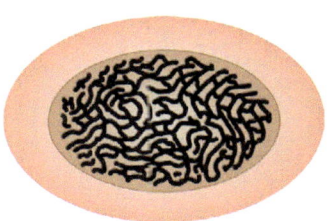

Los lentigos "en mancha de tinta" de la cara comparten características dermatoscópicas similares con los lentigos solares, aunque pueden causar incertidumbre diagnóstica debido a la hiperpigmentación. El margen periférico puede mostrar falta de cohesión o fragmentación de la pigmentación. En el complejo de Carney, pueden observarse múltiples lentigos "en mancha de tinta" que afectan la conjuntiva y las mucosas.

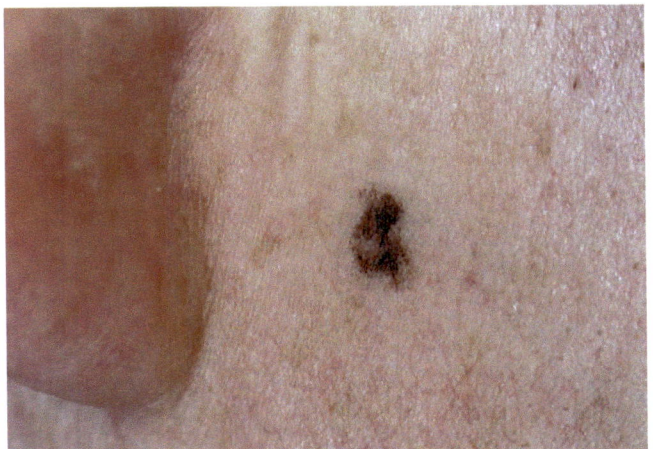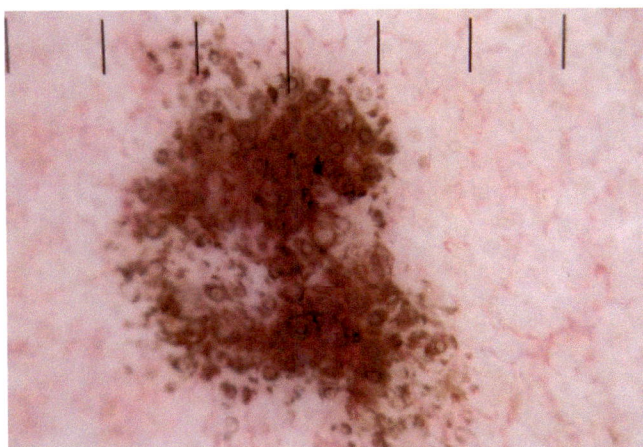

Mácula hiperpigmentada en la mejilla de una mujer de 60 años: la dermatoscopia muestra círculos perifoliculares concéntricos e hiperpigmentados, y un margen periférico bien definido con múltiples focos fragmentados de pigmentación en este lentigo "en mancha de tinta" confirmado por histopatología.

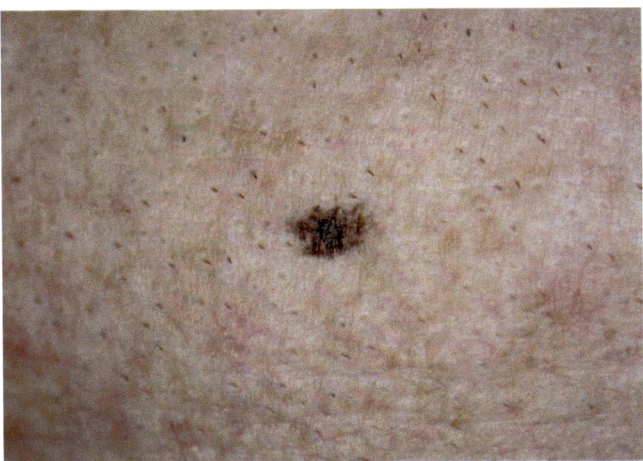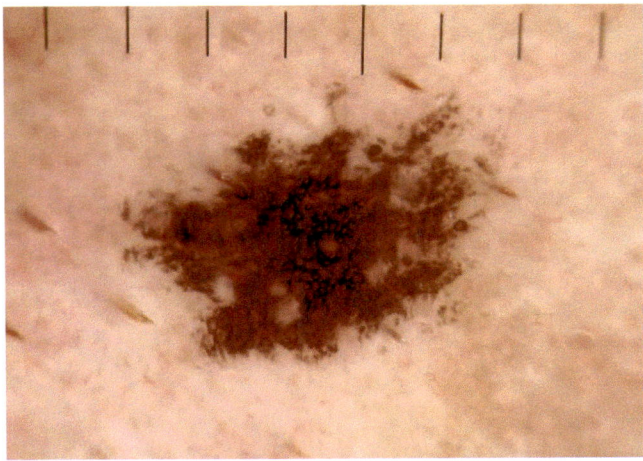

Mácula hiperpigmentada bien definida en la mejilla de un hombre de 60 años: la dermatoscopia muestra hiperpigmentación perifolicular, círculos pigmentados y un margen periférico fragmentado bien definido en este lentigo "en mancha de tinta" confirmado por histopatología.

Corresponde considerar una biopsia diagnóstica si existe alguna preocupación.

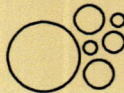
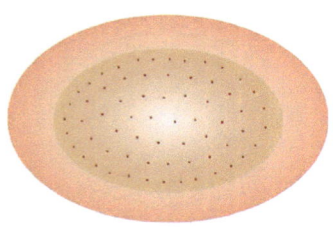

La queratosis liquenoide benigna (queratosis similar al liquen plano) suele presentarse como una lesión cutánea cambiante, con inflamación/regresión, que sobreviene en una queratosis seborreica o un lentigo solar. Este cambio focal puede causar incertidumbre diagnóstica, ya que la mezcla de pigmentación e inflamación puede dificultar el diagnóstico en una fase temprana. Es importante destacar que, durante la fase inflamatoria, el área de inflamación se encuentra en la huella de la lesión cutánea preexistente.

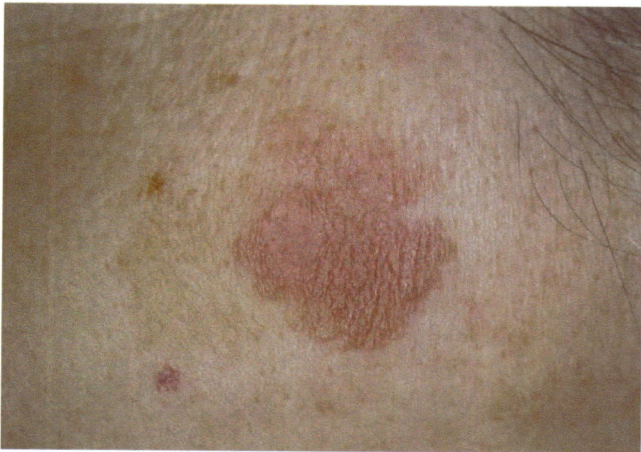
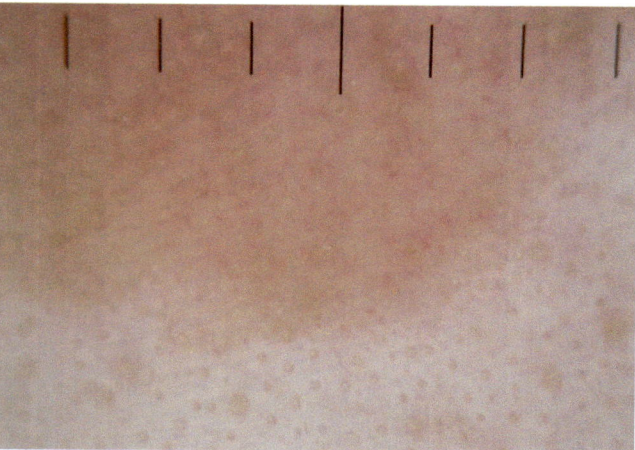

Queratosis seborreica plana, de gran tamaño, en el cigoma de una mujer de 60 años con inicio reciente de inflamación: la dermatoscopia muestra coloración bronceada y rosada uniforme, con demarcación clara en la fase inflamatoria de la queratosis liquenoide benigna.

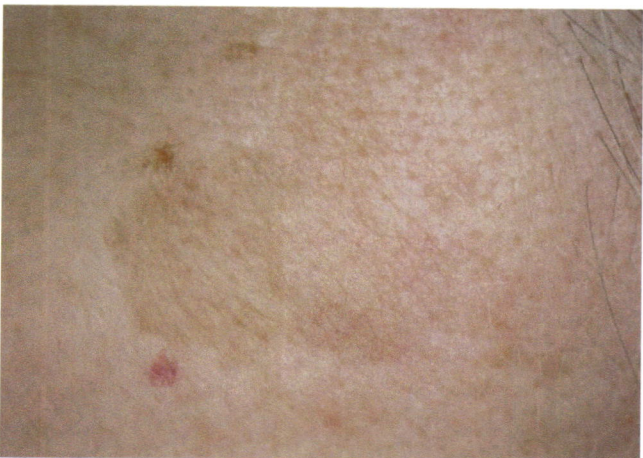

La misma lesión dos meses después de la aplicación tópica de esteroides muestra resolución del componente inflamatorio: la dermatoscopia revela pigmentación gris granular compatible con pigmentación de la inflamación posliquenoide.

Corresponde considerar una biopsia diagnóstica si existen dudas sobre el diagnóstico.

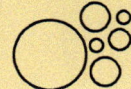

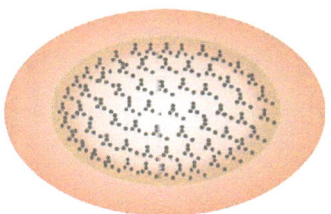

Una vez que ha pasado la fase inflamatoria, puede observarse con claridad la pigmentación posinflamatoria de una queratosis liquenoide benigna. La pigmentación es uniforme en densidad y está distribuida de manera uniforme en toda la lesión. Además de la anamnesis y la exploración clínica, tres características dermatoscópicas ayudan a diferenciar una queratosis liquenoide benigna de un lentigo maligno: pigmentación gris granular uniforme, simetría de la pigmentación alrededor de los folículos y un margen periférico bien definido.

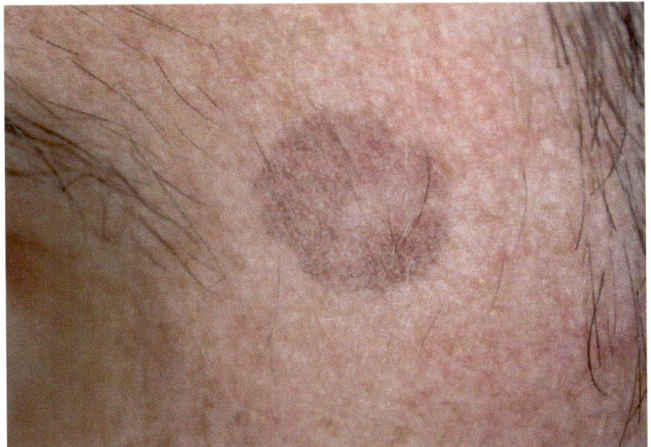
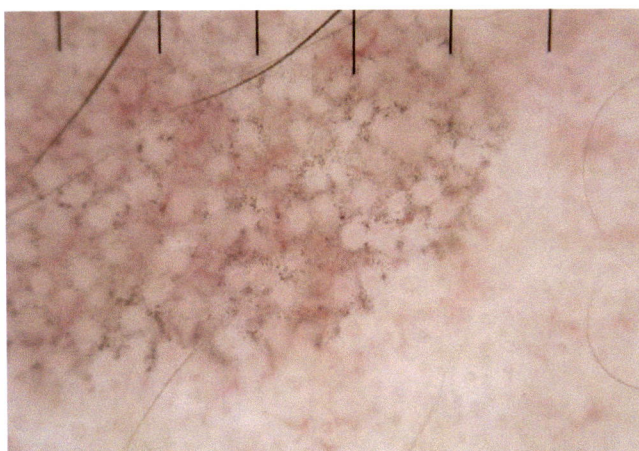

Mácula pigmentada gris en la sien de un hombre de 45 años: la dermatoscopia muestra pigmentación gris granular perifolicular uniforme, un margen periférico bien definido y vasos dilatados mal enfocados en la base.

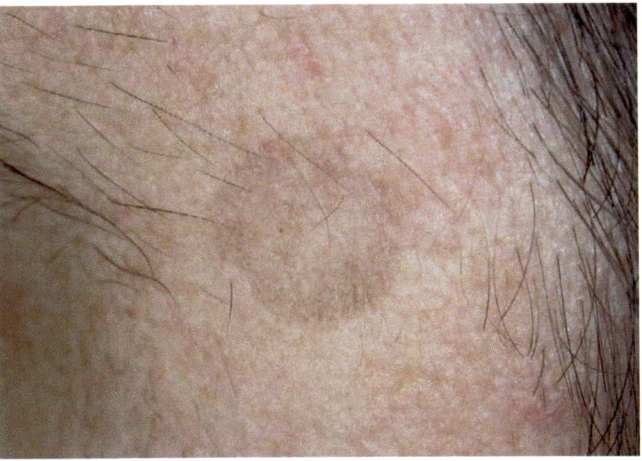
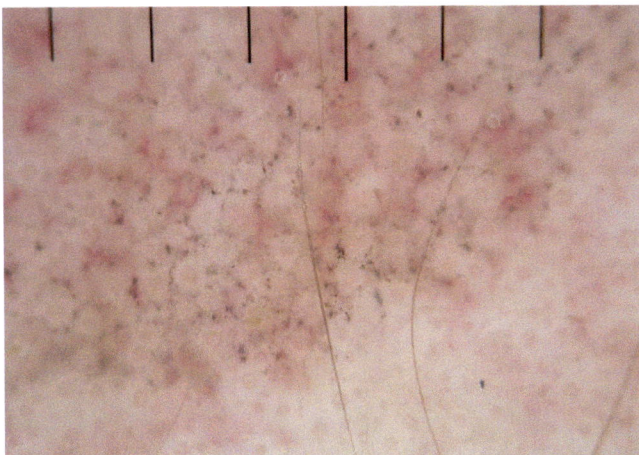

La misma lesión dos meses después sin tratamiento activo: la dermatoscopia muestra una reducción de la intensidad de la pigmentación gris granular y leve dilatación vascular de base persistente.

En general, la pigmentación gris granular desaparecerá tras muchos meses.

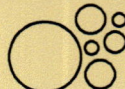

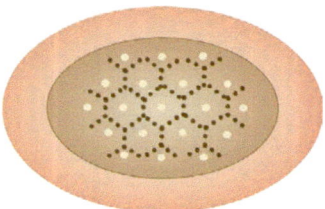 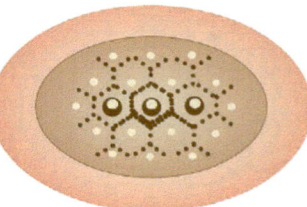 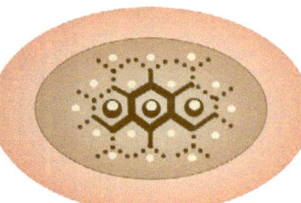 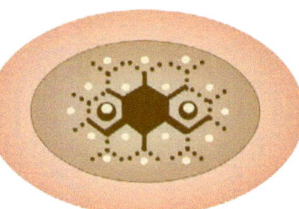

Stolz propuso un modelo dermatoscópico de progresión del lentigo maligno. A medida que se desarrolla la proliferación lentiginosa, las características dermatoscópicas progresan de pigmentación granular anular a asimetría de la pigmentación perifolicular, estructuras romboidales y, finalmente, destrucción folicular cuando el tumor se vuelve invasor. Tres indicios dermatoscópicos para buscar son: pigmentación pardo/gris granular e irregular, pigmentación perifolicular irregular y márgenes periféricos mal definidos.

Pigmentación granular anular.

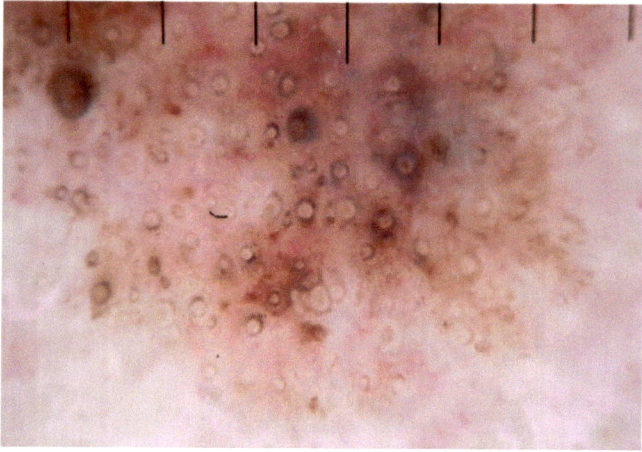

Pigmentación perifolicular asimétrica.

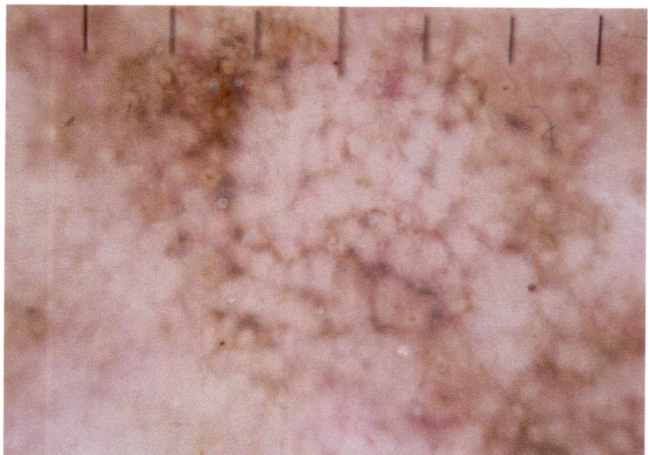

Estructuras romboidales, líneas anguladas/en zigzag o polígonos.

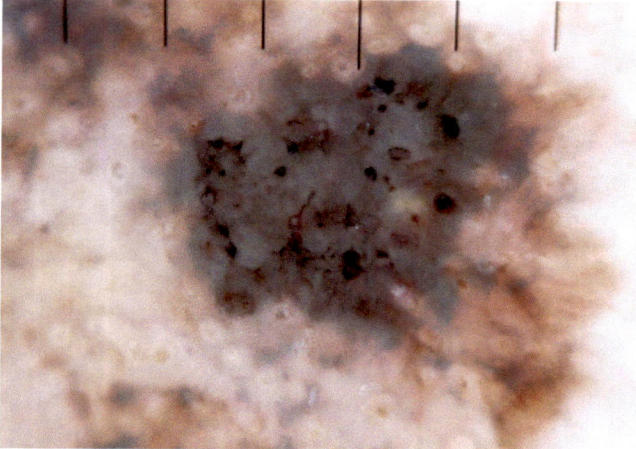

Destrucción folicular.

Schiffner R, et al. Improvement of early recognition of lentigo maligna using dermatoscopy. *J Am Acad Dermatol* 2000;24(1):25-32.

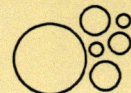
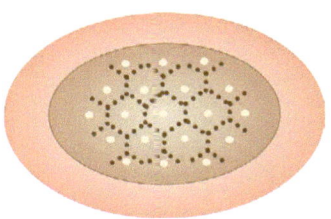

El lentigo maligno suele ser la lesión pigmentada facial dominante, mientras que los lentigos solares son múltiples y de color más similar. Las características comunes que distinguen un lentigo maligno de un lentigo solar son las siguientes: un margen periférico mal definido, pigmentación parda granular y asimetría de la pigmentación alrededor de los folículos.

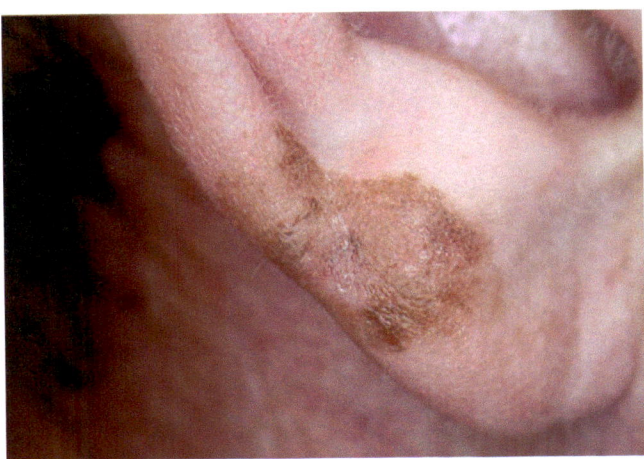

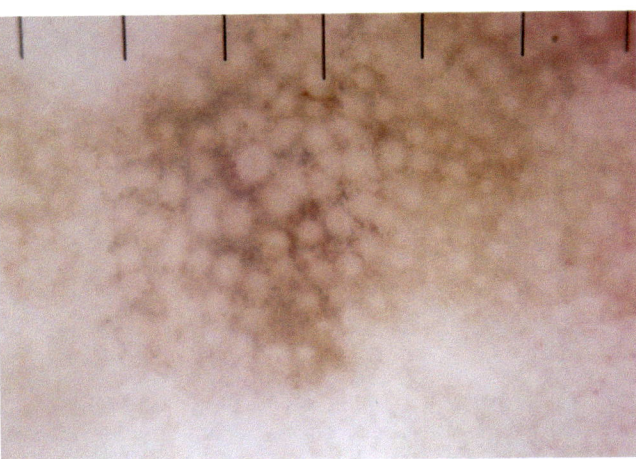

Mácula pigmentada irregular en el lóbulo de la oreja de un hombre de 50 años: la dermatoscopia muestra una pigmentación parda granular anular con estructuras romboidales y un margen periférico mal definido en este lentigo maligno.

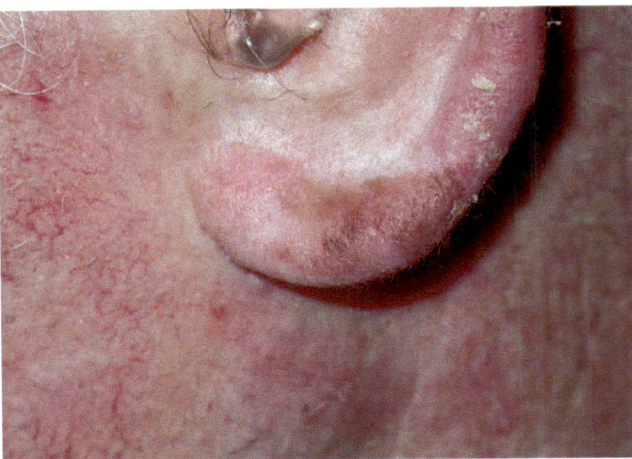

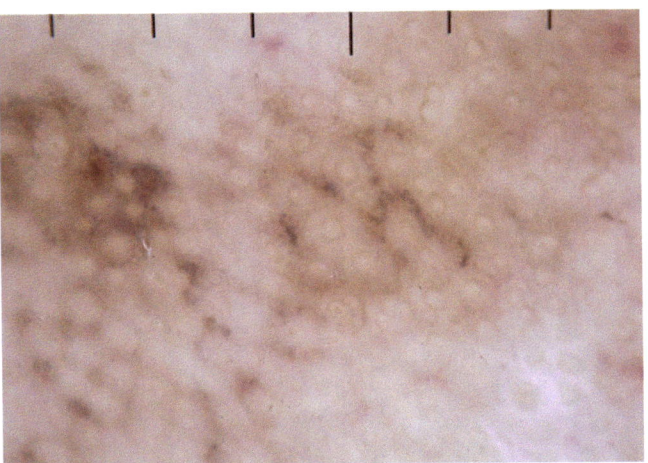

Mácula pigmentada irregular en el lóbulo de la oreja de un hombre de 75 años: la dermatoscopia muestra pigmentación granular anular, pigmentación perifolicular irregular, líneas anguladas y un margen periférico mal definido en este lentigo maligno.

Tanaka M, et al. Key points in dermoscopic differentiation between lentigo maligna and solar lentigo. *J Dermatol* 2011;38(1):53-8.

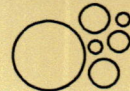

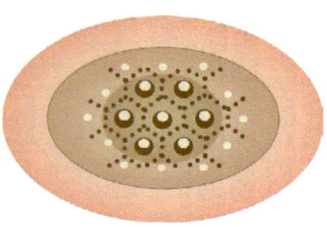

El lentigo maligno en zonas con alta densidad folicular puede mostrar mayor pigmentación alrededor de estos folículos, lo que causa un aspecto de círculos pigmentados.

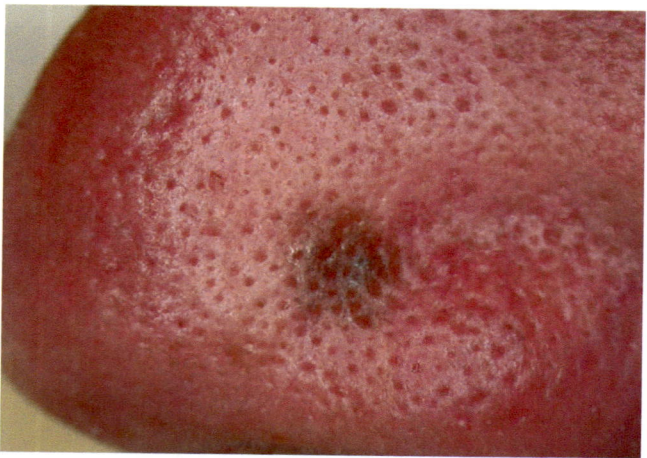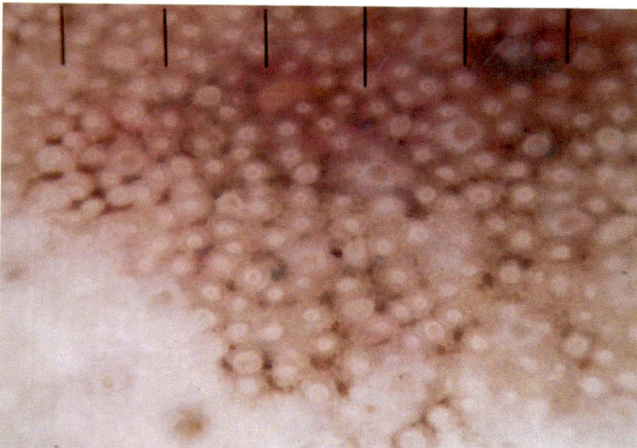

Mácula pigmentada irregular en la nariz de un hombre de 60 años: la dermatoscopia muestra pigmentación perifolicular irregular y círculos dentro de círculos en este lentigo maligno.

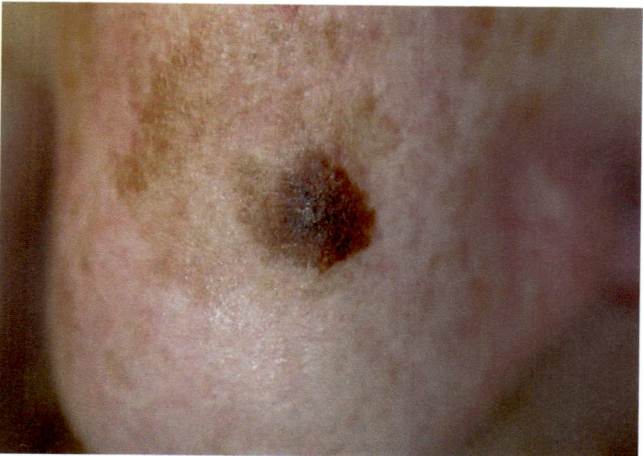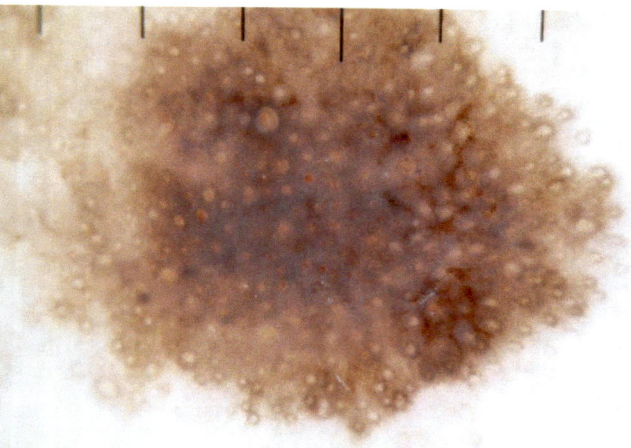

Mácula hiperpigmentada irregular en la nariz de una mujer de 75 años: la dermatoscopia muestra pigmentación parda granular perifolicular irregular y círculos alrededor de las aberturas foliculares en este lentigo maligno.

Lallas A, et al. The dermoscopic inverse approach significantly improves the accuracy of human readers for lentigo maligna diagnosis. *J Am Acad Dermatol* 2021;84(2):381-9.

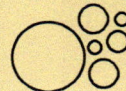
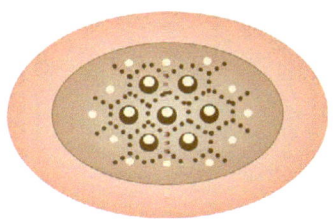

El lentigo maligno puede presentarse con un patrón predominantemente foliculocéntrico con pigmentación folicular. La dermatoscopia muestra círculos o semicírculos pigmentados irregulares de pigmentación parda y gris. La enfermedad invasora temprana puede ser difícil de predecir en el examen clínico y dermatoscópico.

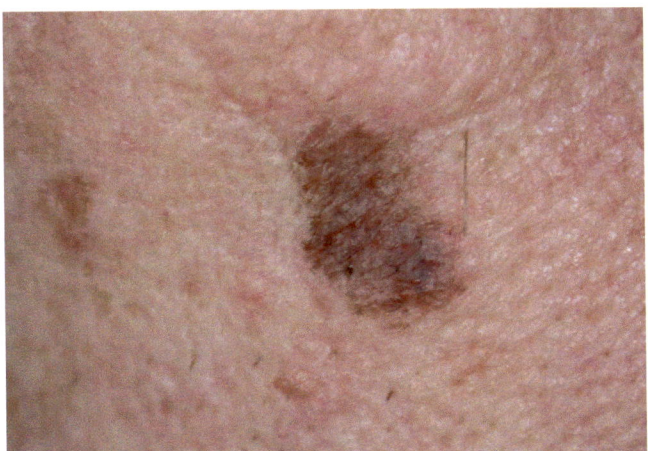
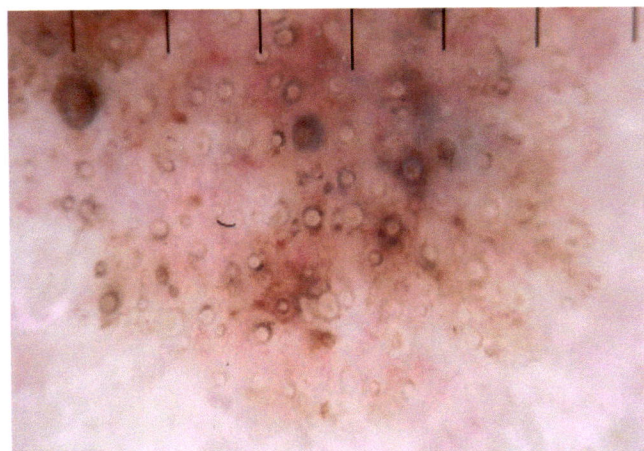

Mácula pigmentada irregular en la mejilla de un hombre de 70 años: la dermatoscopia muestra múltiples círculos pigmentados pardos y grises irregulares sobre una base rosada en este melanoma lentigo maligno de 0,3 mm de espesor.

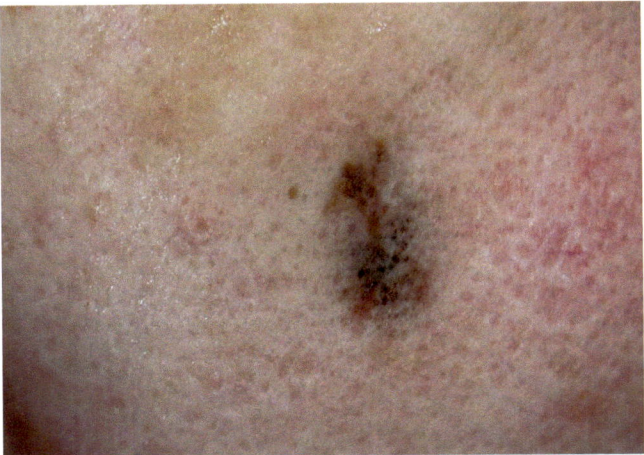
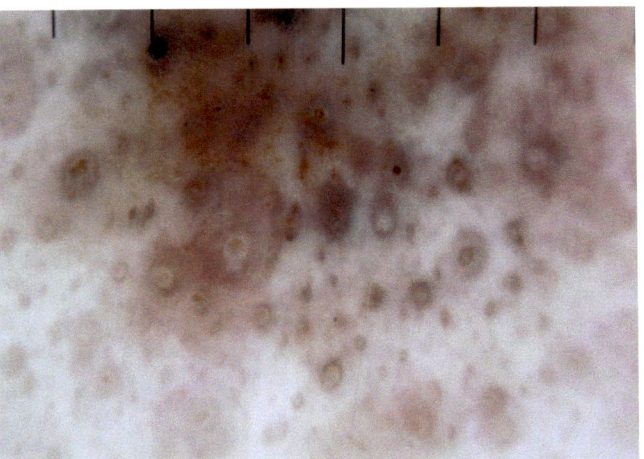

Mácula hiperpigmentada irregular en la mejilla de un hombre de 65 años: la dermatoscopia muestra círculos hiperpigmentados irregulares y pigmentación gris granular en este melanoma lentigo maligno de 1,7 mm de espesor.

Tschandl P, et al. Dermatoscopy of flat pigmented facial lesions. *J Eur Acad Dermatol Venereol* 2015;29(1):120-7.

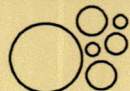

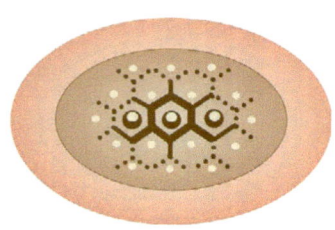

Se debe considerar lentigo maligno en adultos, no solo personas mayores, con máculas pigmentadas irregulares y factores de riesgo de melanoma. Los signos para investigar son pigmentación granular irregular, márgenes periféricos mal definidos y pigmentación perifolicular irregular.

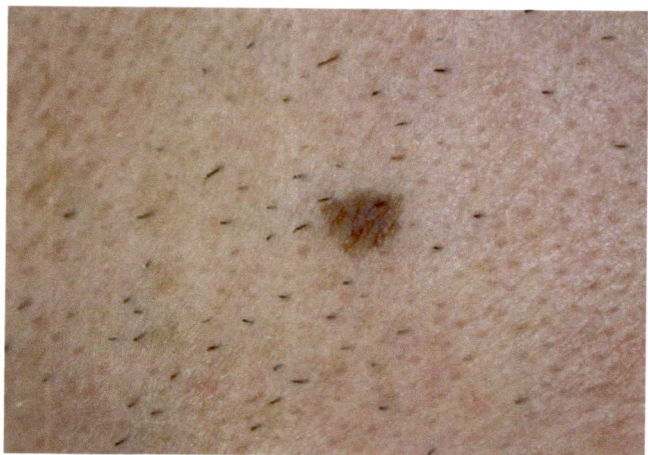

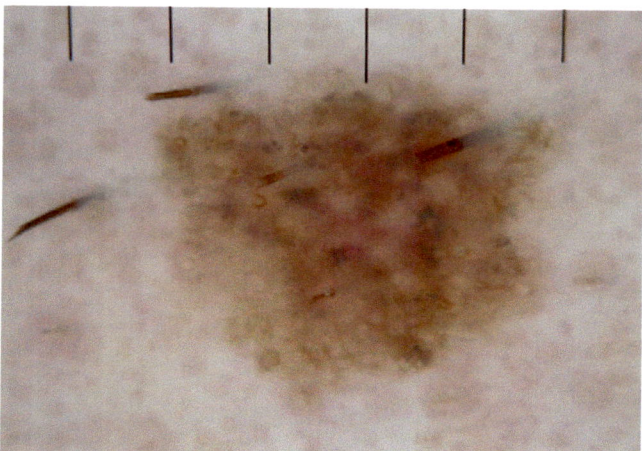

Mácula pigmentada bien definida de 4 mm en la mejilla de un hombre de 30 años: la dermatoscopia muestra pigmentación de color parda y gris-azul granular irregular en este lentigo maligno.

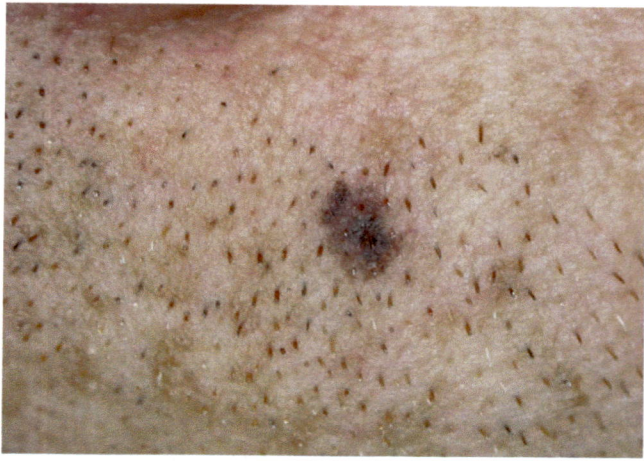

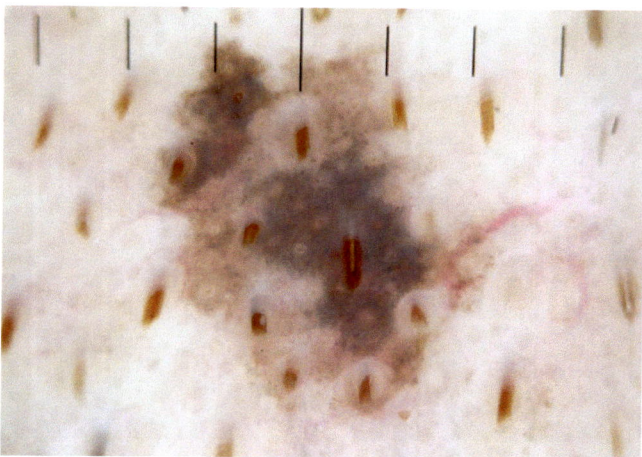

Mácula hiperpigmentada bien definida de 4 mm en el labio superior de un hombre de 25 años: la dermatoscopia muestra pigmentación de color parda y gris-azul granular irregular, así como pigmentación perifolicular irregular en este lentigo maligno.

Ferrara G, et al. Lentigo maligna in a young adult. *Dermatology* 2008;217(1):66-8.

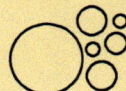
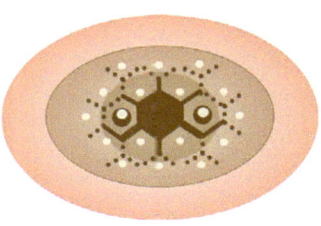

El lentigo maligno con manchas hiperpigmentadas que causa destrucción folicular es un buen indicador de enfermedad invasora.

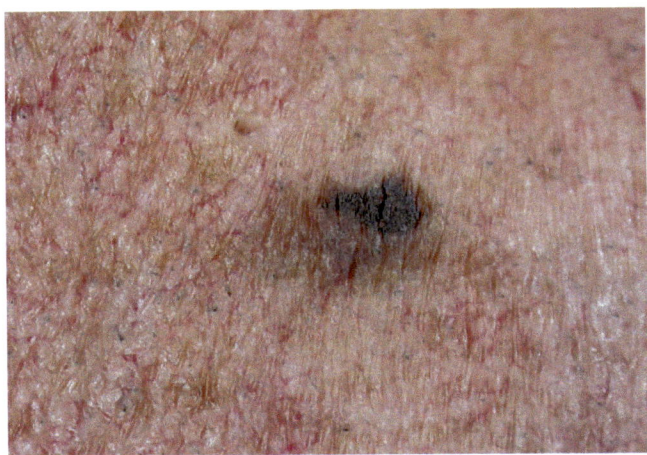
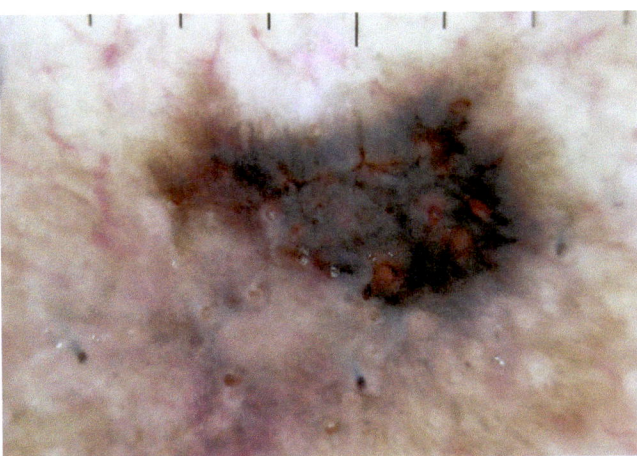

Mácula hiperpigmentada solitaria en la mejilla de un hombre de 75 años: la dermatoscopia muestra una mancha hiperpigmentada, líneas anguladas, pérdida de detalle folicular y pigmentación de base irregular en este melanoma lentigo maligno de 0,7 mm de espesor.

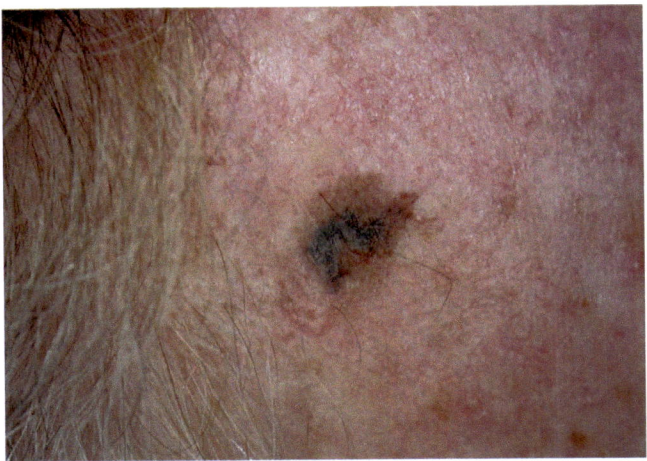
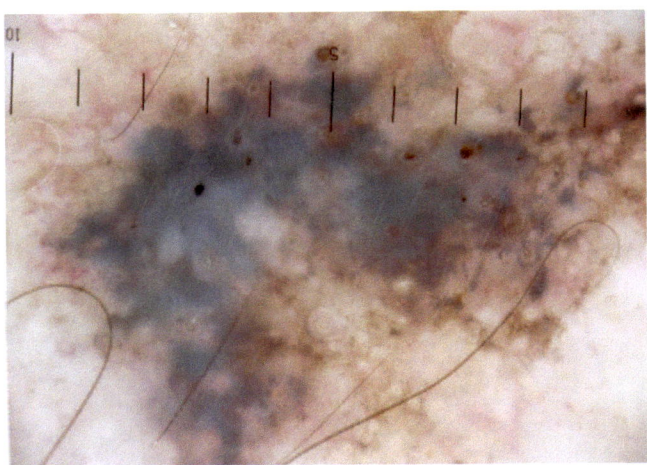

Mácula de pigmentación irregular en la sien de un hombre de 65 años: la dermatoscopia muestra hiperpigmentación irregular con pérdida de estructuras foliculares en este melanoma lentigo maligno de 1,1 mm de espesor.

Puede ser difícil predecir la invasión o el grosor de Breslow en un melanoma lentigo maligno hiperpigmentado.

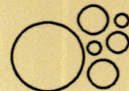
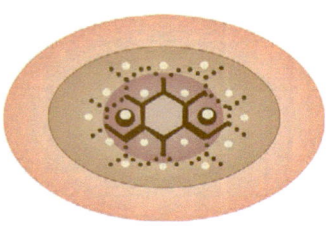

Las áreas rosadas sin estructura con destrucción folicular son un buen indicador de enfermedad invasora dentro de un lentigo maligno.

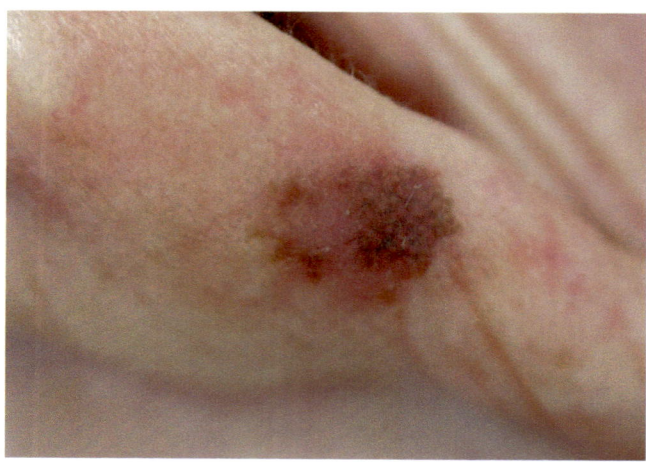

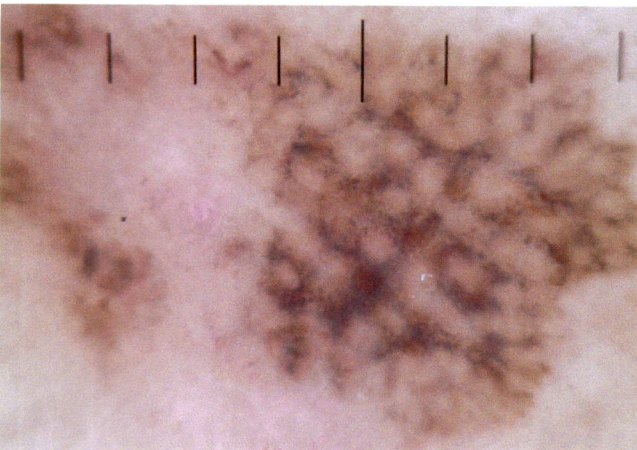

Mácula rosada y pigmentada en la oreja de un hombre de 80 años: la dermatoscopia muestra pigmentación granular anular con estructuras romboidales y una zona rosada sin estructura correspondiente a un foco de invasión en este melanoma lentigo maligno de 0,3 mm de espesor.

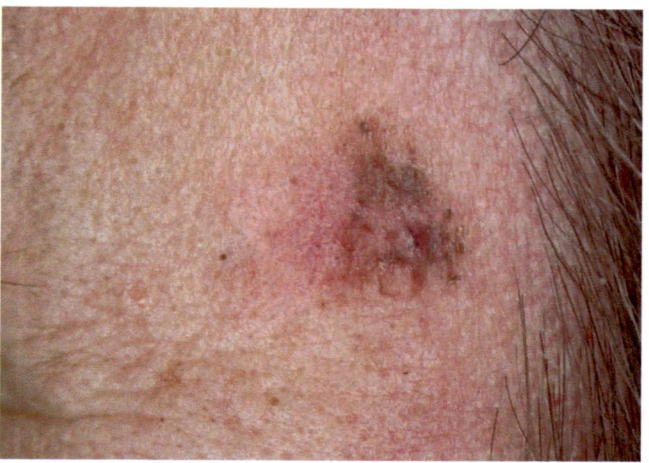

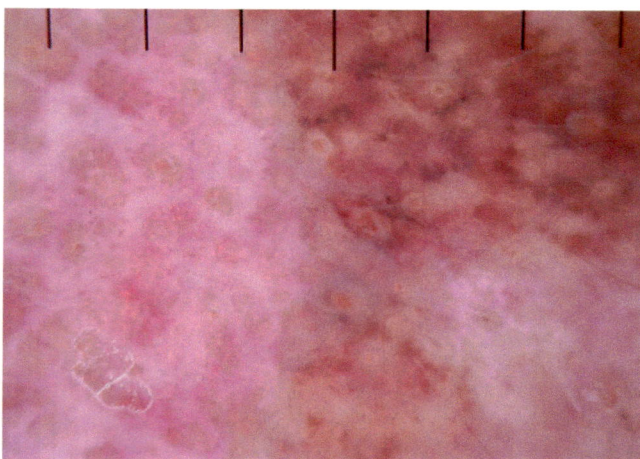

Mácula hipomelanótica en la sien de un hombre de 60 años: la dermatoscopia muestra una zona rosada, sin estructura, con pérdida de detalle folicular y pigmentación perifolicular granular irregular en este melanoma lentigo maligno de 0,5 mm de espesor.

Pralong P, et al. Dermoscopy of lentigo maligna melanoma: report of 125 cases. *Br J Dermatol* 2012;167(2):280-7.

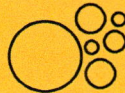

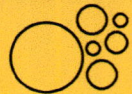
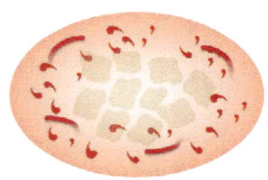

Una presentación frecuente de un nevo del cuero cabelludo es una pápula lobulada exofítica blanda, de color piel. Estas lesiones pueden presentar sangrado focal después de un traumatismo. La dermatoscopia puede mostrar grandes agregados en empedrado, con pigmentación o sin ella, así como vasos curvilíneos (en forma de coma) y en bucle (en horquilla).

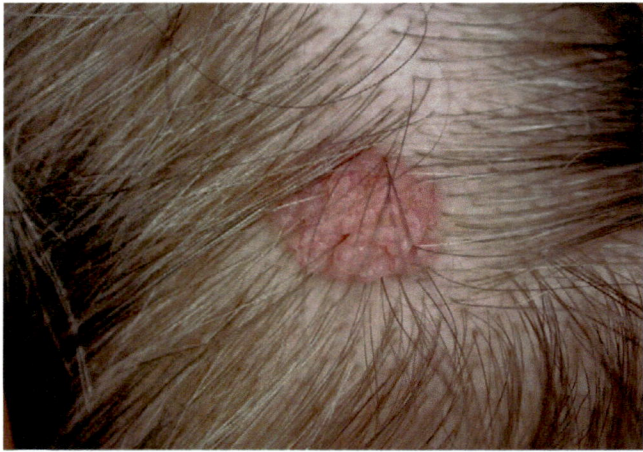
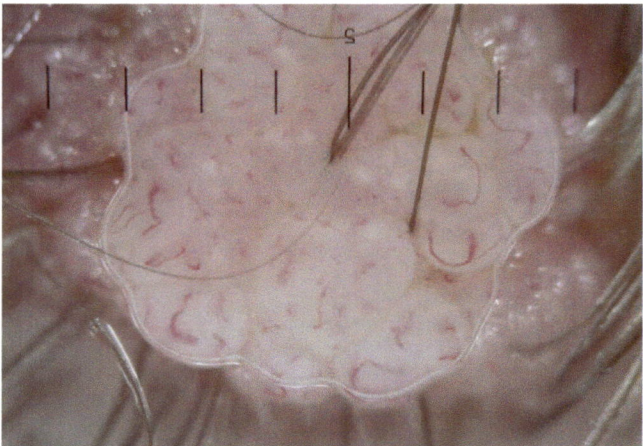

Pápula lobulada exofítica de color piel en el cuero cabelludo de una mujer de 50 años: la dermatoscopia muestra múltiples lóbulos rosados monomórficos con vasos curvilíneos y en bucle en este nevo dérmico.

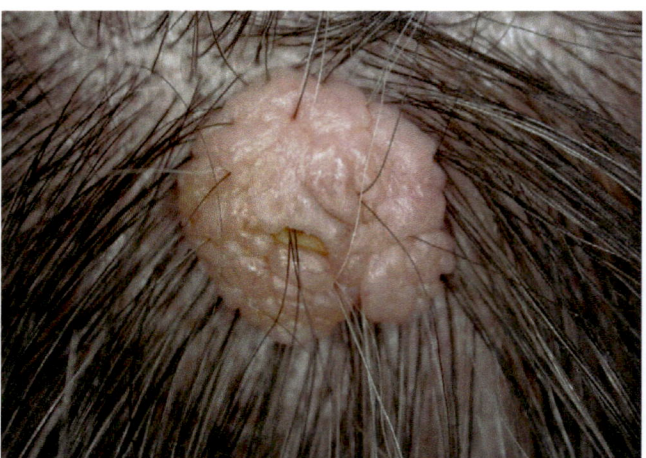
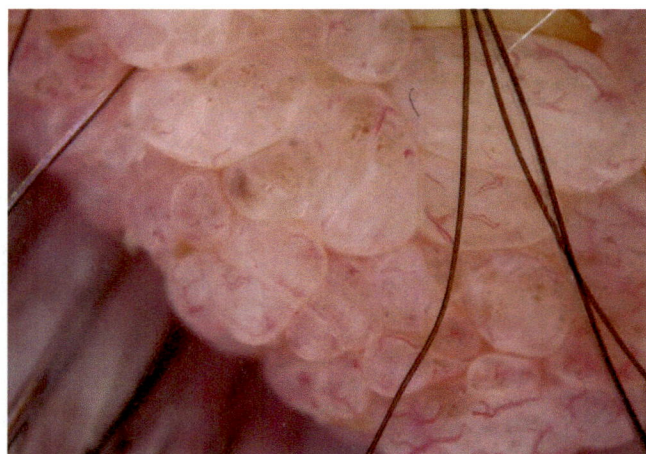

Nódulo lobulado exofítico blando, solitario, en el cuero cabelludo de una mujer de 60 años: la dermatoscopia muestra morfología en empedrado con restos de pigmento, así como vasos curvilíneos y en bucle, en este nevo dérmico.

Zalaudek I, et al. Proposal for clinical-dermoscopic classification of scalp naevi. *Br J Dermatol* 2014;170(5):1065-72.

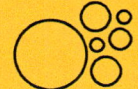

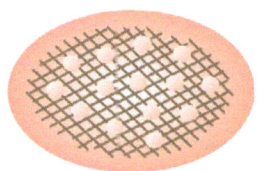

A menudo, los nevos de la unión del cuero cabelludo se detectan como un hallazgo incidental. No tienen un perfil elevado y, por lo tanto, no tienden a presentarse como una lesión traumatizada. La alta densidad de folículos incide en el patrón dermatoscópico observado, ya sea un patrón homogéneo uniforme o reticular con hipopigmentación perifolicular.

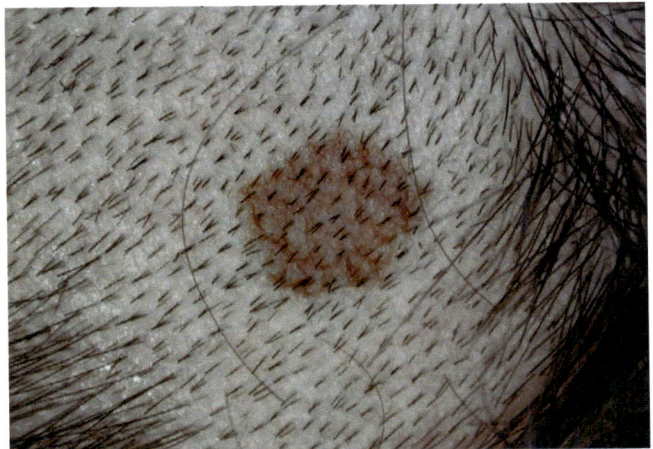

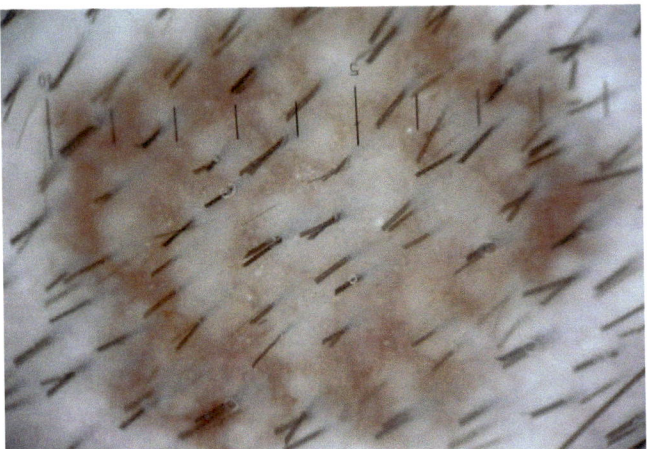

Mácula pigmentada detectada en forma incidental en el cuero cabelludo de un hombre de 30 años después de un corte de pelo: la dermatoscopia muestra un patrón de pigmentación parda homogénea claramente definida y simétrica, con hipopigmentación perifolicular, en este nevo de la unión.

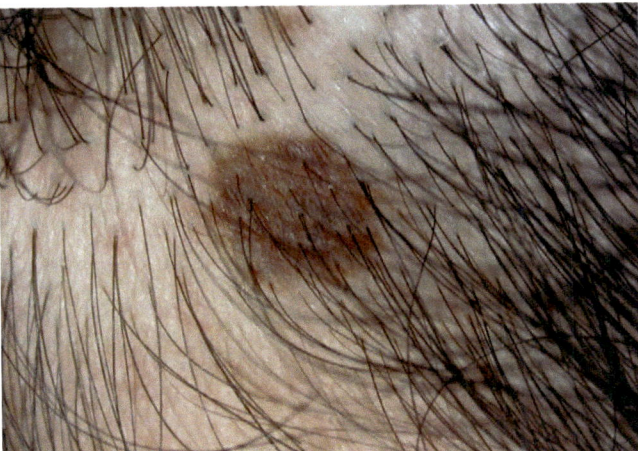

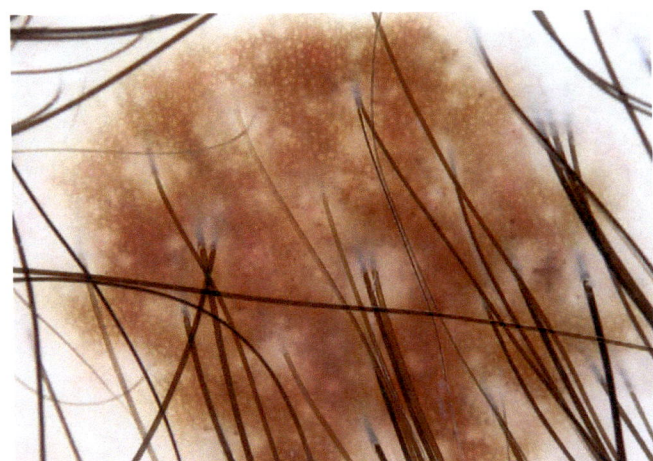

Mácula hiperpigmentada en el cuero cabelludo parietal de un hombre de 30 años con antecedentes de melanoma: la dermatoscopia muestra un patrón simétrico de patrón reticular y homogéneo con hipopigmentación perifolicular en este nevo de la unión.

Una lesión melanocítica en el cuero cabelludo con asimetría, irregularidad de la pigmentación o un reticulado pigmentario atípico debe ser tratada con la máxima sospecha.

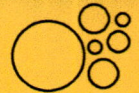
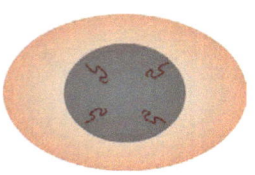

Los nevos azules del cuero cabelludo suelen plantear un desafío diagnóstico. En primer lugar, se presentan, por definición, como una lesión melanocítica dérmica hiperpigmentada. En segundo lugar, pueden faltar antecedentes documentados de estabilidad a lo largo de muchos años. En tercer lugar, pueden mostrar características vasculares adicionales que aumentan la incertidumbre diagnóstica. Por lo tanto, se debe realizar un examen cuidadoso de las lesiones del cuero cabelludo similares a nevos azules y se debe considerar su extirpación.

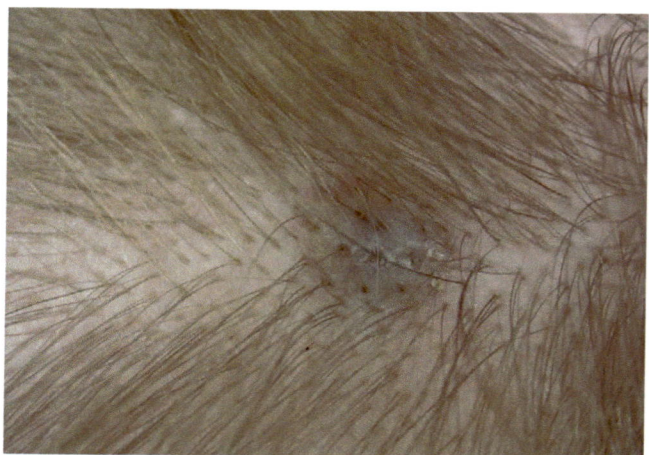

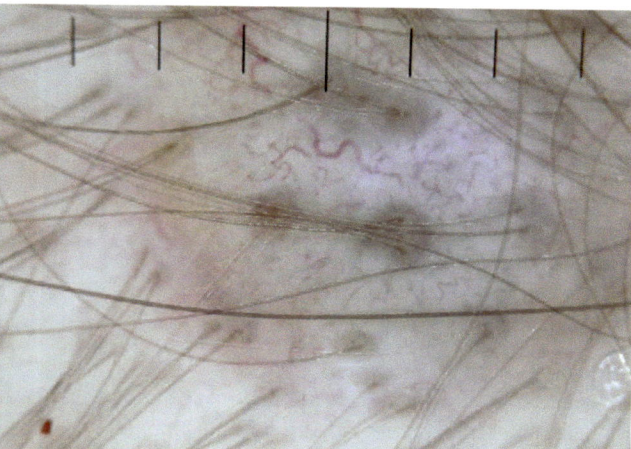

Pápula dérmica azul pálido en el vértice del cuero cabelludo de un hombre de 20 años: la dermatoscopia muestra una lesión pálida con hiperpigmentación perifolicular y vasos lineales ramificados mal enfocados en este nevo azul confirmado por histopatología.

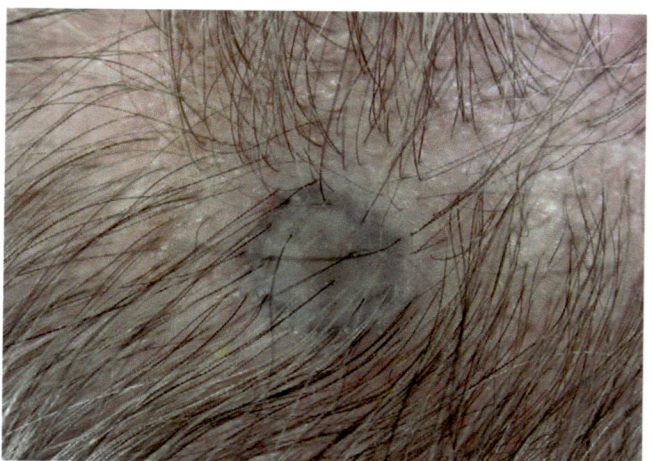

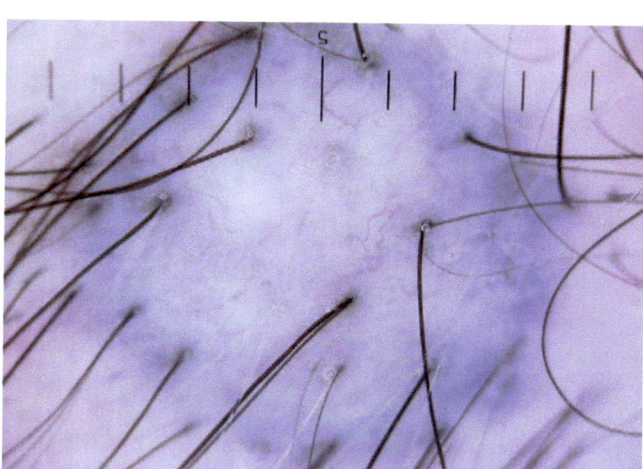

Placa azul pizarra hiperpigmentada en el cuero cabelludo parietal de un hombre de 70 años: la dermatoscopia muestra coloración azul pizarra y blanca con hiperpigmentación perifolicular y múltiples vasos atípicos en este nevo azul confirmado por histopatología.

Hasta el 13% de los nevos azules tienen un patrón vascular, mientras que el 4% muestra vetas periféricas mal definidas, lo que puede plantear preocupación por un melanoma.

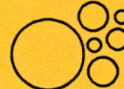

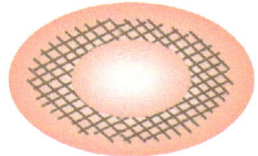

En niños y adultos de piel clara, una presentación frecuente de los nevos del cuero cabelludo consiste en una mácula anular simétrica bronceada o parda, que rodea un componente dérmico central sobreelevado e hipopigmentado. Estos son nevos compuestos que suelen localizarse en la región parietal o temporal. La dermatoscopia muestra un patrón reticular y homogéneo típico, con hiperpigmentación periférica e hipopigmentación central. Este tipo de nevo a veces se denomina "nevo en eclipse".

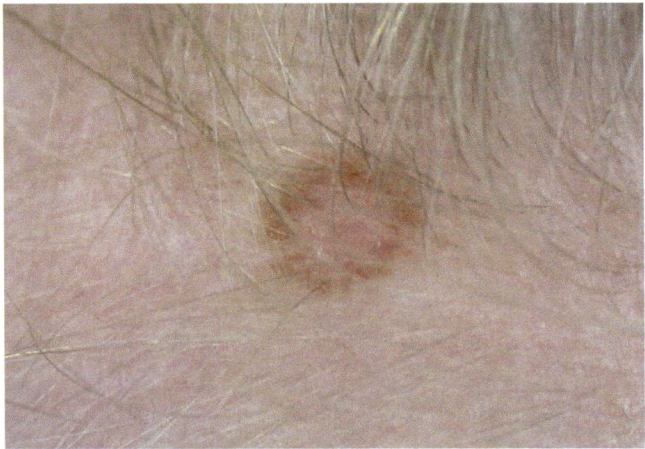

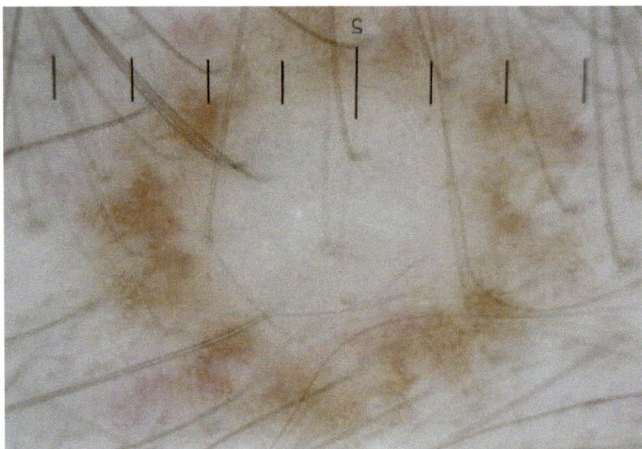

Mácula pigmentada anular en el cuero cabelludo temporal de una niña de piel clara de 15 años: la dermatoscopia muestra una zona central sin estructura con una pigmentación reticular bronceada uniforme, periférica, en este "nevo en eclipse".

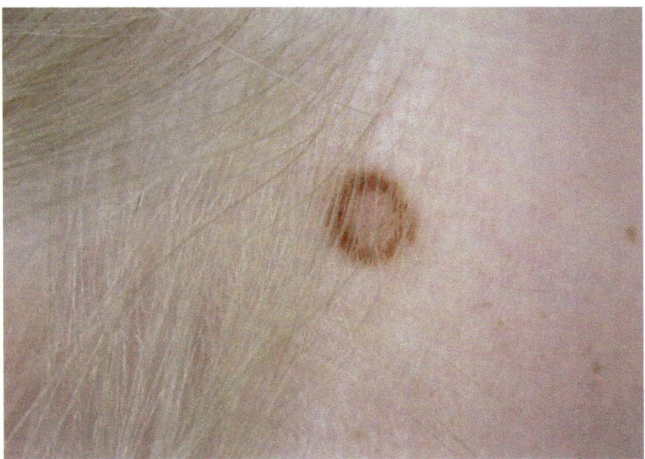

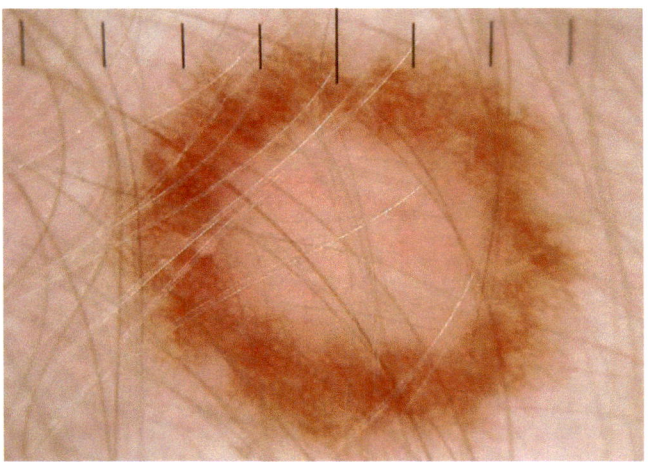

Mácula pigmentada anular en el cuero cabelludo de una niña de piel clara de 10 años: la dermatoscopia muestra una pigmentación reticular uniforme de color bronceado/pardo en este "nevo en eclipse".

Suh K, Bolognia J. Signature naevi. *J Am Acad Dermatol* 2009;(60(3):508-14.

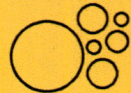
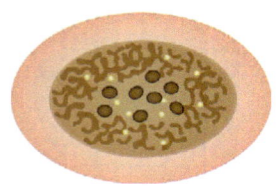

Las queratosis seborreicas del cuero cabelludo comparten las mismas características clínicas y dermatoscópicas que las queratosis seborreicas en otras partes del cuerpo, con la característica adicional de una mayor densidad de folículos pilosos. Desde el punto de vista clínico, pueden causar preocupación diagnóstica y, cuando están hiperpigmentadas, pueden simular lesiones melanocíticas.

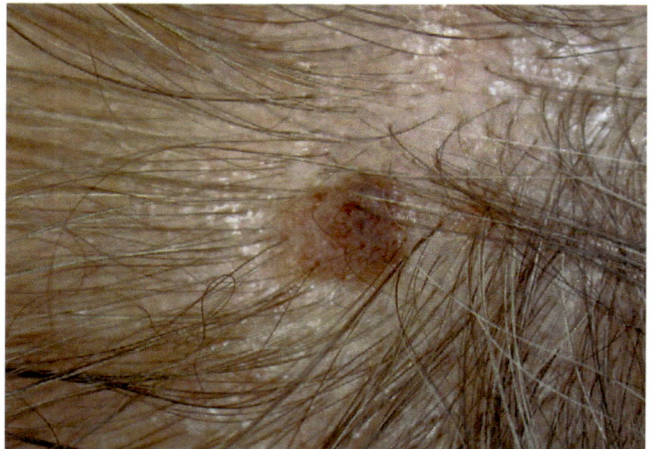

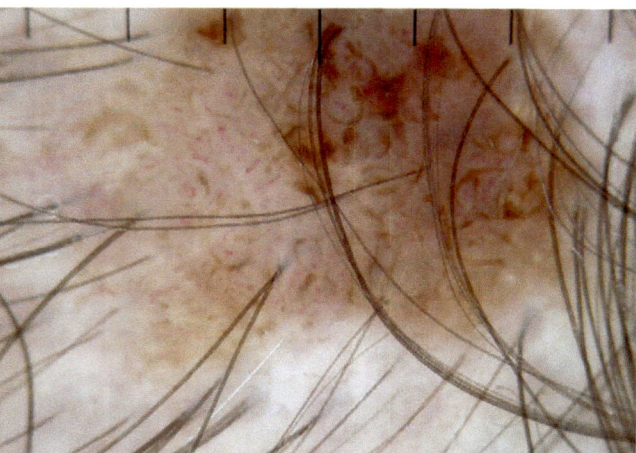

Placa pigmentada verrugosa en el cuero cabelludo de un hombre de 60 años: la dermatoscopia muestra un patrón cerebriforme con vasos en horquilla en esta queratosis seborreica del cuero cabelludo.

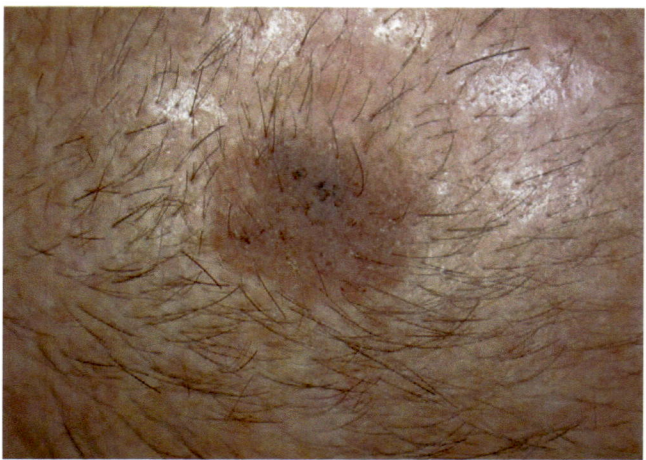

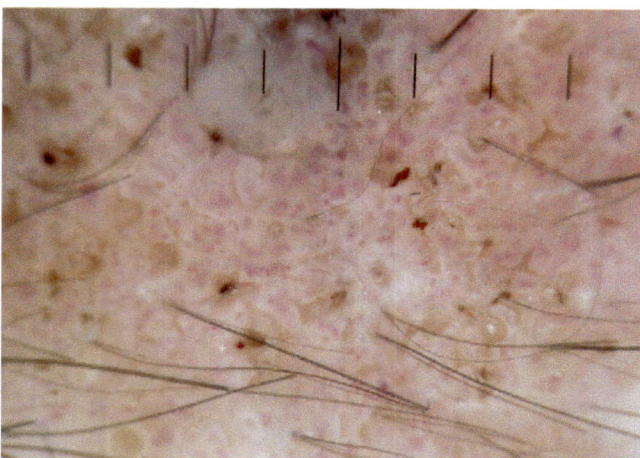

Placa queratósica rosada y parda en el cuero cabelludo de un hombre de 60 años: la dermatoscopia muestra vasos en horquilla y aberturas similares a comedones en esta queratosis seborreica.

Braun RP, et al. Dermoscopy of pigmented seborrheic keratosis: a morphological study. *Arch Dermatol* 2002;138(12):1556-60.

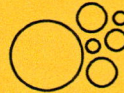
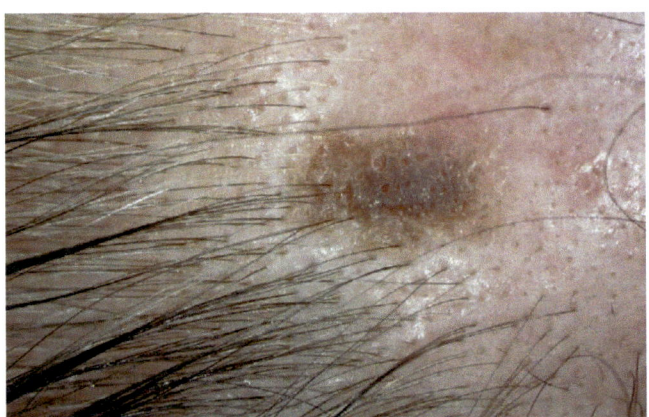
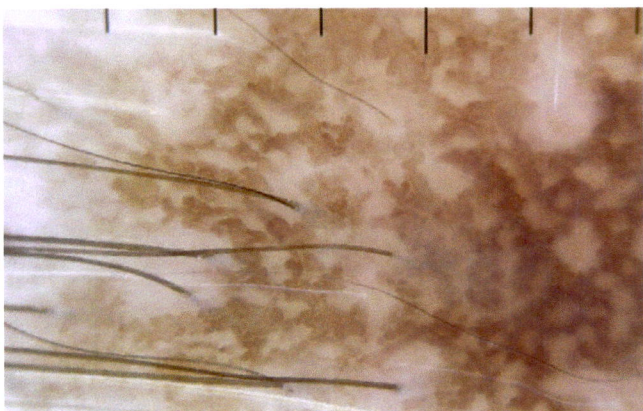

Mácula bronceada en el cuero cabelludo parietal de un hombre de 70 años: la dermatoscopia muestra pigmentación cerebriforme (similar a cerebro) en esta queratosis seborreica en etapa evolutiva temprana.

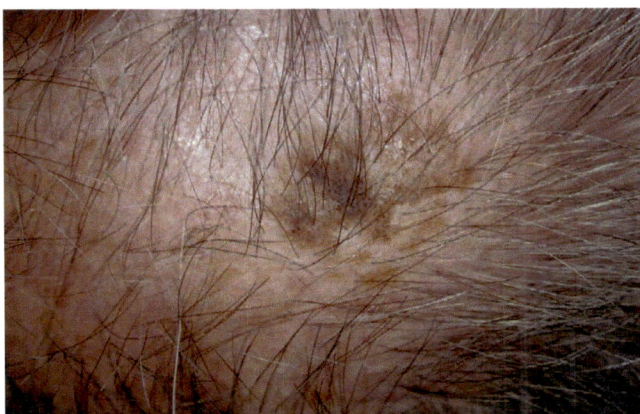
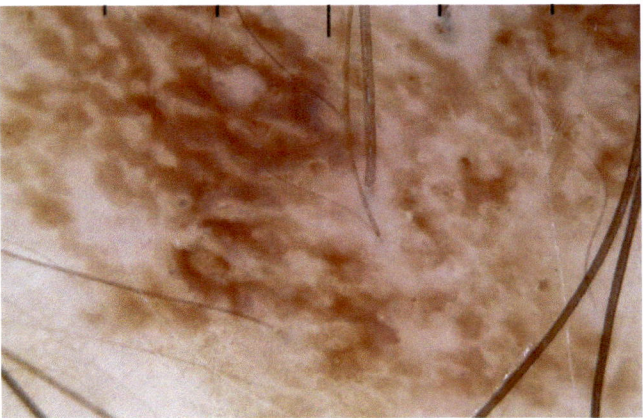

Mácula parda de forma irregular en el vértice del cuero cabelludo de un hombre de 60 años: la dermatoscopia muestra cabellos terminales preservados, un patrón cerebriforme pardo uniforme y aberturas similares a comedones en esta queratosis seborreica.

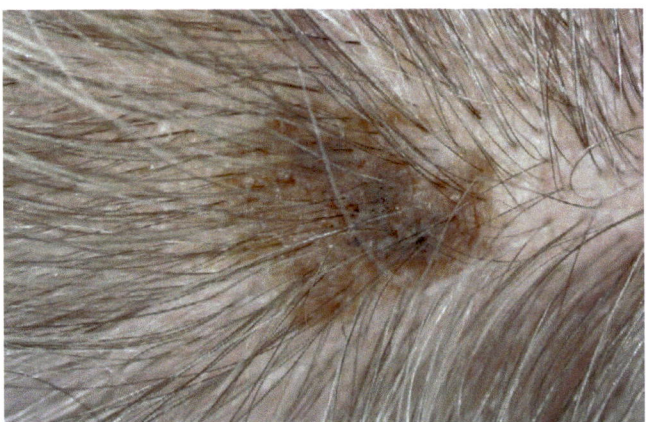
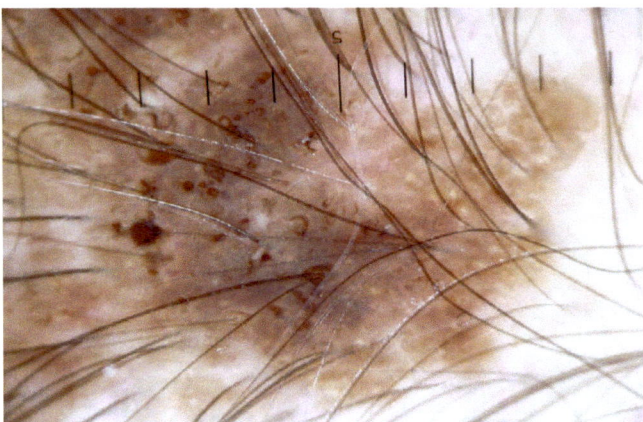

Placa hiperpigmentada e hiperqueratósica en el vértice del cuero cabelludo de un hombre de 50 años: la dermatoscopia muestra aberturas similares a comedones, quistes similares a milios y características cerebriformes periféricas en esta queratosis seborreica.

Hay que examinar detenidamente las queratosis seborreicas del cuero cabelludo para asegurarse de que no haya características sospechosas o malignas. Los pacientes rara vez podrán proporcionar antecedentes claros, ya que estas lesiones suelen estar ocultas.

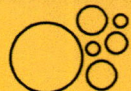
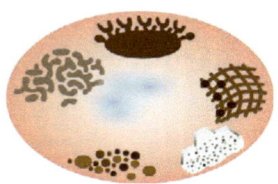

El melanoma del cuero cabelludo puede remedar queratosis seborreicas o lentigos solares. Las características diagnósticas pueden ser sutiles y se debe considerar la biopsia en caso de lesiones equívocas.

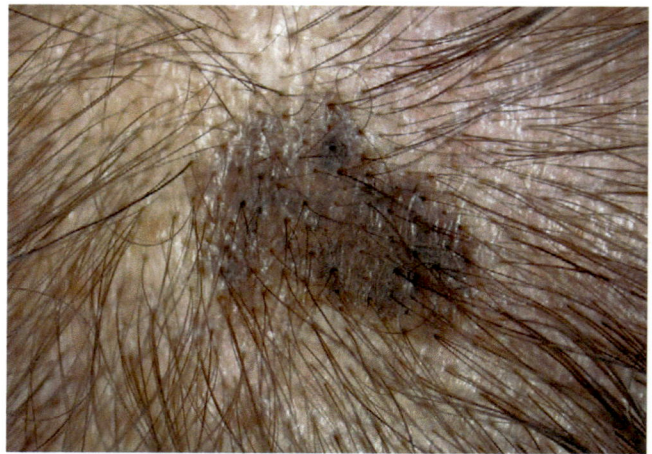

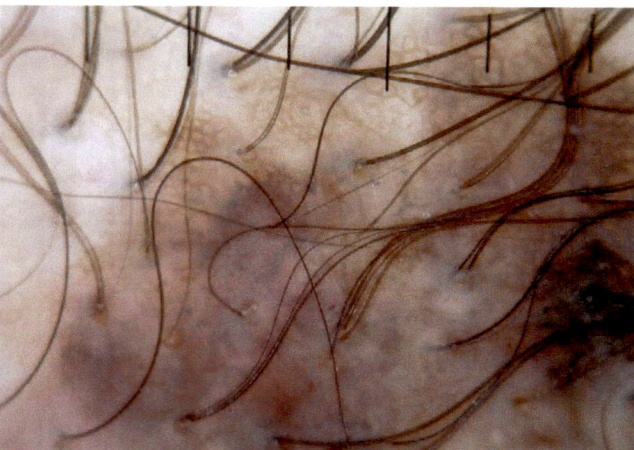

Mácula hiperpigmentada en el cuero cabelludo de un hombre de 30 años: la dermatoscopia muestra reticulado pigmentario atípico, puntos pigmentados irregulares, aberturas foliculares pigmentadas asimétricas aisladas y gránulos de color azul-gris en este melanoma *in situ*.

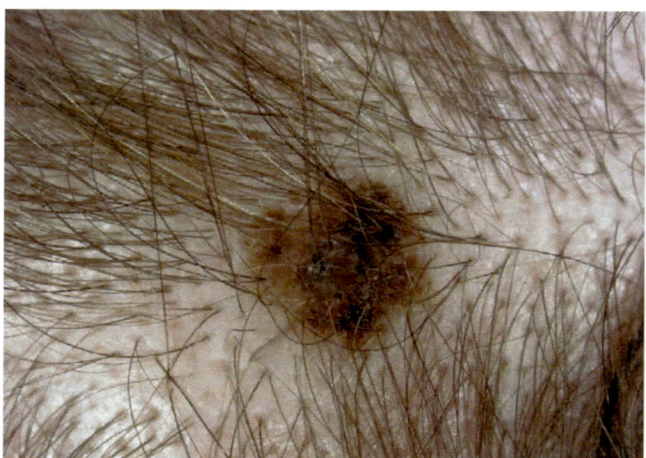

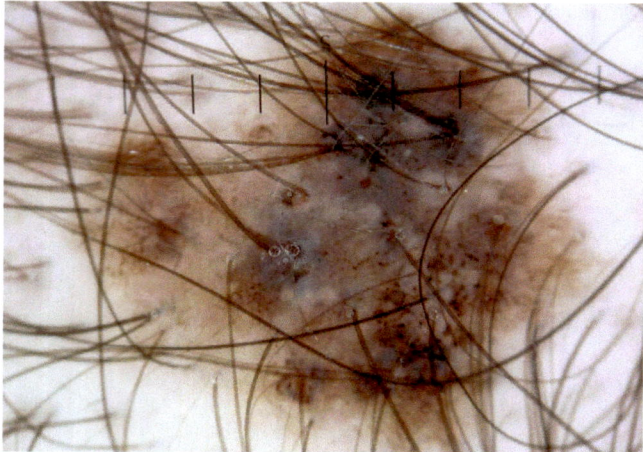

Mácula hiperpigmentada en el cuero cabelludo de un hombre de 40 años: la dermatoscopia muestra una lesión multicolor desordenada con reticulado pigmentario atípico, puntos pigmentados irregulares y pigmentación azul-gris granular en este melanoma *in situ*.

Stanganelli I, et al. Dermoscopy of scalp tumours; a multi-centre study conducted by the International Dermoscopy Society. *J Eur Acad Dermatol Venereol* 2012;26(8):953-63.

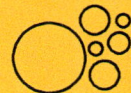
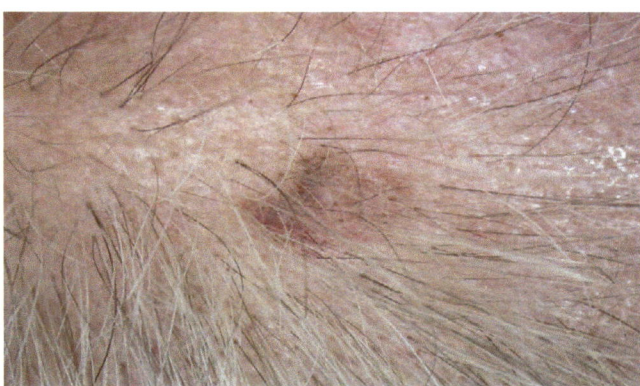

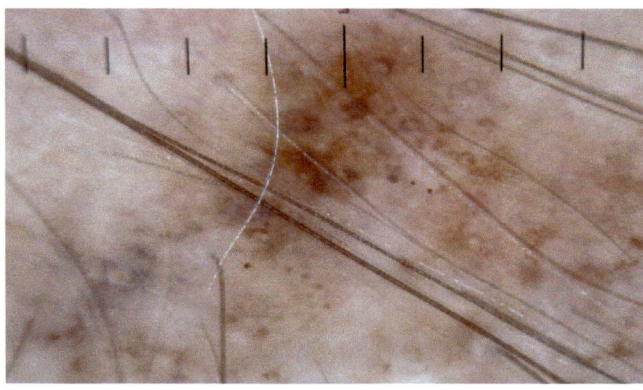

Mácula sutil de pigmentación clara en el cuero cabelludo parietal de un hombre de 80 años: la dermatoscopia muestra pigmentación parda-gris granular irregular con glóbulos de pigmento y pigmentación folicular irregular en este lentigo maligno.

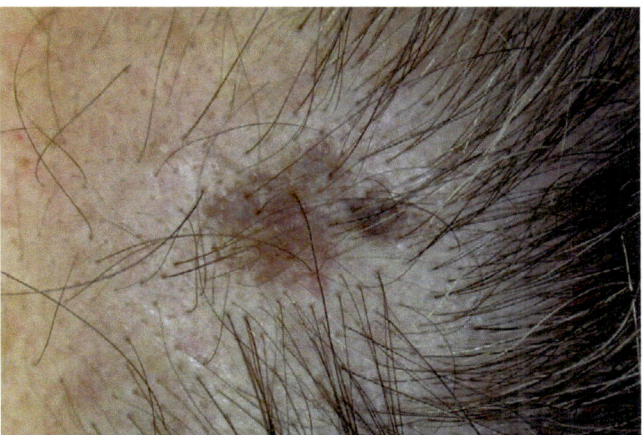

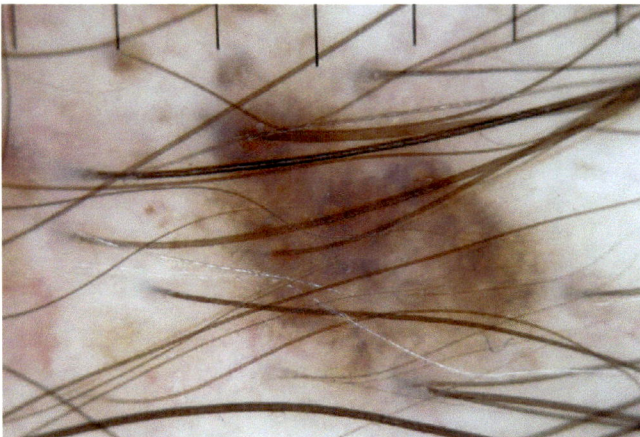

Mácula pigmentada irregular en el cuero cabelludo de un hombre de 80 años: la dermatoscopia muestra pigmentación parda-gris granular irregular y pigmentación folicular irregular en este melanoma de lentigo maligno de 0,6 mm de espesor.

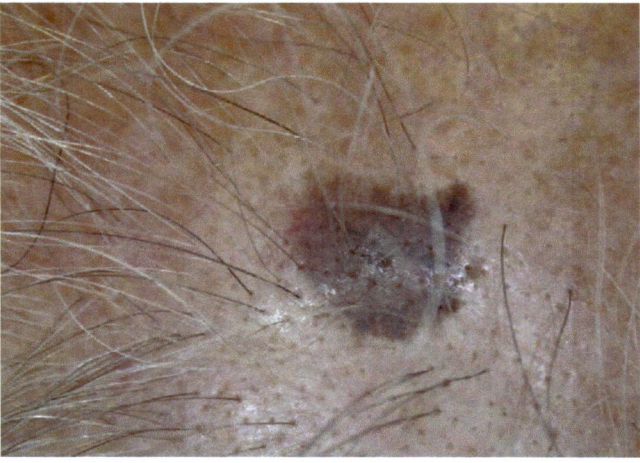

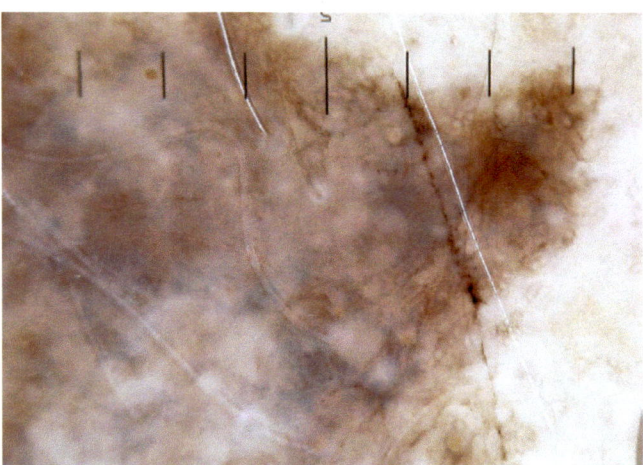

Mácula pigmentada en el cuero cabelludo de un hombre de 70 años: la dermatoscopia muestra una pigmentación parda-gris granular irregular, pigmentación folicular irregular y líneas anguladas en este melanoma de lentigo maligno de 0,2 mm de espesor.

No olvide examinar el cuero cabelludo al realizar una exploración de la piel de todo el cuerpo.

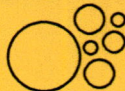
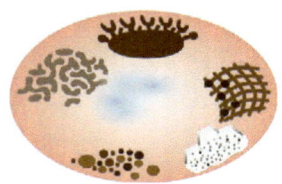

Los melanomas gruesos en el cuero cabelludo pueden simular otros tumores cutáneos gruesos, incluidos queratosis seborreicas y nevos azules. Las características diagnósticas pueden ser sutiles y se debe considerar un examen exhaustivo en todas las lesiones cutáneas pigmentadas del cuero cabelludo.

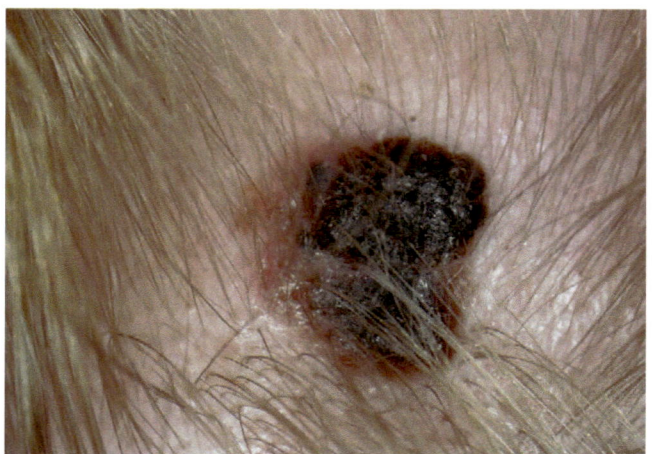
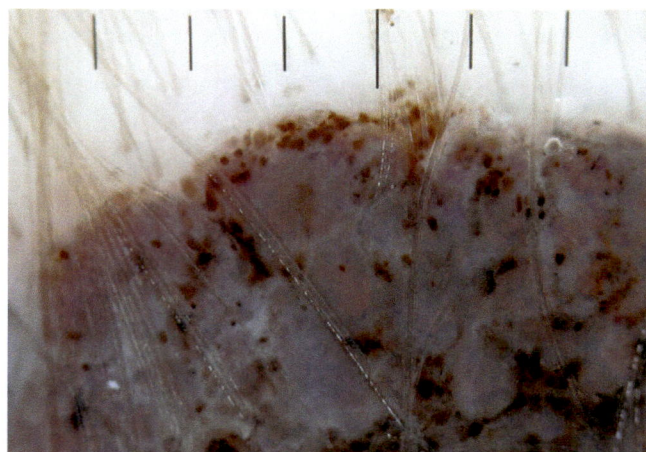

Placa verrugosa hiperpigmentada en el cuero cabelludo que remeda una queratosis seborreica en un hombre de 35 años: la dermatoscopia muestra glóbulos pigmentados irregulares, puntos negros y un velo azul blanquecino en este melanoma extensivo superficial de 2,3 mm de espesor.

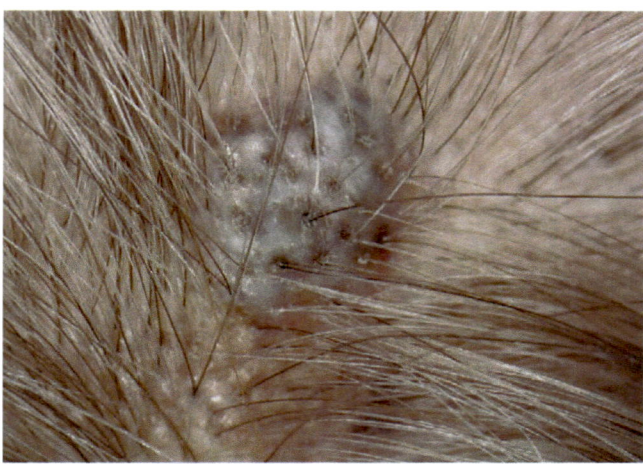
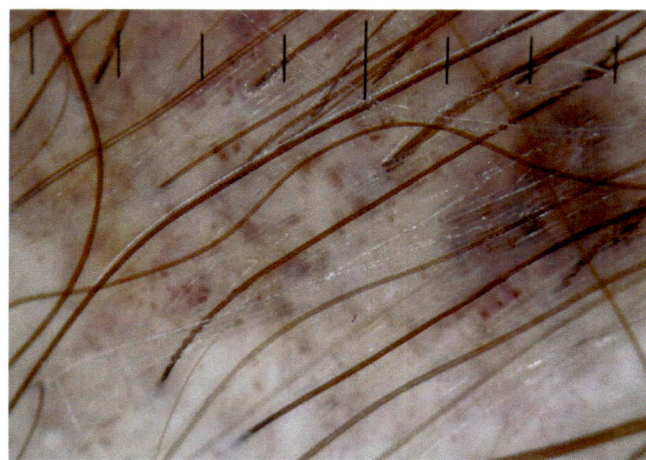

Nódulo pigmentado de color azul-gris con un borde inferior mal definido en el cuero cabelludo de un hombre de 45 años: la dermatoscopia del borde muestra gránulos y glóbulos de color gris-pardo irregulares en este melanoma de lentigo maligno de 4,3 mm de espesor.

Examine todo el margen periférico de las lesiones gruesas del cuero cabelludo.

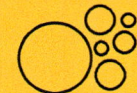
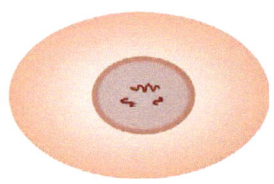

El cuero cabelludo es una localización frecuente de metástasis. Las características dermatoscópicas consisten en zonas sin estructura, vasos irregulares y manchas hemorrágicas, así como áreas rojo lechosas.

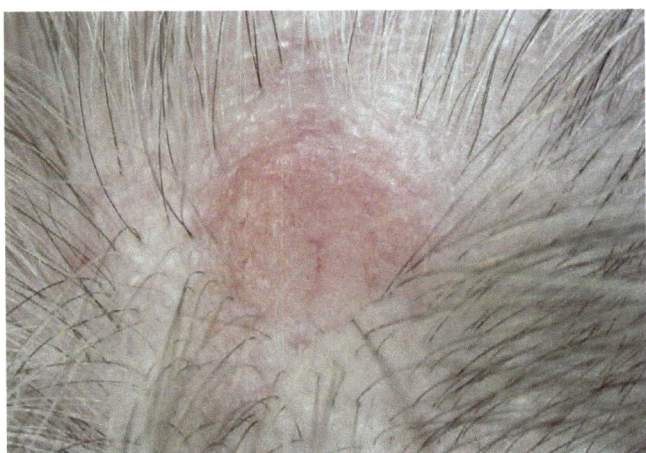

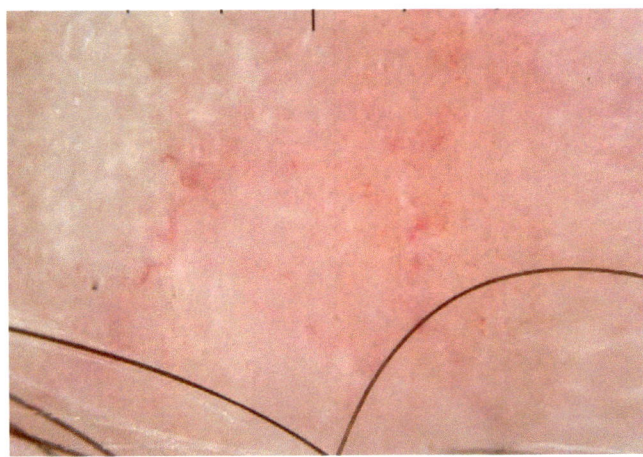

Una de varias placas rosadas en el cuero cabelludo de una mujer de 80 años con adenocarcinoma de mama: la dermatoscopia muestra zonas sin estructura, vasos irregulares mal enfocados y estructuras blancas brillantes en esta metástasis cutánea.

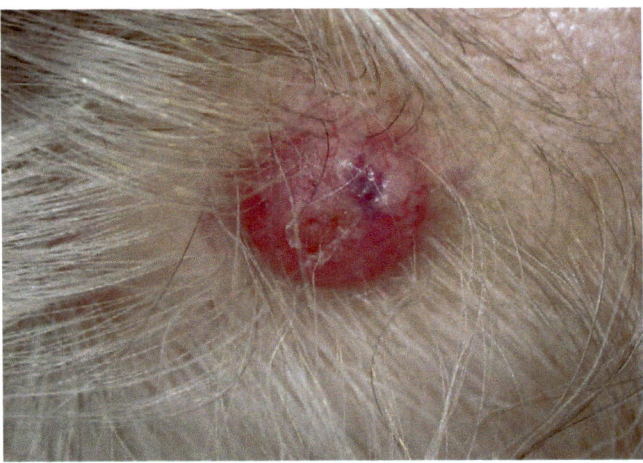

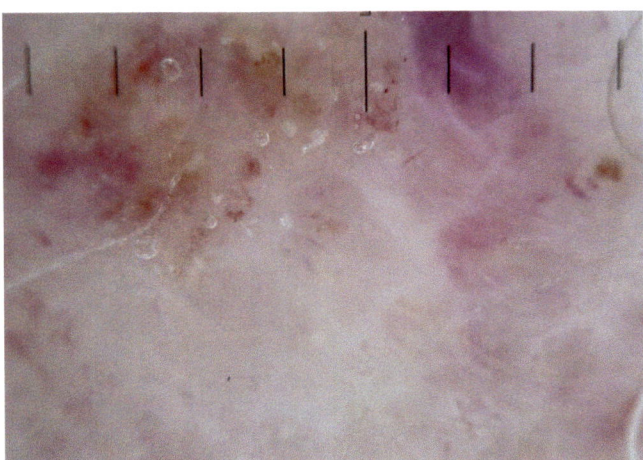

Nódulo rosado en el cuero cabelludo de un hombre de 75 años con antecedentes de adenocarcinoma colorrectal: la dermatoscopia muestra una mancha morada, vasos mal definidos, erosiones y zonas sin estructura en este depósito metastásico de adenocarcinoma colorrectal.

Los cánceres de pulmón, de mama, colorrectales y de hígado pueden dar metástasis en el cuero cabelludo. Corresponde considerar la biopsia de lesiones inusuales en el cuero cabelludo de pacientes con antecedentes de estos tumores malignos. Se deben buscar placas y nódulos en el cuero cabelludo de pacientes con antecedentes conocidos de patología maligna sistémica.

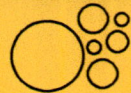
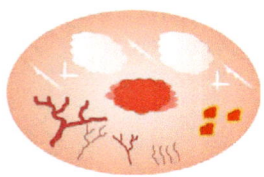

Los carcinomas basocelulares (CBC) pueden localizarse en el cuero cabelludo. Se observan con mayor frecuencia a lo largo de la línea de separación ("raya") y la coronilla en quienes tienen toda su cabellera. En los pacientes con riesgo de cáncer de piel, se debe explorar el cuero cabelludo como parte del examen de cáncer de piel.

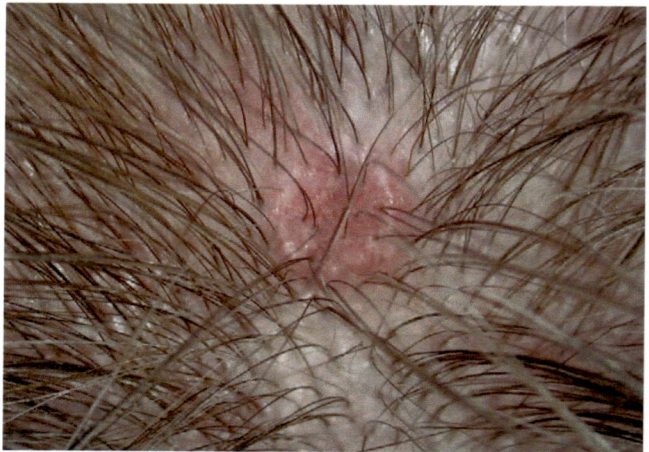
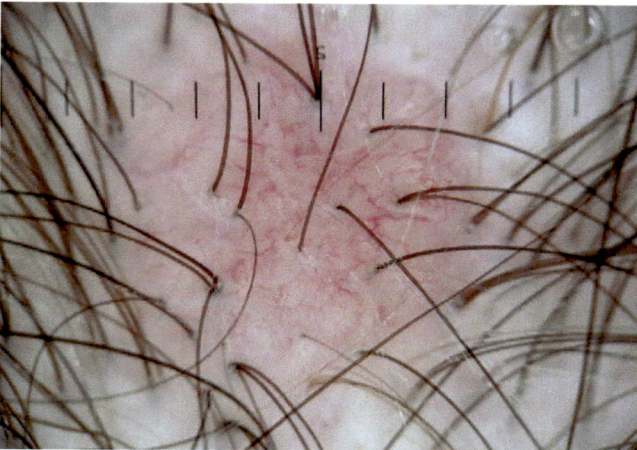

Mujer de 70 años con antecedentes de alta exposición a rayos UV y CBC previo con una nueva lesión en el cuero cabelludo: la dermatoscopia muestra vasos arboriformes bien definidos en este CBC nodular confirmado por histopatología.

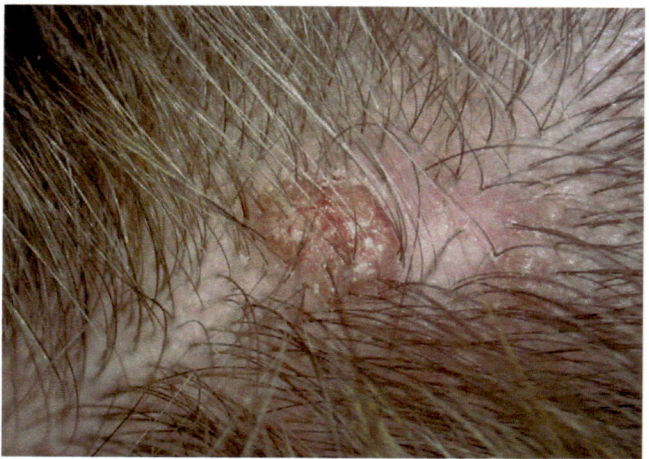
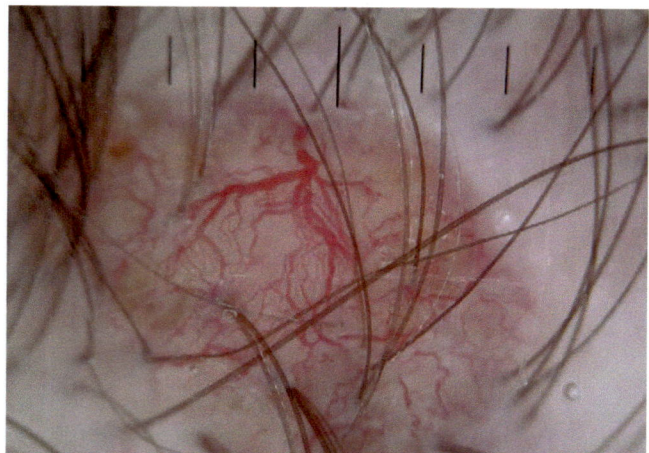

Pápula de aparición reciente en el cuero cabelludo de una mujer de 50 años: la dermatoscopia muestra vasos arboriformes dentro de una matriz rosada en este CBC nodular confirmado por histopatología.

Los CBC del cuero cabelludo comparten características dermatoscópicas similares con otros tumores rosados del cuero cabelludo, como el carcinoma espinocelular poco diferenciado y el melanoma nodular amelanótico. Hay que aguardar la histopatología antes de confirmar el diagnóstico.

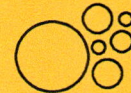

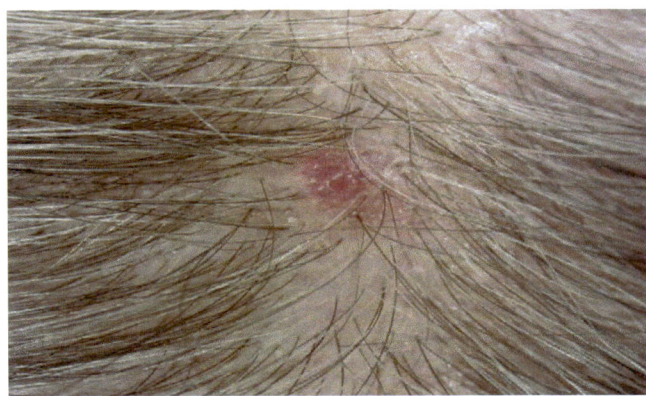 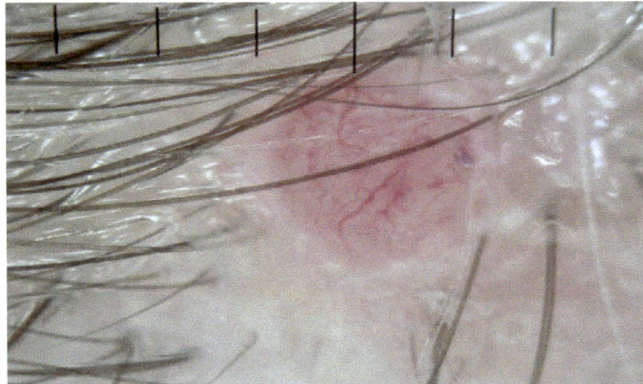

Pequeña pápula rosada de 2 mm en la línea de separación del cabello de una mujer de 70 años: la dermatoscopia muestra un color de base rosado con vasos lineales ramificados enfocados de manera nítida en este CBC nodular.

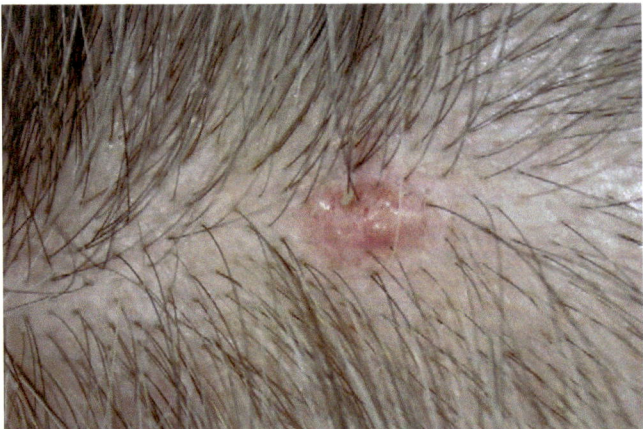 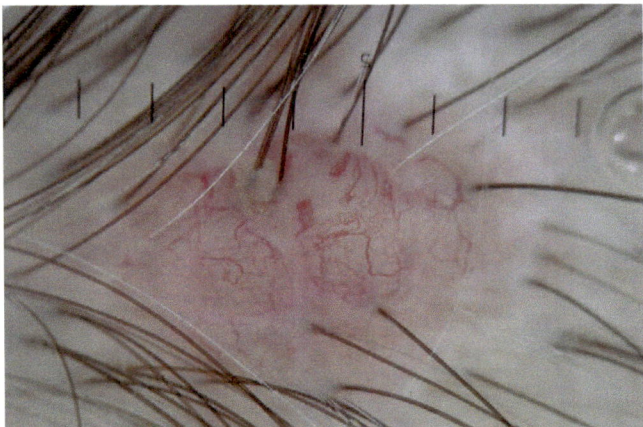

Placa de 5 mm en el vértice del cuero cabelludo de una mujer de 70 años: la dermatoscopia muestra vasos lineales ramificados enfocados de manera nítida en este CBC nodular.

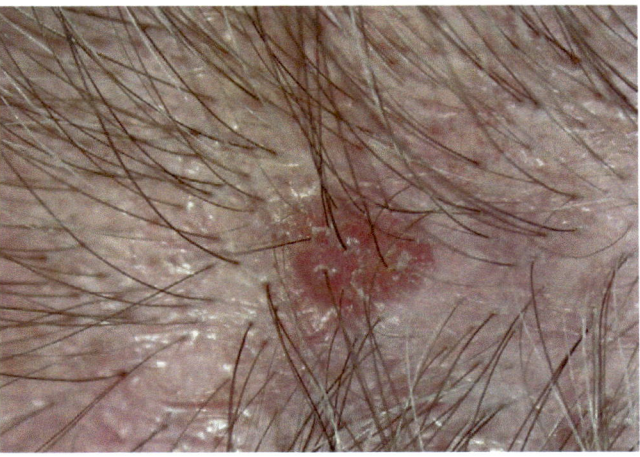 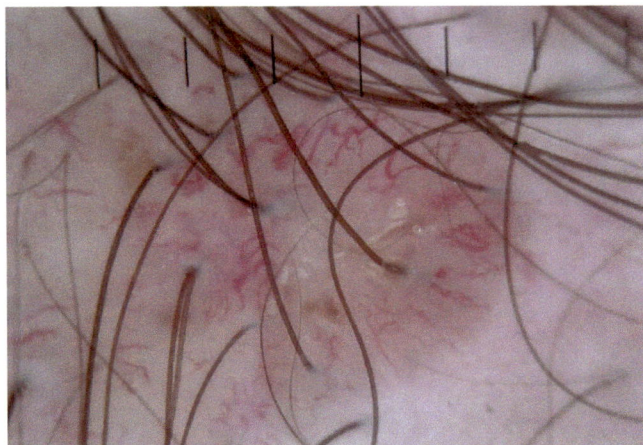

Placa telangiectásica rosada en el vértice del cuero cabelludo de un hombre de 70 años: la dermatoscopia muestra vasos lineales ramificados e irregulares enfocados de manera nítida en este CBC nodular.

Se debe considerar un examen detenido del vértice y la línea de separación del cabello para buscar CBC del cuero cabelludo.

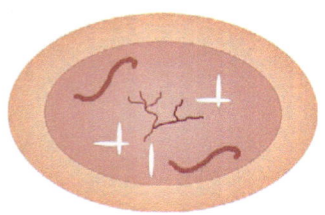

Un tipo de tumor rosado infrecuente del cuero cabelludo son los linfomas de células B, más típicamente el linfoma cutáneo primario centrofolicular (PCFCL, por la sigla en inglés). La presentación clínica puede consistir en múltiples placas rosadas que no tienden a ulcerarse. Las características dermatoscópicas comunes son vasos serpiginosos (lineales) y coloración de base rosado-salmón. La dermatoscopia no es específica, y el diagnóstico debe confirmarse combinando las características clínicas con la histopatología y la inmunohistoquímica.

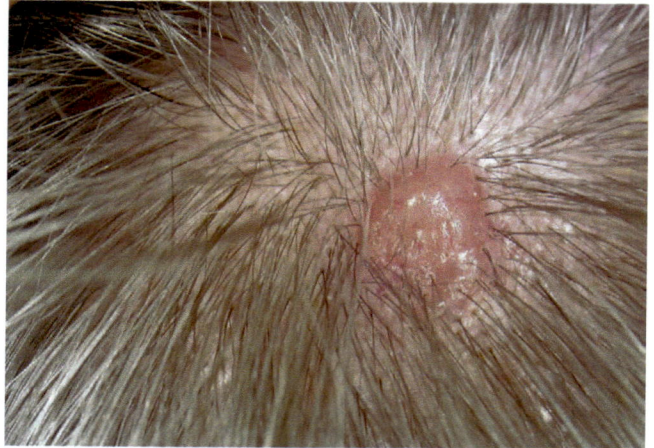
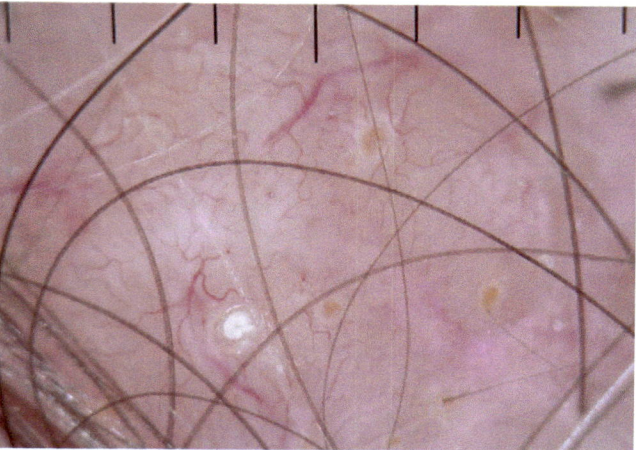

Hombre de 60 años con múltiples placas asintomáticas en el cuero cabelludo que aumentan de tamaño: la dermatoscopia muestra una zona rosada sin estructura con vasos lineales ramificados enfocados de manera nítida e hiperqueratosis perifolicular en este PCFCL confirmado por histopatología.

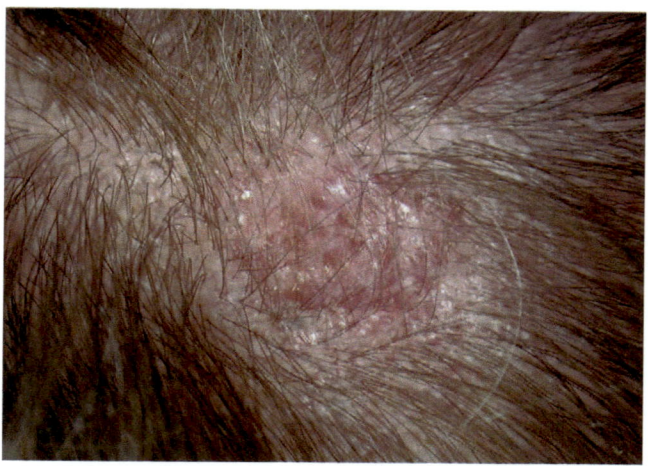
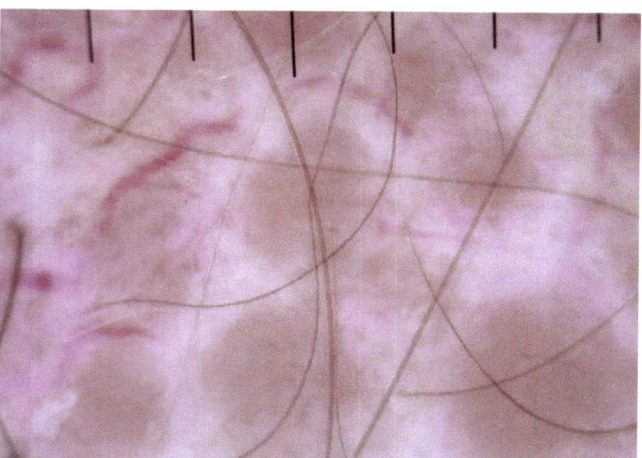

Una segunda placa rosada, firme, en el cuero cabelludo del mismo hombre de 60 años: la dermatoscopia muestra vasos lineales serpiginosos mal enfocados con agregados de color rosado-salmón, sin estructura, en este PCFCL confirmado por histopatología.

Geller S, et al. Dermoscopy and the diagnosis of primary cutaneous B-cell lymphoma. *J Eur Acad Dermatol Venereol* 2018;32(1):53-6.

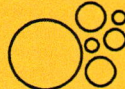

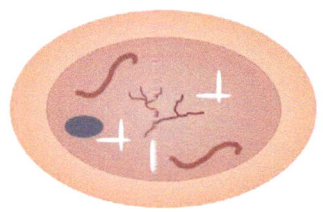

Los tumores rosados infrecuentes del cuero cabelludo incluyen cilindromas y espiradenomas. Tienden a no mostrar ulceración ni erosiones, a menos que sean traumatizados. Pueden ser esporádicos y solitarios o múltiples y estar asociados con el síndrome de Brooke-Spiegler, causado por mutaciones de gen CYLD. Cuando son solitarios, remedan muchos tumores cutáneos, y se requiere histopatología para confirmar el diagnóstico.

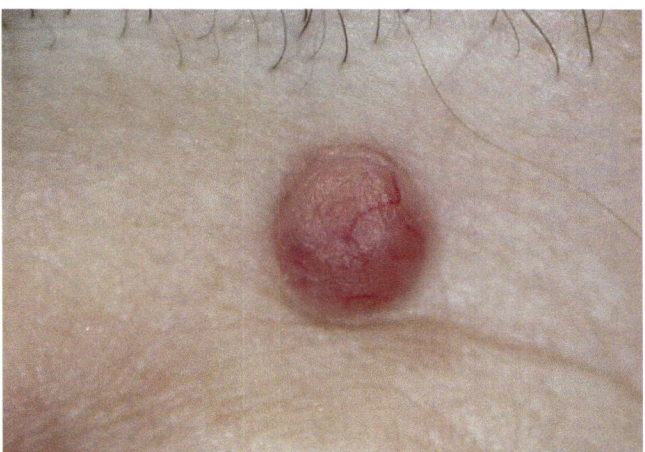
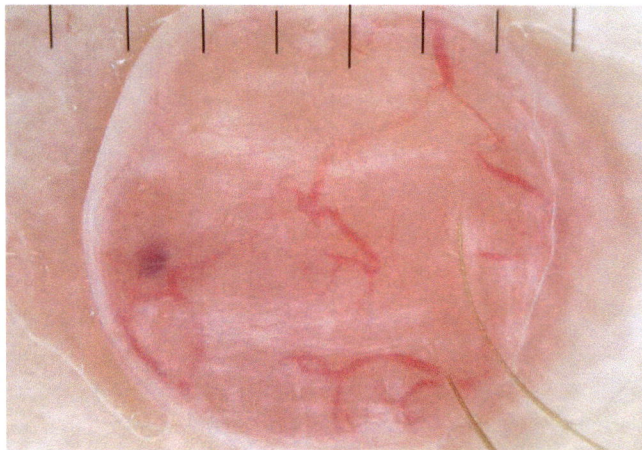

Nódulo rosado exofítico preauricular en una mujer de 60 años: la dermatoscopia muestra una zona rosada sin estructura con vasos lineales ramificados mal enfocados y estructuras blancas brillantes en este cilindroma confirmado por histopatología.

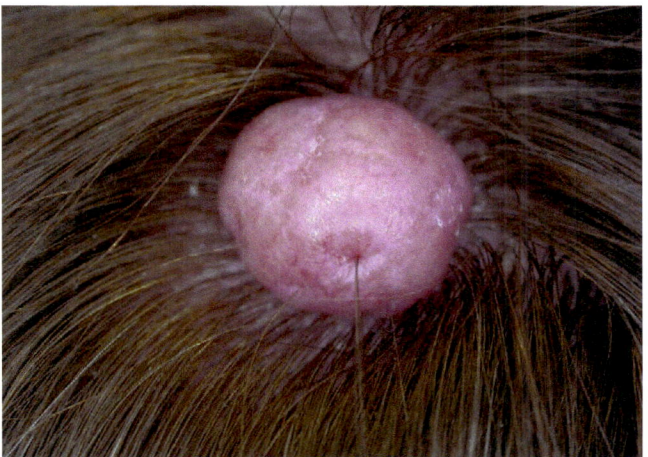
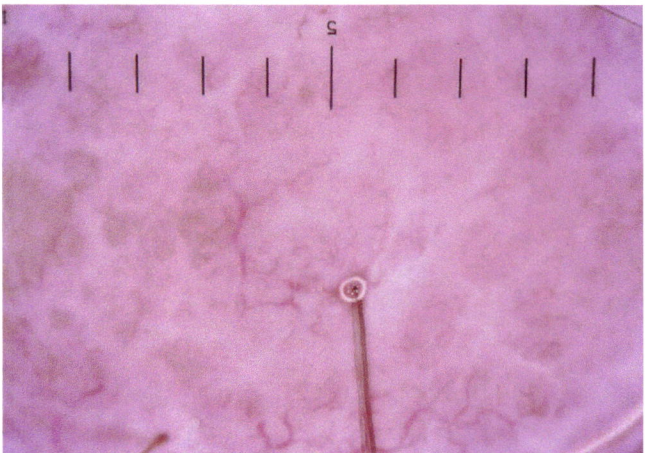

Nódulo exofítico firme en el cuero cabelludo de una mujer de 50 años: la dermatoscopia muestra vasos lineales ramificados mal enfocados y zonas rosadas sin estructura en este cilindroma confirmado por histopatología.

Lallas A, et al. Dermoscopy of solitary cylindroma. *Eur J Dermatol* 2011;21(4):645-6.

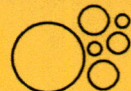

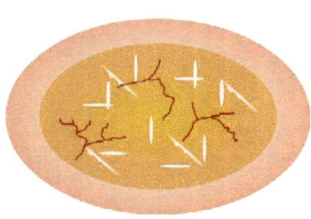

El cuero cabelludo es una localización infrecuente de sarcoidosis. Esta puede presentarse como una placa granulomatosa anaranjada o pápulas en el cuero cabelludo, con reducción de la densidad de folículos y telangiectasias en la dermatoscopia.

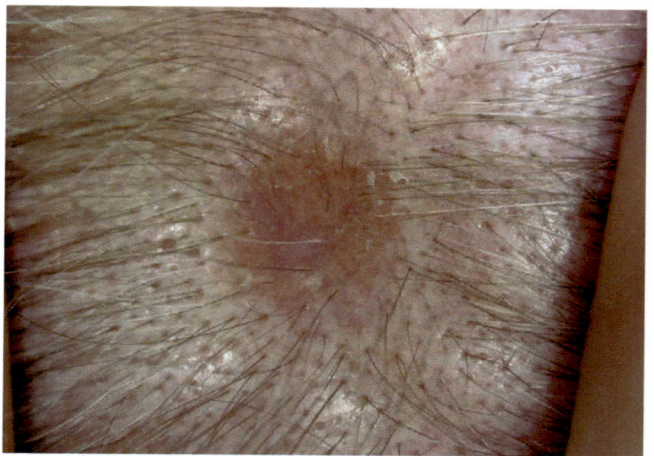

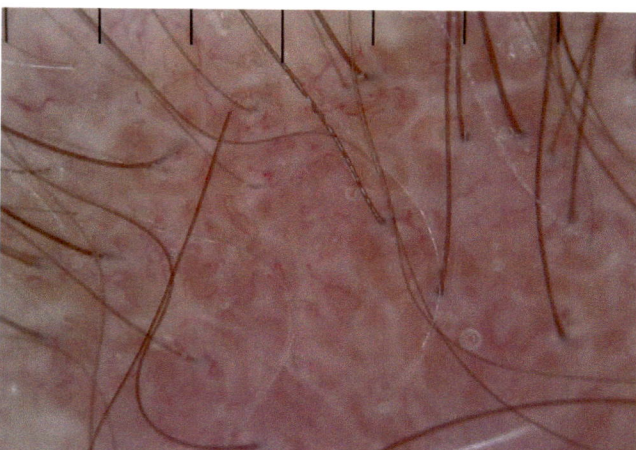

Placa anaranjada en el cuero cabelludo de un hombre de 70 años: la dermatoscopia muestra vasos lineales irregulares de coloración anaranjada y reducción de la densidad folicular; la histopatología confirmó sarcoidosis del cuero cabelludo.

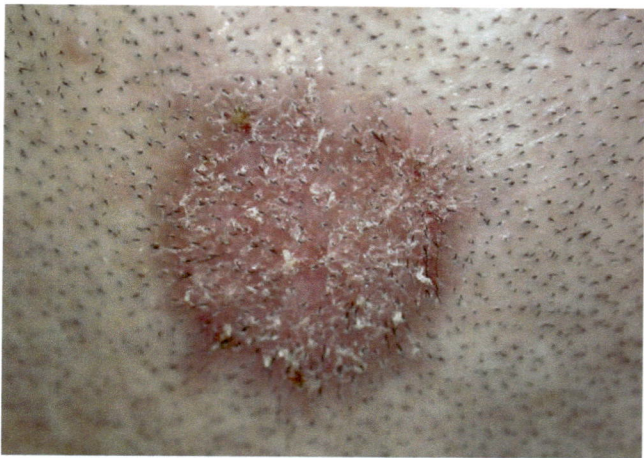

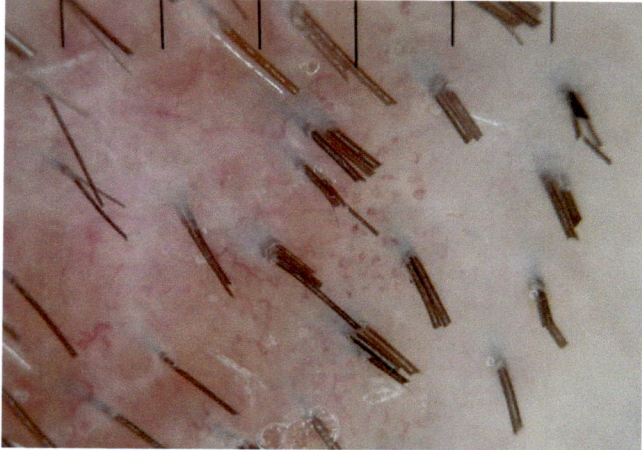

Placa telangiectásica anaranjada y escamosa en el cuero cabelludo de un hombre de 45 años: la dermatoscopia muestra coloración de base anaranjada, con vasos lineales irregulares y ramificados; se confirmó sarcoidosis del cuero cabelludo en la histopatología.

Torres F, et al. Trichoscopy as a clue to the diagnosis of scalp sarcoidosis. *Int J Dermatol* 2011;50(3):358-61.

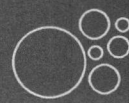

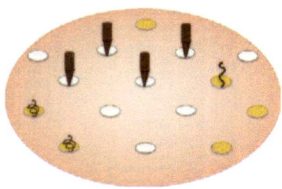

La *alopecia areata* es una forma frecuente de pérdida de cabello, inflamatoria no cicatrizal, caracterizada por parches bien delimitados de pérdida de cabello con preservación de los orificios foliculares. En la dermatoscopia, se pueden observar características típicas de pelos en signo de exclamación/cónicos, puntos amarillos o negros, así como pelos distróficos y enrollados.

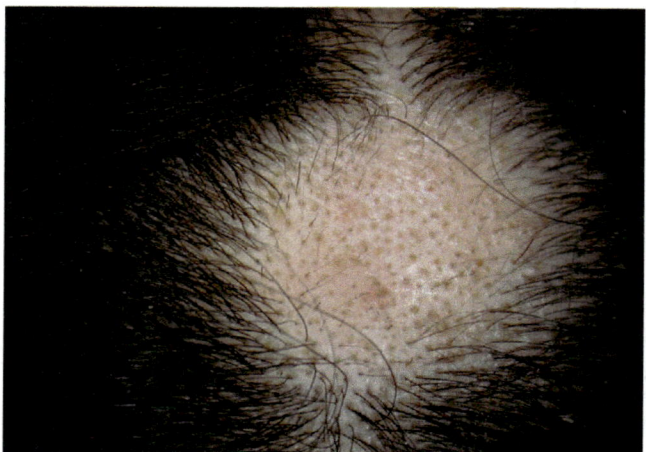

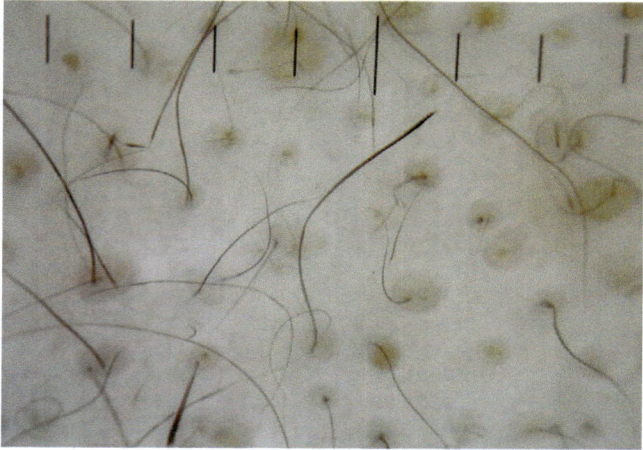

Parche solitario bien delimitado de pérdida de cabello no cicatrizal en el vértice posterior del cuero cabelludo de una mujer de 20 años: la dermatoscopia muestra puntos amarillos, pelos en signo de exclamación y pelos distróficos, con preservación de los orificios foliculares en este caso de *alopecia areata*.

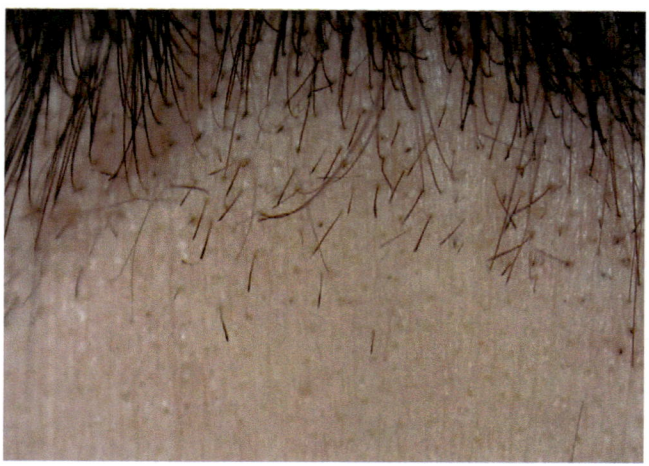

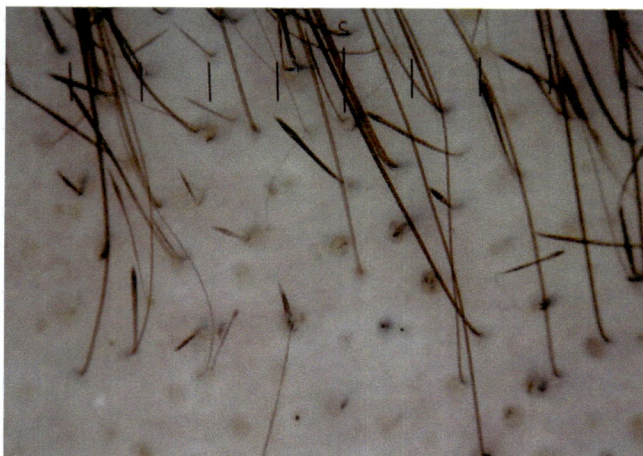

Parche bien definido de alopecia en el occipucio de una mujer de 30 años: la dermatoscopia muestra múltiples pelos en signo de exclamación o cónicos, así como puntos amarillos y negros en este caso de *alopecia areata*.

Miteva M, Tosti A. Hair and scalp dermatoscopy. *J Am Acad Dermatol* 2012;67(5):1040-8.
Waśkiel A, et al. Trichoscopy of alopecia areata: an update. *J Dermatol* 2018;45(6):692-700.

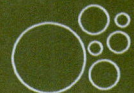

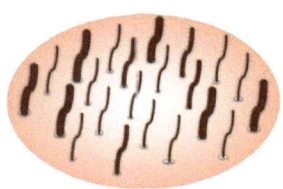

La alopecia androgénica es un tipo de pérdida de cabello difusa no cicatrizal con un patrón de distribución. La dermatoscopia de los folículos pilosos y el tallo del cabello (tricoscopia) dentro de las zonas afectadas muestra un aumento del número de pelos vellosos (miniaturizados) en comparación con los sitios no afectados. Los estudios por la imagen tricoscópicos repetidos en estos sitios pueden ser útiles para controlar la respuesta al tratamiento.

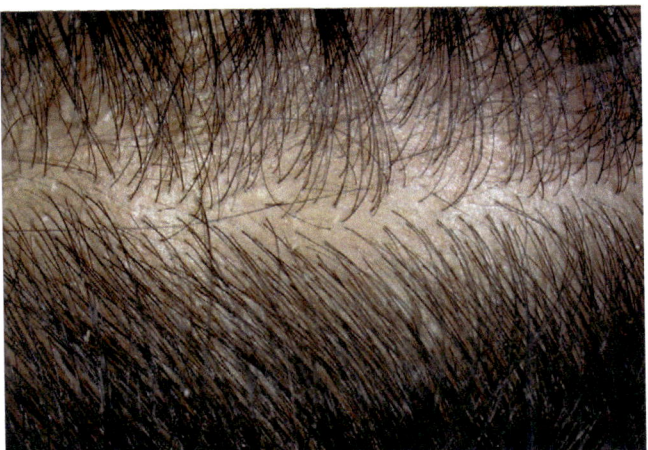

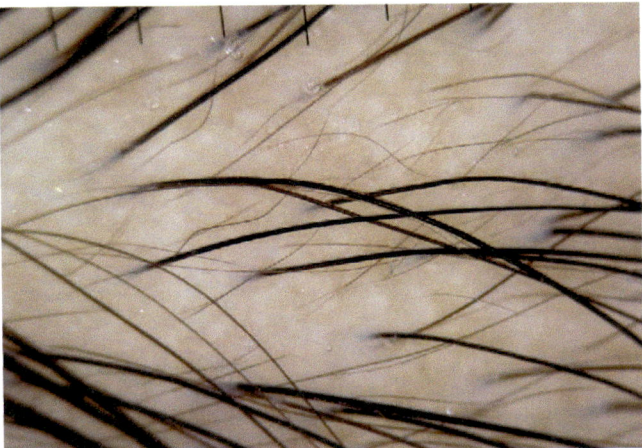

Zona de pérdida de cabello difusa en patrón con reducción de la densidad de cabello en el vértice del cuero cabelludo de una mujer india de 50 años: la tricoscopia muestra un aumento de pelos vellosos compatible con alopecia androgénica.

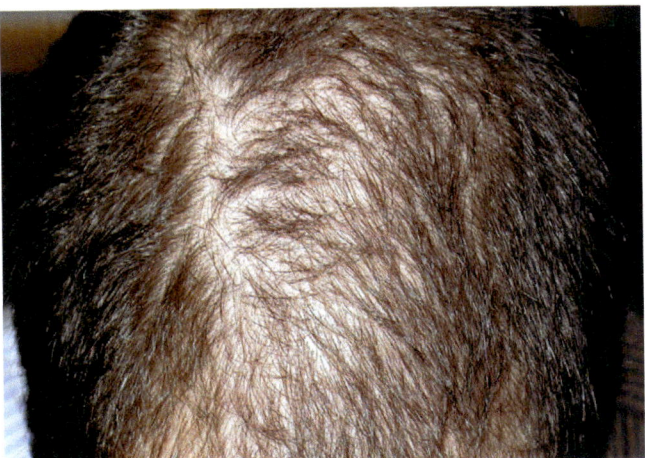

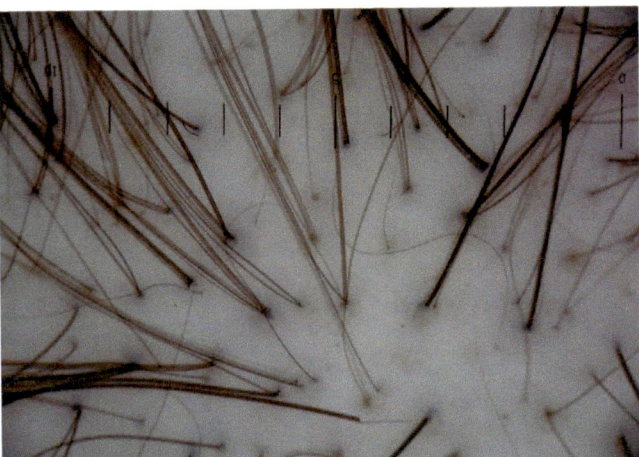

Zona de pérdida de cabello difusa en patrón en el vértice del cuero cabelludo de un hombre de 30 años: la tricoscopia muestra un aumento de pelos vellosos compatible con alopecia androgénica.

La diversidad mayor del 20% en el diámetro del cabello es diagnóstica de alopecia androgénica.

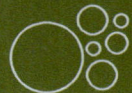

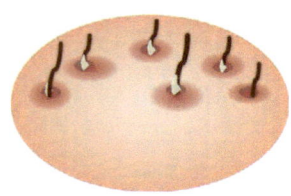

La alopecia frontal fibrosante es un tipo de alopecia cicatrizal linfocítica con una distribución en forma de banda que afecta el margen frontal del cabello. Una característica temprana es la pérdida de cabellos marginales, los cabellos finos más cortos en el límite entre los cabellos maduros del cuero cabelludo y los cabellos vellosos de la frente. La tricoscopia muestra moldes peripilares, más visibles en la dermatoscopia en seco, y eritema peripilar, ambos indicadores de inflamación activa. Los folículos pilosos aislados y la pérdida de orificios foliculares indican un proceso cicatrizal.

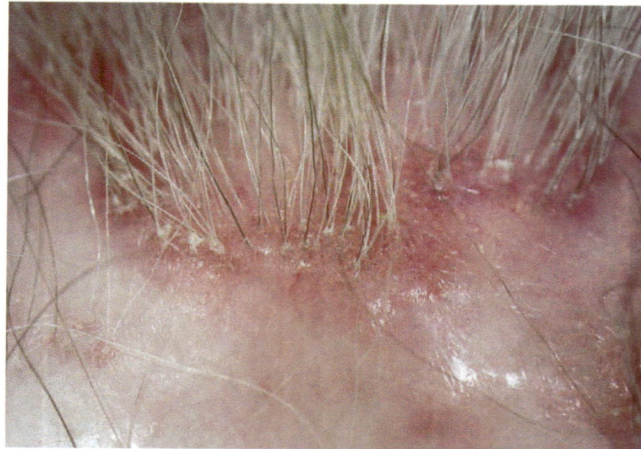
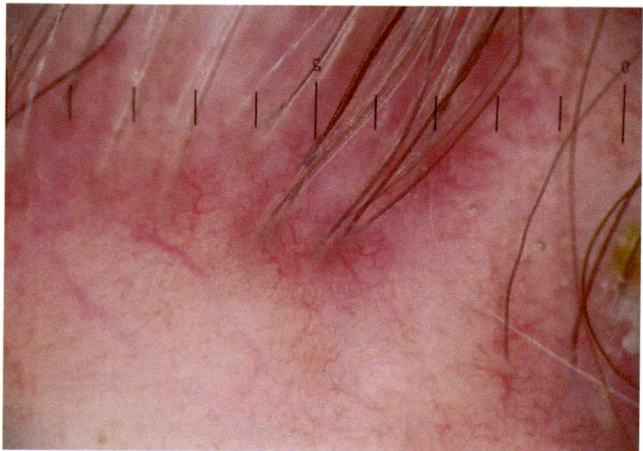

Inflamación visible y pérdida de cabello en el margen anterior del cabello, con moldes peripilares y cicatrización en una mujer de 70 años: la dermatoscopia con gel de inmersión revela eritema peripilar, pero no moldes peripilares, lo que es compatible con alopecia frontal fibrosante.

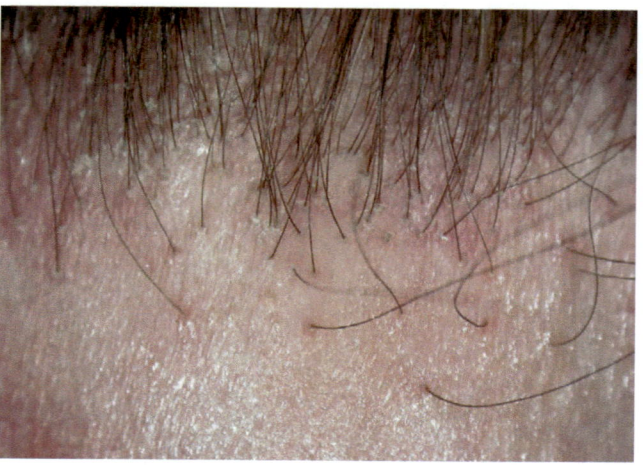
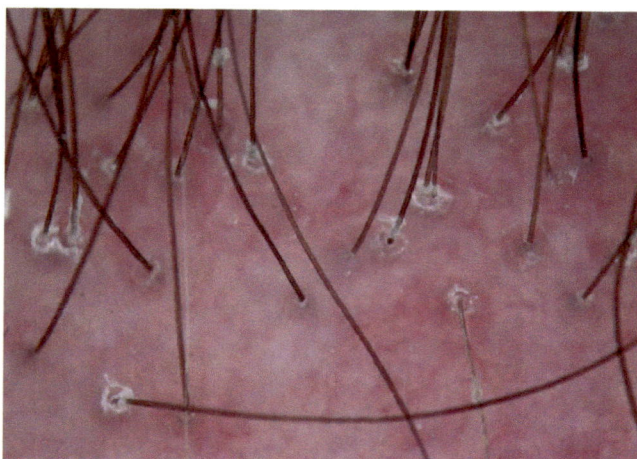

Alopecia cicatrizal que afecta la línea de implantación anterior del cabello en una mujer de 65 años: la dermatoscopia en seco muestra moldes peripilares, pérdida de orificios foliculares y eritema de base generalizado, compatibles con alopecia frontal fibrosante.

Martínez-Velasco MA, et al. Frontal Fibrosing Alopecia Severity Index: A trichoscopic visual scale that correlates thickness of peripilar casts with severity of inflammatory changes at pathology. *Skin Appendage Discord* 2018;4(4):277-80.

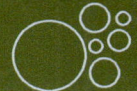

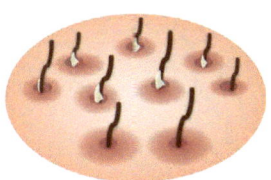

El liquen plano pilar es un tipo de alopecia cicatrizal linfocítica caracterizada por parches de pérdida de cabello difusa o focal, a menudo con una distribución más generalizada en el cuero cabelludo. Existe superposición clínica, dermatoscópica e histopatológica con la alopecia frontal fibrosante. La tricoscopia muestra moldes peripilares y eritema, ambos indicadores de inflamación activa. Asimismo, se observan vasos lineales alargados y pérdida de orificios foliculares.

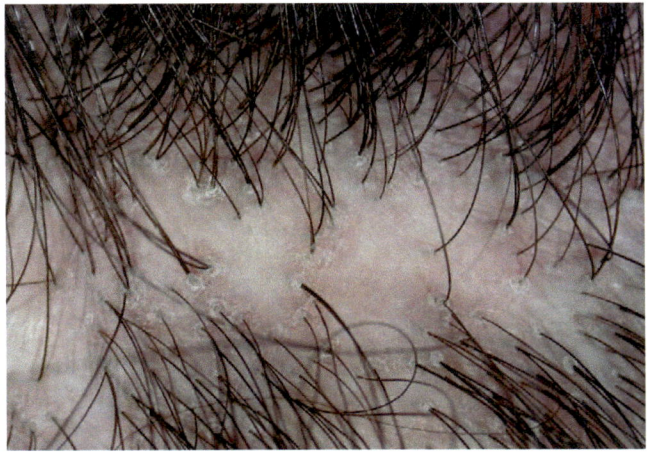
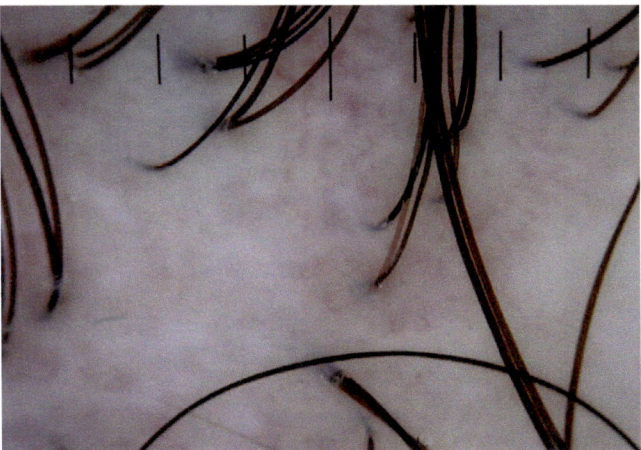

Parches de alopecia cicatrizal en el vértice del cuero cabelludo con escamas perifoliculares y eritema en esta mujer de 70 años: la dermatoscopia con gel de inmersión muestra eritema peripilar. pérdida de orificios foliculares y vasos lineales, compatibles con liquen plano pilar.

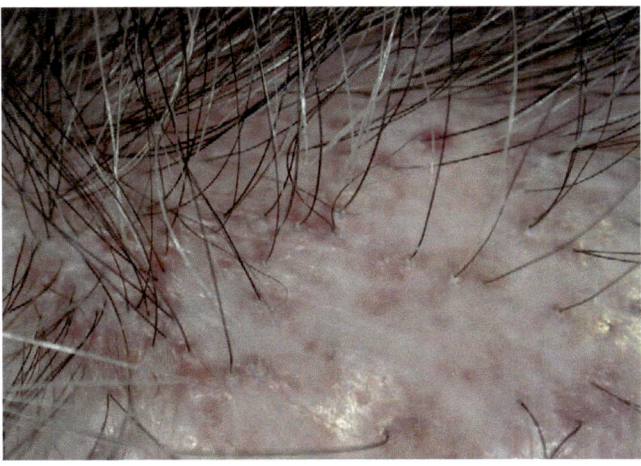
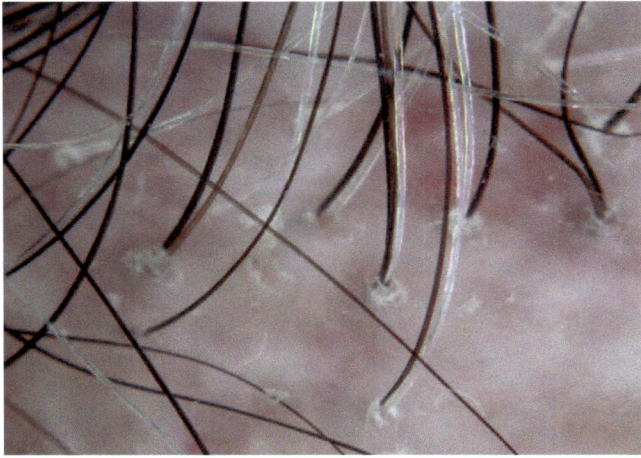

Parches multifocales de alopecia cicatrizal en todo el cuero cabelludo, con eritema y escamas, en esta mujer de 70 años: la dermatoscopia en seco muestra moldes peripilares, eritema peripilar y pérdida de orificios foliculares, compatibles con liquen plano pilar.

Rakowska A, et al. Trichoscopy of cicatricial alopecia. *J Drugs Dermatol* 2012;11(6):753-8.

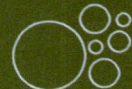

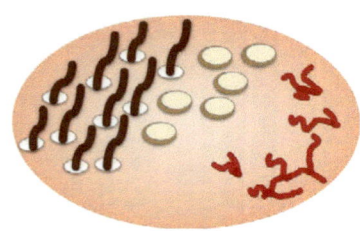

El lupus eritematoso discoide del cuero cabelludo es una alopecia cicatrizal linfocítica que suele presentarse como parches localizados de alopecia cicatrizal. Comparte características clínicas con muchas de las alopecias cicatrizales linfocíticas. La dermatoscopia puede mostrar diversas características, incluidos taponamiento folicular, alopecia cicatrizal y diferentes tipos de vasos.

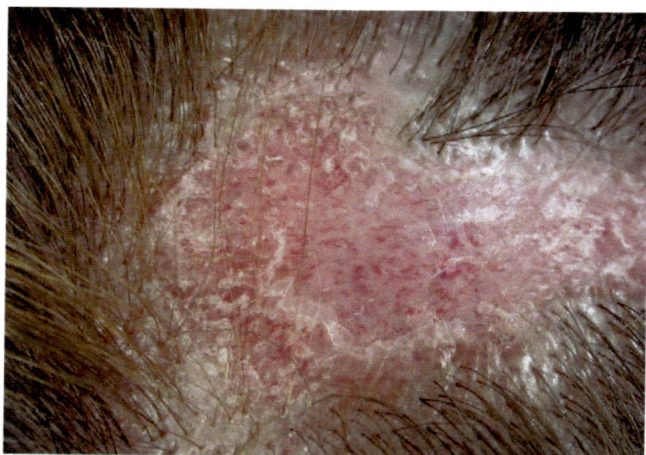

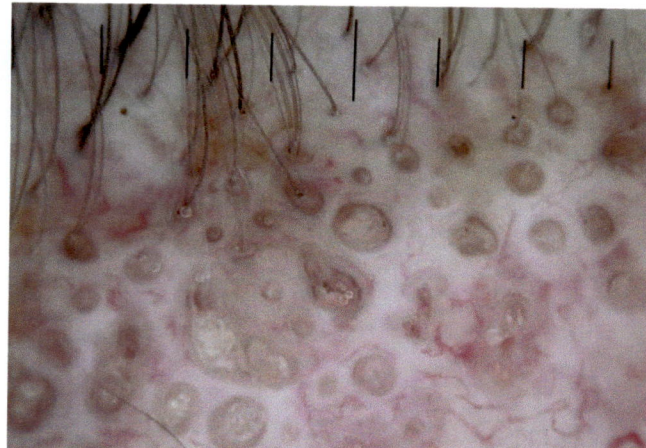

Mujer de 70 años con múltiples placas de alopecia cicatrizal: la dermatoscopia muestra alopecia cicatrizal, tapones foliculares queratósicos, y vasos lineales e irregulares ectásicos confirmados como lupus eritematoso discoide en la histopatología.

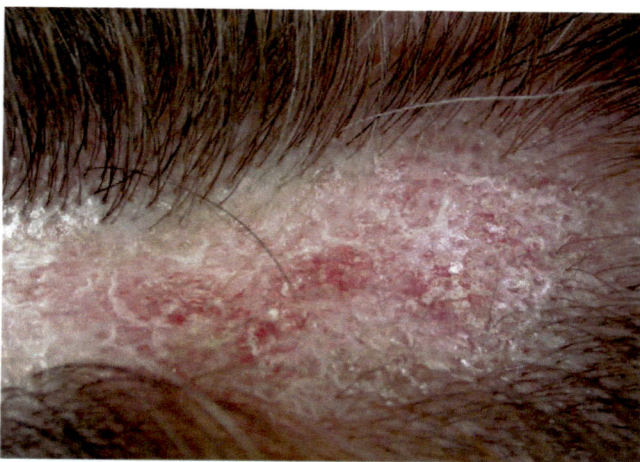

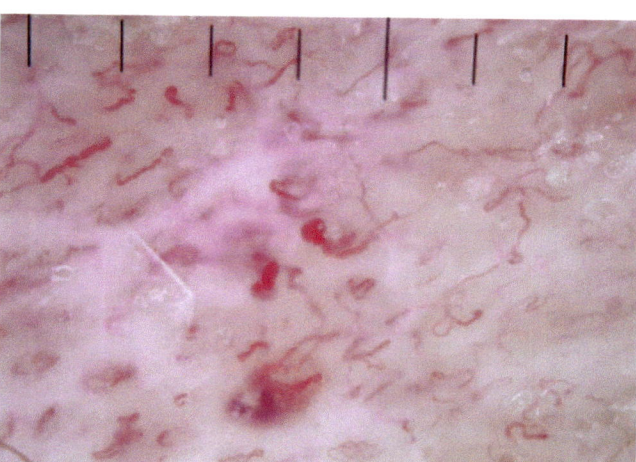

Otra placa telangiectásica en el cuero cabelludo de la misma mujer de 70 años: la dermatoscopia muestra vasos lineales anchos, ectásicos y tortuosos.

Duque-Estrada B, et al. Dermoscopy patterns of cicatricial alopecia resulting from discoid lupus erythematosus and lichen planopilaris. *An Bras Dermatol* 2010;85(2):179-83.

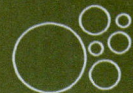
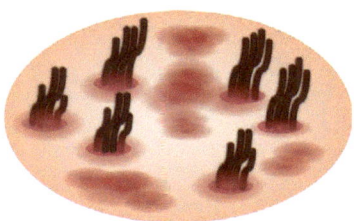

Los penachos son una característica clínica que se observa en todo el espectro de las alopecias cicatrizales neutrofílicas, que incluyen foliculitis en penacho, foliculitis decalvante y celulitis disecante. Las características clínicas comunes son inflamación intensa, cicatrización, costras y penachos, donde múltiples cabellos se retuercen y emergen a través de un orificio folicular común. La tricoscopia puede ayudar a ilustrar los penachos, la cicatrización, el eritema interfolicular o perifolicular y los vasos dilatados.

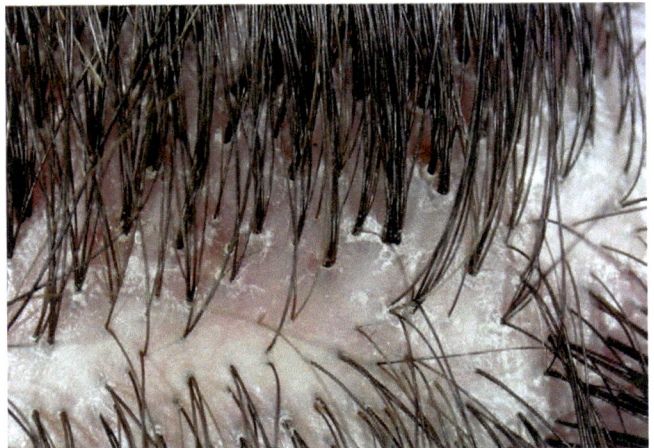 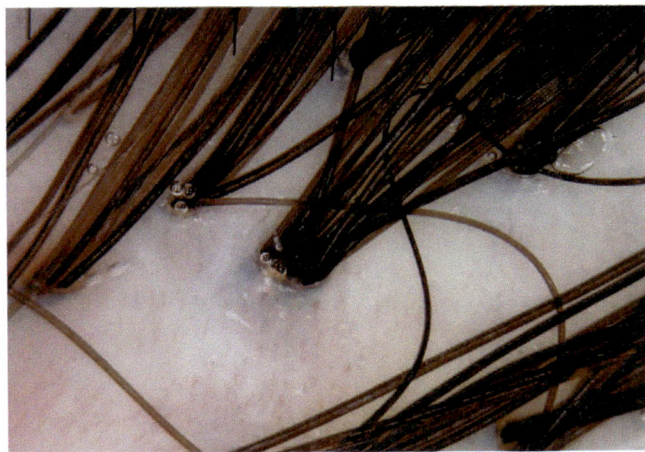

Parche de inflamación localizada y alopecia cicatrizal en el cuero cabelludo parietal de un hombre de 30 años: la dermatoscopia muestra penachos y vasos lineales perifoliculares e interfoliculares dilatados en este caso de foliculitis en penacho.

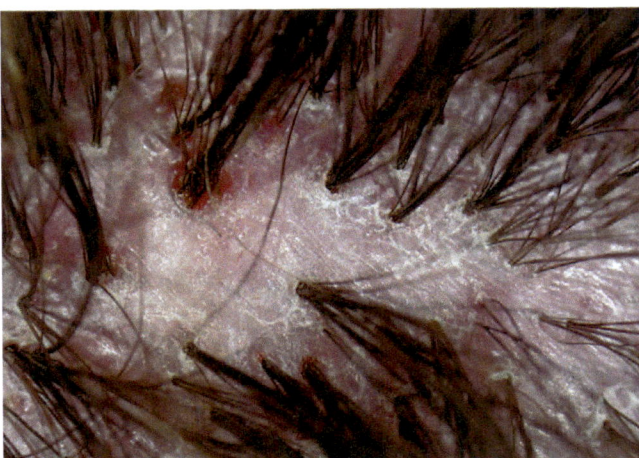 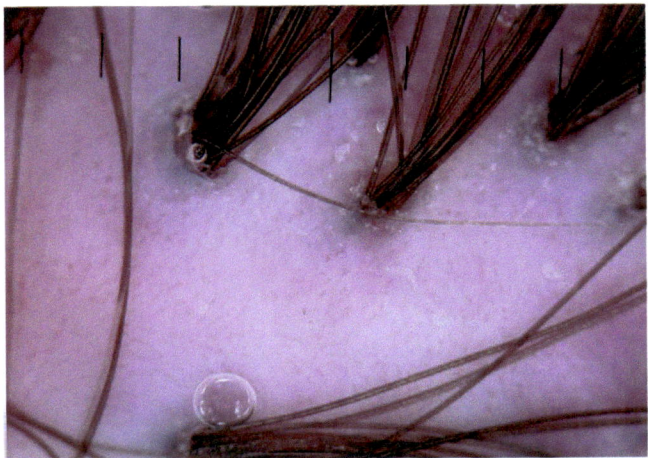

Cicatrización e inflamación generalizadas del cuero cabelludo de un hombre de 50 años: la dermatoscopia muestra penachos y vasos lineales perifoliculares e interfoliculares marcadamente dilatados en este caso de foliculitis decalvante.

Uchiyama M, et al. Histopathologic and dermoscopic features of 42 cases of folliculitis decalvans: a case series. *J Am Acad Dermatol* 2020;S0190-9622(20):30515-6.

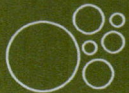

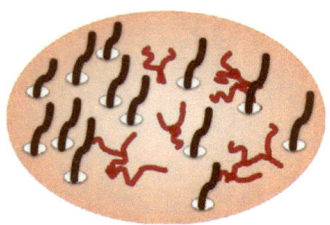

Después del uso prolongado de corticosteroides tópicos, se pueden visualizar los vasos del plexo vascular dérmico por un proceso combinado de atrofia cutánea, y dilatación y proliferación vascular. Desde el punto de vista clínico, este eritema puede considerarse inflamación activa. La tricoscopia puede mostrar que el eritema es causado por telangiectasias inducidas por corticosteroides y no por eritema perifolicular.

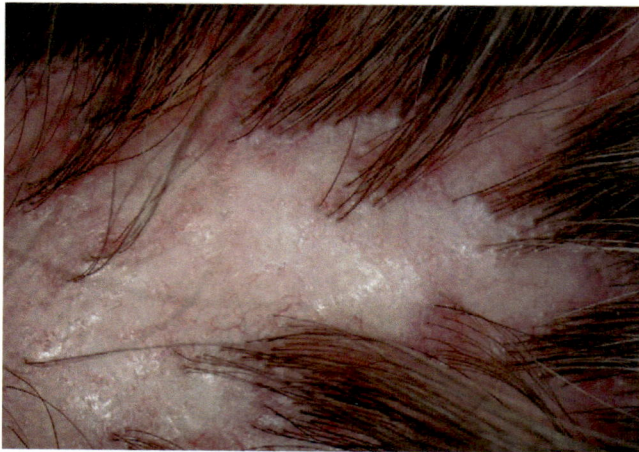

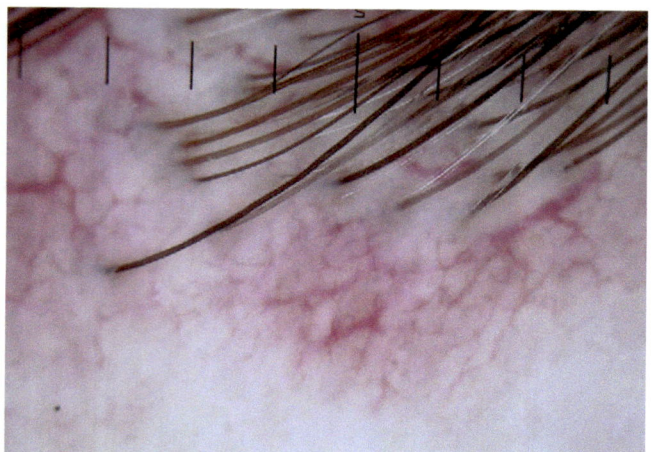

Liquen plano pilar del cuero cabelludo tratado con corticosteroides tópicos durante un período prolongado en una mujer de 50 años: la dermatoscopia muestra atrofia, con vasos lineales anchos del plexo dérmico, lo que es compatible con telangiectasia inducida por corticosteroides.

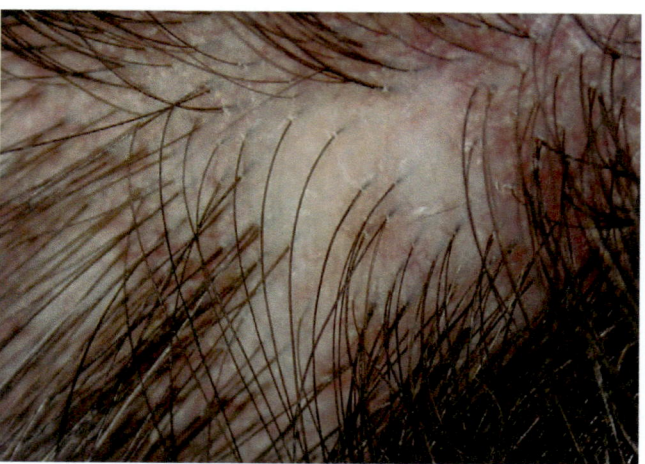

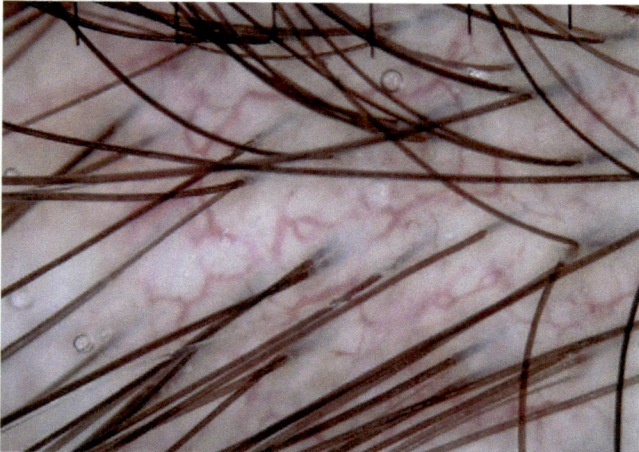

Liquen plano pilar del cuero cabelludo tratado con corticosteroides tópicos durante un período prolongado en otra mujer de 50 años: la dermatoscopia muestra una red vascular de vasos lineales ectásicos mal enfocados compatible con telangiectasia inducida por corticosteroides.

Pirmez R, Trichoscopy of steroid-induced atrophy. *Skin Appendage Disord* 2017;3(4):171-4.

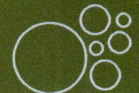

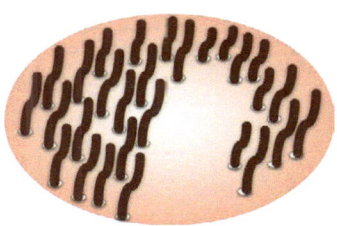

La seudopelada es una cicatrización inespecífica terminal de enfermedades del cuero cabelludo que provoca alopecia. Puede presentarse como una forma idiopática de cicatrización, pero es más probable que esté asociada con las alopecias cicatrizales linfocíticas, y clínicamente se observan parches de alopecia de color piel lisos en las zonas parietal y del vértice. La tricoscopia muestra pérdida de orificios foliculares y ausencia de inflamación.

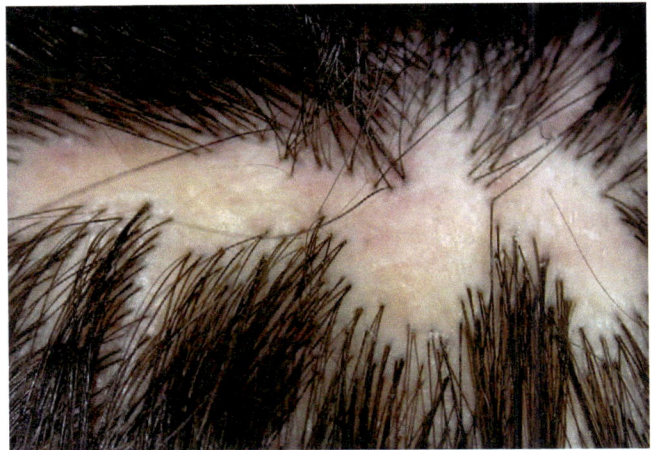

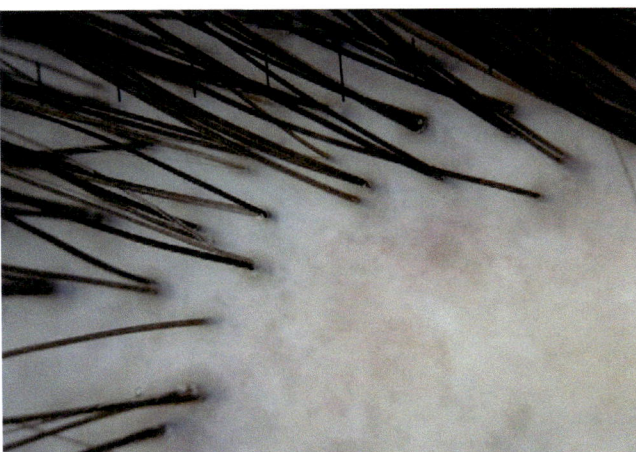

Parche irregular de alopecia cicatrizal en el cuero cabelludo parietal de un hombre de 25 años: la dermatoscopia muestra pérdida de orificios foliculares y ausencia de signos de inflamación (eritema perifolicular o vasos dilatados) en este caso de seudopelada idiopática.

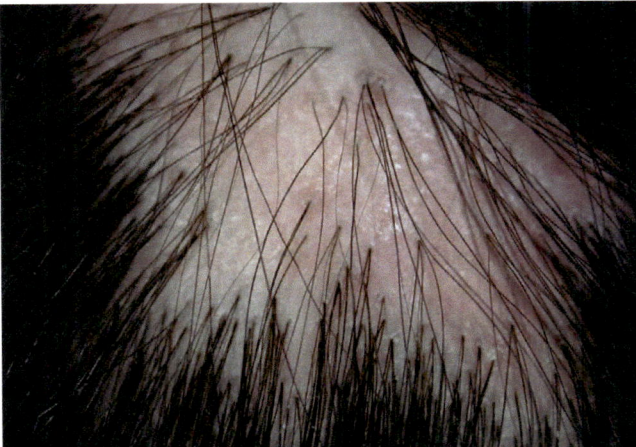

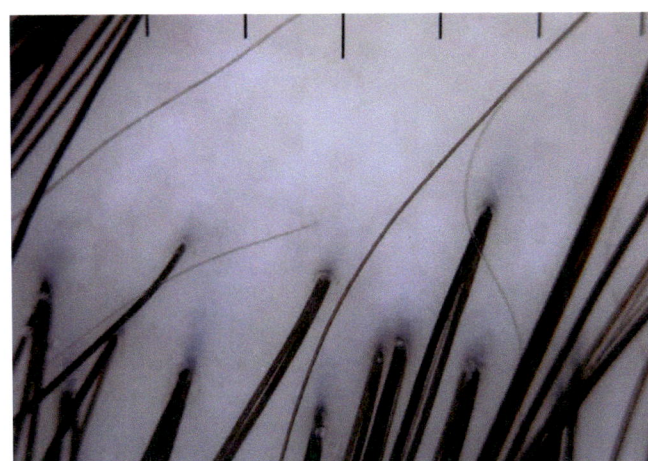

Parche de gran tamaño de alopecia cicatrizal en el vértice posterior del cuero cabelludo un hombre de 40 años: la dermatoscopia muestra pérdida de orificios foliculares, sin signos de inflamación en este caso de seudopelada.

Hay que considerar una biopsia para determinar el diagnóstico y la actividad de la enfermedad después de un examen clínico y tricoscópico.

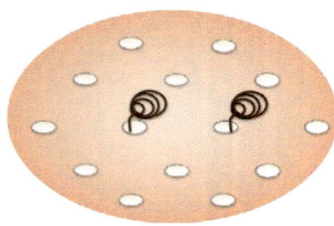

Los pelos en círculo o encarnados solitarios rara vez causan preocupación diagnóstica, pero pueden estar asociados con cambios secundarios de la piel, como inflamación y cicatrización. Cuando son extensos y múltiples, pueden provocar preocupación diagnóstica y simular condiciones foliculares queratinizantes. Se pueden observar claramente en la dermatoscopia/tricoscopia como cabellos oscuros enrollados subcórneos.

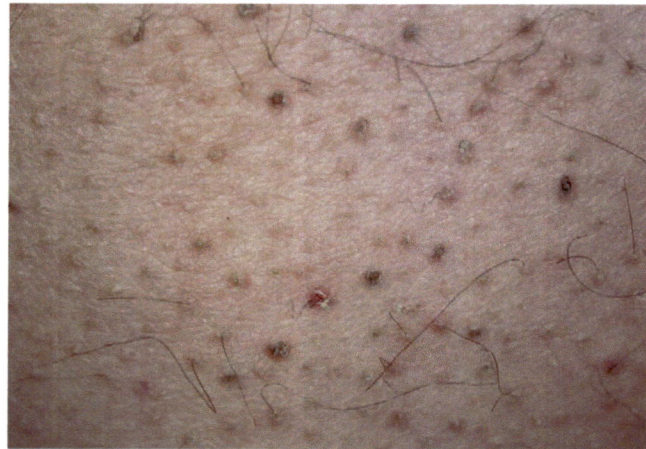

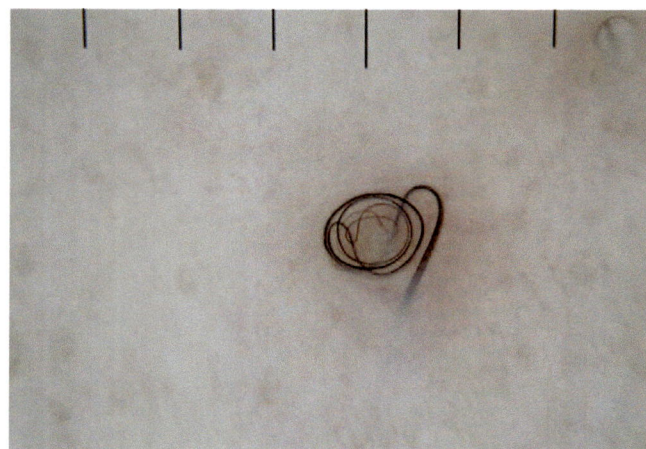

Múltiples pápulas foliculares en la cara posterior de los muslos de un hombre de 50 años: la dermatoscopia muestra cabellos enrollados o en círculo.

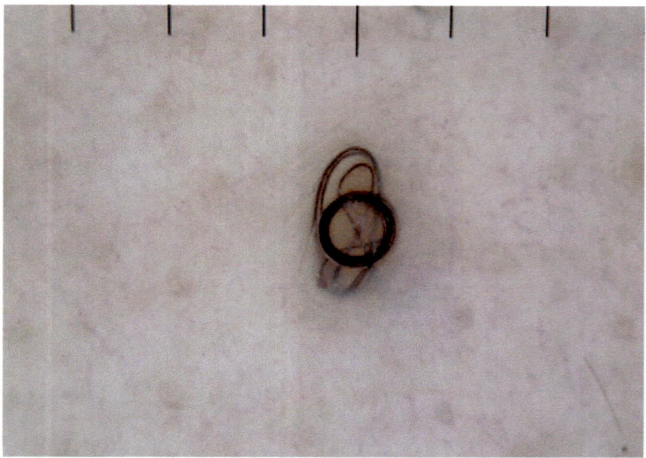

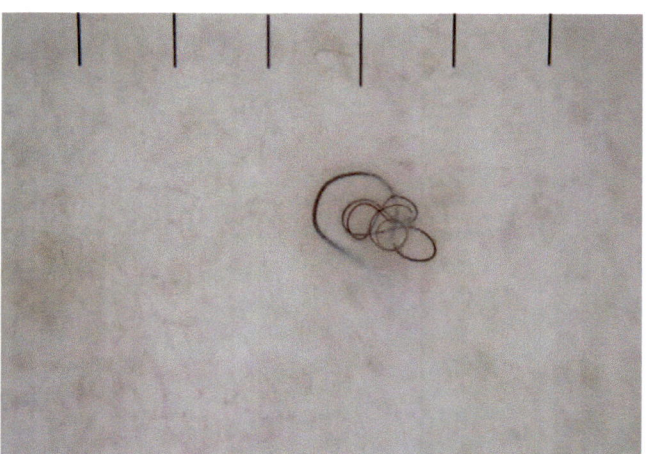

Más imágenes de cabellos enrollados en círculo.

La queratinización folicular es una característica de muchas condiciones dermatológicas diferentes. Corresponde considerar una biopsia diagnóstica si persiste alguna duda sobre el diagnóstico después de la anamnesis, la exploración clínica y la dermatoscopia.

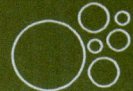

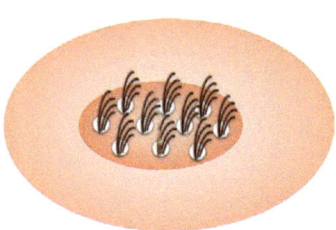

Las espínulas de tricostasis pueden ser una característica localizada dentro de lesiones cutáneas, como nevos dérmicos, o un hallazgo incidental. Múltiples pelos vellosos emergen a través de un orificio folicular, que se observan claramente en la tricoscopia.

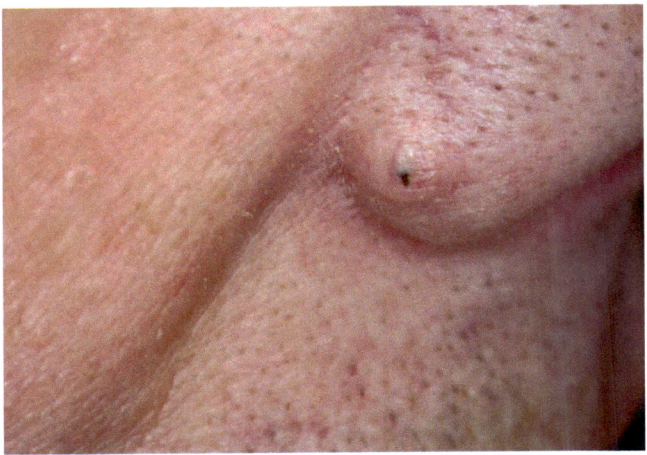

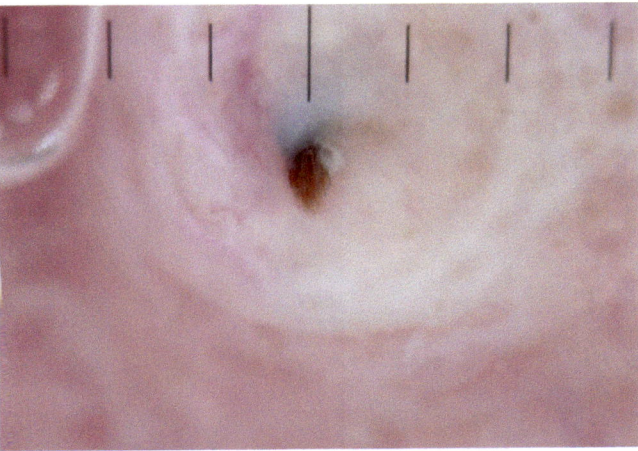

Nevo dérmico en el ala nasal de un hombre de 60 años: la tricoscopia muestra múltiples pelos vellosos que sobresalen a través de un orificio folicular.

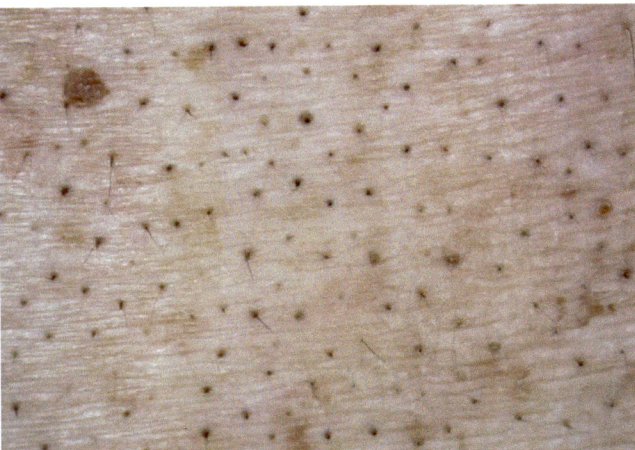

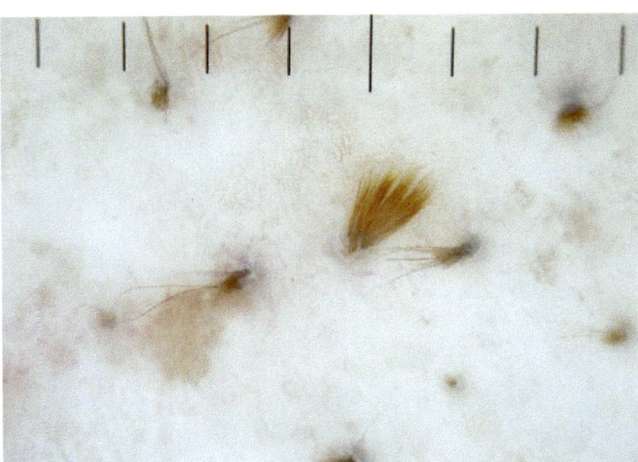

Múltiples pápulas foliculares en los flancos de un hombre de 30 años: la dermatoscopia muestra múltiples pelos vellosos que sobresalen a través de varios orificios foliculares, compatibles con espínulas de tricostasis.

Pozo L, et al. Dermoscopy of trichostasis spinulosa. *Arch Dermatol* 2008;144(8):1088.

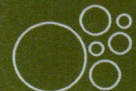
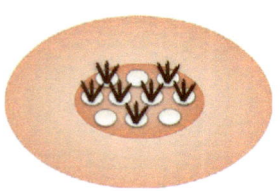

El liquen simple crónico ("nódulos del recolector") consiste en un engrosamiento de la piel causado por traumatismo repetitivo, a menudo habitual. Cuando se localiza en el cuero cabelludo, el aumento de la densidad del cabello da origen a una placa o nódulo similar a una cicatriz, con múltiples pelos quebrados y "florecidos" (tricoptilosis). La tricoscopia permite ilustrar el cambio traumático focal en los tallos del cabello, lo que ayuda al diagnóstico.

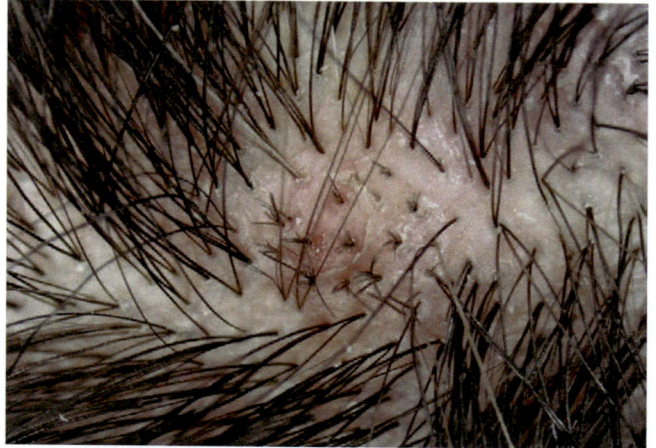

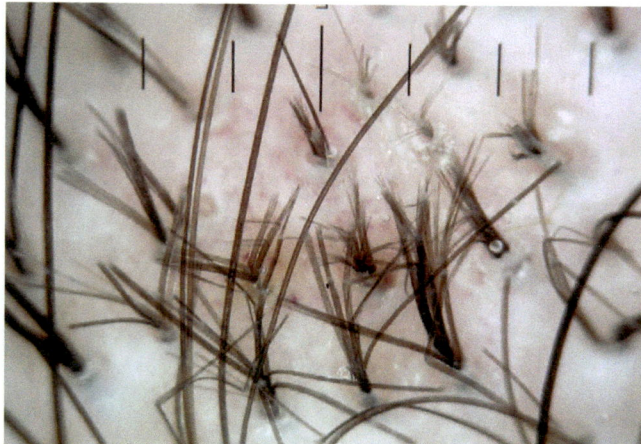

Placa solitaria en el cuero cabelludo parietal de un hombre de 50 años: la tricoscopia muestra múltiples pelos quebrados y tricoptilosis compatibles con un liquen simple crónico.

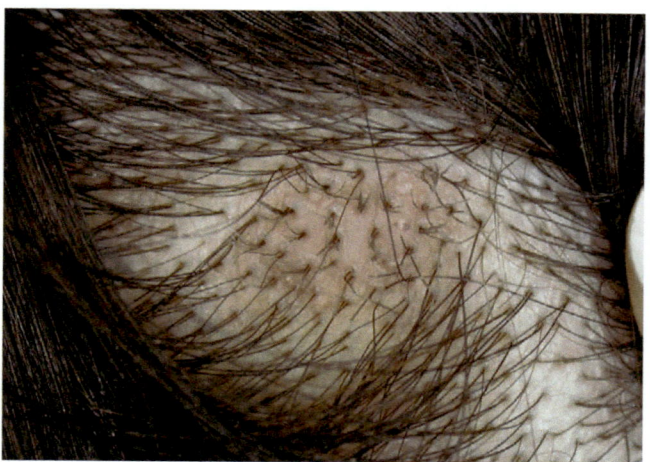

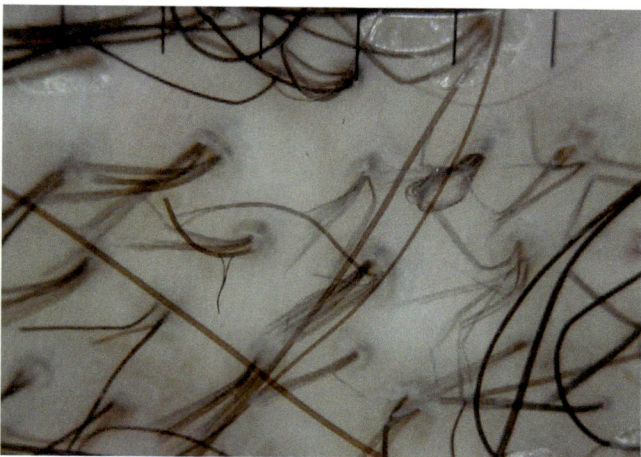

Placa solitaria en el cuero cabelludo occipital de un hombre de 40 años: la tricoscopia muestra múltiples pelos quebrados y tricoptilosis compatibles con un liquen simple crónico.

Corresponde considerar una biopsia si persisten preocupaciones sobre el diagnóstico y la actividad de la enfermedad después de un examen clínico y tricoscópico.

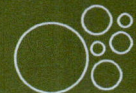
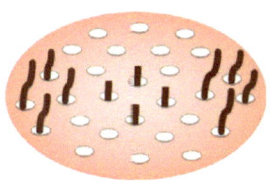

La alopecia por tracción es un tipo de pérdida de cabello causada por tirar del cabello de manera constante durante un período prolongado. Las causas frecuentes son las trenzas y las coletas apretadas. La tricotilomanía (tricoptilosis) es una forma de alopecia por tracción secundaria a un traumatismo repetitivo (frotar, tirar o arrancar) del cuero cabelludo. La tricoscopia muestra pelos de diferentes longitudes, pelos quebrados y ausencia de puntos amarillos o pelos en forma de signo de exclamación/cónicos observados en la *alopecia areata*.

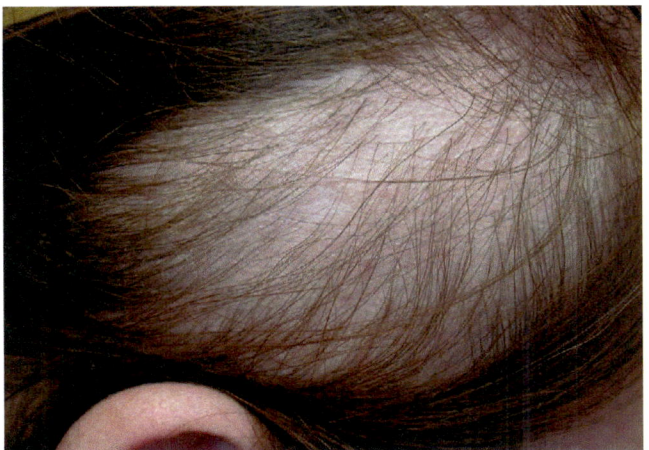

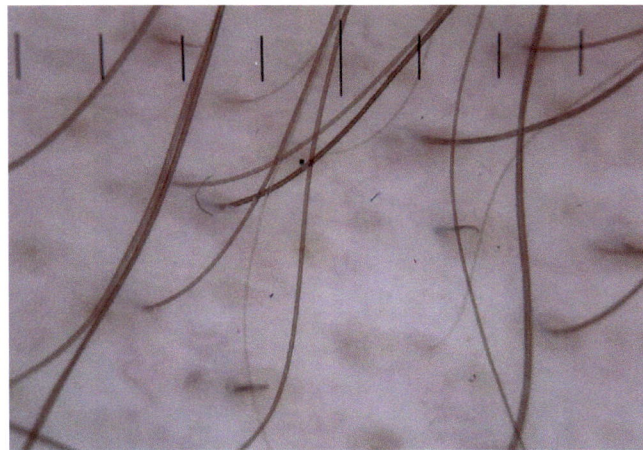

Pérdida de cabello en la región biparietal de una mujer de 20 años con antecedentes de alopecia por tracción debido a coletas apretadas: la dermatoscopia muestra pérdida de cabello y pelos rotos.

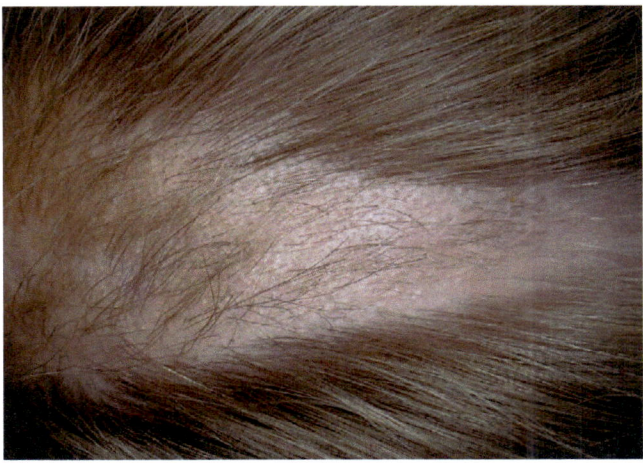

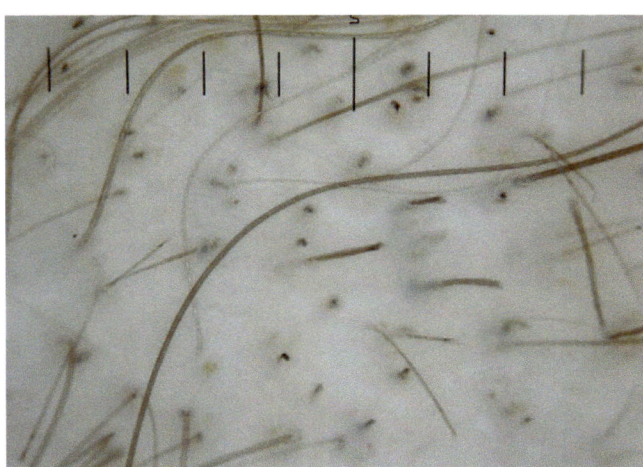

Parche triangular de reducción de la densidad pilosa en el vértice del cuero cabelludo de un niño de 12 años: la tricoscopia muestra múltiples pelos quebrados, puntos negros y pelos de diferentes longitudes.

Abraham LS, et al. Dermoscopic clues to distinguish trichotillomania from patchy alopecia areata. *An Bras Dermatol* 2010;85(5):723-6.

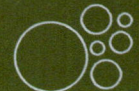

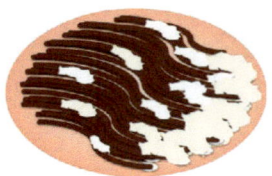 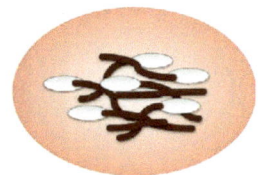

Las seudoliendres son estructuras blancas halladas a lo largo del tallo del cabello en el cuero cabelludo, que remedan liendres de piojos de la cabeza. Algunas afecciones inflamatorias con descamación, como la psoriasis, la dermatitis seborreica o la pitiriasis amiantácea, son causas frecuentes. Las rastas también pueden causar seudoliendres cuando los bulbos de los pelos telógenos quedan retenidos y enredados en el cabello vecino. La dermatoscopia puede ayudar a diferenciar estructuras de queratina, vainas peripilares y bulbos telógenos de liendres verdaderas.

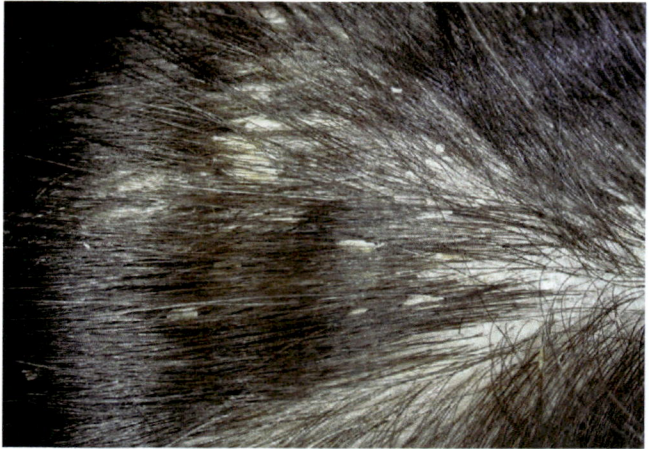 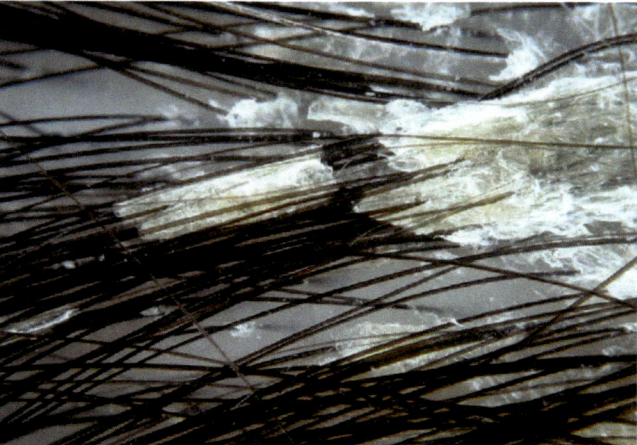

Pitiriasis amiantácea con escamas adherentes en el cuero cabelludo de una mujer de 50 años: la dermatoscopia muestra claramente múltiples agregados de queratina de escamas en los folículos pilosos.

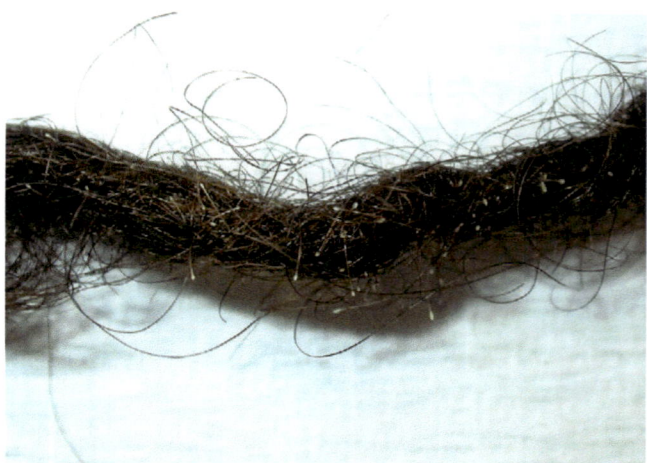 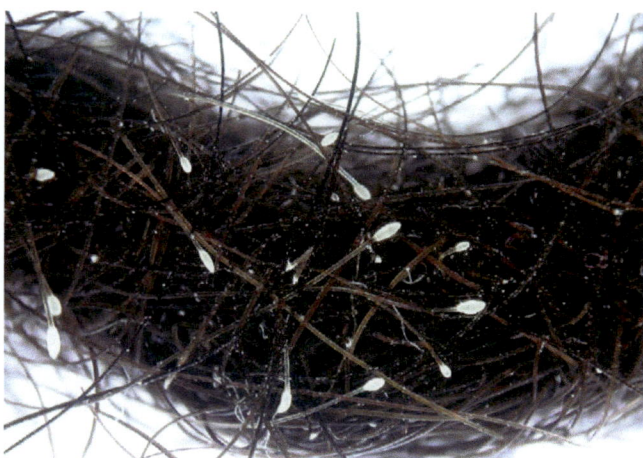

Ejemplo de una rasta en un hombre de 20 años: la dermatoscopia muestra claramente pelos retenidos con bulbos telógenos de color blanco brillante.

Salih S, Bowling JC. Pseudonits in dreadlocked hair: a lousey case of nits. *Dermatology* 2006;213(3):245.

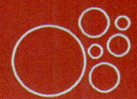

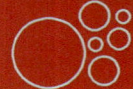
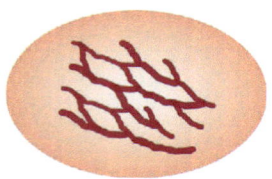

Las máculas telangiectásicas pueden aparecer como parte de la piel fotoenvejecida o como una característica benigna en la piel normal. En general, los vasos son de un tamaño similar y tienen un recorrido horizontal paralelo a la superficie de la piel en un plano dérmico más profundo, lo que determina vasos mal enfocados.

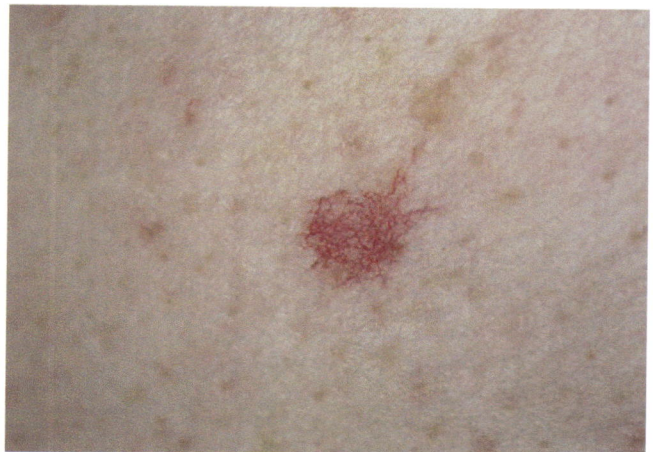

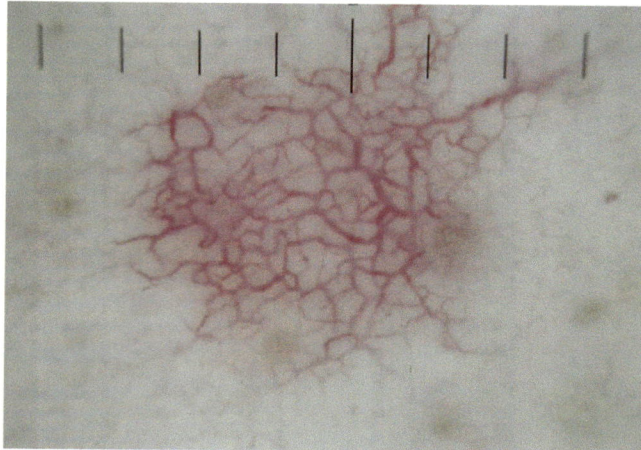

Mácula rosada asintomática de largo tiempo de evolución en la parte superior del brazo de una mujer de 60 años: la dermatoscopia muestra una zona reticular bien circunscrita de vasos lineales anastomosados, regulares y mal enfocados.

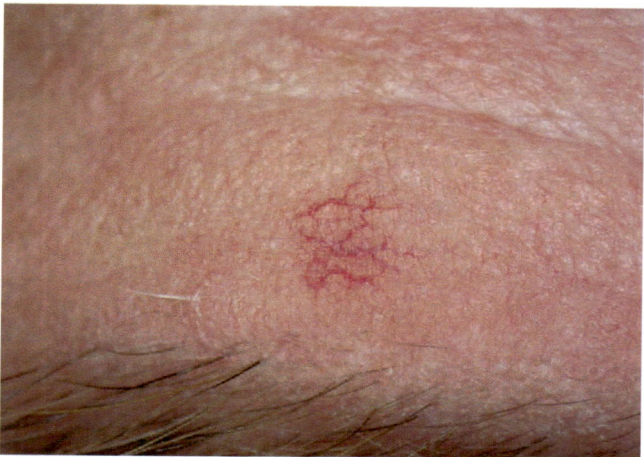

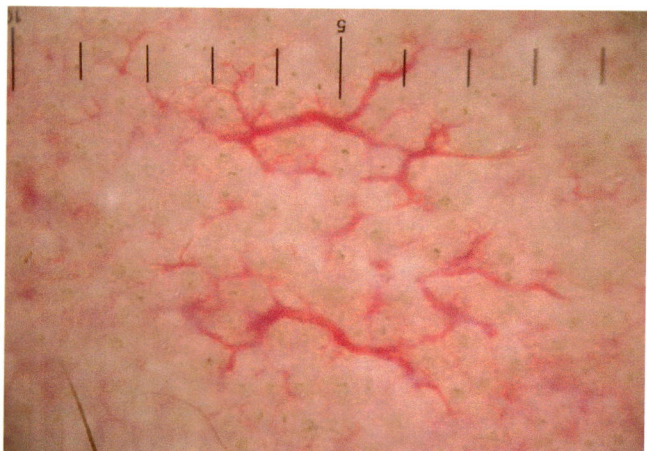

Hombre de 70 años con una mácula telangiectásica solitaria en la frente: la dermatoscopia muestra una zona focal de vasos lineales ramificados telangiectásicos, mal enfocados y anchos.

Si es solitaria y urticante cuando se la frota, considerar una biopsia diagnóstica para descartar mastocitosis.

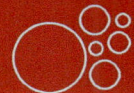

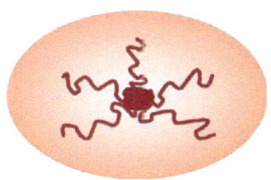

La telangiectasia aracniforme o araña vascular (antes conocida como nevo aracnoide) son máculas telangiectásicas focales con una arteriola de alimentación central característica perpendicular a la superficie de la piel, desde la cual irradian vasos dilatados. Los vasos radiales están mal enfocados y tienen un recorrido horizontal a través de la piel, que muestran prueba de vitropresión positiva. Son una característica normal de la piel y son frecuentes en niños, especialmente en las mejillas debajo de los párpados inferiores.

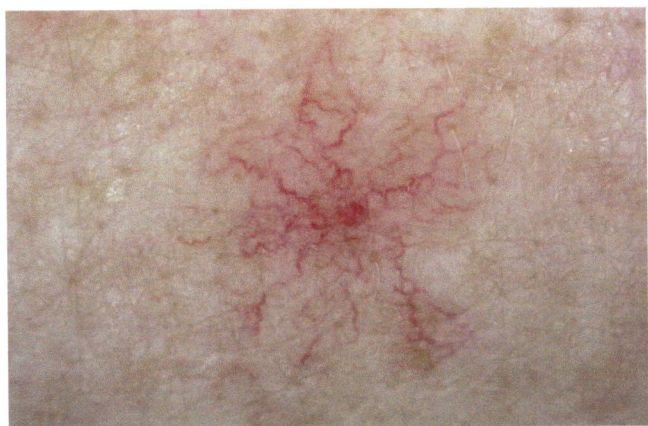
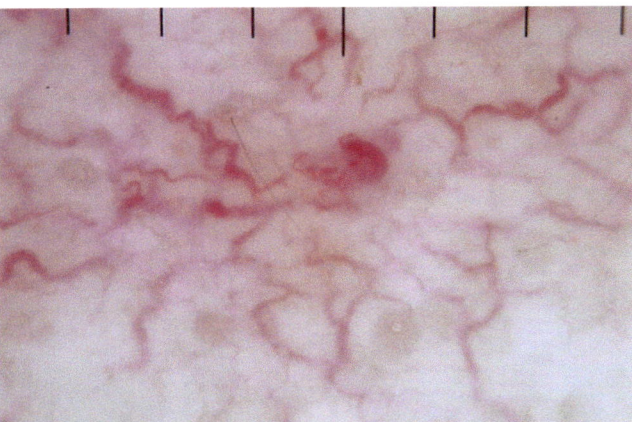

Telangiectasia aracniforme típica con un vaso dilatado central: la dermatoscopia muestra claramente un vaso dilatado central con vasos lineales radiales mal enfocados.

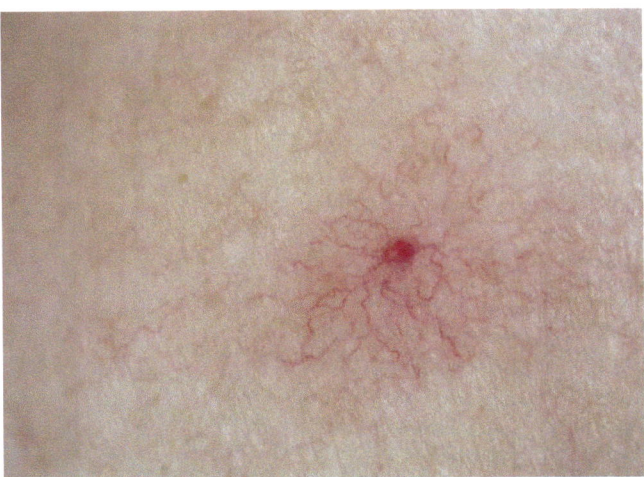
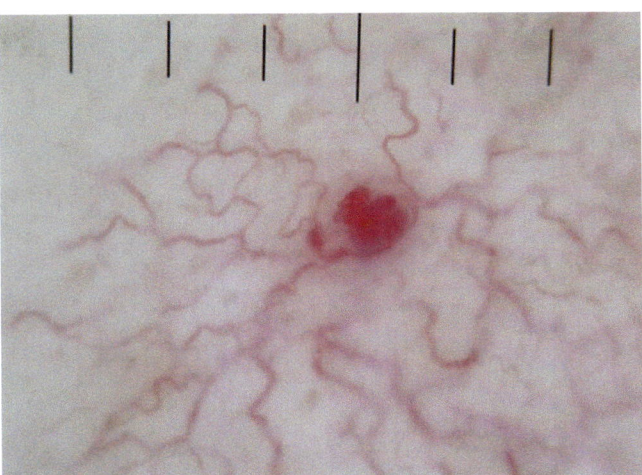

Telangiectasia aracniforme similar a la anterior: la dermatoscopia muestra un vaso dilatado central tortuoso con múltiples vasos lineales radiales que están mal enfocados.

Para demostrar esto, colocar al paciente frente a un espejo y usar un portaobjetos de vidrio para comprimir la lesión, luego liberar la presión para observar cómo se llena de nuevo el vaso central. En adultos con múltiples telangiectasias aracniformes, considérese investigar signos de hepatopatía crónica.

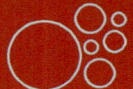

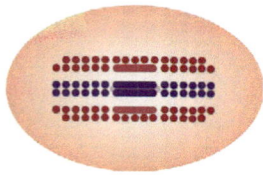

El sangrado en la piel acral puede dar lugar a un patrón paralelo de púrpura, una mancha rojo-morada/negra homogénea o de pigmentación variable. Los colores observados dependen del volumen de sangre y el tiempo de evolución de la lesión. Las lesiones más antiguas pueden mostrar colores variables debido a la degradación del hematoma.

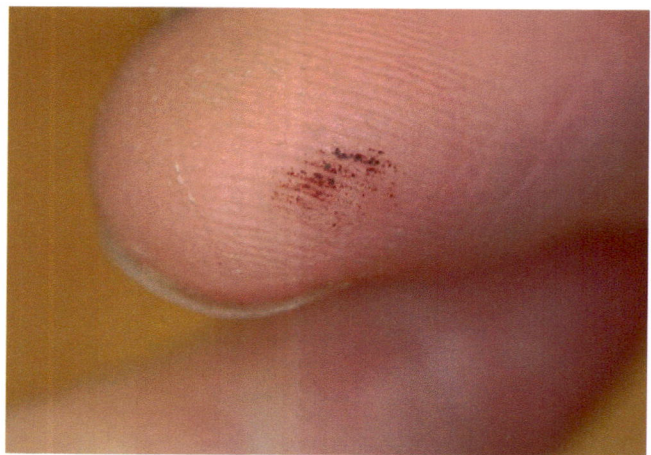

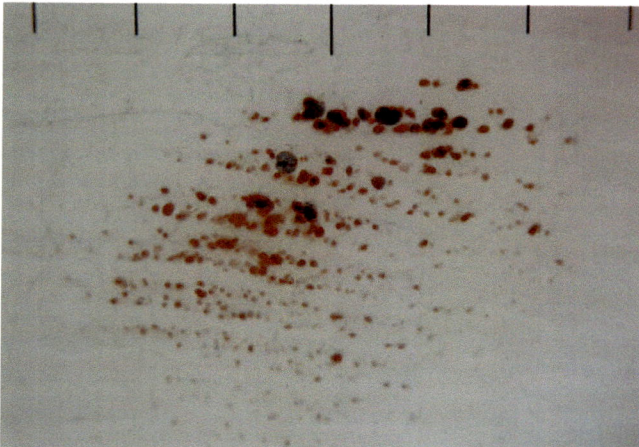

Traumatismo por pellizco del dedo que causa un hematoma evidente: la dermatoscopia muestra una disposición paralela de glóbulos de sangre morados y rojos.

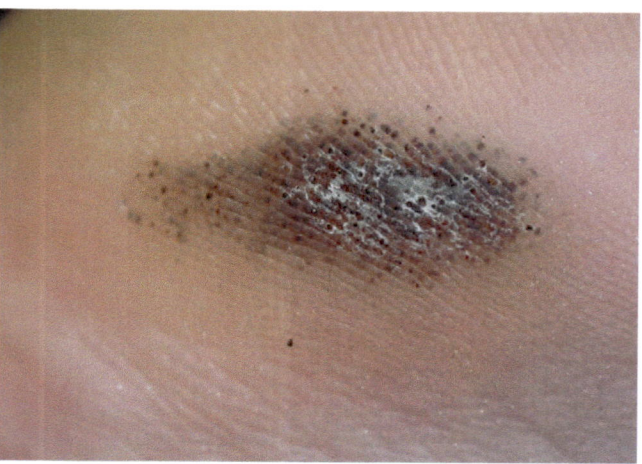

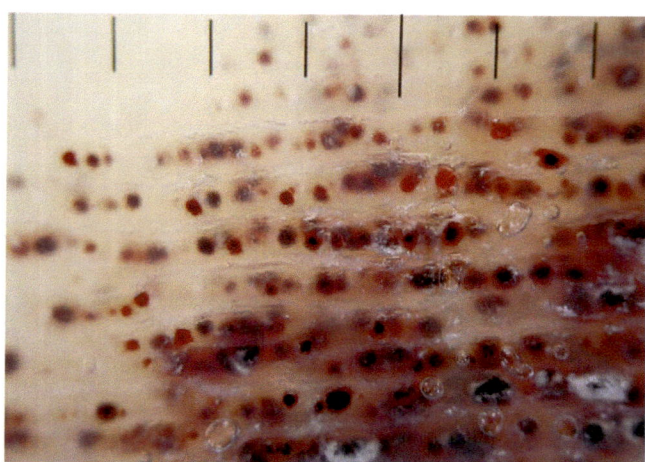

Traumatismo asintomático en el talón de un deportista que causa pigmentación: la dermatoscopia muestra múltiples líneas paralelas de glóbulos de color rojo y morado a lo largo de las líneas de las crestas acrales. Este patrón se ha descrito previamente como "guijarros en las crestas".

Saida T, et al. Dermoscopy for acral pigmented skin lesions. *Clin Dermatol* 2002;20(3):279-85.

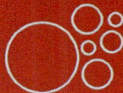

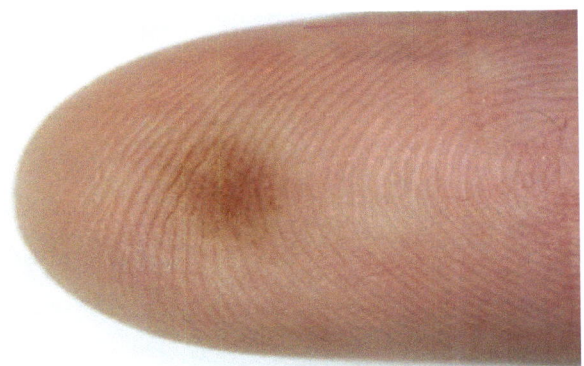

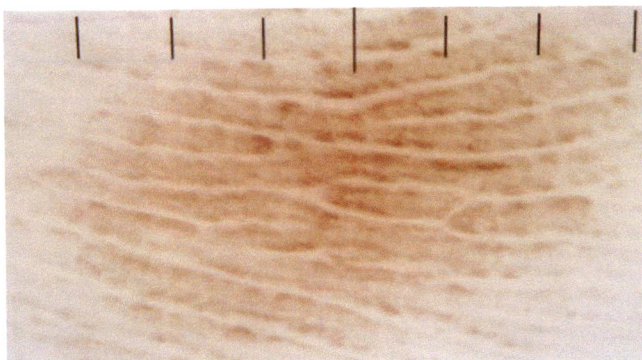

Mácula bronceada en el pulpejo del dedo compatible con un hematoma subcórneo en resolución: la dermatoscopia muestra el patrón de cresta paralela, donde la sangre ocupa la cresta de los dermatoglifos.

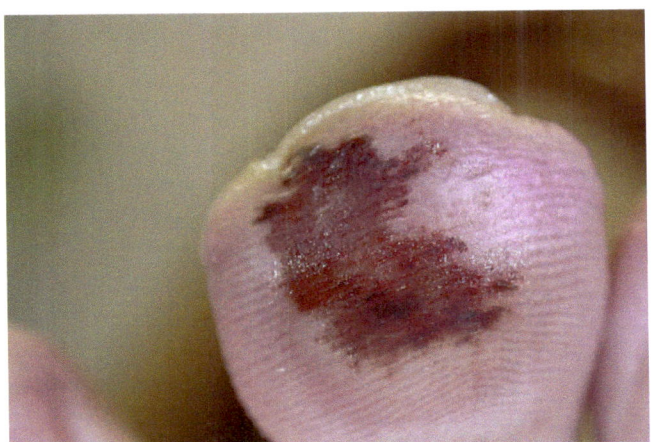

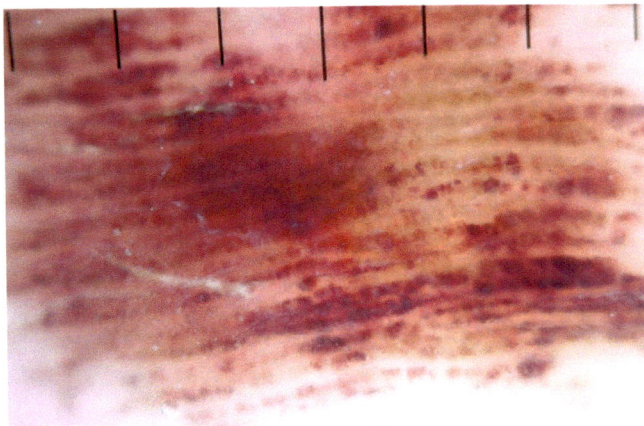

Mácula hemorrágica en el dedo del pie de un hombre diabético con neuropatía periférica: la dermatoscopia confirma el patrón de cresta paralela de sangre dentro de los dermatoglifos.

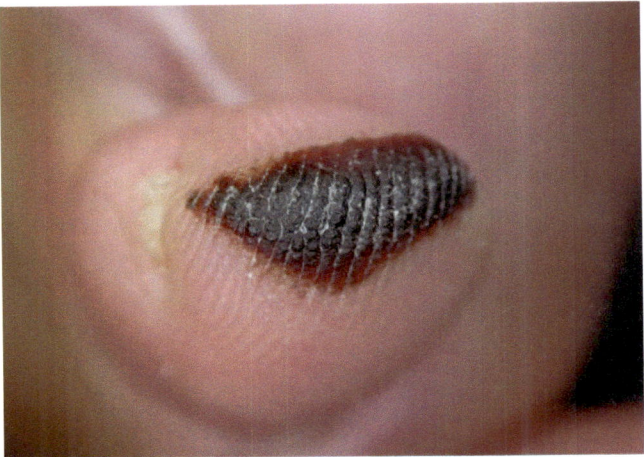

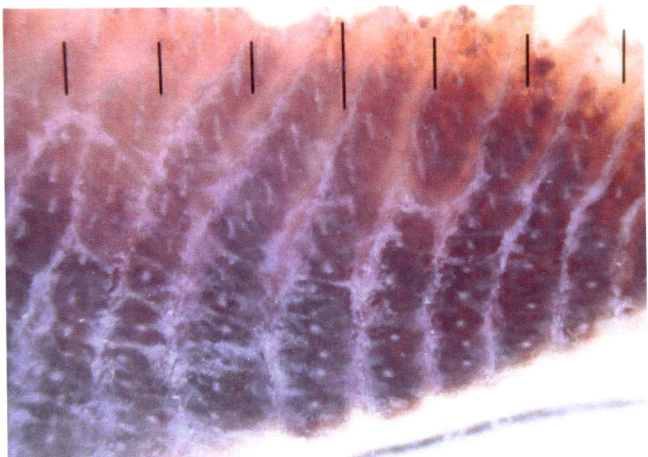

Lesión deportiva que produce una placa morada bien definida en el dedo del pie: la dermatoscopia muestra el llenado de la cresta de los dermatoglifos acrales con sangre morada homogénea y puntos blancos (aberturas prominentes de los conductos ecrinos).

El bronceado falso, el nevo azul, el nevo congénito o el pigmento étnico también pueden mostrar un patrón de cresta paralela.

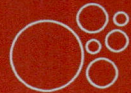

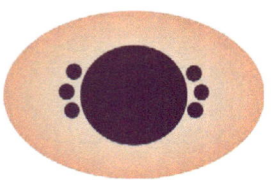

El traumatismo de la piel, y en especial de la piel acral, puede dar lugar a sangrado y aparición de un hematoma subcórneo. En la dermatoscopia puede observarse el patrón de cresta paralela o, alternativamente, una lesión de pigmentación intensa y homogénea. Cuando no hay antecedentes claros de traumatismo, estas máculas morado-negras en la piel acral pueden confundirse con melanoma.

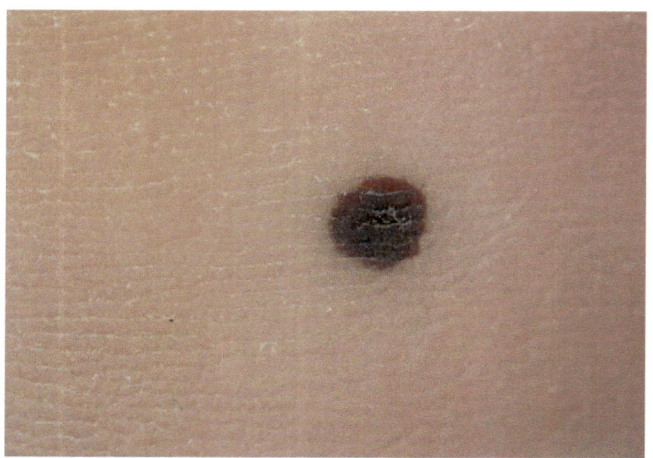

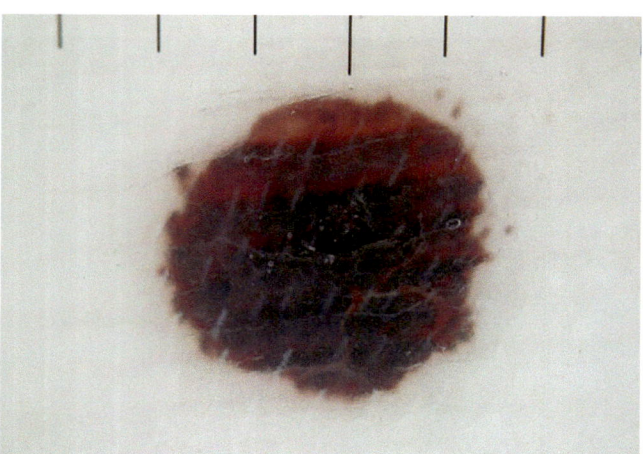

Mácula hiperpigmentada de aparición reciente en la planta del pie después de hacer senderismo: la dermatoscopia muestra claramente una pigmentación morada homogénea con glóbulos morados periféricos.

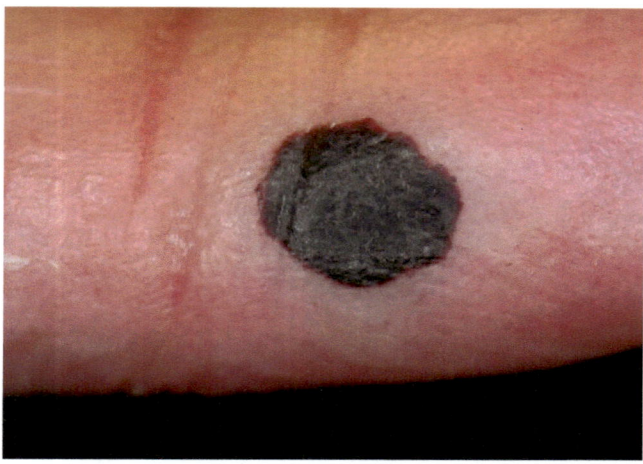

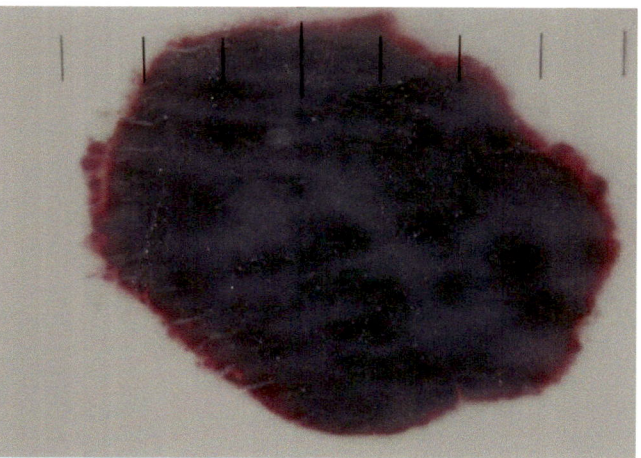

Traumatismo de un dedo de la mano que causa una gran mácula hemorrágica morada: la dermatoscopia muestra un color morado oscuro homogéneo, en el centro, y glóbulos morados más brillantes separados, en el margen.

En los hematomas subcórneos hiperpigmentados, las características diagnósticas pueden ser sutiles. Por lo tanto, buscar indicios diagnósticos de glóbulos morados en el margen periférico. Estos glóbulos son similares a las salpicaduras del derrame de cualquier líquido.

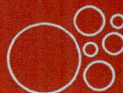
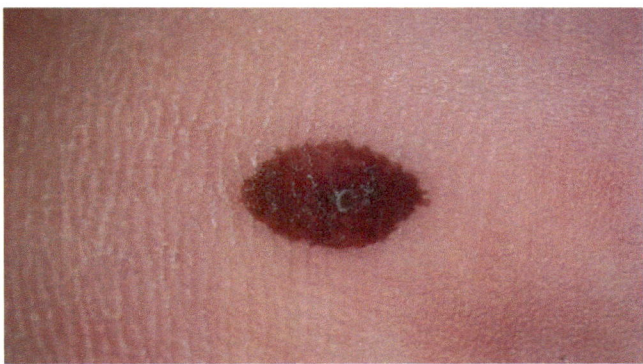
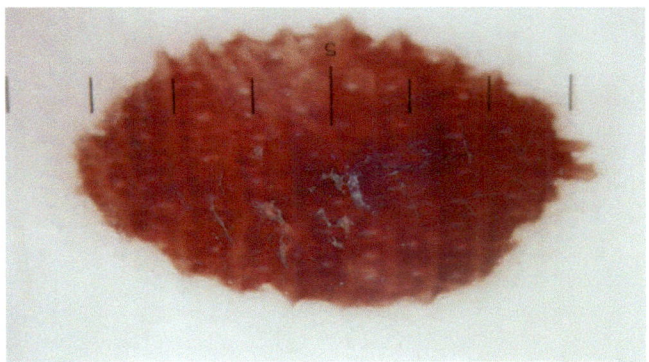

Mácula homogénea de color rojo cereza en un dedo de la mano después de un traumatismo: la dermatoscopia muestra pigmentación roja homogénea correspondiente a la sangre que delinea los dermatoglifos.

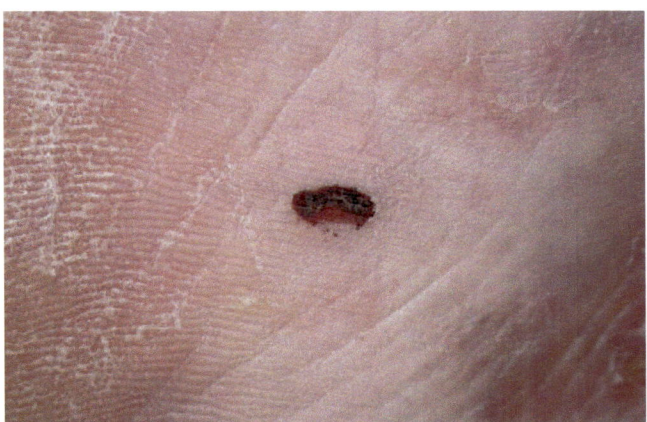
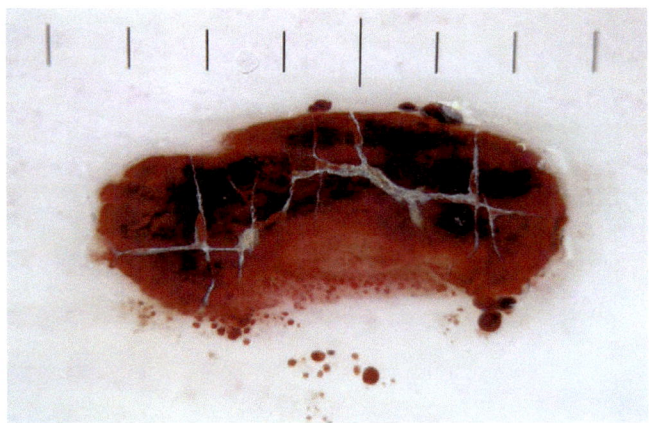

Mácula hemorrágica en la planta del pie que comienza a resolverse: la dermatoscopia muestra la degradación de la sangre, con fragmentación y glóbulos periféricos de color rojo.

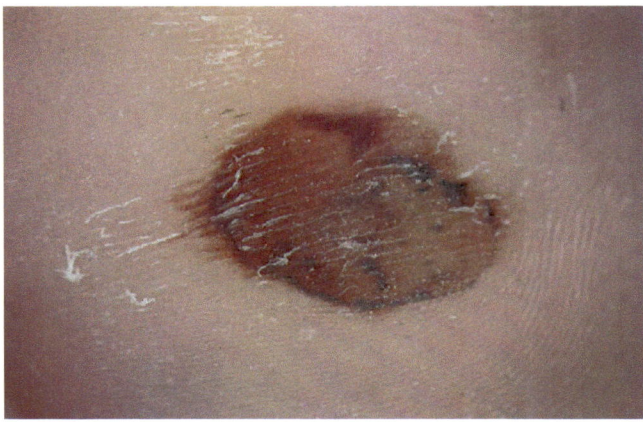
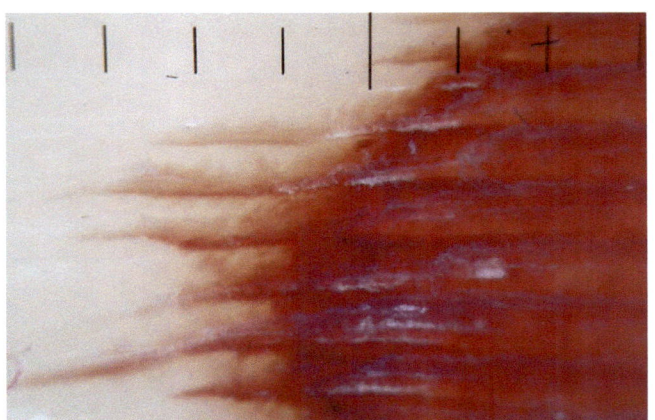

Lesión deportiva en el talón: la dermatoscopia muestra una pigmentación grande de color rojo/morado, homogénea, que se extiende lateralmente hacia los surcos acrales.

Cuando la dermatoscopia confirma un hematoma subcórneo, se puede utilizar un raspado o curetaje superficial para identificar y eliminar la sangre seca, lo que se logra fácilmente y sin causar molestias.

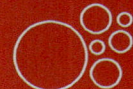
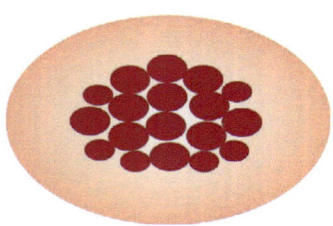

Los hemangiomas son tumores vasculares benignos frecuentes. Pueden presentarse como máculas, placas, pápulas o nódulos rojos o morados solitarios o múltiples. Desde el punto de vista histopatológico, los hemangiomas consisten en vasos sanguíneos subepidérmicos dilatados, que pueden formar grandes espacios vasculares que, después de un traumatismo, pueden trombosarse. También se conocen como angiomas "cereza" o manchas de Campbell de Morgan. La dermatoscopia muestra múltiples glóbulos o lagunas rojas uniformes.

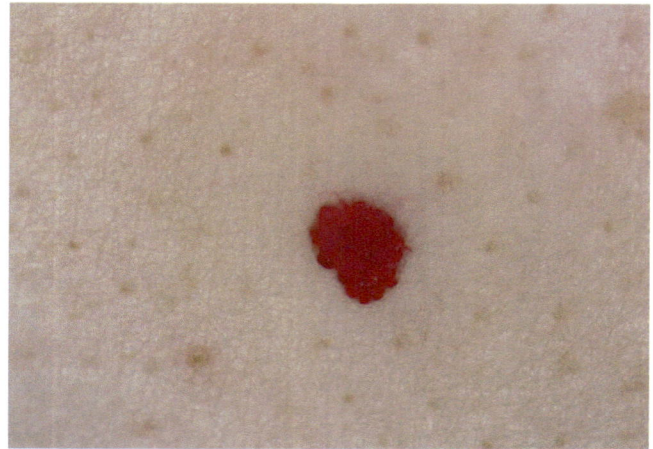

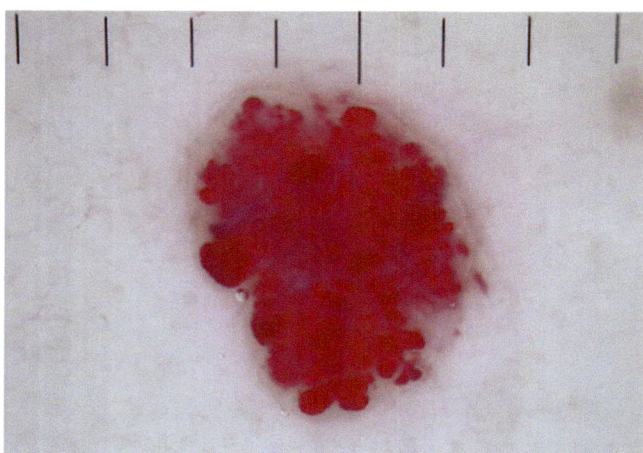

Múltiples máculas, placas y pápulas vasculares "rojo fresa" en el tronco y los segmentos proximales de los miembros de una mujer de 40 años: la dermatoscopia muestra glóbulos/lagunas de color rojo brillante uniformes que se asemejan a un racimo de uvas.

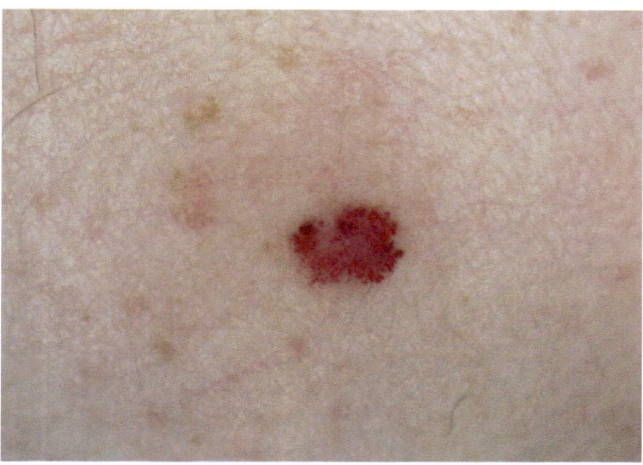

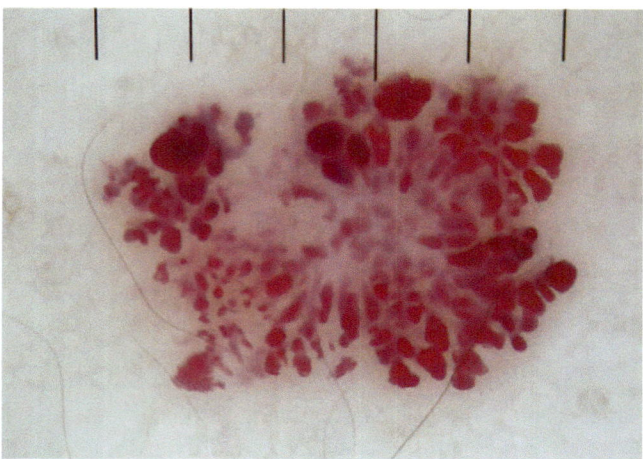

Mácula eritematosa solitaria en la cara externa del muslo de una mujer de 50 años: la dermatoscopia muestra múltiples glóbulos/lagunas de color rojo, homogéneos, compatibles con un hemangioma benigno.

Piccolo V, et al. Dermatoscopy of vascular lesions. *Dermatol Clin* 2018;36(4):389-95.

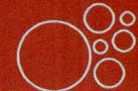

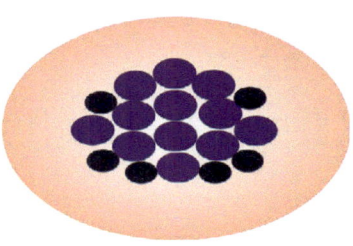

Los hemangiomas que se localizan en planos dérmicos más profundos suelen estar bien delimitados, con líneas/tabiques blanquecinos que dividen la lesión y delinean el margen periférico de las lagunas observadas en la dermatoscopia. Es importante destacar que cada laguna está compuesta por un solo color morado homogéneo.

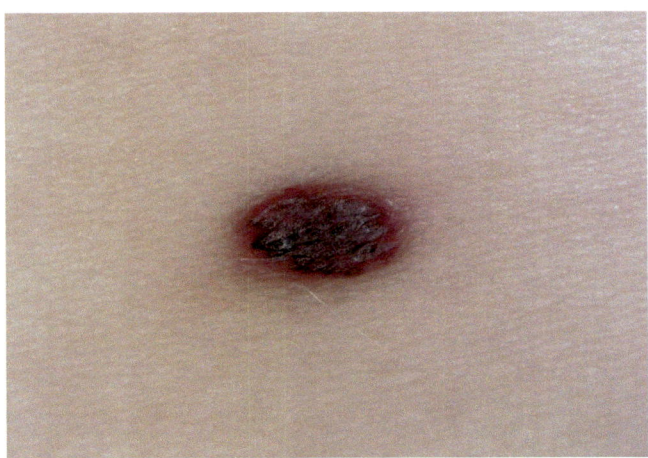

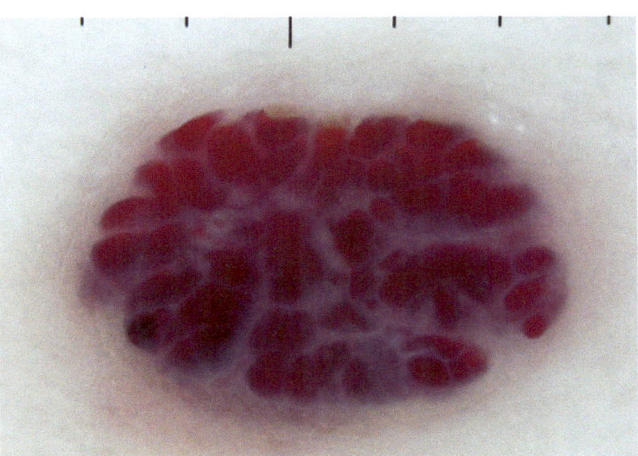

Placa morada en la región lumbar de una mujer de 30 años: la dermatoscopia muestra lagunas moradas homogéneas que forman un patrón en empedrado.

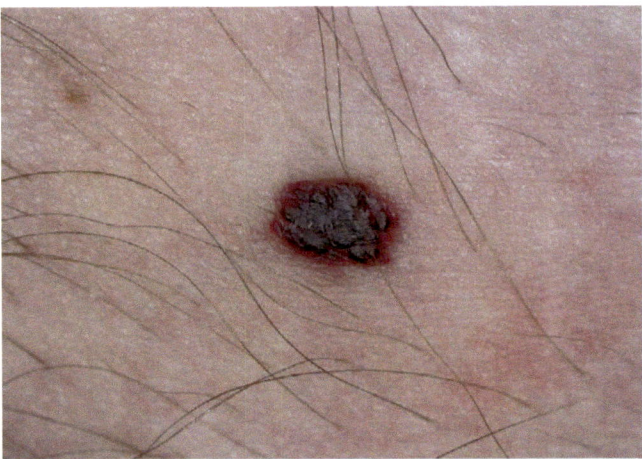

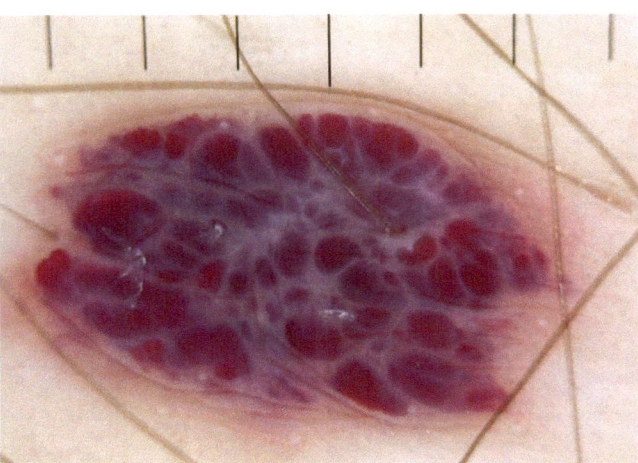

Placa morada en la cara posterior del muslo de un hombre de 25 años: la dermatoscopia muestra lagunas moradas de pigmentación uniforme con un patrón en empedrado.

El color de las lagunas observadas en la dermatoscopia depende del grado de oxigenación y de la presencia o ausencia de trombosis. Considérese la biopsia por resección si hay alguna duda diagnóstica, variabilidad de la pigmentación o vasos atípicos dentro de la laguna.

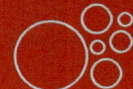

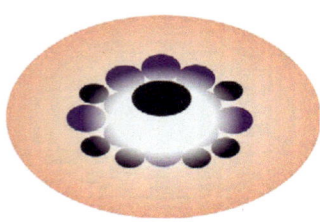

En los angioqueratomas suelen observarse lagunas oscuras que reflejan trombosis dentro de los espacios vasculares. El velo blanquecino visualizado en los angioqueratomas se debe a la hiperqueratosis y la acantosis que recubren los espacios vasculares. La inflamación y extravasación de eritrocitos puede manifestarse por eritema periférico.

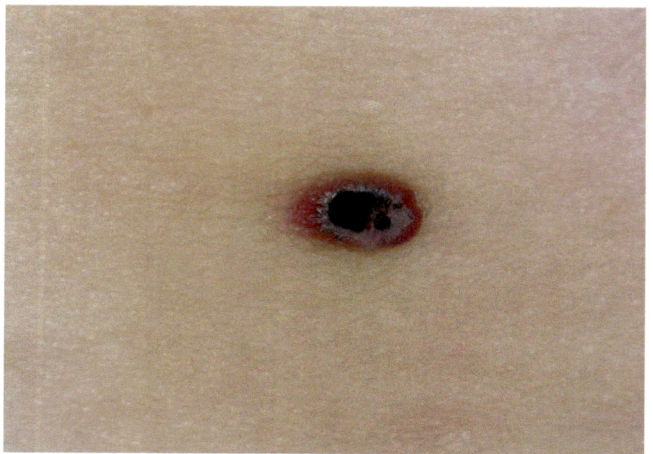

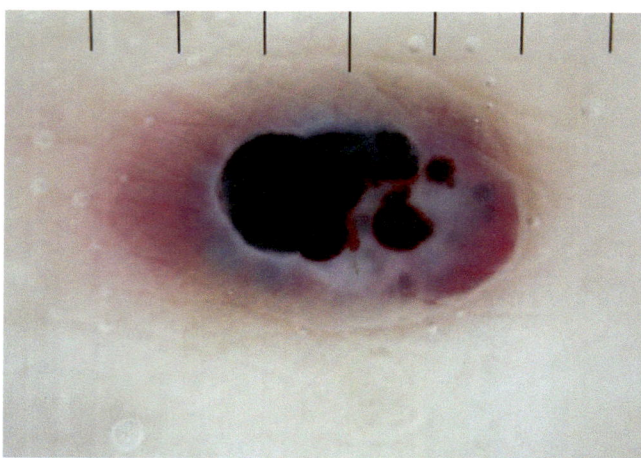

Placa hiperpigmentada solitaria de aparición reciente en la parte superior del muslo de una mujer de 30 años: la dermatoscopia muestra una mancha central negra/morada con un velo blanquecino circundante y eritema periférico, compatibles con un angioqueratoma.

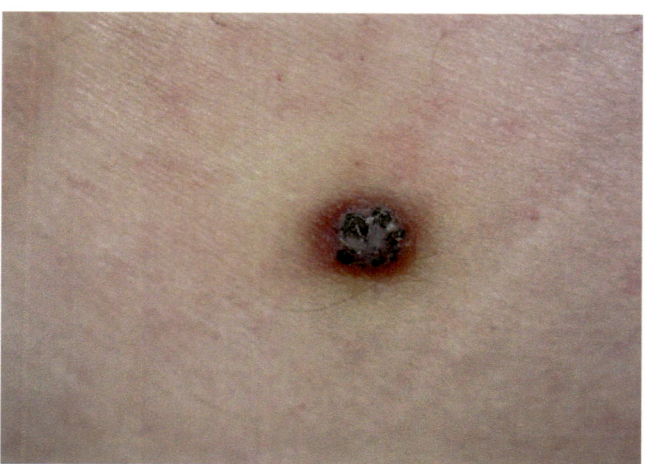

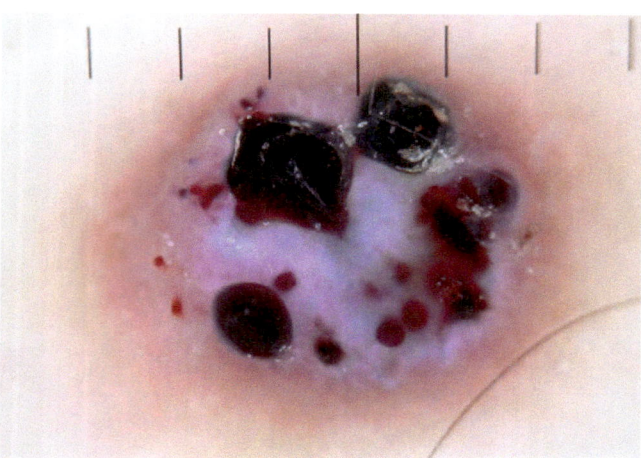

Pápula hiperpigmentada de aparición reciente en la pantorrilla de una mujer de 40 años: la dermatoscopia muestra lagunas negras/moradas separadas, con un velo blanquecino y eritema periférico mal definido en este angioqueratoma confirmado por histopatología.

Zaballos P, et al. Dermoscopy of solitary angiokeratomas: a morphological study. *Arch Dermatol* 2007;143(3):318-25.

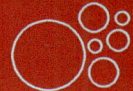

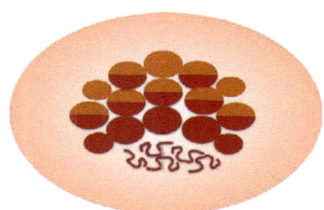

Los linfangiomas son proliferaciones localizadas de vasos linfáticos que se presentan como pápulas de color carne. En caso de traumatismo, pueden aumentar de tamaño y presentar focos hemorrágicos morados. Las características dermatoscópicas consisten en colores naranja, rosado y lagunas de dos tonos con un nivel líquido, con volúmenes variables de sangre morada. Con la gravedad, el componente morado de la laguna de dos tonos debe localizarse en la parte inferior y el componente naranja, en la parte superior.

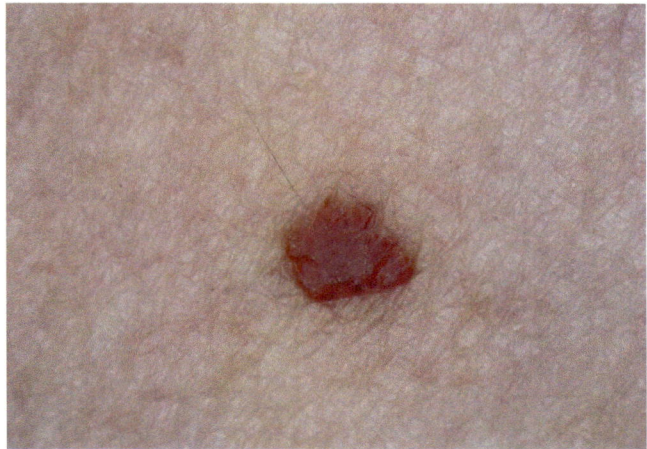

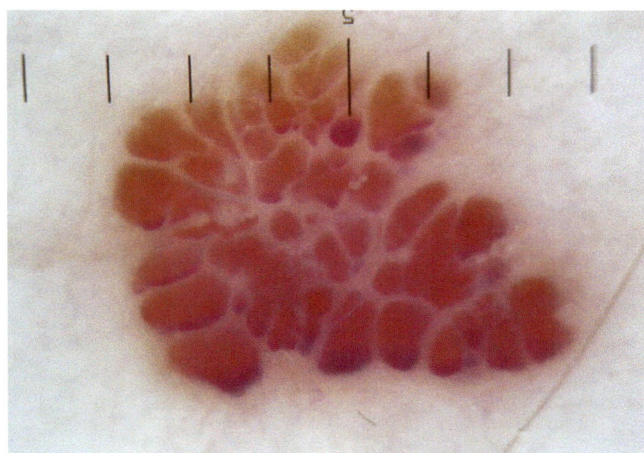

Placa naranja-rosada en la cara lateral del muslo de un hombre de 60 años: la dermatoscopia muestra múltiples lagunas con coloración naranja en la parte superior y morada en la inferior, compatibles con un linfangioma.

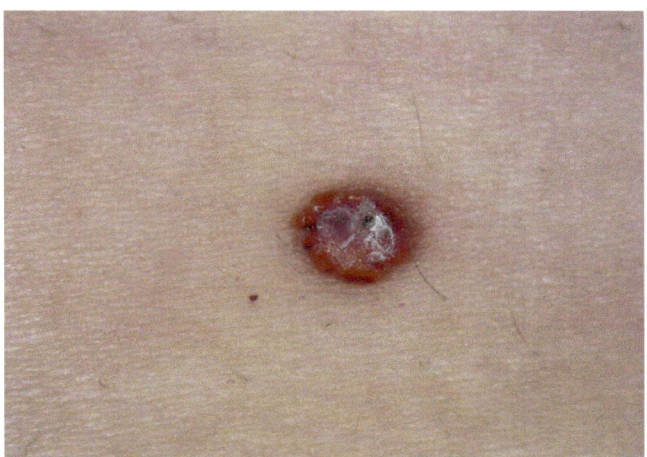

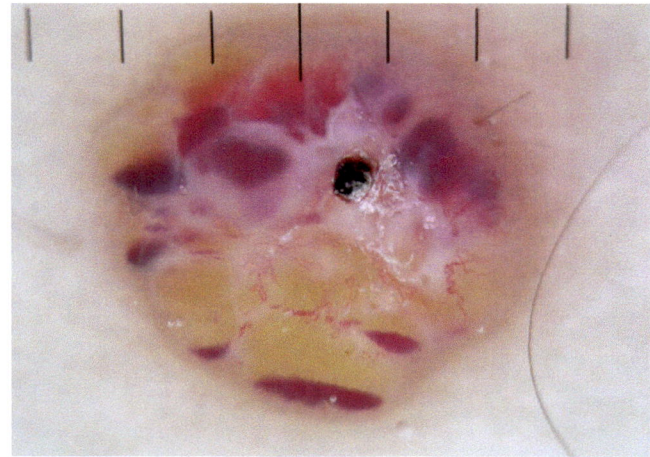

Pápula morado-naranja en el flanco de un hombre de 50 años: la dermatoscopia muestra lagunas de dos tonos (mitad y mitad) de color naranja y morado, así como vasos anastomosados nítidamente enfocados en este linfangioma confirmado por histopatología.

Jha AK, et al. Dermoscopy of cutaneous lymphangioma circumscriptum. *Dermatol Pract Concept* 2017;7(2):37-8.

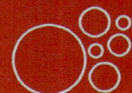
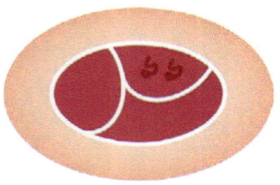

Los hemangiomas capilares lobulados, también conocidos como granulomas piógenos, son proliferaciones vasculares localizadas que suelen aparecer después de un traumatismo. Por lo general, se localizan en la piel acral, aunque también pueden observarse en los labios, el tronco y los miembros. Los granulomas piógenos sangran con facilidad. En la dermatoscopia, se presentan como zonas rojas homogéneas (con vasos irregulares o sin ellos) separadas por líneas/tabiques blancos o rodeadas por un collarete blanco. También pueden contener vasos.

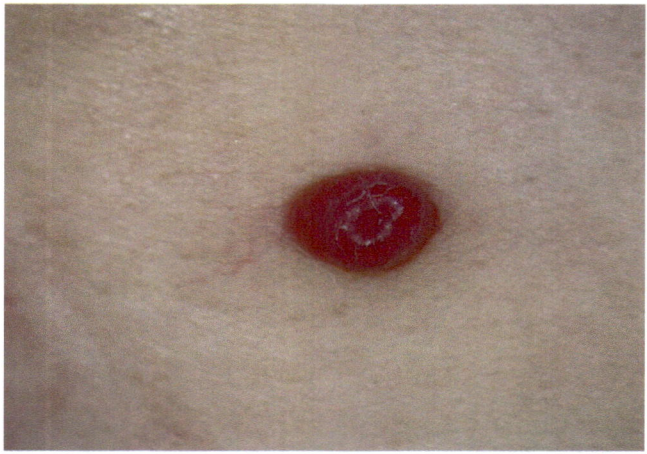
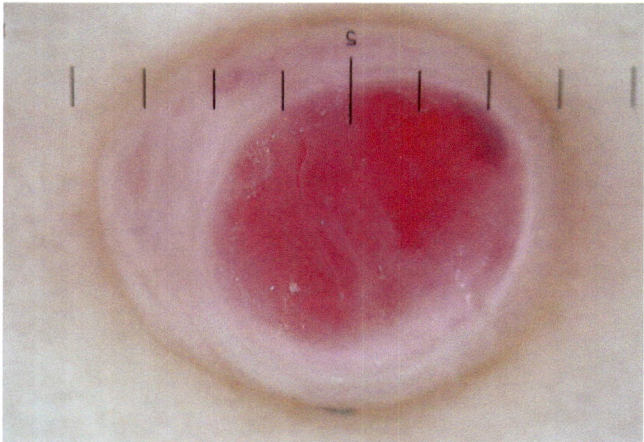

Pápula vascular en el muslo de una mujer de 40 años: la dermatoscopia muestra un collarete periférico con coloración roja homogénea central, y la histopatología confirma un granuloma piógeno.

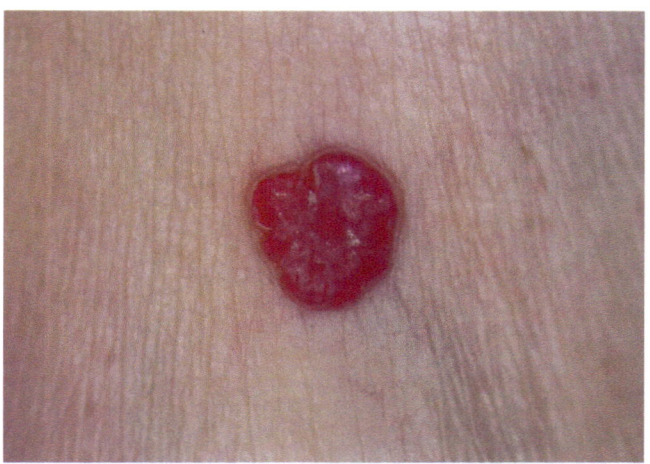
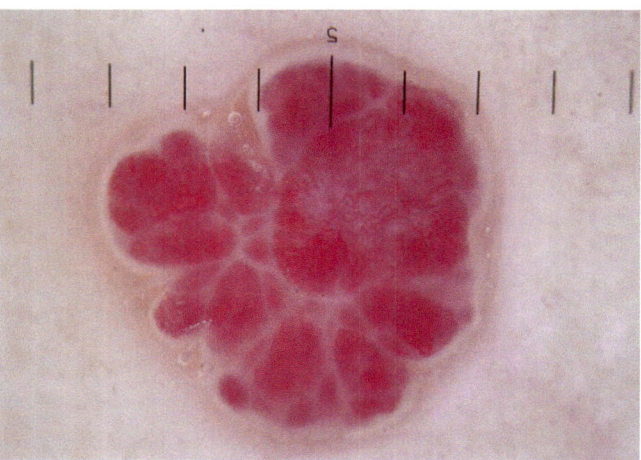

Placa vascular en la pierna de una mujer de 30 años: la dermatoscopia muestra un collarete periférico, líneas o tabiques blancos, vasos irregulares y coloración rojo fresa uniforme en este granuloma piógeno confirmado por histopatología.

Zaballos P, et al. Dermoscopic findings in pyogenic granuloma. *Br J Dermatol* 2006;154(6):1108-11.

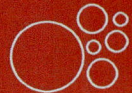

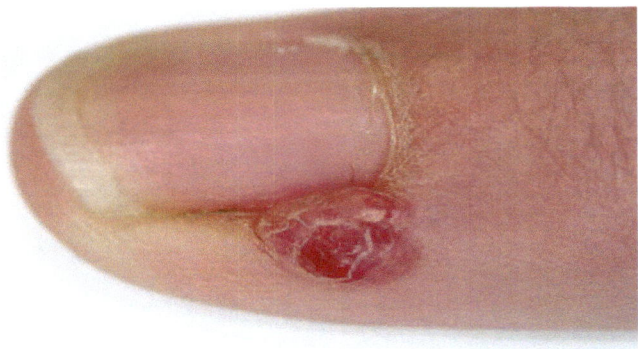 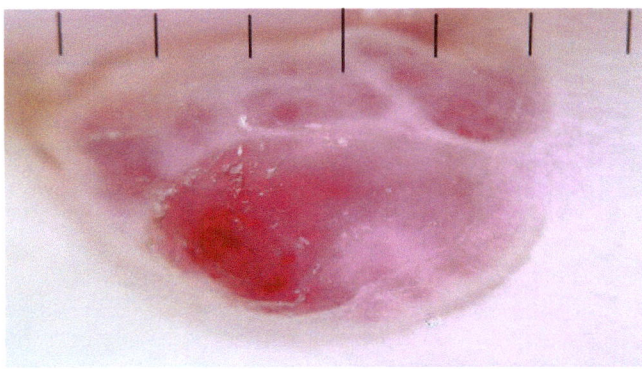

Pápula vascular en el pliegue ungueal lateral del dedo índice: la dermatoscopia muestra un collarete periférico, zonas rojas homogéneas separadas por líneas blancas y un foco de erosión.

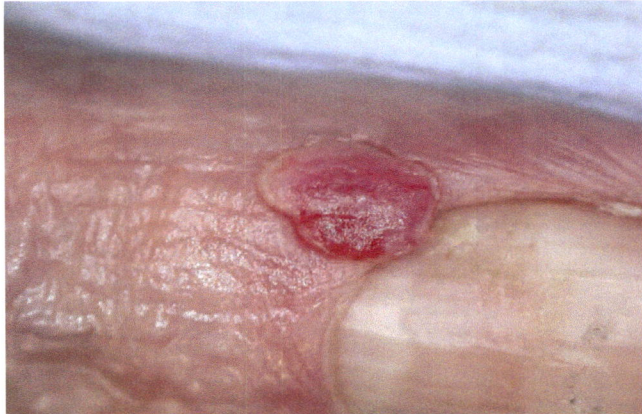 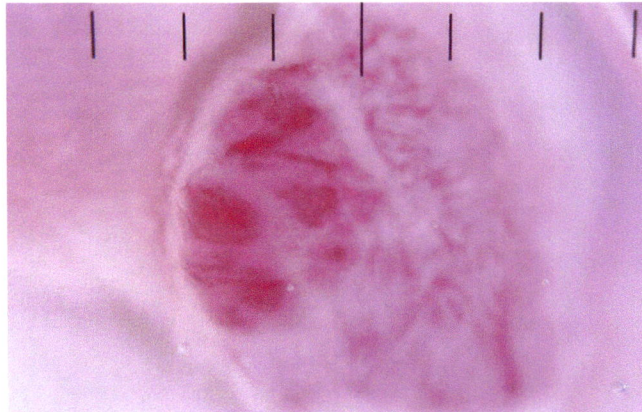

Pápula vascular en el pliegue ungueal proximal del dedo índice después de un traumatismo mínimo: la dermatoscopia muestra un collarete periférico blanco, eritema y vasos dilatados.

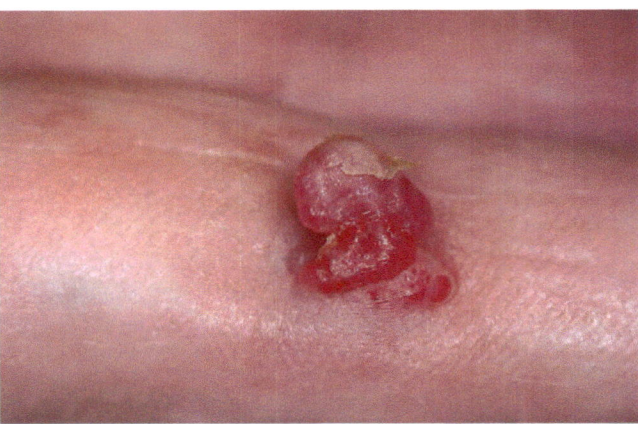 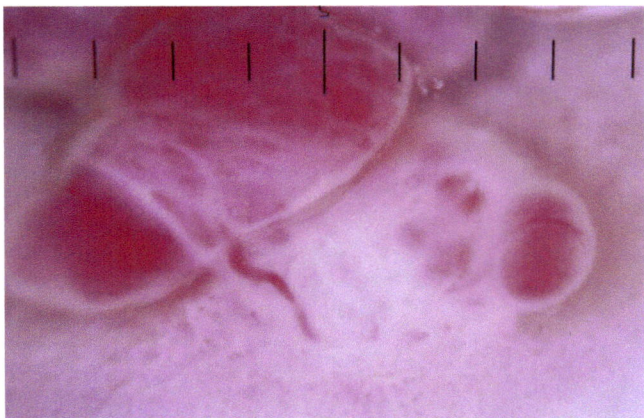

Pápula vascular exofítica en la superficie palmar del dedo medio izquierdo: la dermatoscopia muestra un collarete blanco periférico y líneas blancas alrededor de las zonas eritematosas y los vasos dilatados.

Siempre envíese la muestra quirúrgica para confirmación histopatológica a fin de descartar melanoma amelanótico u otros tumores malignos.

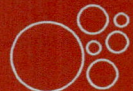
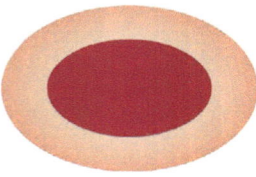

Los tumores vasculares, con proliferación de pequeños vasos en la histopatología, tienden a mostrar características clínicas y dermatoscópicas similares. Estos incluyen tumores como el hemangioma microvenular, el hemangioma en clavo de minero y el sarcoma de Kaposi. Nota: considerar una biopsia diagnóstica en cualquier mácula rosada de largo tiempo de evolución en caso de incertidumbre diagnóstica.

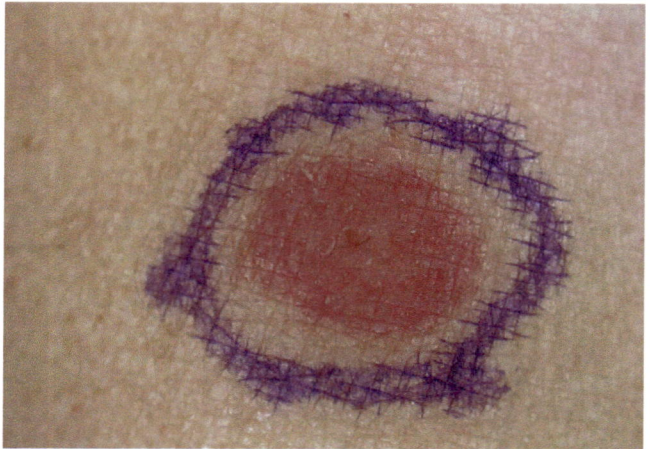
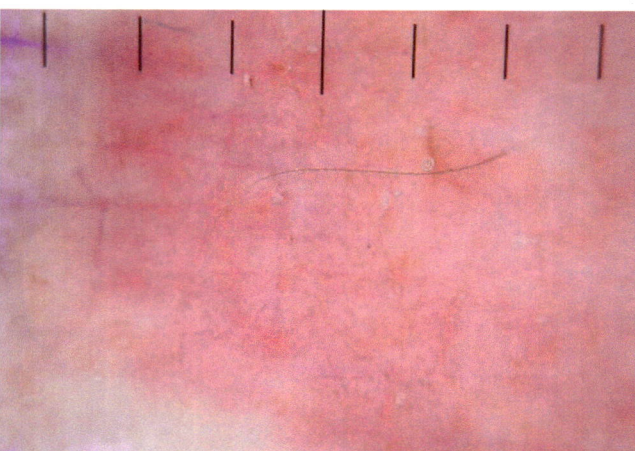

Mácula rosada de larga data, que no responde a corticosteroides tópicos, en el muslo de una mujer de 40 años: la dermatoscopia muestra eritema irregular sin otras características diagnósticas; la histopatología confirmó un hemangioma microvenular.

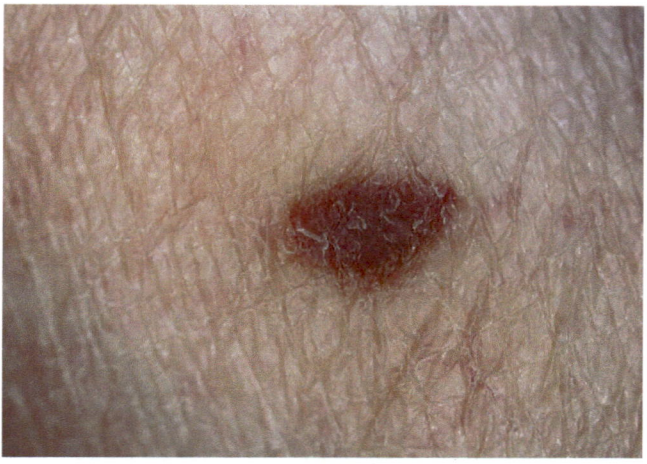
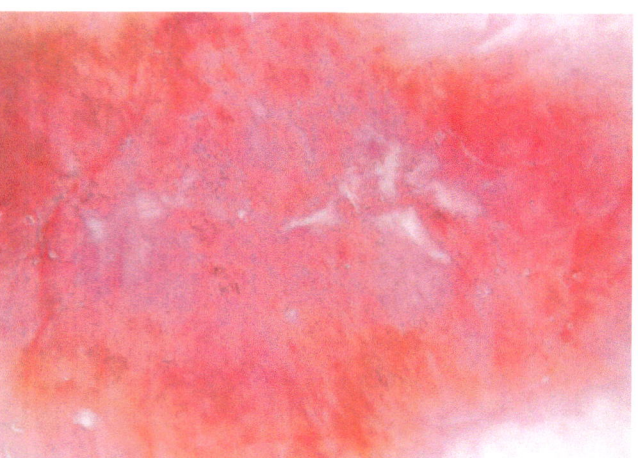

Hombre de 85 años con múltiples placas moradas en el miembro inferior: la dermatoscopia muestra eritema lechoso, y manchas y hebras blancas brillantes; la histopatología confirmó un sarcoma de Kaposi de tipo clásico. En este caso, el diagnóstico depende de una buena correlación clínica.

Coates D, Bowling J. Dermoscopy is not always helpful in the diagnosis of vascular lesions. *Australas J Dermatol* 2010;51(4):292-4.

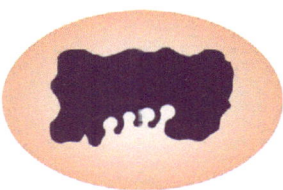

La púrpura traumática (también conocida como púrpura de Bateman, púrpura senil o púrpura actínica) es una afección benigna, frecuente, en los ancianos, caracterizada por equimosis de color morado recurrentes, a menudo múltiples, que suelen localizarse en las superficies extensoras de las manos, los antebrazos o las piernas. Aparecen después de traumatismos menores y son autolimitadas. La dermatoscopia muestra manchas moradas bien delimitadas con un margen periférico bien definido, que a menudo respetan la región perifolicular.

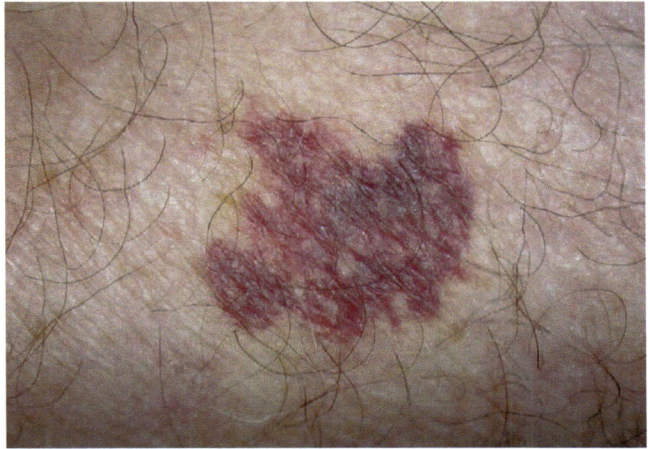
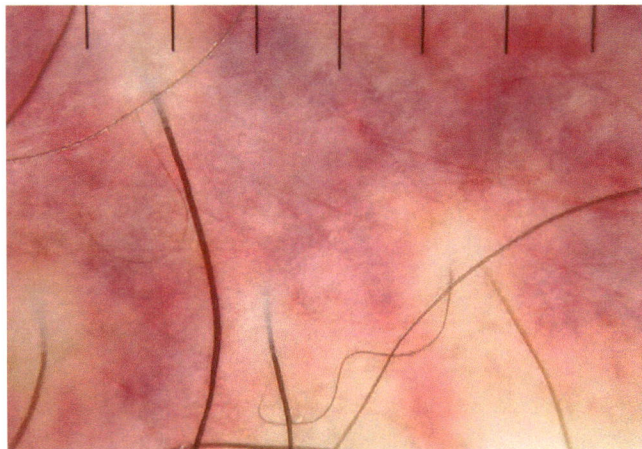

Mácula morada de aparición reciente en el antebrazo de un hombre de 75 años sin antecedentes evidentes de traumatismo: la dermatoscopia muestra una gran extensión de color morado homogéneo bien delimitada, que respeta la región perifolicular en el margen en esta mácula purpúrica benigna.

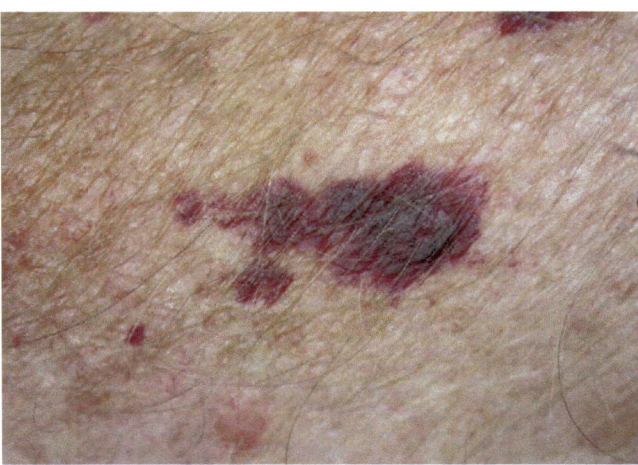
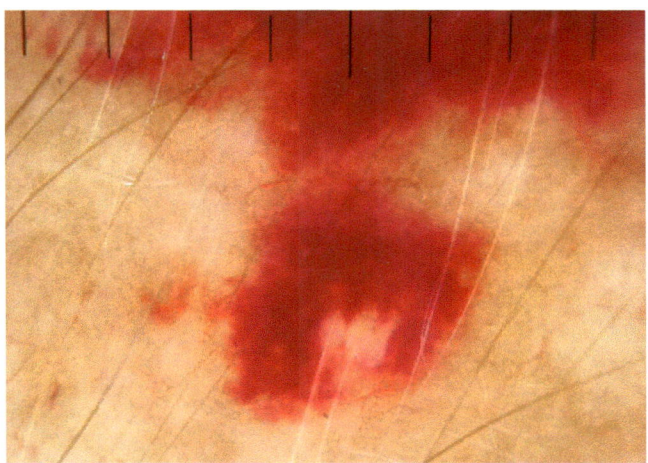

Múltiples máculas moradas en el antebrazo de un hombre de 80 años: la dermatoscopia con luz polarizada muestra una zona de color morado homogéneo, bien delimitada, que respeta la región perifolicular en el margen en esta mácula purpúrica benigna.

Si aparecen máculas purpúricas espontáneas en adultos jóvenes, considerar otros estudios para descartar causas hematológicas.

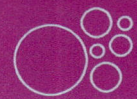

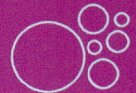
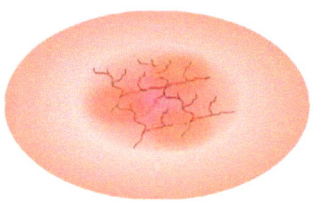

Las mastocitosis cutáneas son un grupo de trastornos raros, caracterizados por un aumento de los mastocitos cutáneos. Clínicamente, pueden presentarse de varias formas, ya sea como una placa solitaria o múltiples máculas. Rara vez, la mastocitosis cutánea puede progresar a mastocitosis sistémica. Las características dermatoscópicas son sutiles y consisten en eritema, reticulado vascular y pigmentación parda reticular.

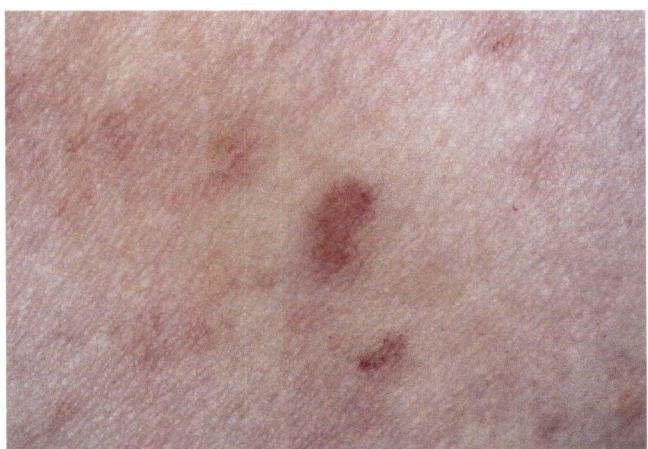

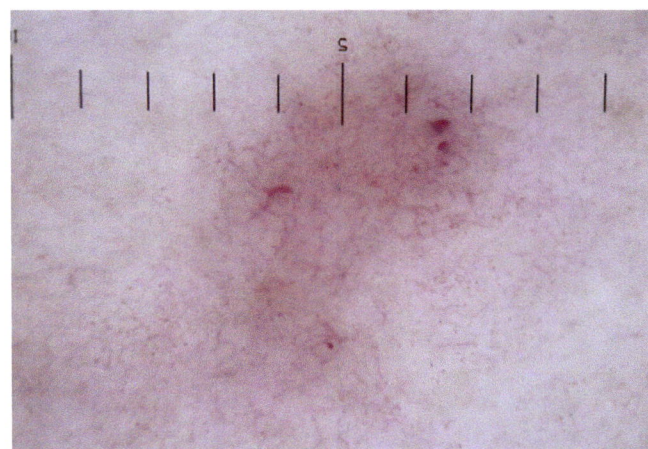

Múltiples máculas eritematosas, asintomáticas, en los muslos de una mujer de 20 años: la dermatoscopia muestra eritema, patrón vascular reticular y focos de pigmentación tenue en este caso de urticaria pigmentosa confirmada por histopatología.

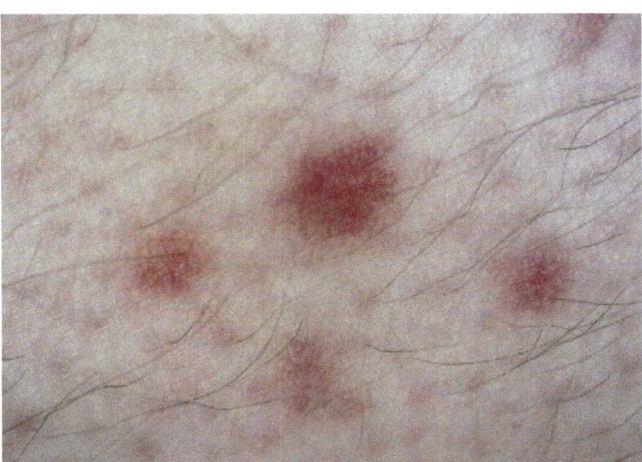

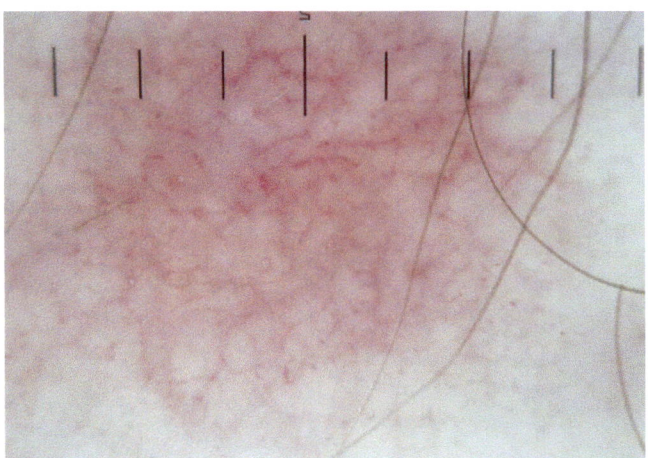

Múltiples máculas eritematosas, asintomáticas, en los muslos y el abdomen de un hombre de 40 años: la dermatoscopia muestra una red vascular borrosa sobre una base eritematosa en esta telangiectasia macular eruptiva *perstans* confirmada por histopatología.

Vano-Galvan S, et al. Dermoscopic features of skin lesions in patients with mastocytosis. *Arch Dermatol* 2011;147(8):932-40.

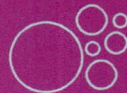

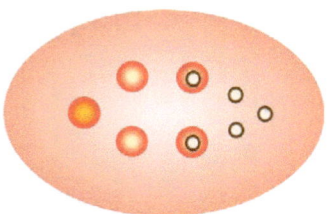

La gravedad del acné influirá en las decisiones terapéuticas. La inflamación granulomatosa dérmica puede asociarse con formación de cicatrices que, en la dermatoscopia, aparecen como focos bien definidos de manchas perifoliculares naranjas y eritematosas.

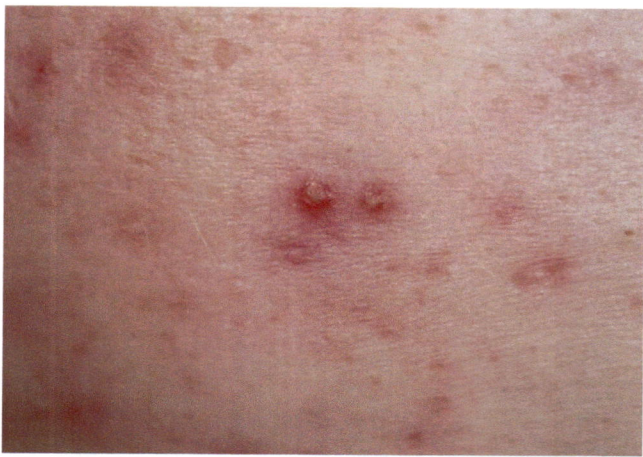

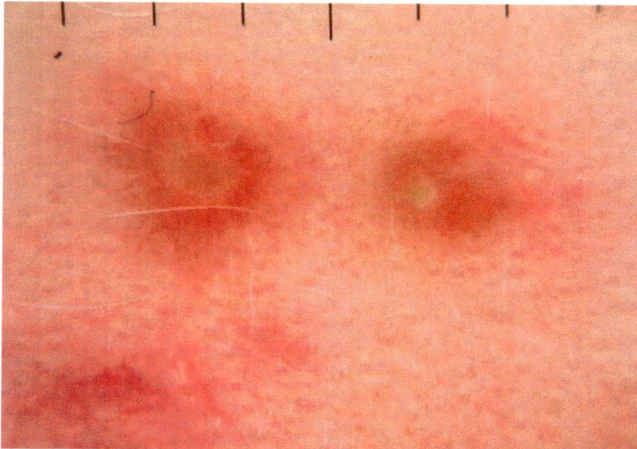

Mujer de 20 años con acné: la dermatoscopia muestra focos de inflamación perifolicular naranjas y eritematosos, compatibles con acné en actividad.

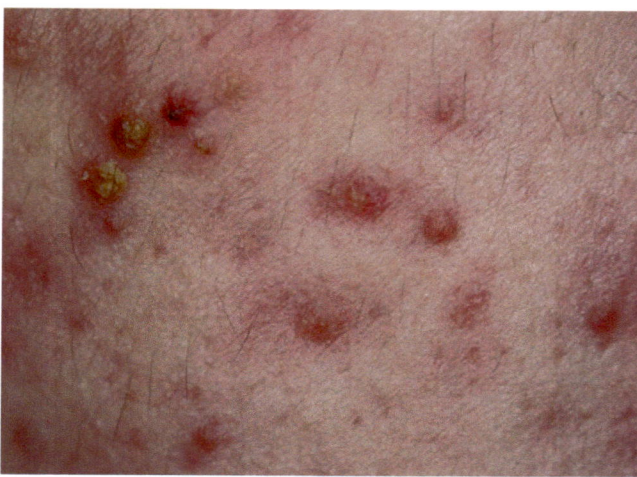

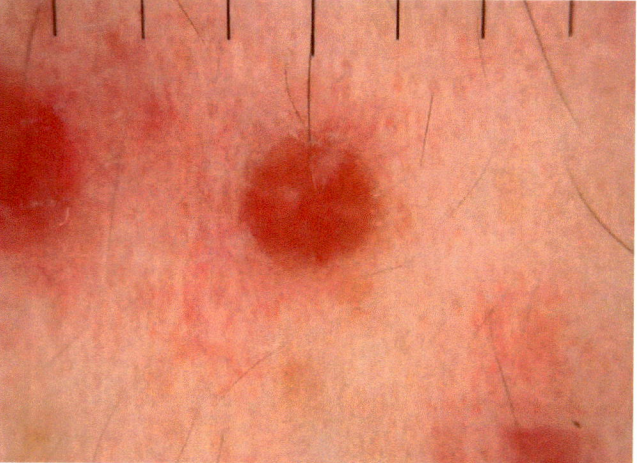

Varón de 15 años con acné: la dermatoscopia muestra focos de inflamación perifolicular naranjas y eritematosos, compatibles con acné en actividad.

La documentación de la inflamación granulomatosa puede ser útil al controlar el tratamiento en pacientes con acné. La presencia continua de inflamación granulomatosa dérmica puede indicar si es necesario intensificar o prolongar el tratamiento.

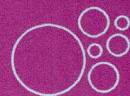

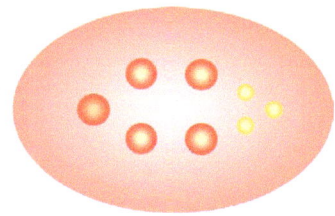

La gravedad de la rosácea influirá en la presentación clínica y en las decisiones terapéuticas. La inflamación granulomatosa dérmica que, en la dermatoscopia, aparece como focos bien definidos de manchas perifoliculares naranjas o eritematosas, puede indicar que es preciso agregar tratamiento sistémico en lugar de solo tópico para obtener una respuesta completa.

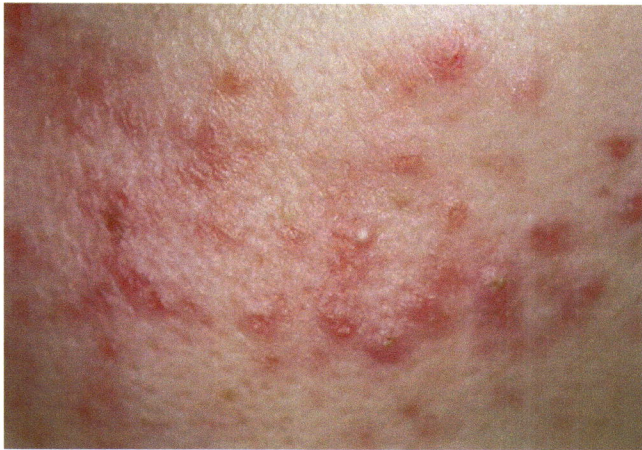

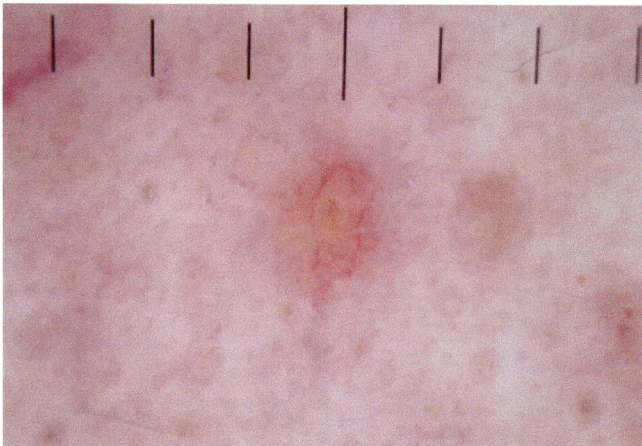

Mujer de 40 años con múltiples pápulas y pústulas en ambas mejillas, sin comedones, compatibles con rosácea granulomatosa: la dermatoscopia muestra inflamación perifolicular naranja-eritematosa y vasos lineales.

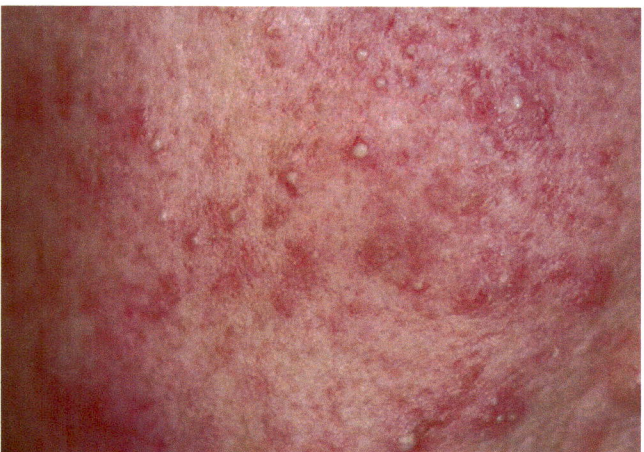

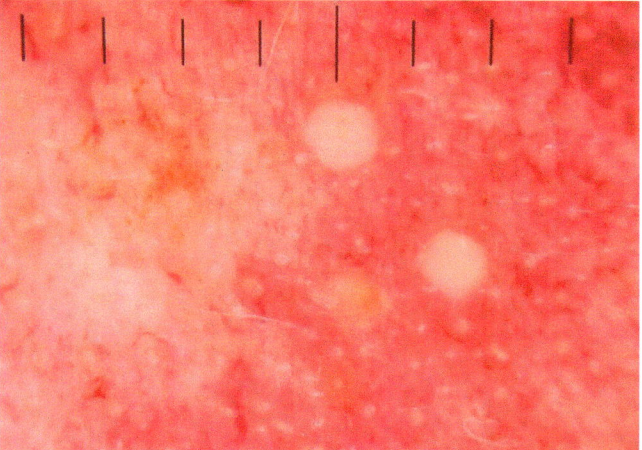

Hombre de 65 años con telangiectasias y eritema facial generalizado, con múltiples pústulas: la dermatoscopia muestra focos de glóbulos de color amarillo-naranja, bien circunscritos, que corresponden a pústulas en este caso de rosácea granulomatosa.

Errichetti E, et al. Standardization of dermoscopy terminology and basic dermoscopic parameters to evaluate in general dermatology (non-neoplastic dermatoses): an expert consensus on behalf of the International Dermoscopy Society. *Br J Dermatol* 2020;182(2):454-67.

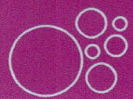

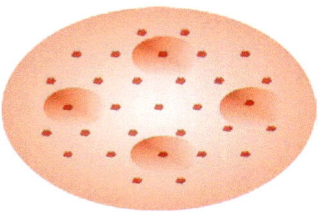

El eccema se caracteriza por una dermatosis inflamatoria mal definida que causa prurito y exudación. Según la etiología, tiene muchas presentaciones; por lo tanto, es esencial una anamnesis detallada. El eccema numular puede presentarse inicialmente como una placa eritematosa solitaria, bien definida, en cuyo caso puede causar preocupación diagnóstica. La dermatoscopia muestra erosiones punteadas, multifocales y costras amarillas exudativas que corresponden histopatológicamente a la espongiosis subyacente.

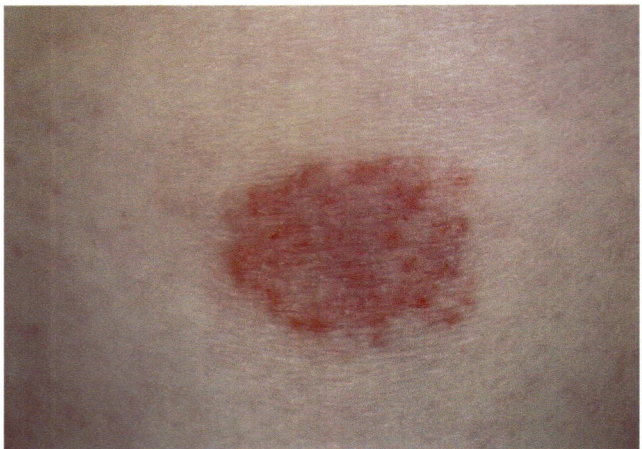 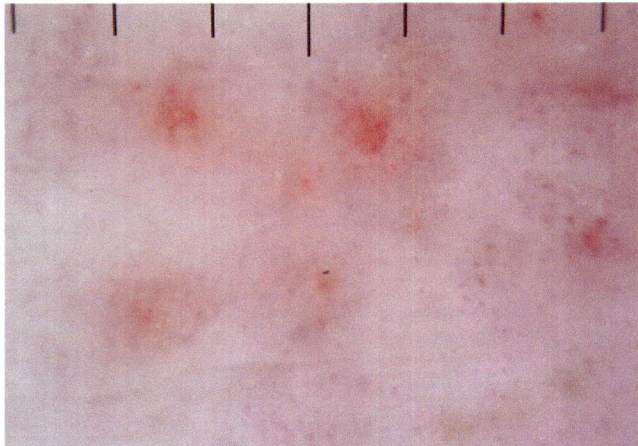

Placa pruriginosa solitaria en la cara posterior del muslo de un hombre de 70 años: la dermatoscopia muestra grupos multifocales de vasos punteados con múltiples erosiones y eritema en este caso de eccema numular que respondió al tratamiento tópico.

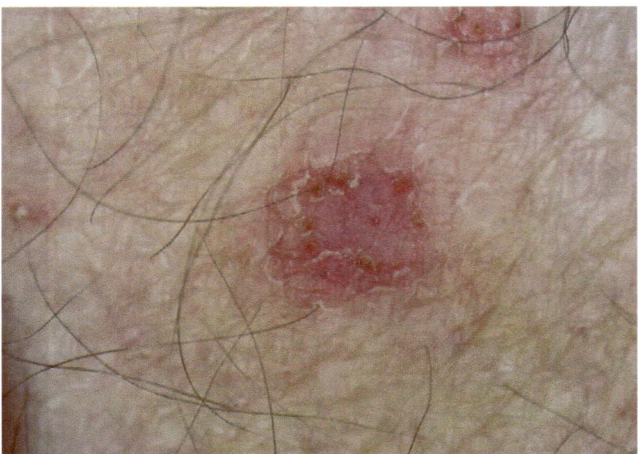 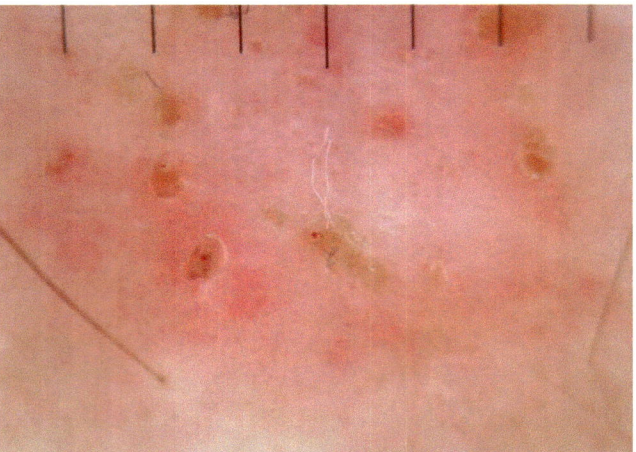

Múltiples placas exudativas, pruriginosas, en la pierna de un hombre de 60 años: la dermatoscopia muestra grupos multifocales de vasos punteados, erosiones, fibras de prendas de vestir, eritema lechoso y costras amarillas en este caso de eccema numular.

Si una prueba inicial de corticosteroides tópicos no logra eliminar una mancha/placa de presunto eccema, entonces se debe considerar aumentar la potencia del corticosteroide o, lo que es importante, un diagnóstico alternativo.

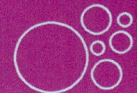

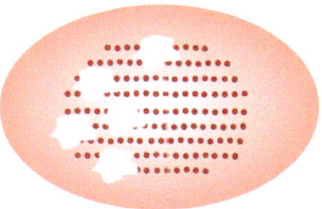

La psoriasis se caracteriza por una dermatosis inflamatoria con placas eritroescamosas bien definidas. Tiene muchas presentaciones; por lo tanto, es esencial una anamnesis detallada. La dermatoscopia muestra líneas paralelas de vasos punteados que, si se traumatizan por la eliminación de las escamas, pueden ilustrar el signo de Auspitz (sangrado puntiforme). Cuando hay evolución a psoriasis en placas crónica, puede haber solo algunas placas en la presentación inicial, por lo que el diagnóstico diferencial es amplio.

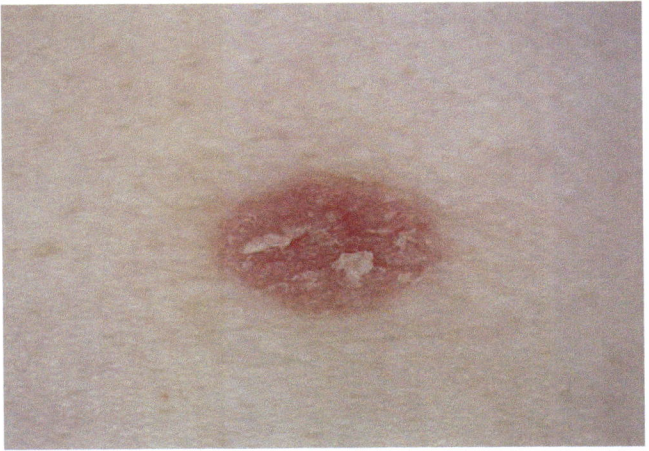

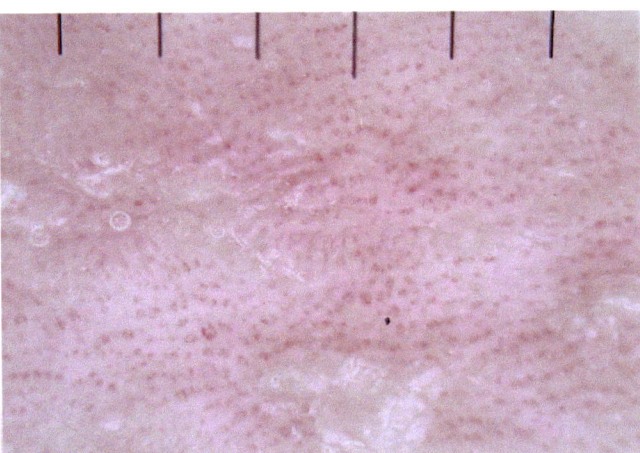

Placa solitaria en el flanco de un hombre de 40 años: la dermatoscopia muestra múltiples líneas de vasos punteados y pequeños vasos enrollados o glomerulares en paralelo, en este caso de psoriasis en placas.

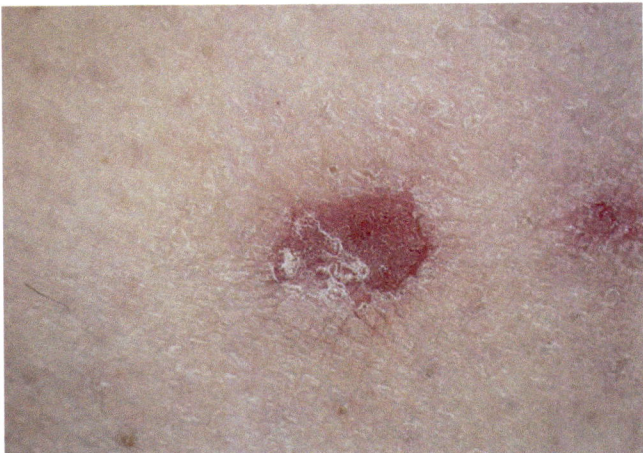

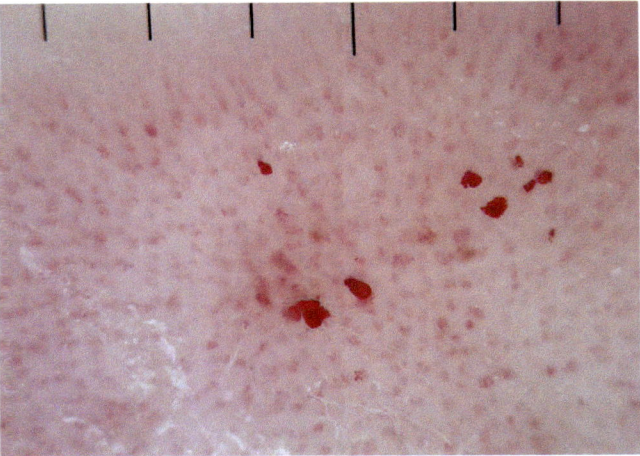

Múltiples placas psoriásicas eritematoescamosas en el tronco y los miembros de un hombre de 50 años con diagnóstico de psoriasis: la dermatoscopia muestra múltiples vasos enrollados o glomerulares pequeños, con pequeños focos de hemorragia.

A diferencia de la enfermedad de Bowen en la que los vasos punteados/glomerulares o enrollados están agrupados, en la psoriasis, los vasos parecen estar todos orientados en la misma dirección, como un banco de peces.

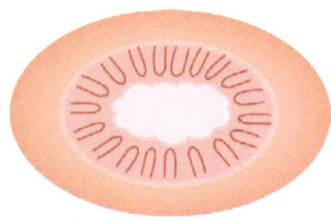

El liquen plano es una dermatosis inflamatoria caracterizada clínicamente por múltiples máculas y placas violáceas planas y pruriginosas. En personas de piel más oscura, puede aparecer una pigmentación prominente. La dermatoscopia muestra vasos lineales en bucle periféricos y zonas rosadas sin estructura central, que se corresponden clínicamente con las estrías de Wickham.

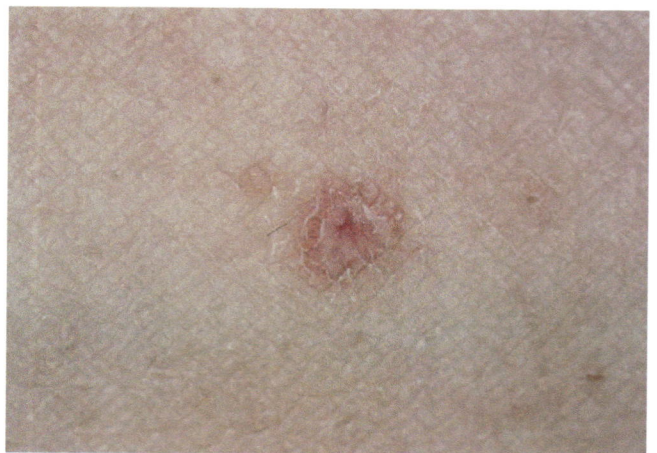
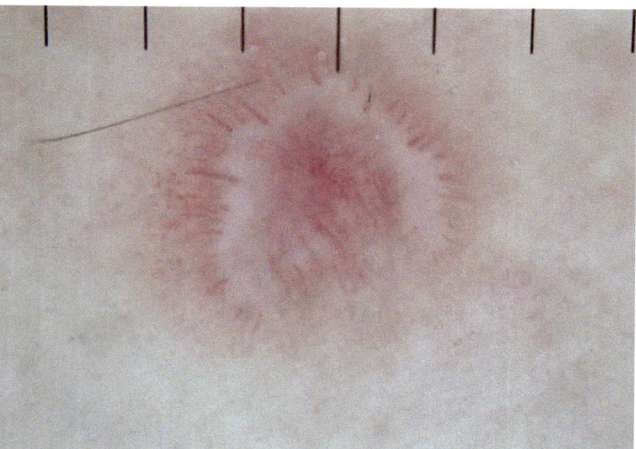

Múltiples máculas rosadas planas y pruriginosas, separadas, en los antebrazos de una mujer de 30 años: la dermatoscopia muestra múltiples vasos lineales en bucle periféricos, eritema central y zonas rosadas sin estructura en este caso de liquen plano.

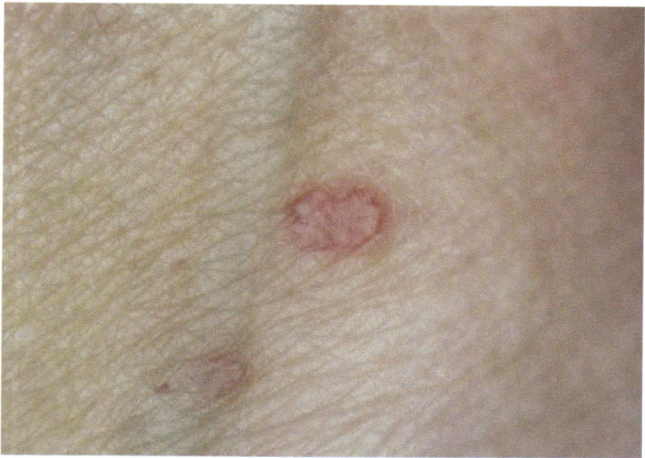
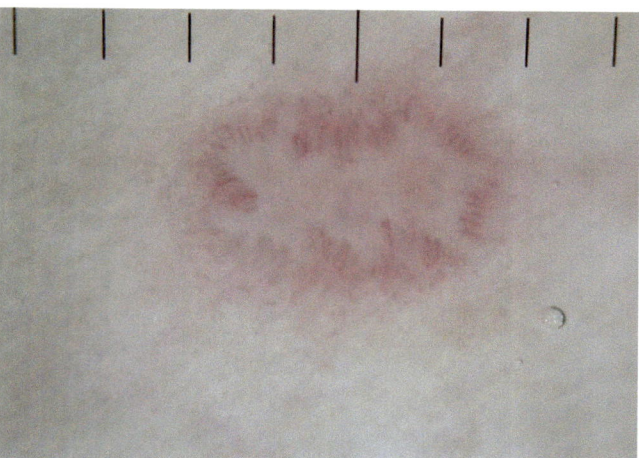

Múltiples máculas rosadas planas y pruriginosas, separadas, en los miembros de un hombre de 30 años: la dermatoscopia muestra múltiples vasos lineales en bucle periféricos y zonas rosadas sin estructura en este caso de liquen plano.

Friedman P, et al. Dermoscopic findings in different clinical variants of lichen planus. Is dermoscopy useful? *Dermatol Pract Concept* 2015;5(4):51-5.

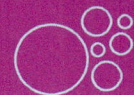

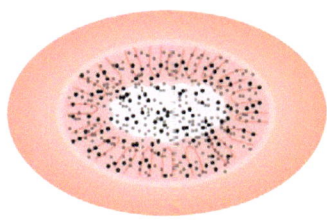

El liquen plano pigmentoso es una variante clínica del liquen p ano caracterizada por múltiples máculas pigmentadas liquenoides con incontinencia pigmentaria prominente, observadas con frecuencia en personas con fototipos cutáneos más oscuros. La dermatoscopia muestra una amplia pigmentación pardo-grisácea granular y zonas rosadas desprovistas de estructura.

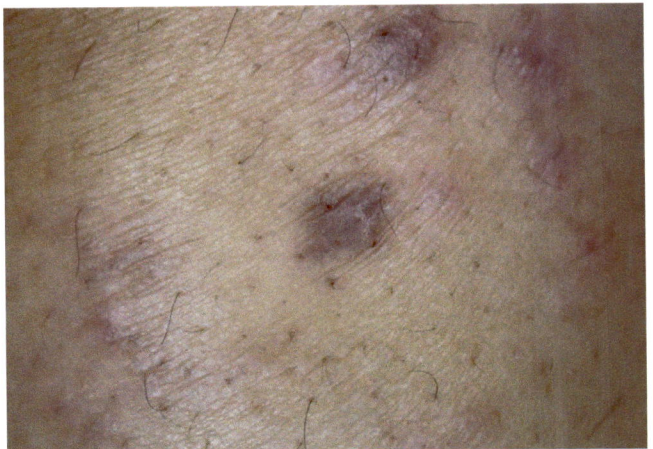

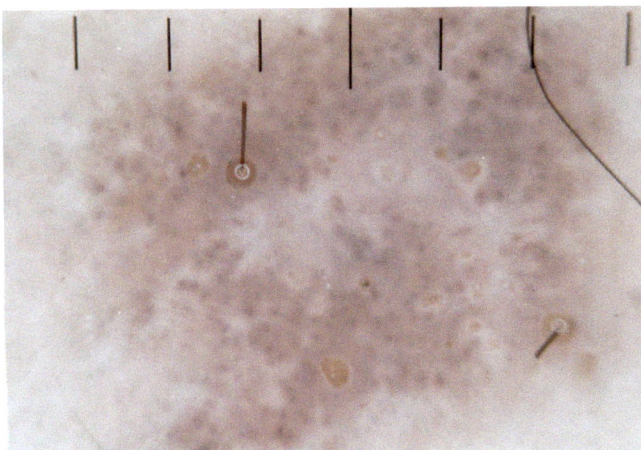

Múltiples máculas rosadas violáceas, pruriginosas, en un hombre de 50 años de piel oscura: la dermatoscopia muestra pigmentación gris-parda granular con zonas rosadas centrales sin estructura en este caso de liquen plano pigmentoso.

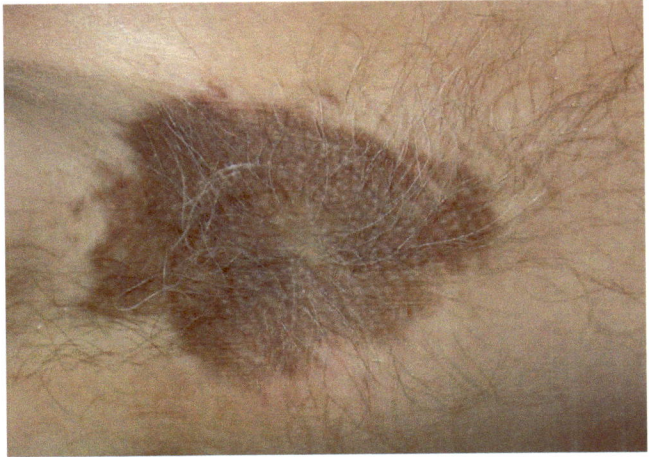

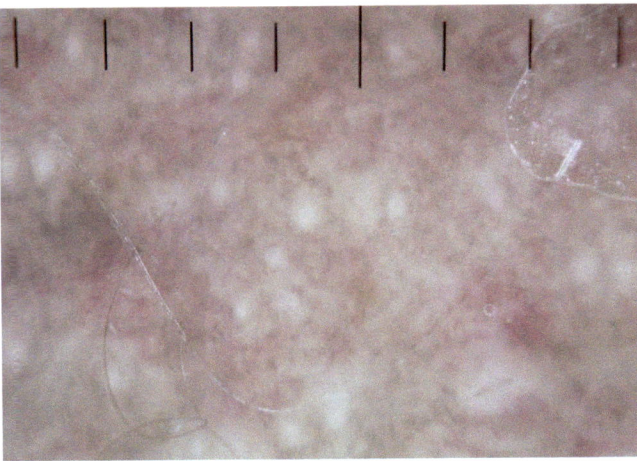

Mancha axilar hiperpigmentada en un hombre de 50 años: la dermatoscopia muestra una pigmentación pardo-gris granular y eritema lechoso en este caso de liquen plano pigmentoso.

Murzaku EC, et al. Axillary lichen planus pigmentosus-inversus: dermoscopic clues of a rare entity. Diagnosis: lichen planus pigmentosus (LPP). *J Am Acad Dermatol* 2014;71(4):e119-20.

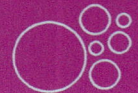

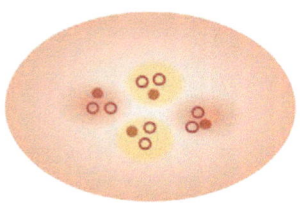

La capilaritis, también conocida como dermatosis purpúrica pigmentada, es una dermatosis inflamatoria inofensiva que afecta los pequeños capilares de la piel. La filtración capilar y la extravasación de eritrocitos causan una pigmentación petequial similar a "pimienta de Cayena", que se desvanece en forma gradual, con depósito de hemosiderina en la capa superior de la dermis. En la dermatoscopia, la extravasación puede delinear las papilas dérmicas como glóbulos o estructuras anulares rojas, además de la coloración de base naranja-parda oxidada.

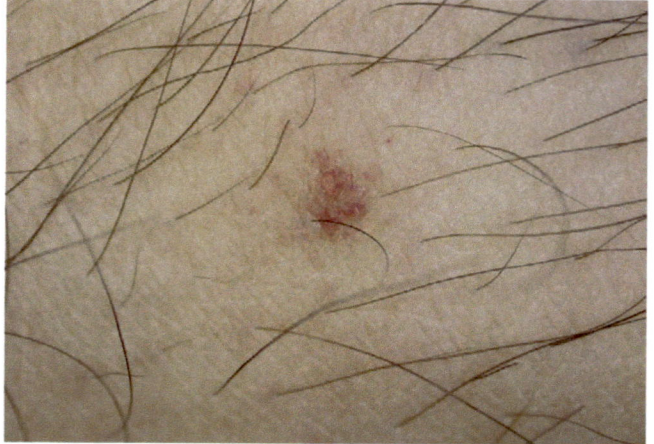

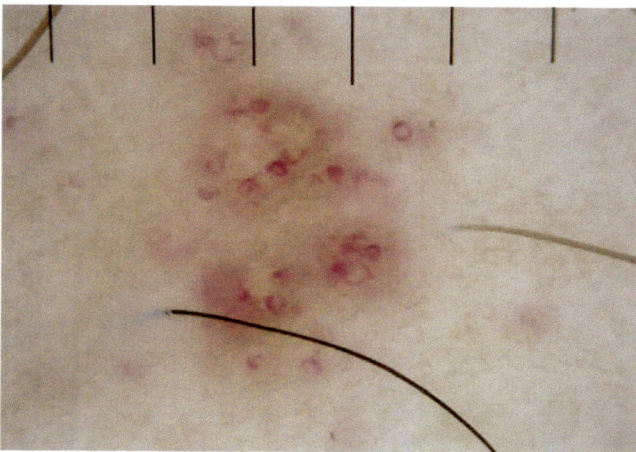

Múltiples máculas petequiales, asintomáticas, en las piernas de un hombre de 20 años: la dermatoscopia muestra estructuras vasculares anulares eritematosas y una base naranja-parda en este caso de capilaritis confirmado por histopatología.

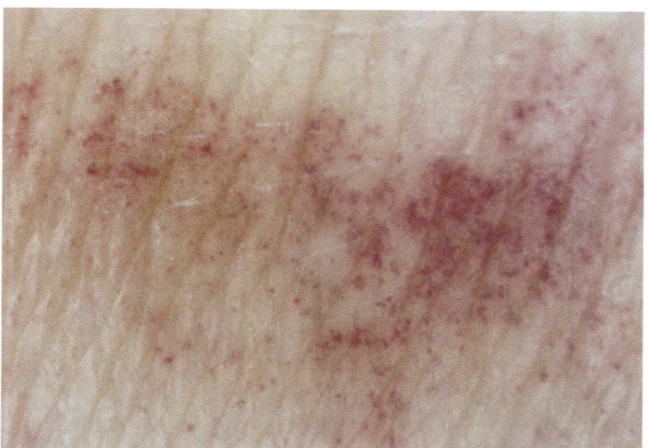

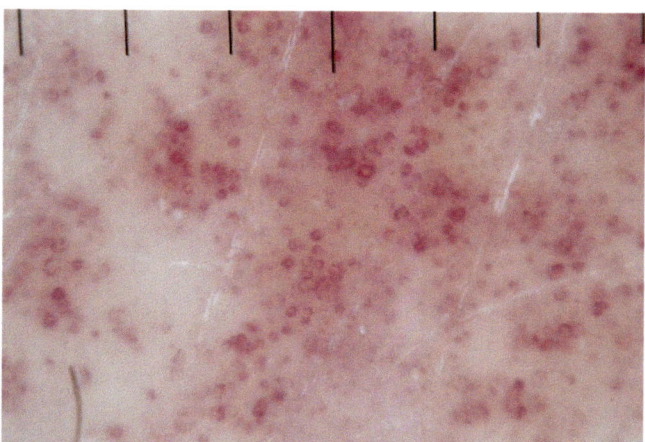

Múltiples parches petequiales en las piernas de un hombre de 30 años: la dermatoscopia muestra estructuras vasculares anulares eritematosas extendidas y una base naranja-parda en este caso de capilaritis confirmado por histopatología.

Zaballos P, et al. Dermoscopy of pigmented purpuric dermatoses (lichen aureus): a useful tool for clinical diagnosis. *Arch Dermatol.* 2004;140(10):1290-1.

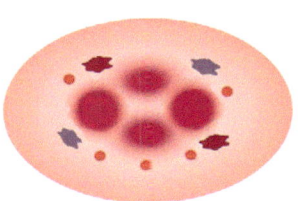

A diferencia de la capilaritis, la vasculitis de pequeños vasos debe ser investigada para confirmar la gravedad y el subtipo de vasculitis, además de detectar complicaciones sistémicas. Clínicamente, se presenta con múltiples manchas purpúricas y, si es grave, necrosis y ulceración de la piel. La dermatoscopia suele mostrar diferentes características según el momento de presentación y la gravedad, que incluyen manchas moradas, azul-grises y eritematosas, puntos o glóbulos eritematosos y costras en caso de ulceración.

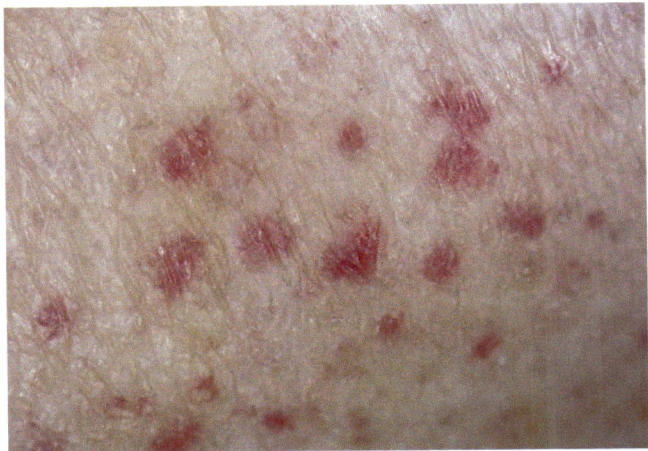
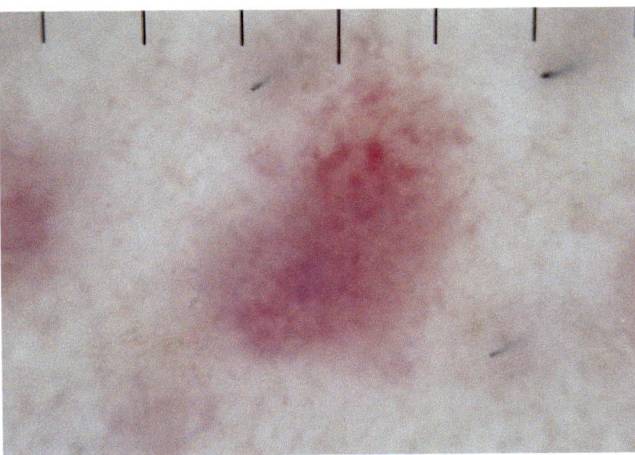

Múltiples máculas purpúricas en las piernas de un hombre de 20 años: la dermatoscopia muestra manchas eritematosas/moradas en este caso de vasculitis confirmado por histopatología.

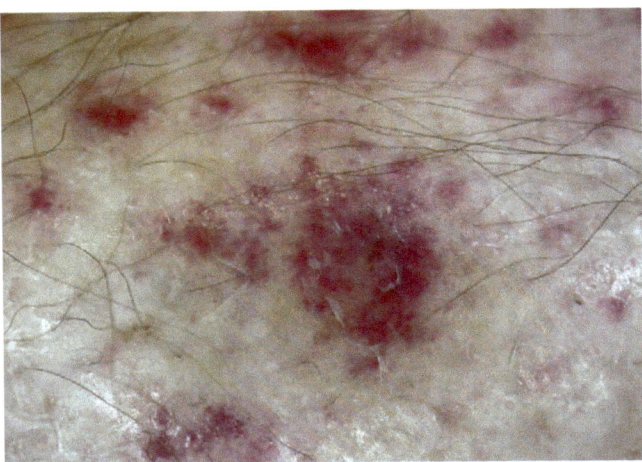
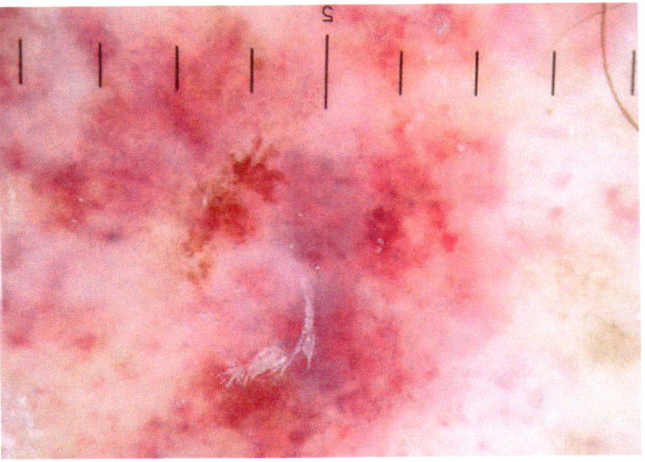

Múltiples máculas petequiales en las piernas de un hombre de 60 años: la dermatoscopia muestra manchas eritematosas y hemorrágicas irregulares en este caso de poliarteritis nudosa confirmado por histopatología.

Choo JY, et al. Blue-gray blotch: A helpful dermoscopic finding in optimal biopsy site selection for true vasculitis. *J Am Acad Dermatol* 2016;75(4):836-8.

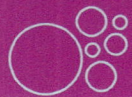

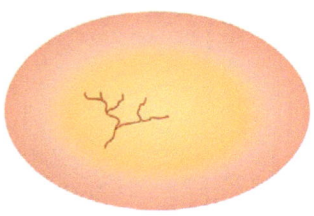

Las afecciones granulomatosas cutáneas no infecciosas pueden compartir características clínicas y dermatoscópicas. Las características de la dermatoscopia consisten en vasos lineales y zonas naranjas sin estructura, y color de base. Por consiguiente, se recomienda estudiar la histopatología para confirmar de manera fiable el diagnóstico.

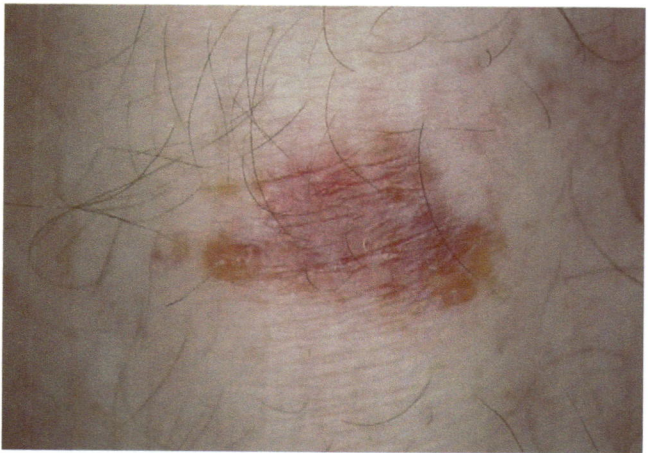

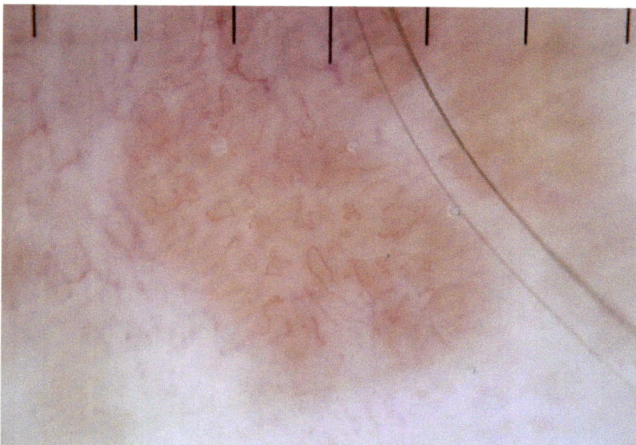

Placa granulomatosa naranja y eritematosa, solitaria, en la rodilla de un hombre de 40 años: la dermatoscopia muestra múltiples vasos lineales sobre una base de color naranja en este caso de sarcoidosis cutánea confirmado por histopatología.

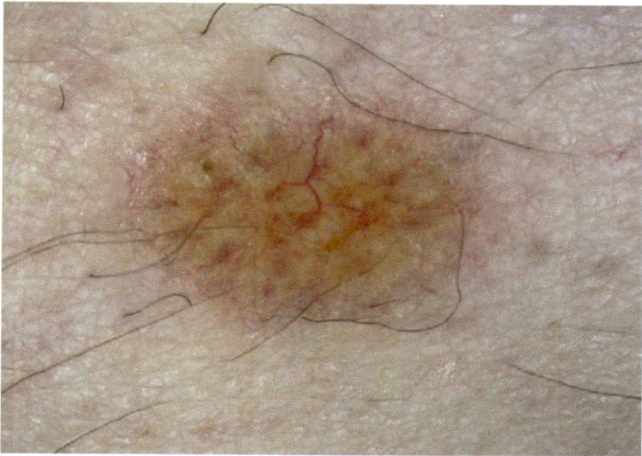

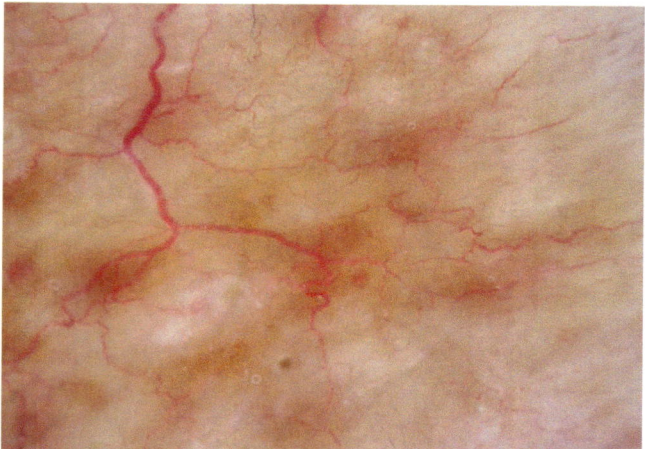

Placa granulomatosa naranja y eritematosa, solitaria, en la región tibial anterior de una mujer de 60 años: la dermatoscopia muestra vasos lineales y base amarillenta en este caso de necrobiosis lipoídica confirmado por histopatología.

Errichetti E, Stinco G. Dermatoscopy of granulomatous disorders. *Dermatol Clin* 2018;36(4):369-75.

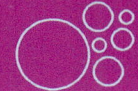
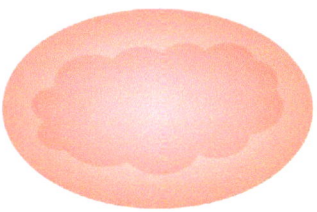

El granuloma anular es una afección granulomatosa cutánea, no infecciosa, que suele adoptar diversas morfologías, incluidas pápulas de color piel o ligeramente eritematosas y placas anulares. En general, el diagnóstico se realiza clínicamente, ya que las características dermatoscópicas son muy sutiles y consisten en una base rosado-rojiza y naranja, y vasos punteados y lineales borrosos.

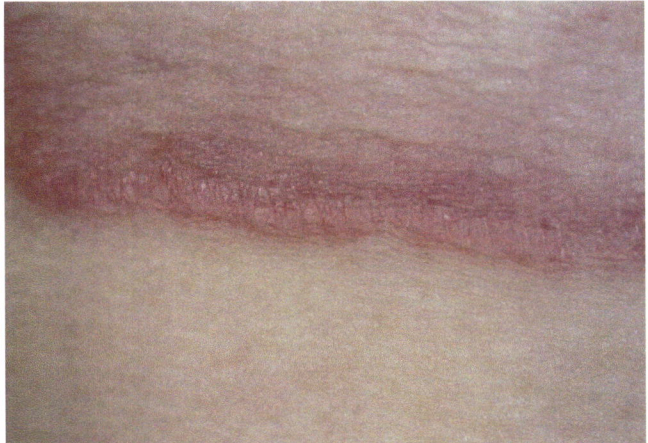

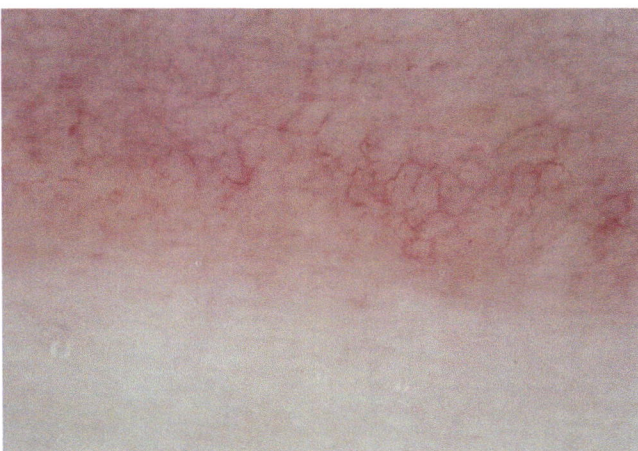

Placa granulomatosa violácea solitaria en el tobillo de una mujer de 40 años: la dermatoscopia muestra vasos punteados borrosos y una base naranja-rojiza en este caso de granuloma anular confirmado por histopatología.

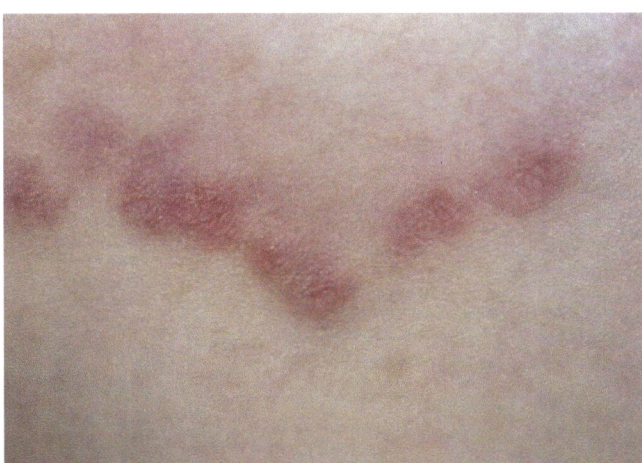

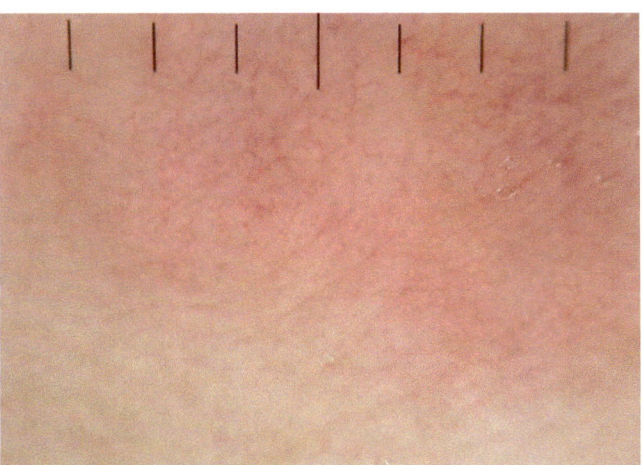

Múltiples pápulas granulomatosas que se fusionan para formar una placa lineal en el brazo de una mujer de 60 años: la dermatoscopia muestra vasos lineales borrosos y una base rosado-rojiza en este caso de granuloma anular confirmado por histopatología.

Errichetti E, et al. Dermoscopy of granuloma annulare: a clinical and histological correlation study. *Dermatology* 2017; 233(1):74-9.

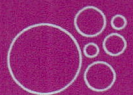
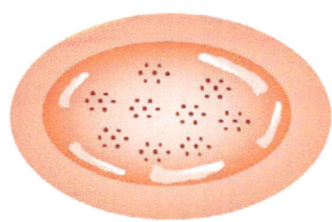

Numerosos factores influyen en la presentación clínica de la infección de la piel por dermatofitos, o tiña, incluidos el sitio de la infección y el organismo infeccioso causante. Desde el punto de vista clínico, la tiña del cuerpo suele presentarse como una placa eritematoescamosa, con un margen eritematoso periférico con descamación medial. La dermatoscopia muestra eritema periférico, vasos punteados y, en la dermatoscopia seca, descamación periférica. El diagnóstico se basa en una combinación de características clínicas y el examen micológico.

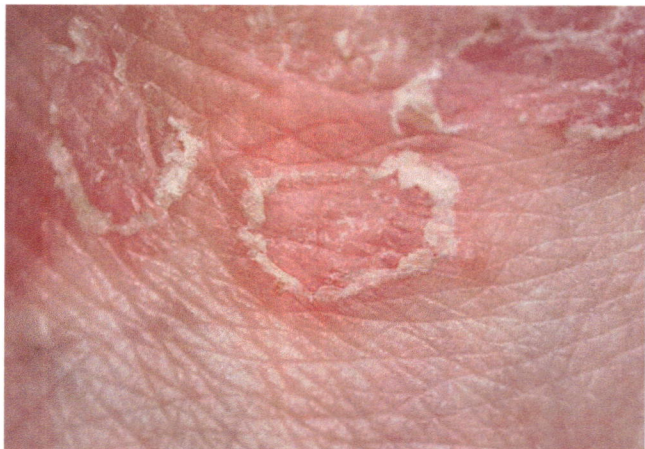
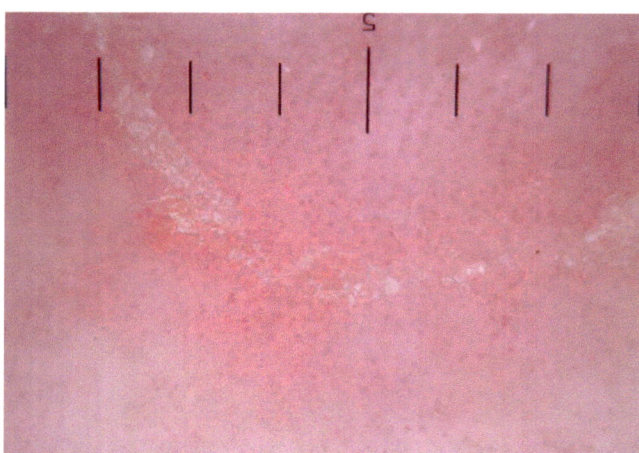

Placa escamosa en el tobillo de un hombre de 40 años: la dermatoscopia muestra eritema con vasos punteados y descamación periférica en este caso de tiña del cuerpo por *Trichophyton rubrum*, confirmada por examen micológico.

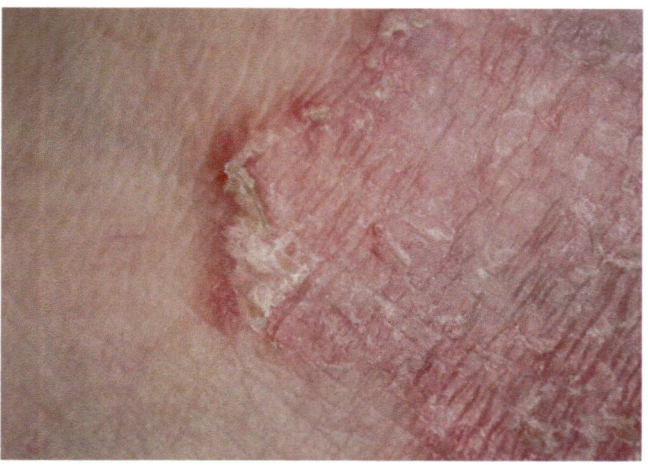
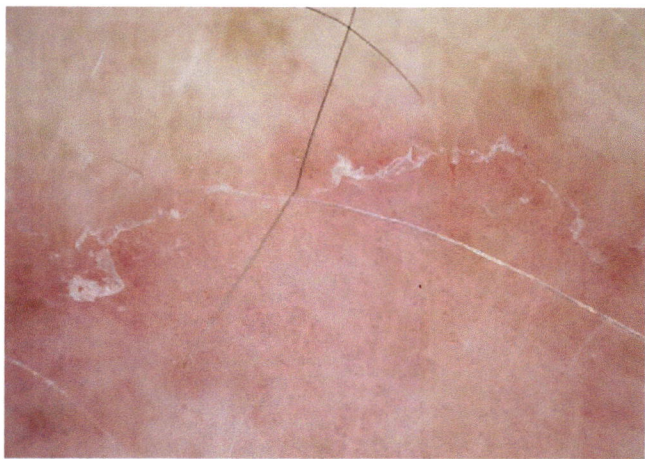

Placa escamosa solitaria en la muñeca de un hombre de 50 años: la dermatoscopia muestra eritema con vasos punteados y descamación periférica en este caso de tiña del cuerpo por *Trichophyton rubrum*, confirmada por examen micológico.

Leung AK, et al. Tinea corporis: an updated review. *Drugs Context* 2020;9:2020-5-6.

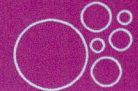

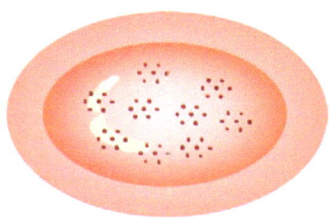

La pitiriasis rosada es una dermatosis inflamatoria asociada con la infección por HHV-6 y HHV-7. Clínicamente, se caracteriza por una placa eritematosa inicial, placa "heráldica", seguida de la aparición de múltiples manchas y placas escamosas, principalmente en el tronco y el segmento proximal de los miembros. La dermatoscopia muestra eritema y vasos punteados centrales, con descamación periférica.

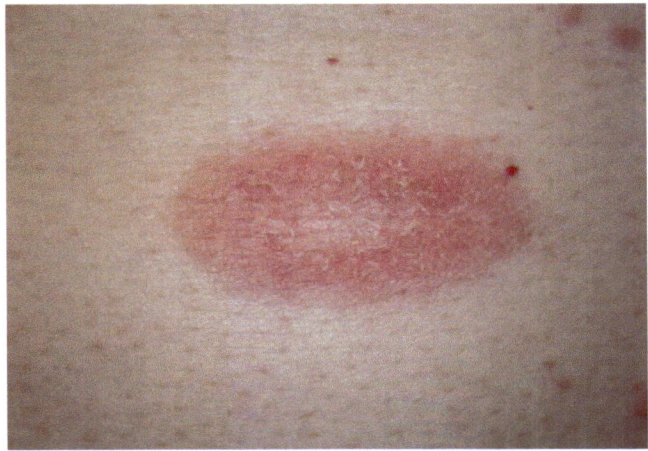

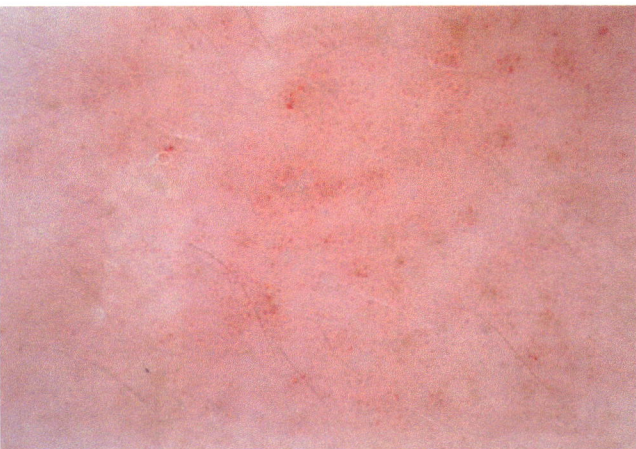

Placa heráldica eritematosa indurada en el tórax de un hombre de 50 años, con máculas eritematosas generalizadas en el tronco y los miembros: la dermatoscopia muestra eritema con vasos punteados en este caso de pitiriasis rosada.

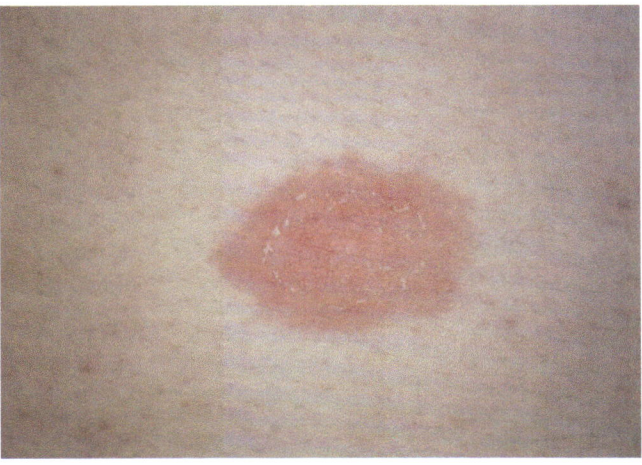

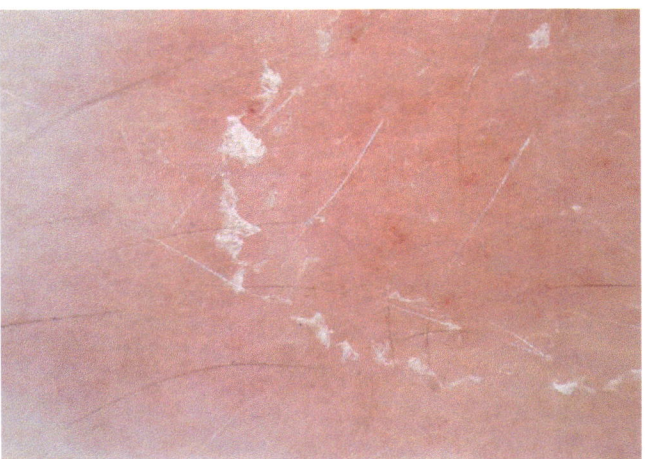

Placa heráldica en la espalda de una mujer de 30 años: la dermatoscopia seca muestra eritema y vasos punteados con descamación periférica orientada hacia adentro en este caso de pitiriasis rosada.

Lallas A, et al. Accuracy of dermoscopic criteria for the diagnosis of psoriasis, dermatitis, lichen planus and pityriasis rosea. *Br J Dermatol* 2012;166:1198-205.

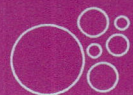
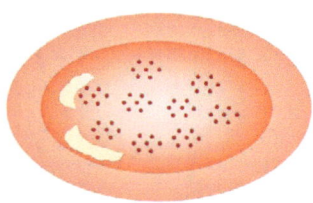

El lupus eritematoso cutáneo es una enfermedad autoinmunitaria con numerosas manifestaciones clínicas, incluidas una forma aguda, subaguda o crónica. La característica histopatológica típica es una dermatitis de la interfaz. Las características dermatoscópicas consisten en halos blancos perifoliculares, eritema, vasos lineales y punteados, y rosetas en la dermatoscopia con luz polarizada. En general, el diagnóstico se basa en la anamnesis, la exploración clínica y la histopatología.

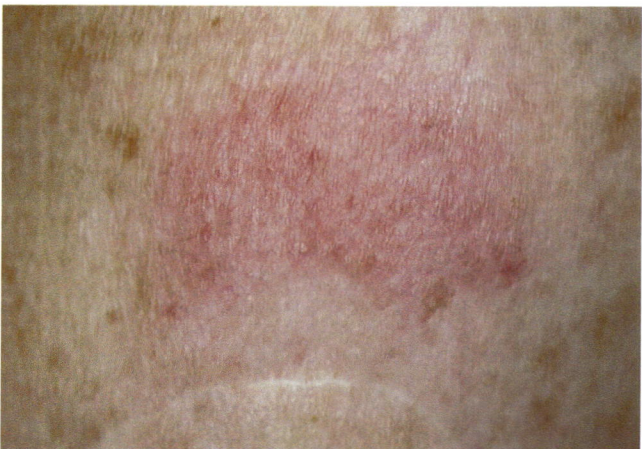
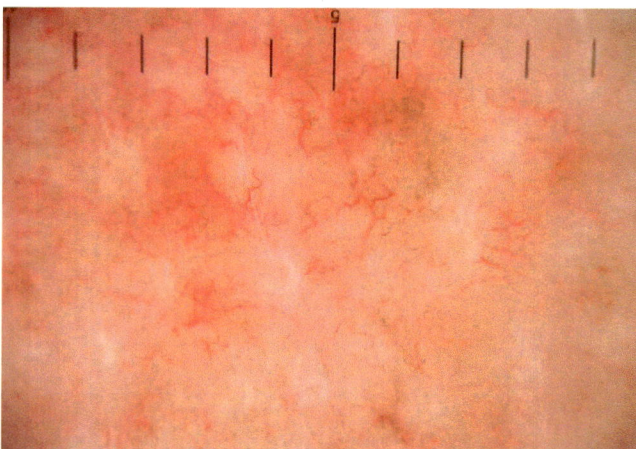

Placa eritematosa indurada, solitaria, en la parte superior del brazo de una mujer de 60 años: la dermatoscopia muestra eritema con un halo blanquecino perifolicular y vasos lineales en este caso de lupus eritematoso cutáneo confirmado por histopatología.

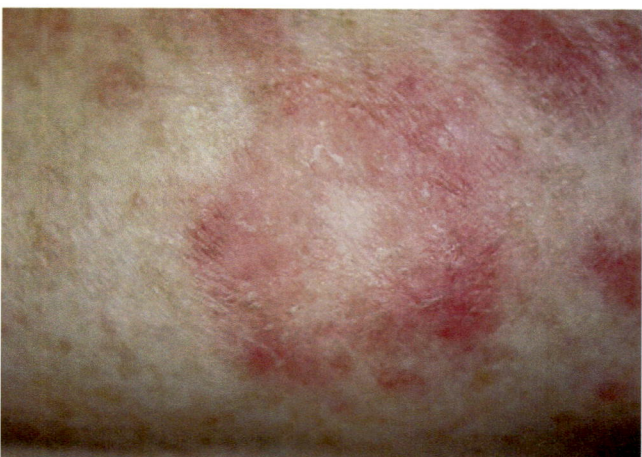
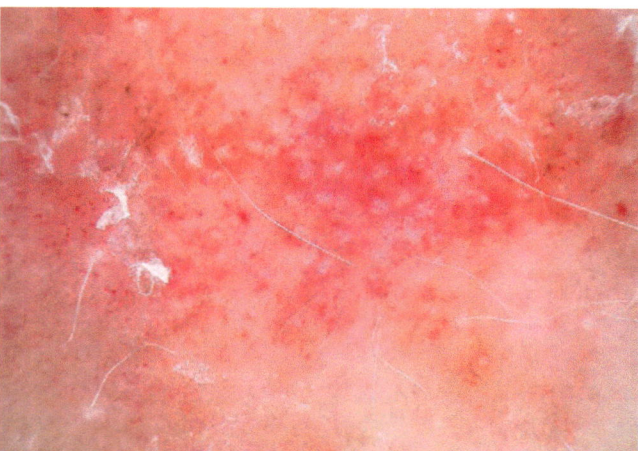

Múltiples placas eritematosas anulares policíclicas en los antebrazos de una mujer de 60 años: la dermatoscopia muestra vasos punteados, eritema, rosetas e hiperqueratosis en este caso confirmado de lupus eritematoso cutáneo subagudo.

Errichetti E, et al. Dermoscopy of subacute cutaneous lupus erythematosus. *Int J Dermatol* 2016;55(11):e605-7.

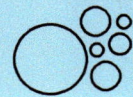

10 Genodermatosis

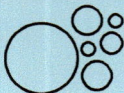

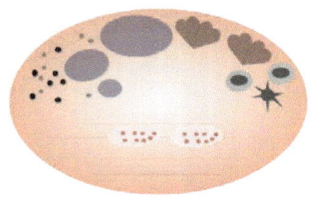

El síndrome de Gorlin, o síndrome de carcinoma basocelular nevoide, es una genodermatosis autosómica dominante causada por mutaciones del gen *PTCH1*. Las características cutáneas consisten en múltiples carcinomas basocelulares (CBC) que pueden aparecer en la infancia/adolescencia, además de depresiones u hoyos palmoplantares. En los individuos afectados, la dermatoscopia es útil para diferenciar los CBC pigmentados de los nevos.

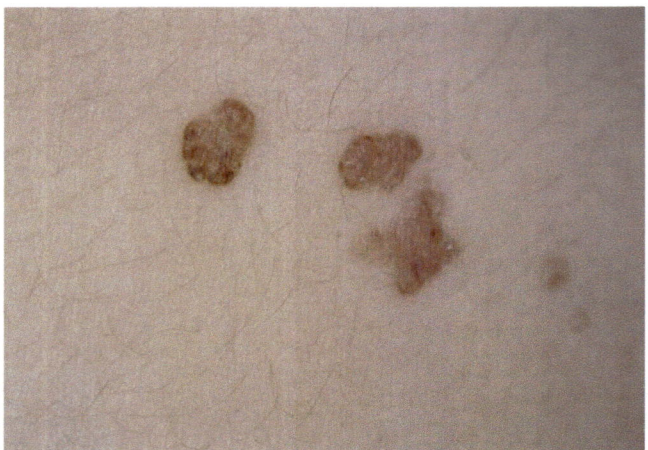 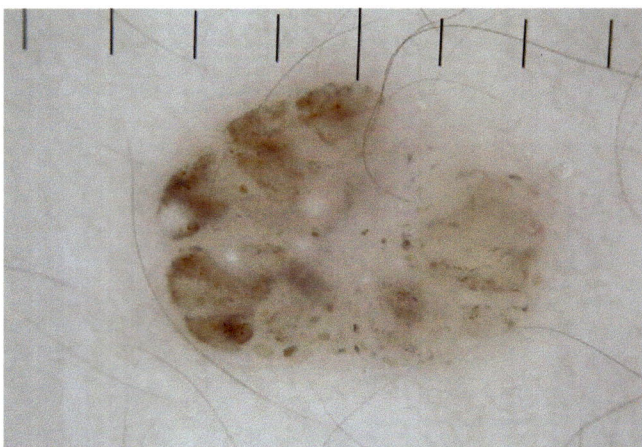

Múltiples máculas y placas pigmentadas en el tronco de una niña de 11 años con diagnóstico de síndrome de Gorlin: la dermatoscopia muestra vasos telangiectásicos cortos con múltiples puntos y gránulos de color pardo/gris, irregulares, en este CBC pigmentado.

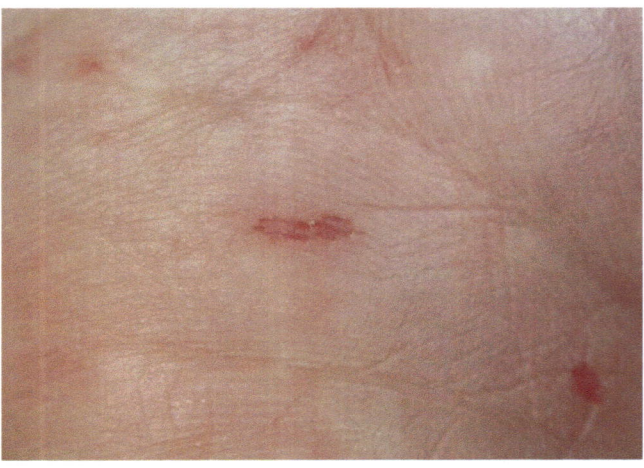 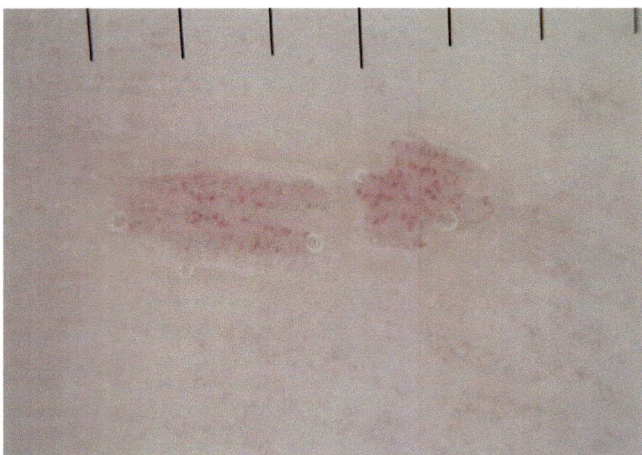

Múltiples depresiones palmares asintomáticas en una mujer de 50 años con síndrome de Gorlin: la dermatoscopia muestra hipoqueratosis focal, con una visión clara de los vasos punteados subyacentes de los dermatoglifos acrales.

Jarrett R, et al. The dermoscopy of Gorlin syndrome: pursuit of the pits revisited. *Arch Dermatol* 2010;146(5):582.

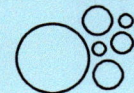

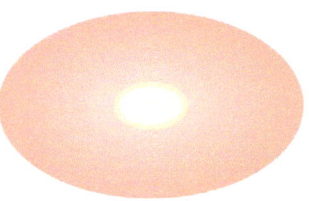

El síndrome de Cowden (SC) es una genodermatosis autosómica dominante causada por mutaciones del gen *PTEN* (supresor de tumores). Las características cutáneas comprenden tricolemomas (triquilemomas) y queratosis acrales, que tienen una placa ortoqueratósica típica de queratina en la histopatología. Las queratosis acrales muestran una dermatoscopia clásica con zonas amarillas, sin estructura, con un collarete prominente. Las personas con SC tienen un mayor riesgo de presentar tumores malignos internos.

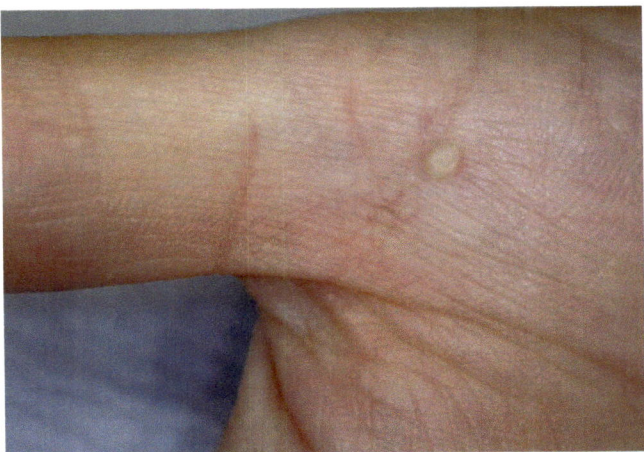
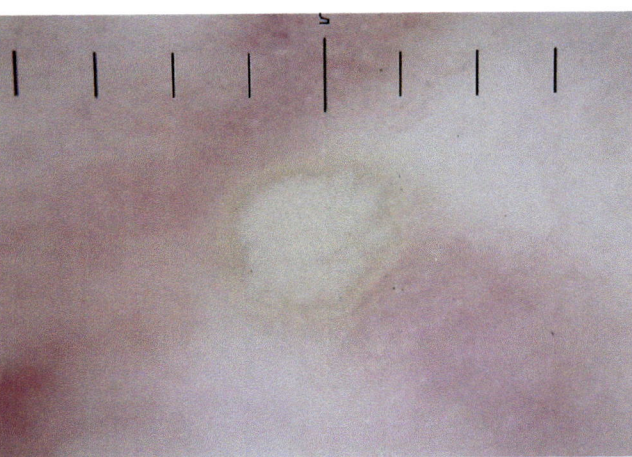

Múltiples queratosis acrales en la palma de una mujer de 50 años con diagnóstico de SC: la dermatoscopia muestra un típico foco amarillo de queratina desprovisto de estructura, con un collarete periférico bien definido.

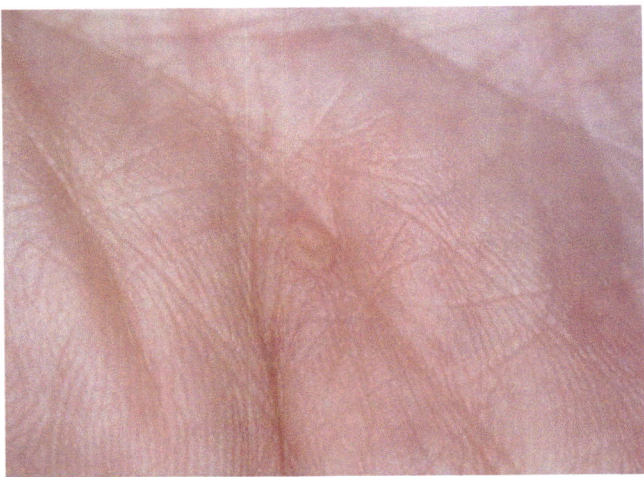
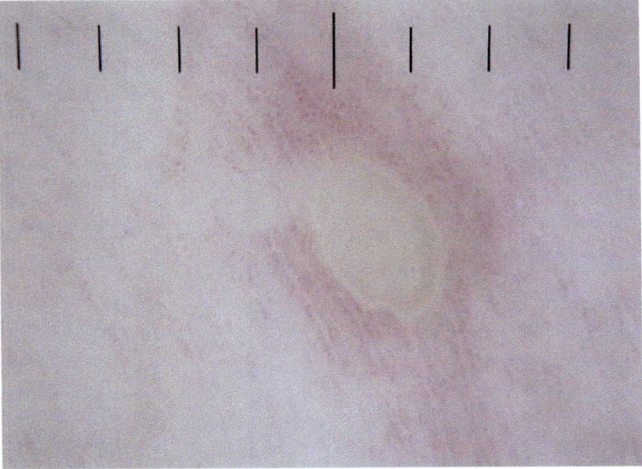

Múltiples queratosis acrales en la palma y el pulgar de una mujer de 30 años con diagnóstico de SC: la dermatoscopia de una queratosis muestra la placa de queratina característica, con un collarete amarillo periférico prominente.

Imágenes con autorización de Jarrett R, et al. Dermoscopy of Cowden syndrome. *Arch Dermatol* 2009;145(4):508-9.

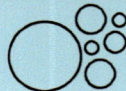

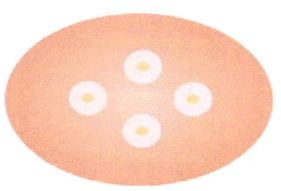

El síndrome de Birt-Hogg-Dubé es una genodermatosis autosómica dominante causada por mutaciones del gen de foliculina (*FLCN*), lo que provoca lesiones cutáneas y, hasta en el 30% de los pacientes, tumores renales, incluido cáncer de células renales. Las características clínicas consisten en múltiples fibrofoliculomas escleróticos firmes, que se localizan en la cabeza, el cuello y la parte superior del tronco. Estos suelen aparecer en la tercera y cuarta década de la vida. Asimismo, son frecuentes los quistes pulmonares, que pueden provocar neumotórax espontáneo.

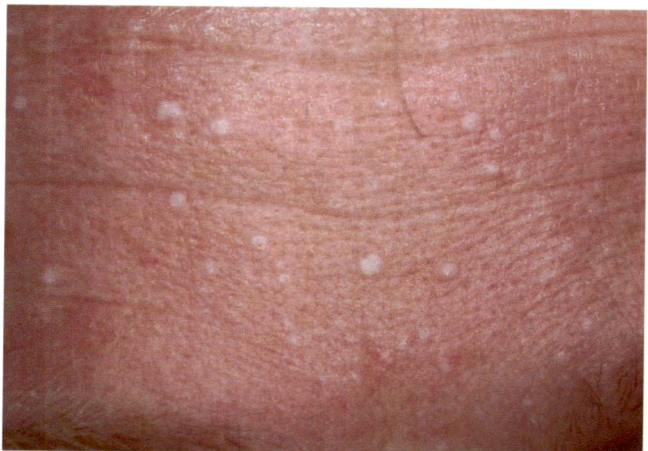

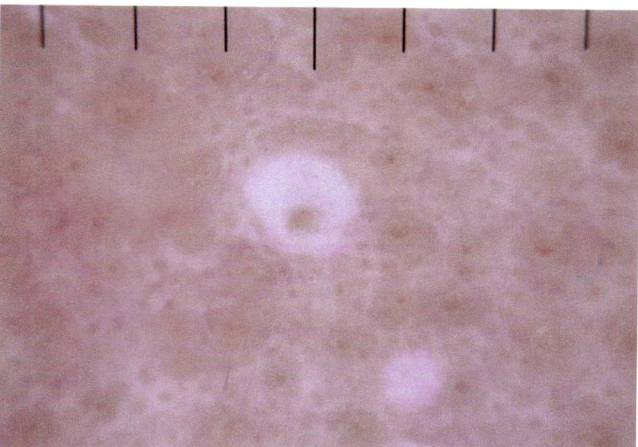

Múltiples pápulas de color piel en la frente de un hombre de 40 años: la dermatoscopia muestra múltiples zonas pálidas perifoliculares, desprovistas de estructura, confirmadas como fibrofoliculomas en la histopatología, en un paciente con síndrome de Birt-Hogg-Dubé.

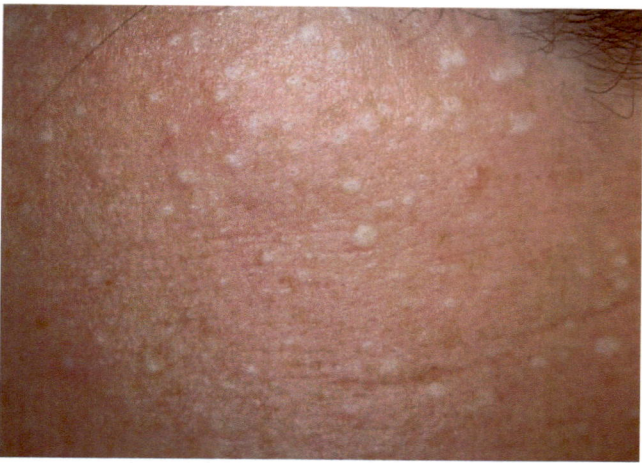

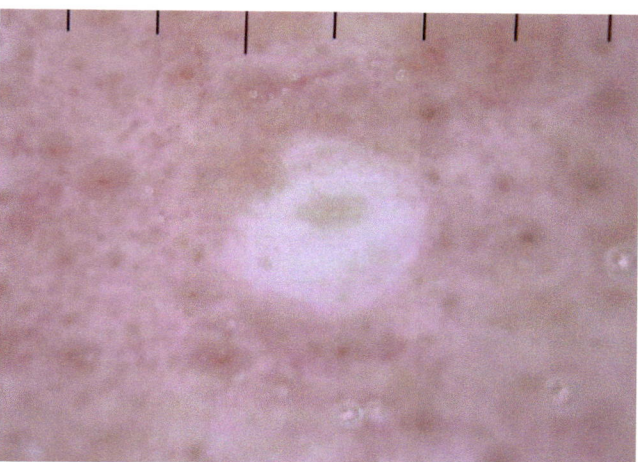

Múltiples pápulas de color piel en la cara de una mujer de 50 años: la dermatoscopia muestra zonas pálidas perifoliculares con masa central de queratina amarilla, confirmadas como fibrofoliculomas en un paciente con síndrome de Birt-Hogg-Dubé.

Jarrett R, et al. Dermoscopic features of Birt-Hogg-Dubé syndrome. *Arch Dermatol* 2009;145(10):1208.

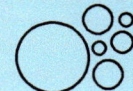
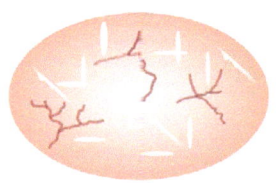

La cilindromatosis familiar es causada por mutaciones del gen *CYLD*. Los cilindromas se manifiestan por múltiples pápulas y nódulos telangiectásicos firmes de color rosado, que aparecen en el cuero cabelludo y la línea de implantación del cabello. La dermatoscopia muestra vasos lineales ramificados, zonas sin estructura y, con luz polarizada, estructuras blancas brillantes, que remedan carcinoma basocelular. La cilindromatosis comparte un espectro fenotípico con el síndrome de Brooke-Spiegler, que también se caracteriza por espiradenomas ecrinos y tricoepiteliomas faciales.

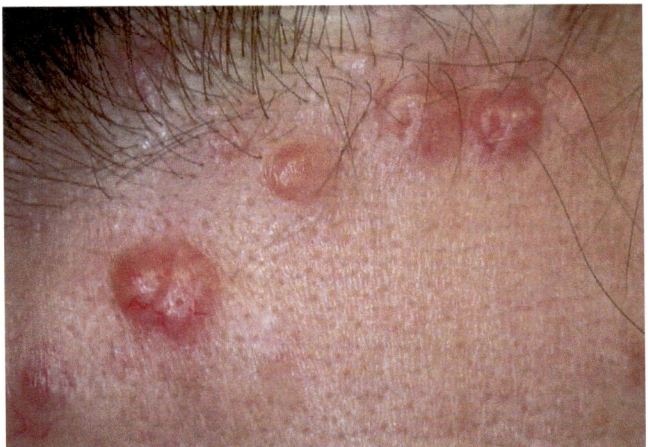
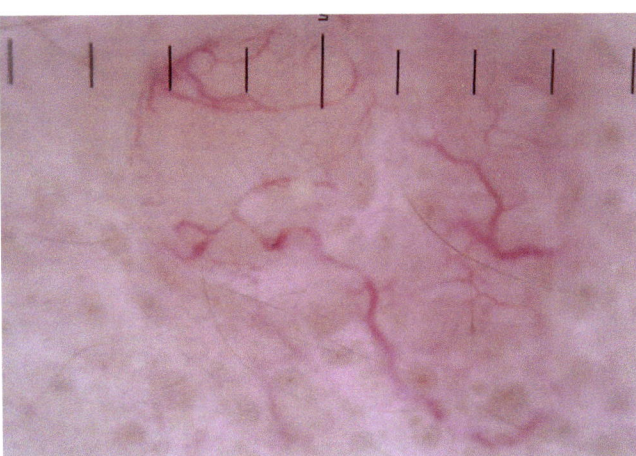

Múltiples pápulas y nódulos rosados a lo largo de la región frontal del cuero cabelludo en una mujer de 40 años: la dermatoscopia muestra zonas rosadas sin estructura, con vasos lineales ramificados poco enfocados en esta mujer con diagnóstico de cilindromatosis.

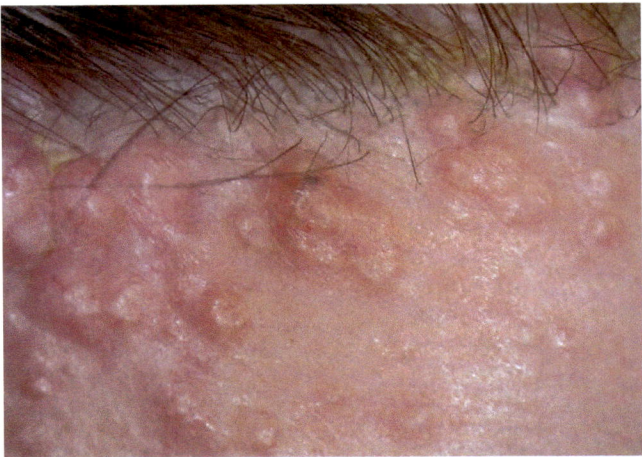
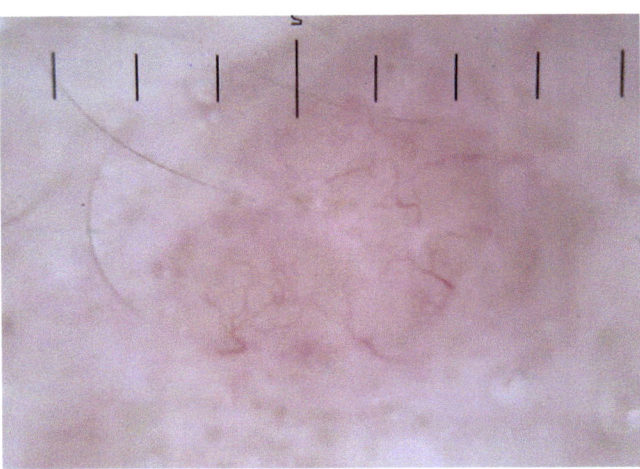

Múltiples pápulas y nódulos rosados firmes en el cuero cabelludo y la frente de una mujer de 60 años con una mutación conocida de *CYLD*: la dermatoscopia muestra vasos lineales ramificados mal enfocados, con zonas rosadas, sin estructura, en este cilindroma.

Jarrett R, et al. Dermoscopy of Brooke-Spiegler Syndrome. *Arch Dermatol* 2009;145(7):854.

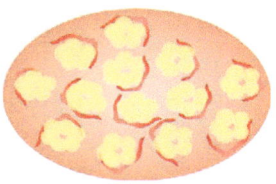

El síndrome de Muir-Torre (SMT), un subconjunto del síndrome de Lynch, es un trastorno genético autosómico dominante que se asocia con aparición de tumores malignos colónicos o genitourinarios. Es causado por mutaciones de los genes de reparación de apareamientos erróneos, incluidos *MLH1*, *MSH2* y *MSH6*. Las manifestaciones cutáneas son tumores sebáceos y queratoacantomas. La inmunohistoquímica permite identificar cambios en la expresión de los genes de reparación de apareamientos erróneos.

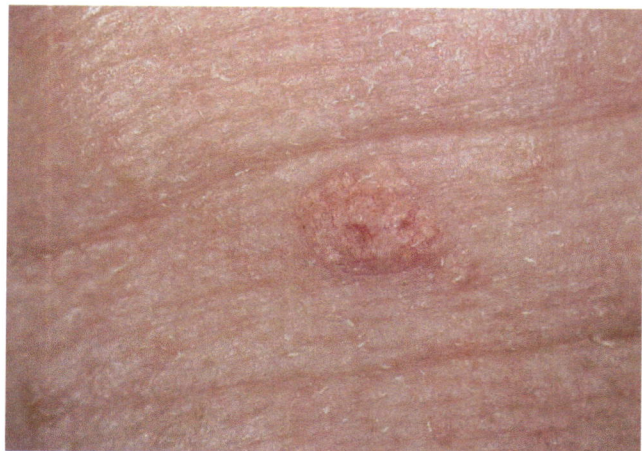

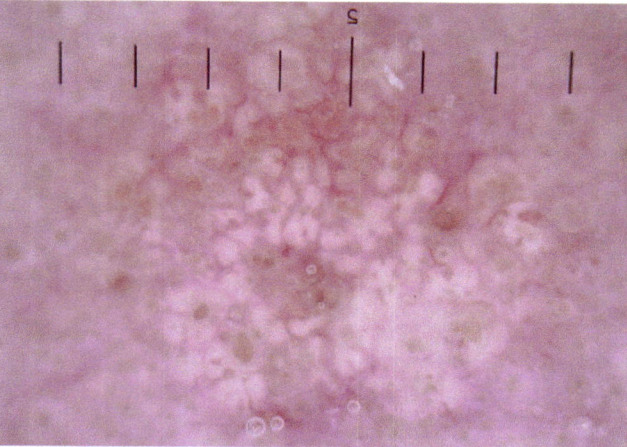

Placa cérea de 8 mm en la frente de un hombre de 70 años con síndrome de Lynch: la dermatoscopia muestra agregados de glándulas sebáceas, aberturas similares a comedones y vasos curvilíneos ramificados en este adenoma sebáceo.

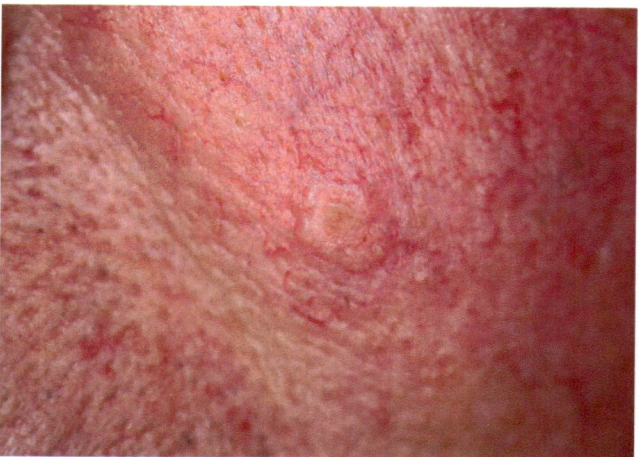

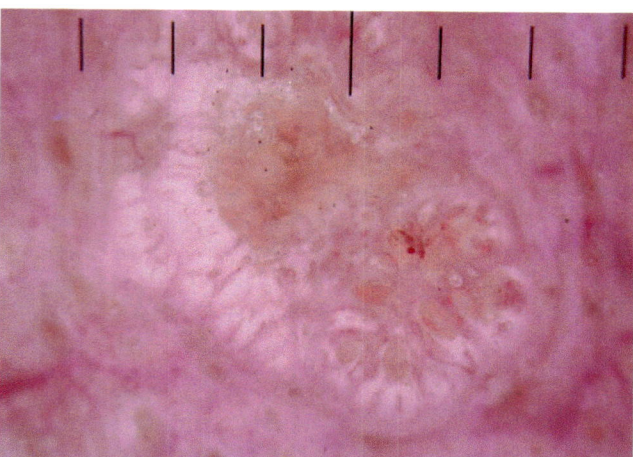

Placa amarilla cérea de gran tamaño en la parte medial de la mejilla de un hombre de 70 años con síndrome de Lynch: la dermatoscopia muestra agregados amarillos y pequeños vasos lineales en este adenoma sebáceo.

Tener en cuenta las asociaciones significativas de los adenomas sebáceos en pacientes más jóvenes.

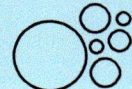

Síndrome de Reed

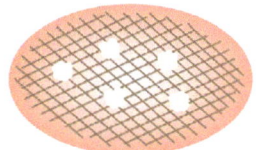 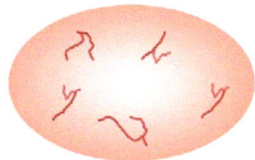

El síndrome de Reed es una genodermatosis autosómica dominante que causa tumores de músculo liso (leiomiomas) en la piel y el útero, y que aumenta el riesgo de desarrollar cáncer de células renales (leiomiomatosis y carcinoma de células renales hereditarios, HLRCC). Se debe a una mutación del gen de la fumarato hidratasa. Los leiomiomas cutáneos pueden presentarse como lesiones dispersas o en un patrón zosteriforme. Desde el punto de vista clínico y dermatoscópico pueden asemejarse a dermatofibromas u otros tumores cutáneos rosados.

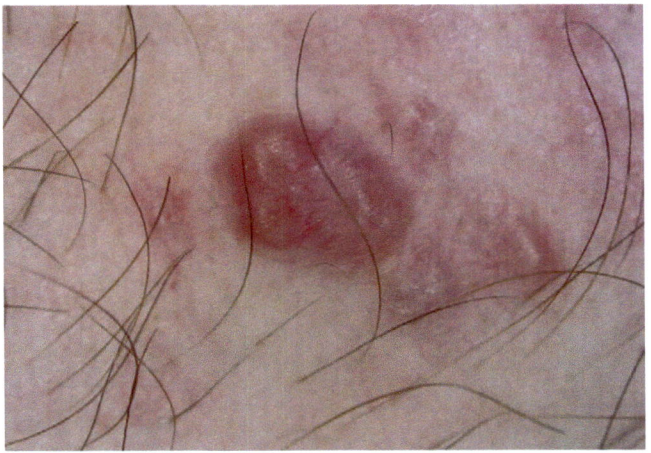 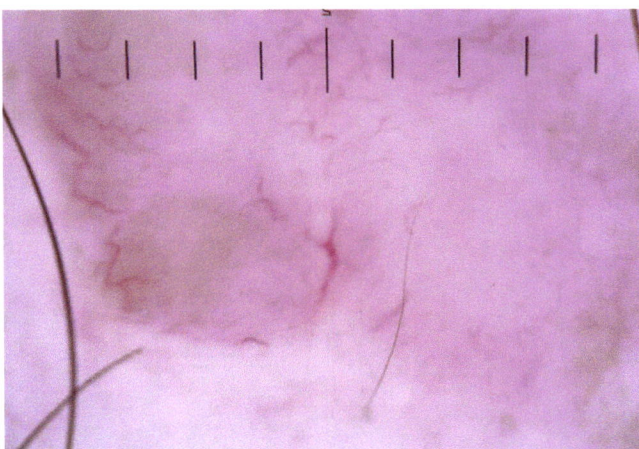

Múltiples placas dérmicas rosadas, placas y nódulos en el tórax de un hombre de 20 años con HLRCC: la dermatoscopia muestra vasos lineales ramificados con una base rosada, sin estructura, confirmados como leiomiomas cutáneos por histopatología.

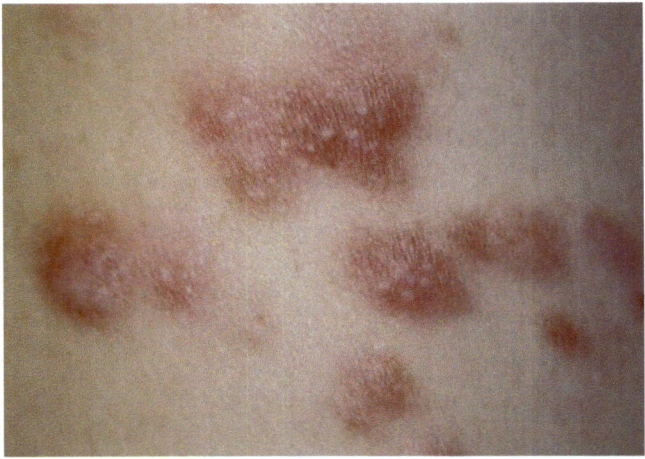 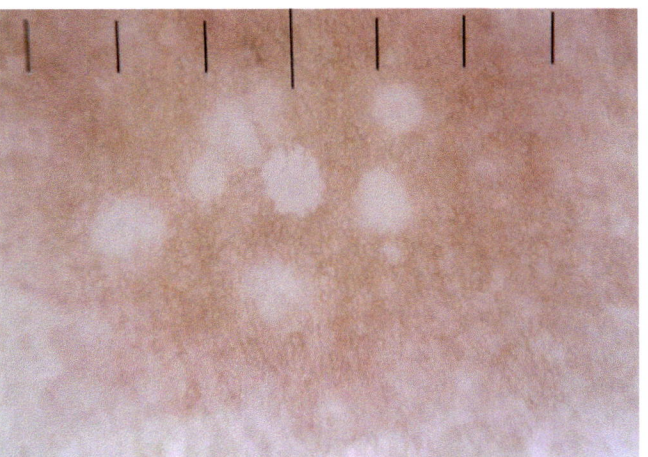

Múltiples placas y nódulos dérmicos de color pardo pálido, dolorosos a la palpación, con un patrón zosteriforme en la pierna de una mujer de 40 años con HLRCC: la dermatoscopia muestra pigmentación reticular con zonas sin estructura focales, confirmadas como leiomiomas cutáneos por histopatología.

Considerar una biopsia en cualquier nódulo dérmico sintomático o cualquier nódulo de distribución zosteriforme. Los leiomiomas pueden ser dolorosos ante la exposición al frío o la presión, un síntoma clave.

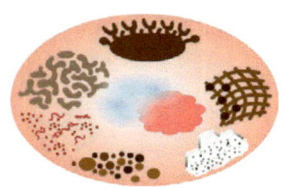

El melanoma familiar es una condición hereditaria caracterizada por un alto riesgo de presentar melanoma y, habitualmente, múltiples nevos que pueden ser atípicos desde el punto de vista clínico. Puede deberse a mutaciones del gen *CDKN2A* o, rara vez, del gen *CDK4*. Por lo general, varios miembros de la familia se verán afectados. Los pacientes con melanoma familiar deben ser controlados de forma rigurosa con fotografía de cuerpo entero y dermatoscopia digital secuencial, además de recibir educación respecto de la autovigilancia.

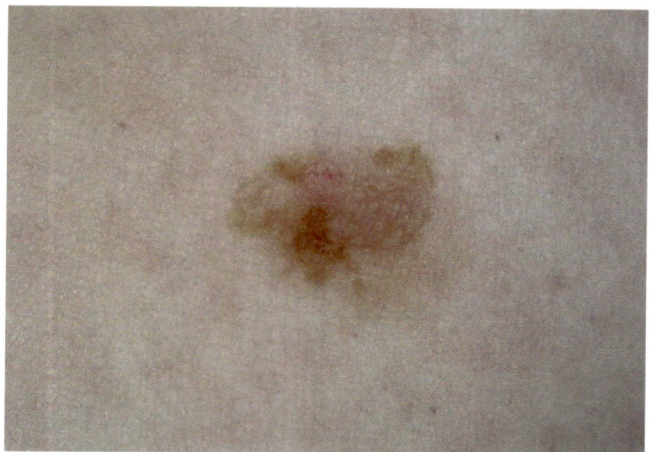

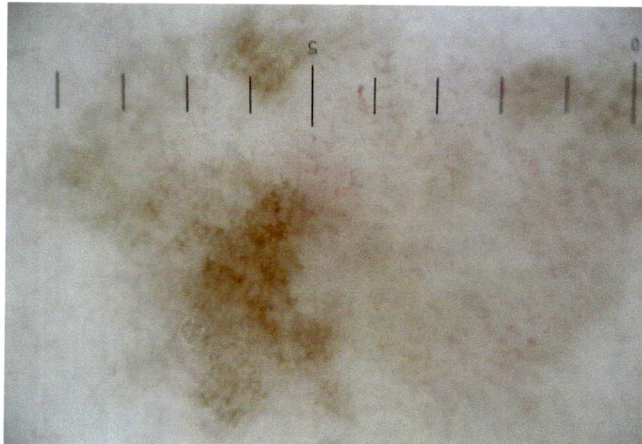

Lesión melanocítica irregular en el brazo de una mujer de 30 años con una mutación del gen *CDKN2A*: la dermatoscopia muestra una pigmentación parda granular excéntrica, vasos punteados y curvos en este melanoma extensivo superficial de 0,6 mm.

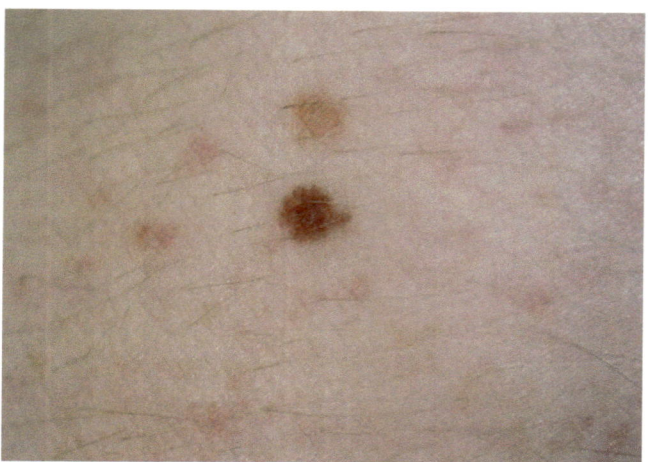

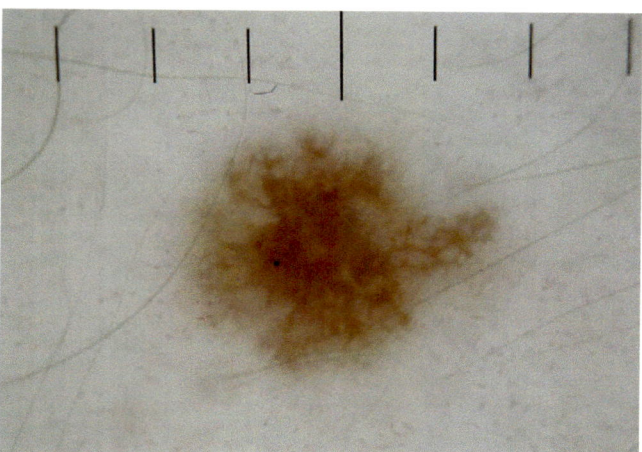

Pigmento excéntrico de aparición reciente en una lesión melanocítica, advertido por la misma paciente con mutación del gen *CDKN2A* cinco años después del diagnóstico original: la dermatoscopia muestra reticulado atípico en este melanoma *in situ*.

El seguimiento estricto y la educación del paciente sobre la autovigilancia tienen por objetivo que, siempre que sea posible, la detección de un segundo melanoma en pacientes con melanoma familiar se realice en un estadio más temprano que en el caso de su melanoma original.

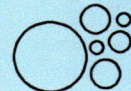

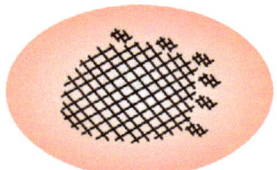 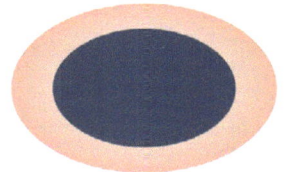 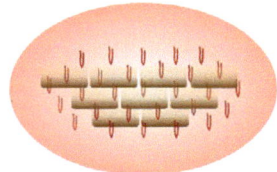

El complejo de Carney es un trastorno genético autosómico dominante causado por mutaciones del gen *PRKAR1A*, que provocan proliferación celular descontrolada. Aparecen múltiples mixomas benignos en tejidos, incluidas la piel y las cuatro cavidades cardíacas, donde pueden ser múltiples y fatales. También pueden desarrollarse tumores endocrinos. Los indicios cutáneos para el diagnóstico comprenden mixomas cutáneos, múltiples lentigos en mancha de tinta, nevos azules y máculas mucosas melanóticas.

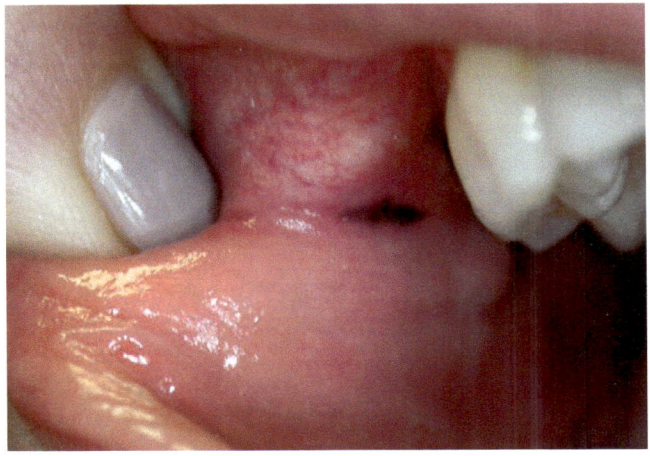 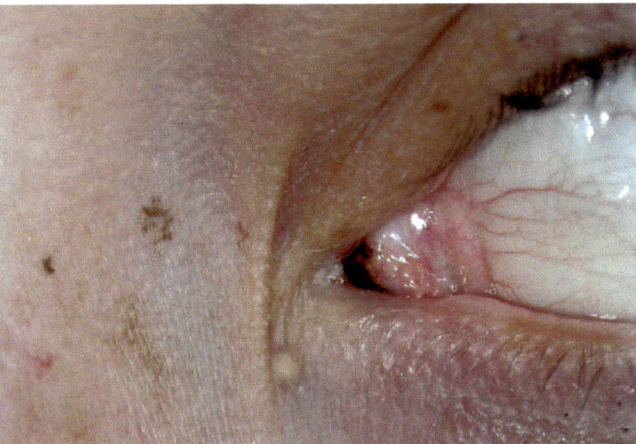

Múltiples máculas pigmentadas en la mucosa bucal y la carúncula conjuntival, junto con lentigos solares extendidos en una mujer de 20 años con diagnóstico de complejo de Carney causado por una mutación del gen *PRKAR1A*.

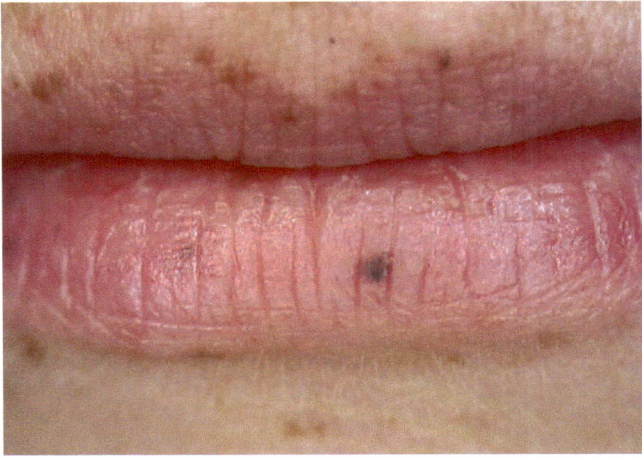 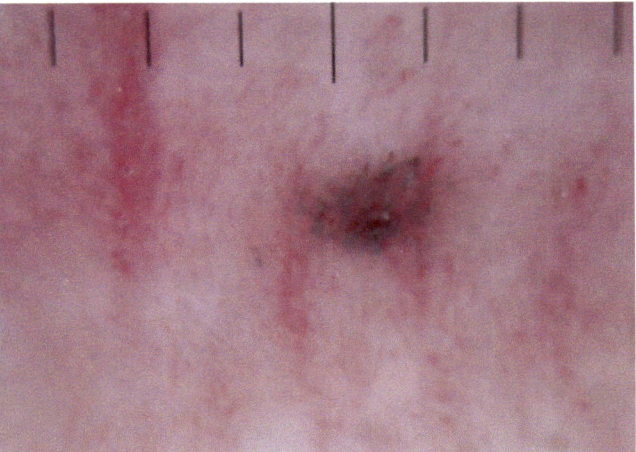

Melanosis mucosa en el labio inferior en una mujer con diagnóstico de complejo de Carney: la dermatoscopia del labio inferior muestra una pigmentación gris-parda regular típica de melanosis mucosa.

Considerar investigaciones adicionales para descartar complejo de Carney en pacientes con una presentación inusual o un alto número de lentigos en mancha de tinta, máculas melanóticas y nevos azules.

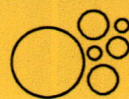

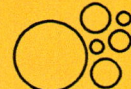

Parasitosis ilusoria

En ocasiones, se consulta al médico por parasitosis ilusoria, la falsa percepción de infestación por invertebrados, hexápodos, arácnidos, etc. Por lo general, el paciente proporciona material de la supuesta infestación. La imagen dermatoscópica del material presentado puede ayudar a confirmar su origen. Es de particular importancia esclarecer el diagnóstico cuando existe la posibilidad de secuelas infecciosas, por ejemplo, una infección por Borrelia secundaria a picaduras de garrapatas.

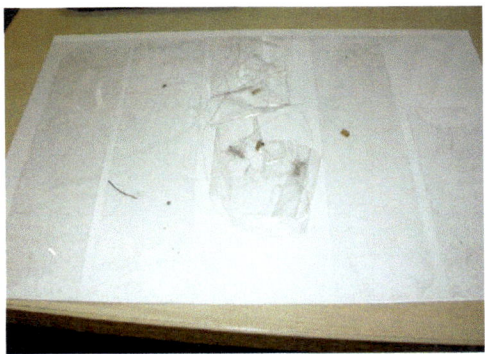 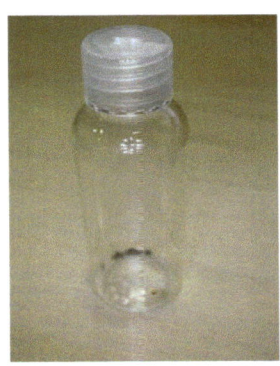 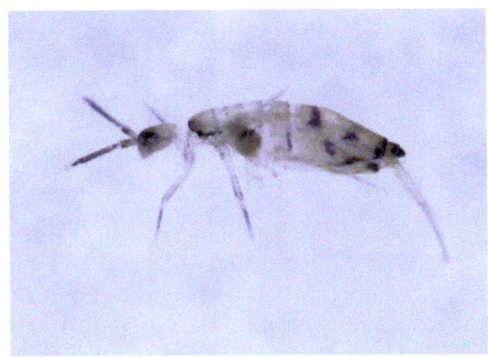

Una mujer de 50 años con una historia de "infestación" por insectos saltarines de 12 meses de evolución concurrió con una colección de muestras para su examen: con el dermatoscopio se observaron invertebrados aplastados y uno vivo, con lo que se confirmó que los colémbolos o "colas de resorte", eran la causa de su preocupación (aunque era improbable una verdadera infestación). Como los colémbolos no pican a los humanos, se pudo tranquilizar a la paciente. En ocasiones, se requerirá un entomólogo experto para identificar con precisión las especies.

Zalaudek I, et al. Entodermoscopy: a new tool for diagnosing skin infections and infestations. *Dermatol* 2008;216:14-23.

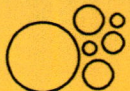

Escabiosis (sarna)

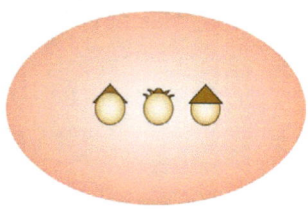

La escabiosis se confirma mediante la identificación del ácaro (*Sarcoptes scabiei*), que puede medir hasta 0,5 mm. La dermatoscopia permite identificar con facilidad un triángulo pigmentado, que representa las extremidades anteriores y la boca del ácaro, al final de un túnel queratósico. La orientación del ácaro revelará un triángulo completo (vista ventral) o parcial (vista dorsal). También se pueden observar huevos y heces dentro del túnel. El ácaro y el túnel se han comparado con un ala delta con estela.

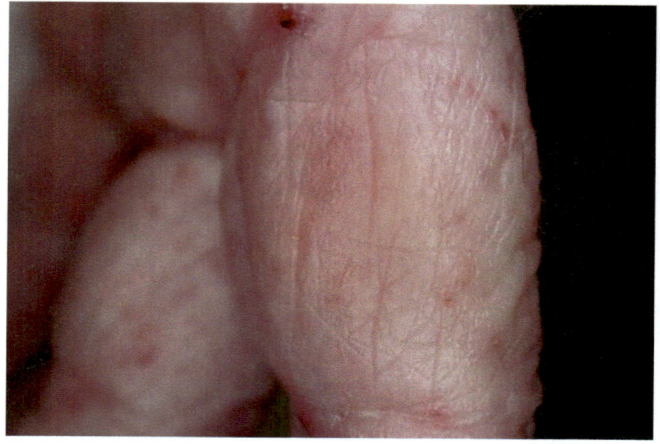
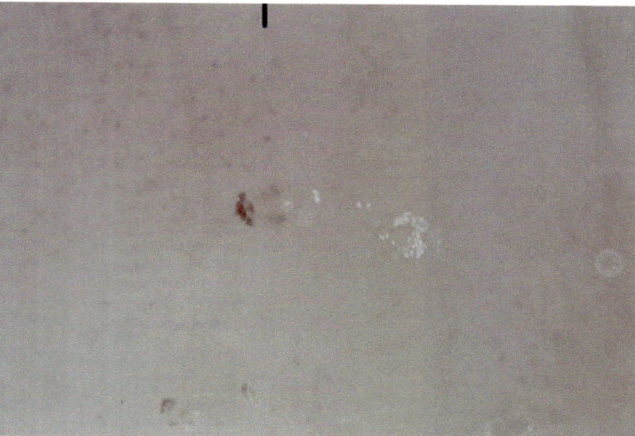

Múltiples túneles en la mano de una anciana residente de un geriátrico: la dermatoscopia muestra múltiples ácaros, con visualización de huevos dentro del túnel delineado por heces blancas.

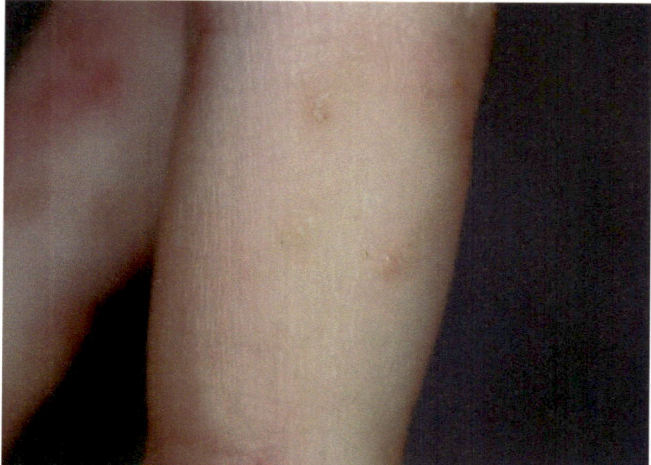
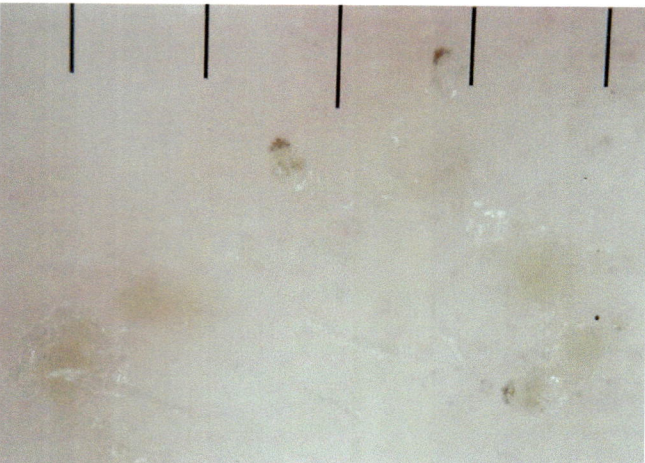

Múltiples túneles observados en la mano de un estudiante universitario de 20 años: la dermatoscopia muestra los triángulos pigmentados de los ácaros de la escabiosis en diferentes grados de orientación.

Prins C, et al. Dermoscopy for the detection of sarcoptes scabiei. *Dermatology* 2004;208(3):241–3.

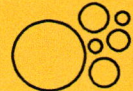
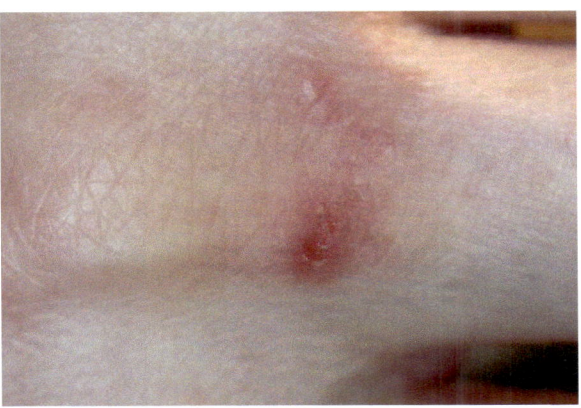 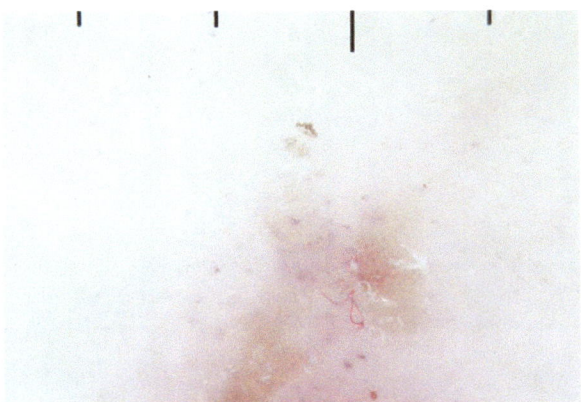

Túnel de escabiosis inflamado en el dorso del dedo índice: la dermatoscopia muestra inflamación y erosión, con una pequeña estructura triangular pigmentada que confirma la presencia de un ácaro de escabiosis.

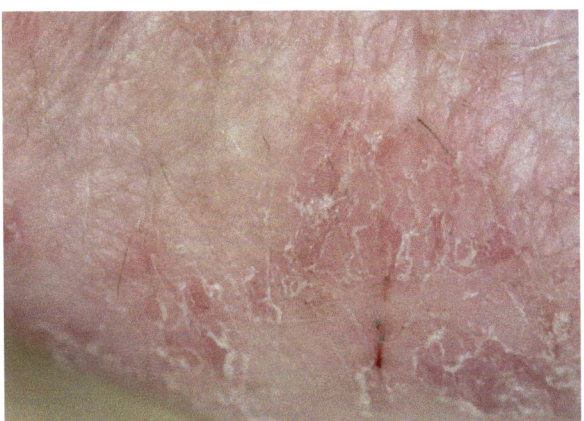 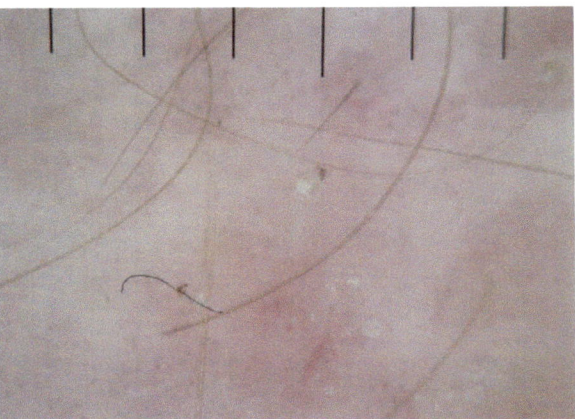

Constructor de 60 años con dermatitis de larga data en las manos que no respondió a los corticosteroides tópicos: la dermatoscopia muestra múltiples estructuras triangulares pigmentadas pequeñas, lo que confirma una infestación por escabiosis.

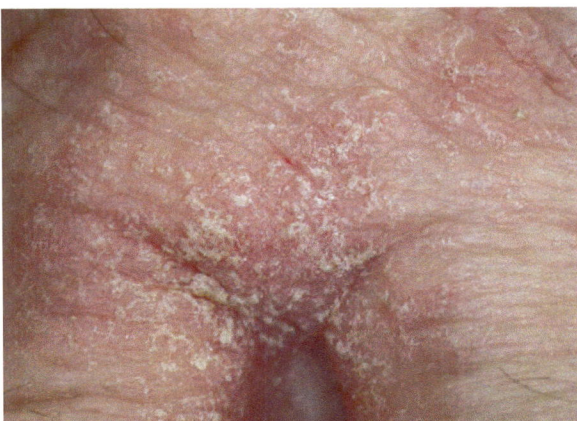 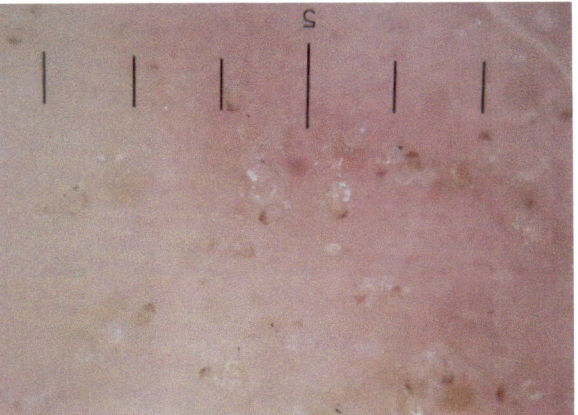

Hombre de 70 años con dermatitis en las manos de cinco años de evolución, que no responde al tratamiento: la dermatoscopia muestra extensa formación de costras y múltiples estructuras triangulares pigmentadas mal definidas, compatibles con una infestación grave por sarna costrosa.

En una infestación grave por escabiosis con formación pronunciada de costras, la imagen definida del ácaro puede estar enmascarada. La videodermatoscopia con una mayor magnificación de hasta 50´ es a la dermatoscopia 10´ convencional.

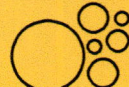
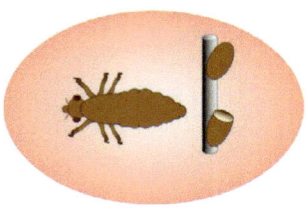

Los piojos de la cabeza (*Pediculus humanus*, var. *capitis*) son una afección frecuente y fácil de diagnosticar. La dermatoscopia permite no solo un diagnóstico preciso de este cuadro, sino también el control de la respuesta al tratamiento.

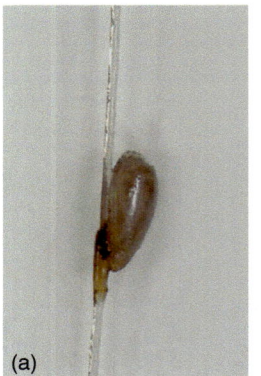
(a)

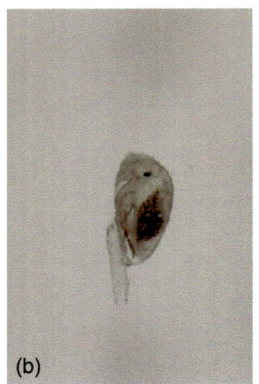
(b)

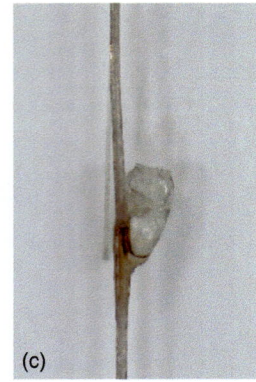
(c)

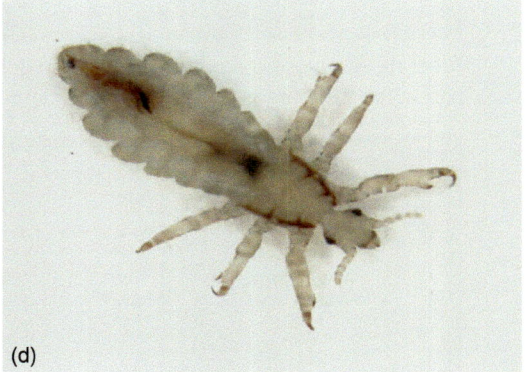
(d)

Liendre adherida al tallo del cabello (a); se puede observar la ninfa en desarrollo a punto de salir del huevo (b); se visualiza con claridad la liendre vacía (c) y la anatomía del piojo adulto (d).

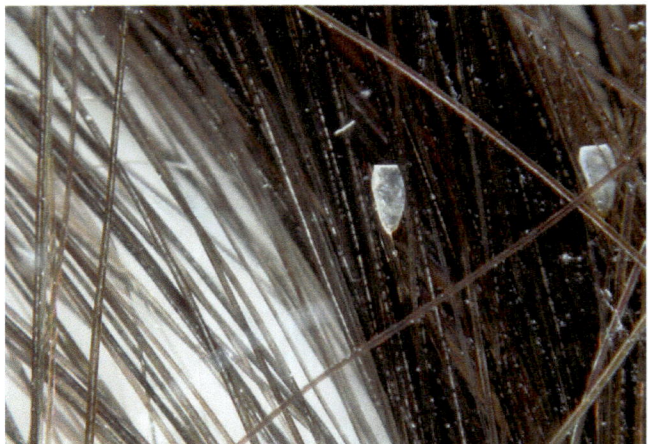

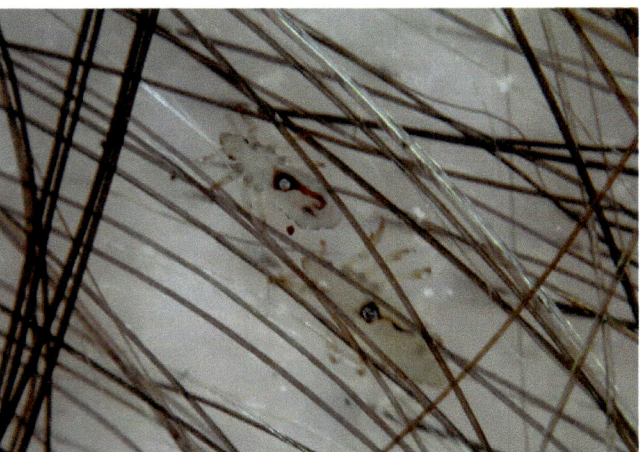

La dermatoscopia con luz polarizada de los tallos del cabello muestra liendres vacías firmemente adheridas; en la proximidad, pueden observarse piojos adultos en período posprandial, con la sangre ingerida en el estómago.

Zalaudek I, Argenziano G. Images in clinical medicine. Dermoscopy of nits and pseudonits. *N Engl J Med* 2012;367(18):1741.

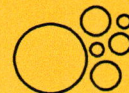
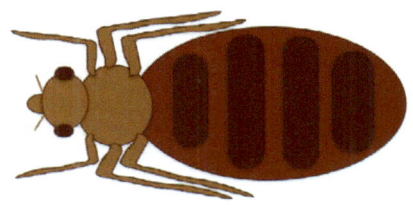

Las picaduras de insectos pueden causar pápulas y nódulos inflamatorios con vesiculación o sin ella, ampollas, hemorragia y ulceración. En los pacientes con picaduras recurrentes de insectos, se debe intentar la identificación del insecto causante. Las características comunes de las picaduras de insectos en la dermatoscopia consisten en eritema, vasos punteados, hemorragia, erosiones y vesiculación. La dermatoscopia permite identificar con facilidad las chinches de cama (*Cimex lectularius*) y sus huevos.

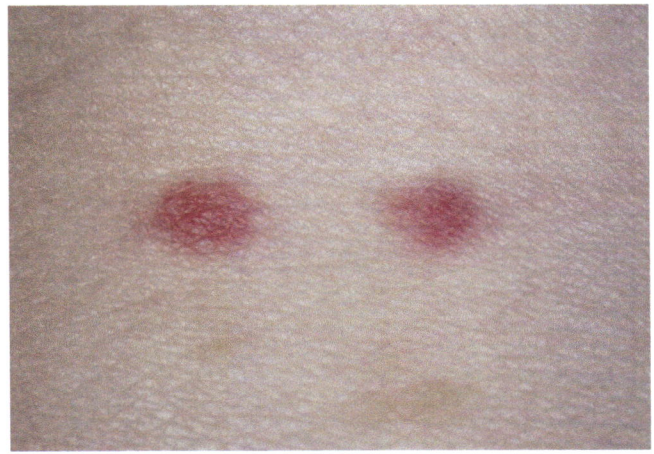

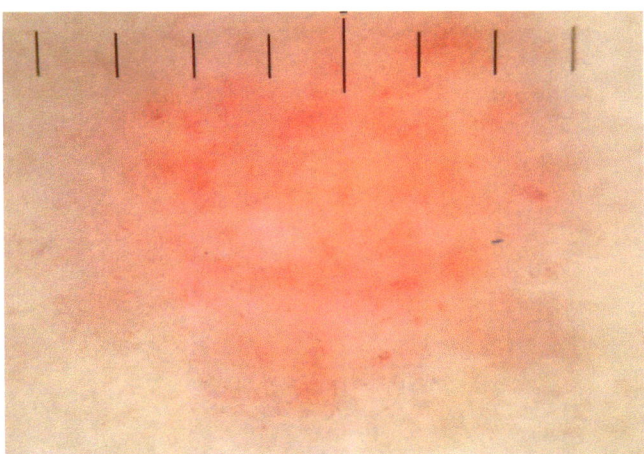

Una serie de picaduras de insectos en el tronco y los miembros de un niño de 14 años: la dermatoscopia muestra eritema y vasos punteados.

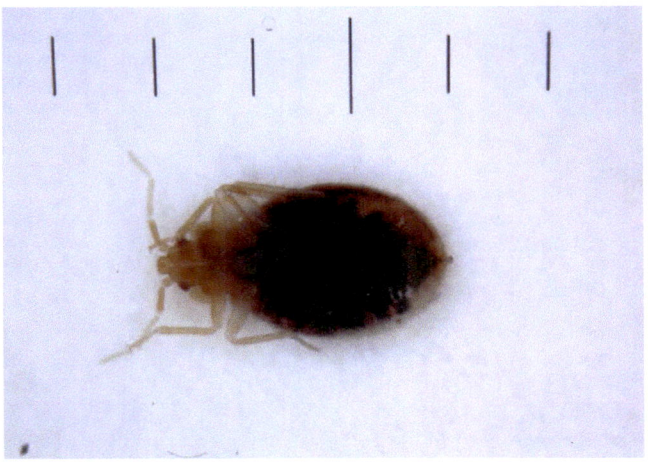

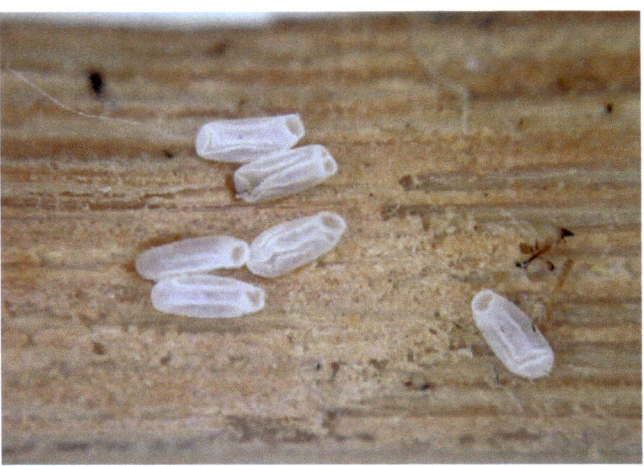

Dermatoscopia de una chinche recuperada de un marco de cama de madera identificada como *Cimex lectularius* y de un fragmento del marco de la cama con cáscaras de huevos.

Shirato T, et al. Dermoscopy is useful for bug (Cimex lectularius) bites. *J Eur Acad Dermatol Venereol* 2016;(3):539-40.

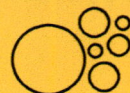

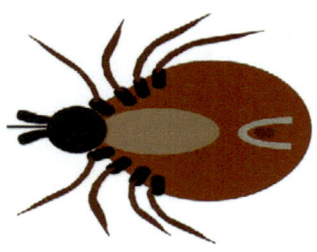

Las garrapatas son una causa frecuente de reacciones cutáneas, en particular eritema crónico migratorio secundario a la transmisión de *Borrelia burgdorferi*, que causa la enfermedad de Lyme. Las especies de garrapatas responsables de la enfermedad de Lyme son numerosas y pertenecen al género *Ixodes*, familia Ixodidae e incluyen *I. scapularis, I. ricinus e I. pacificus*. En el examen dermatoscópico, es posible identificar las garrapatas del género Ixodes por la presencia de un pequeño surco que rodea el ano en dirección anterior.

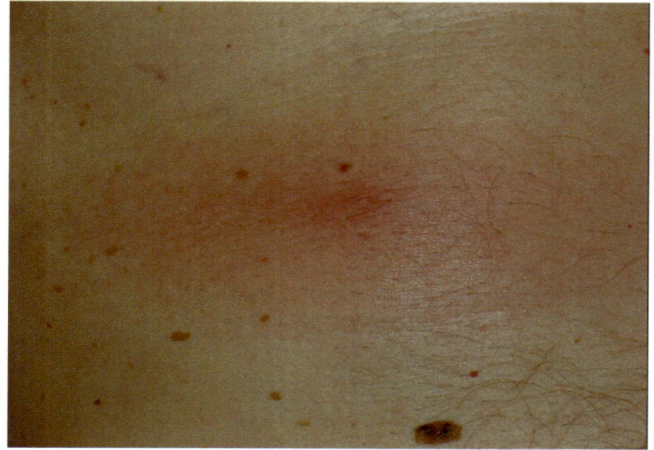

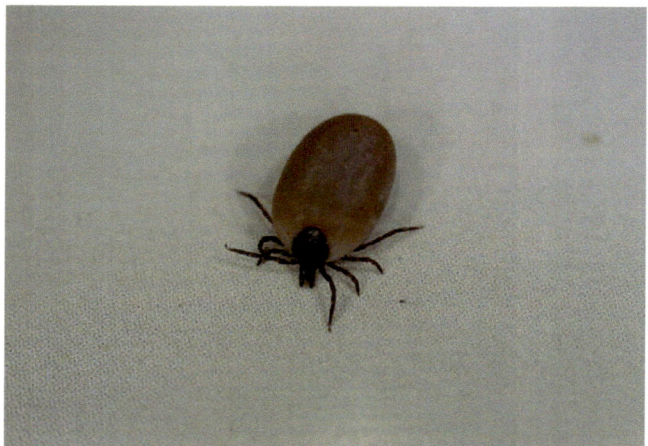

Mancha eritematosa en evolución en el hemiabdomen derecho compatible con eritema crónico migratorio causado por una picadura de garrapata, en un caso confirmado de enfermedad de Lyme. La vista dorsal de la "garrapata dura" limita la identificación adicional.

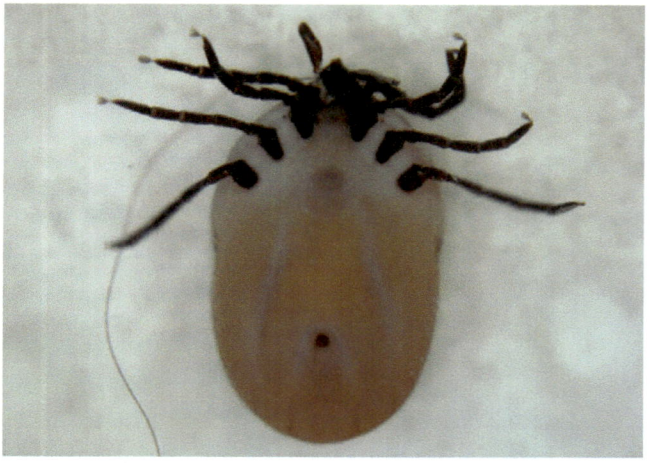

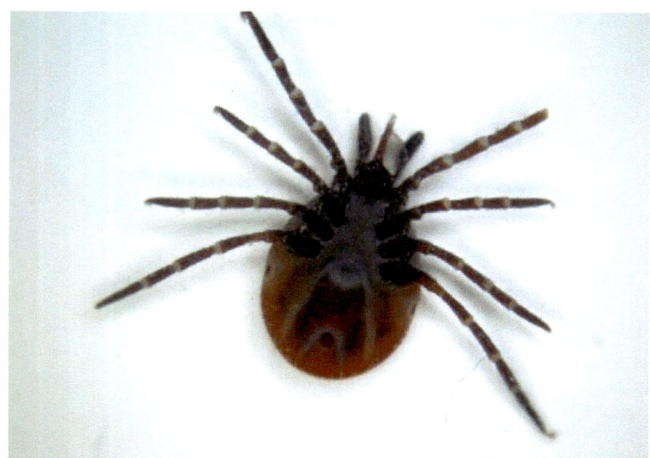

Dermatoscopia de la cara ventral de estas garrapatas, en diversas etapas de ingurgitación, que muestra un surco de orientación anterior alrededor del ano y confirma la presencia de garrapatas pertenecientes al género *Ixodes*.

Connoly M, Lee J. The anal groove sign: the use of dermoscopy for identification of Ixodes ticks. *J Am Acad Dermatol* 2017;76(2):S64-5.

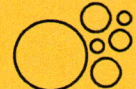
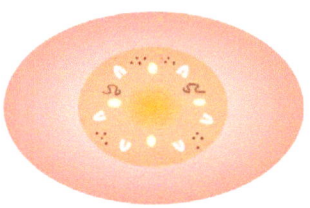

La leishmaniasis cutánea puede presentarse como una lesión inflamatoria solitaria pápulo-nodular o en placa, con ulceración o sin ella, que suele aparecer unas semanas después de que un viajero regresa de una zona de leishmaniasis endémica. Las presentaciones clínicas son variables y pueden reflejar la cepa de la infección. Las características dermatoscópicas consisten en vasos en forma de coma, lineales irregulares y polimorfos; eritema; múltiples glóbulos ovoides/en lágrima amarillos-blanquecinos borrosos que crean un patrón similar a "estallido de estrellas blanco" debido a la oclusión de los orificios foliculares.

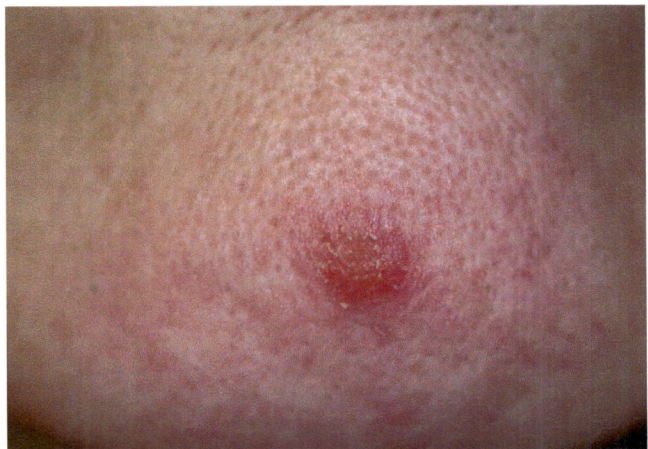
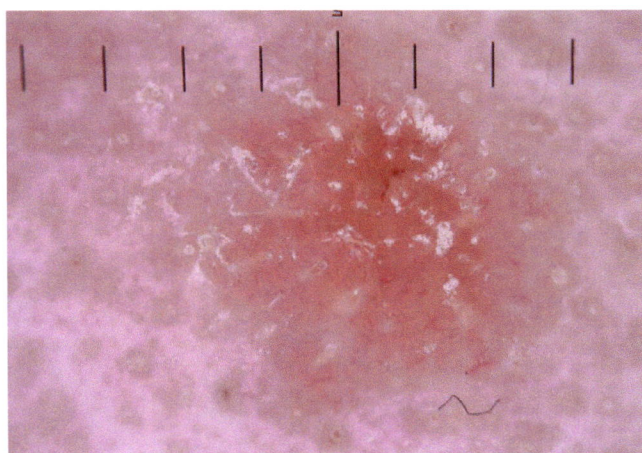

Pápula firme e indolora en el mentón, que aparece seis semanas después de un viaje a Italia: la dermatoscopia muestra eritema, un patrón similar a un "estallido blanco de estrellas", vasos lineales irregulares e hiperqueratosis en este caso de leishmaniasis.

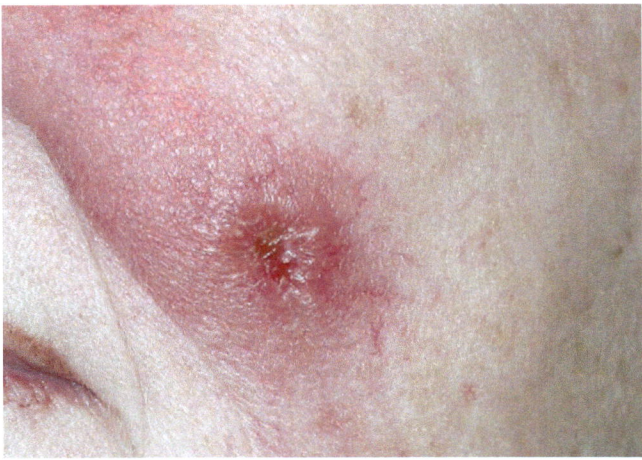
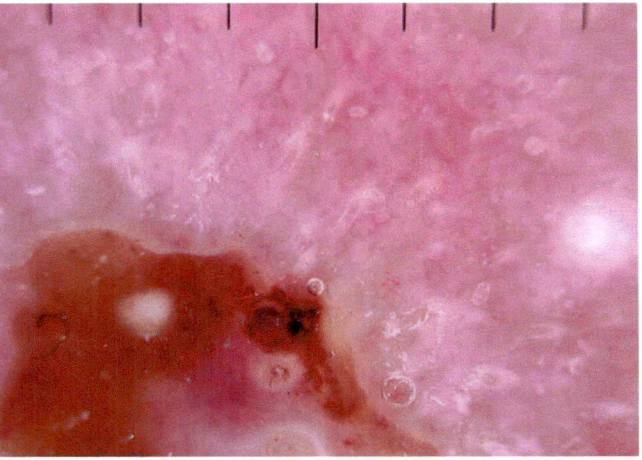

Nódulo ulcerado inflamado en la mejilla izquierda de un viajero que aparece seis semanas después de regresar de Chipre: la dermatoscopia muestra ulceración, eritema, un patrón radial similar a un "estallido blanco de estrellas" y vasos irregulares (se confirmó *L. infantum* por PCR).

Llambrich A, et al. Dermoscopy of cutaneous leishmaniasis. *Br J Dermatol* 2009;160(4):756-1.

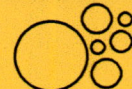

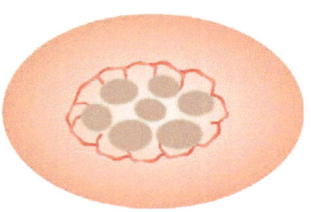

El molusco contagioso es una infección cutánea frecuente en la infancia, caracterizada por múltiples grupos de pápulas umbilicadas de color carne. Cuando afecta a adultos, las lesiones individuales pueden ser solitarias y más grandes, y son más comunes en aquellos con compromiso del sistema inmunológico. La dermatoscopia muestra grandes glóbulos centrales homogéneos de color rosado, con vasos curvilíneos periféricos/marginales (en corona) que no cruzan la línea media. Los vasos prominentes son más frecuentes en las lesiones inflamadas.

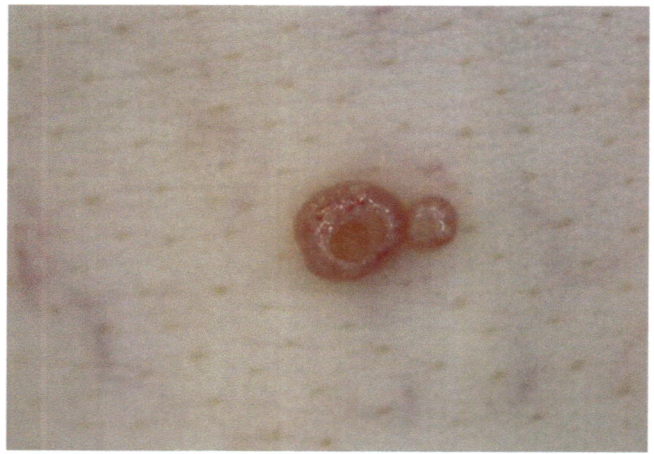
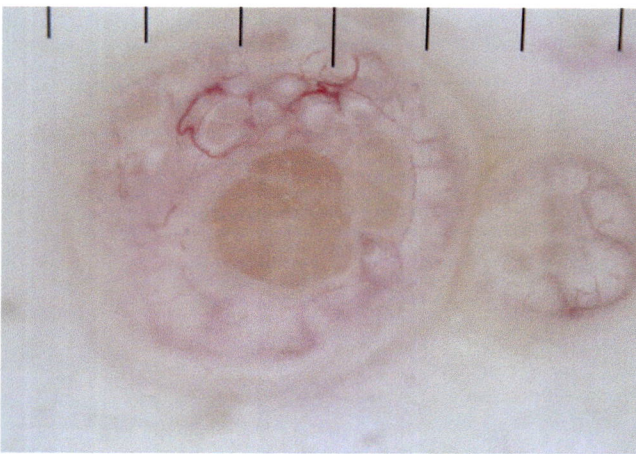

Pápulas umbilicadas en el brazo de un hombre caucásico cuya hija tiene moluscos activos: la dermatoscopia muestra eritema y vasos en corona curvilíneos que rodean múltiples glóbulos de color amarillo-naranja centrales, homogéneos.

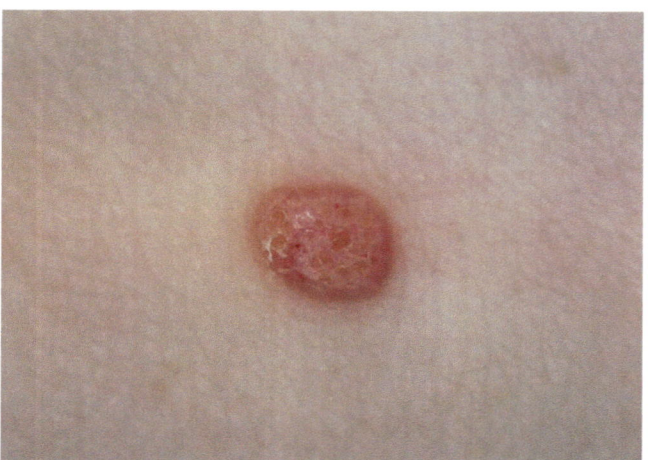
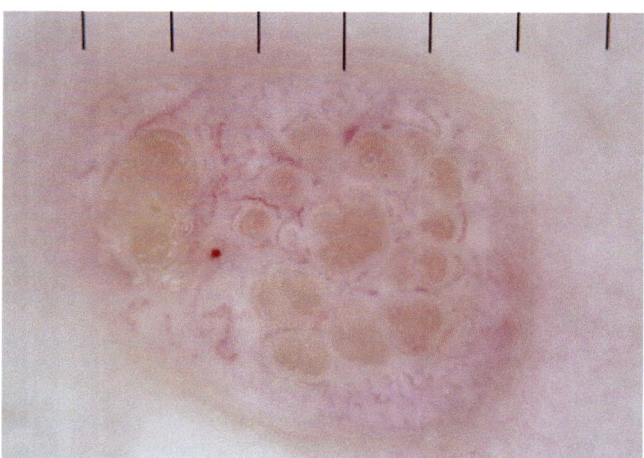

Pápula inflamada bien circunscrita, solitaria, en el muslo de una mujer de 50 años: la dermatoscopia muestra múltiples glóbulos amarillos homogéneos, centrales, con vasos en corona curvilíneos, en esta lesión inflamada de molusco contagioso.

Morales A, et al. Dermoscopy of Molluscum contagiosum. *Arch Dermatol* 2005;141(12):1644.

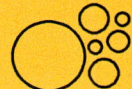

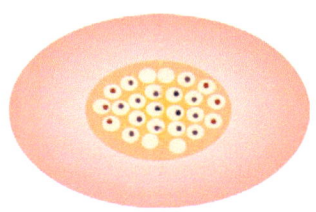

En la dermatoscopia, las verrugas virales pueden distinguirse fácilmente de un callo por la presencia de múltiples halos queratósicos blanquecinos, a menudo con un punto central rojo/morado. Los puntos rojos suelen estar asociados con microhemorragias, en especial si la verruga ha sido irritada. La coloración amarilla refleja la hiperqueratosis. El diagnóstico seguro de verrugas virales frente a cánceres de queratinocitos y sus precursores es particularmente útil en la población trasplantada.

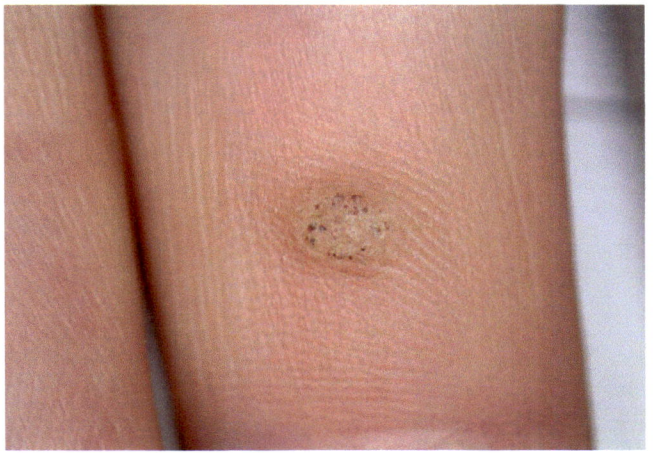
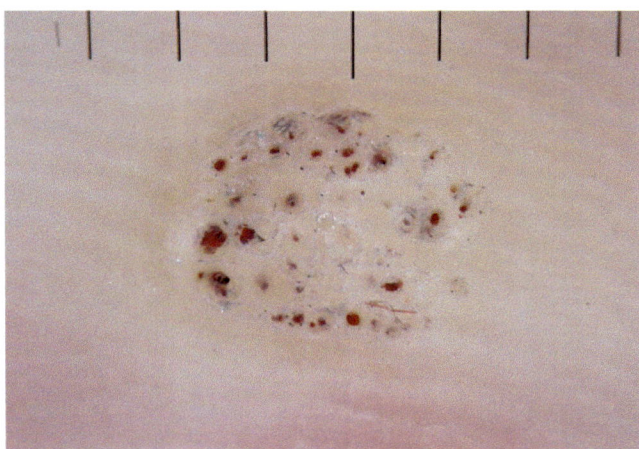

Verruga viral con una placa queratósica en el dedo índice: la dermatoscopia muestra múltiples halos blanquecinos con puntos centrales de color rojo/morado en esta verruga viral.

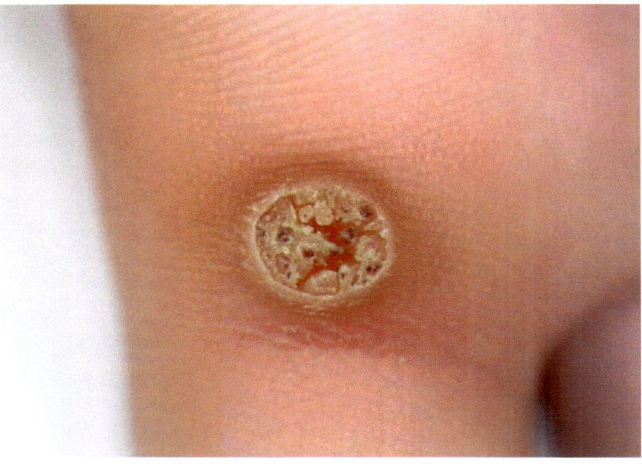
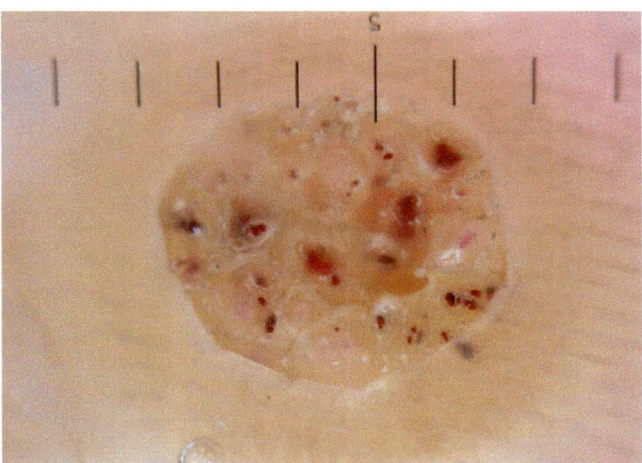

Placa queratósica crateriforme y endofítica, dolorosa, en la palma: la dermatoscopia muestra zonas naranjas homogéneas, con múltiples puntos rojos focales con halos queratósicos blanquecinos (microhemorragias) en esta mirmecia (verruga plantar profunda).

Bae JM, et al. Differential diagnosis of a plantar wart from corn and a healed wart with the aid of dermoscopy. *Br J Dermatol* 2009;160(1);509-15.

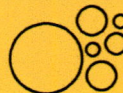

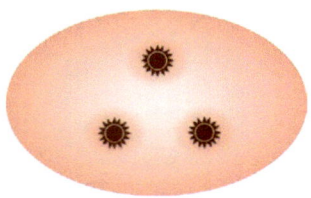

Las lesiones por erizos de mar no son infrecuentes en los turistas descalzos, en quienes se implantan espinas en la planta del pie cuando se pisa el erizo de mar. La sección transversal de las espinas muestra un disco crenulado, que se puede observar en la dermatoscopia. Si no se extraen las espinas, puede sobrevenir una infección secundaria.

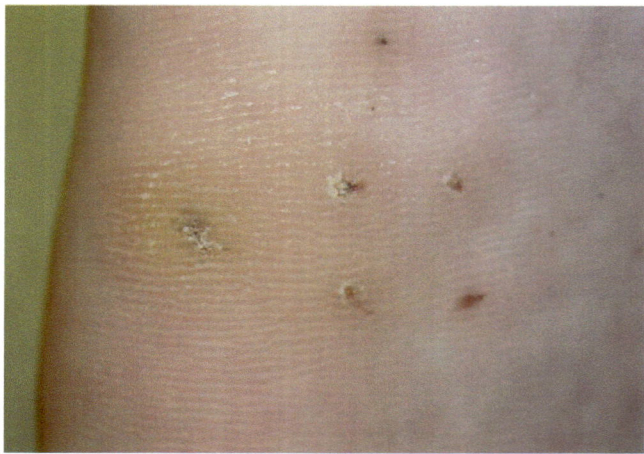

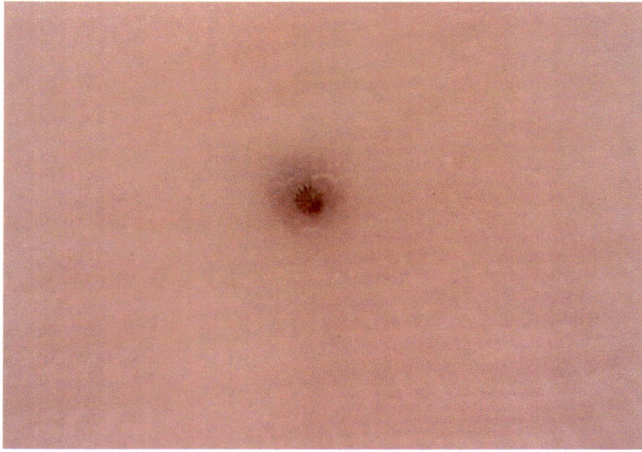

Individuo de 40 años que regresa de Francia con múltiples puntos de punción, dolorosos a la palpación, en la planta del pie después de una lesión por erizo de mar: la dermatoscopia de un punto de punción muestra un disco crenulado que corresponde a la sección transversal de una espina de erizo de mar.

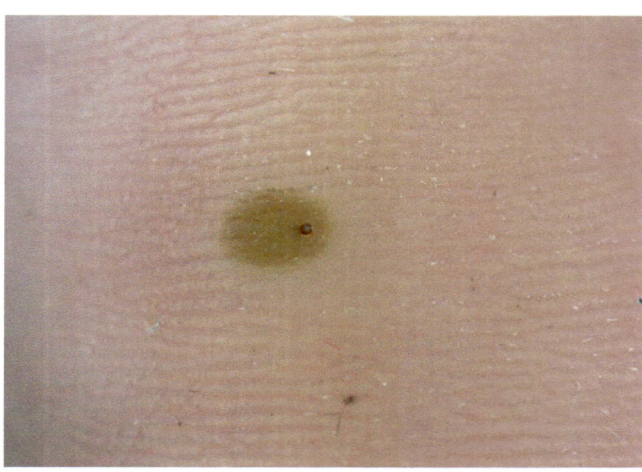

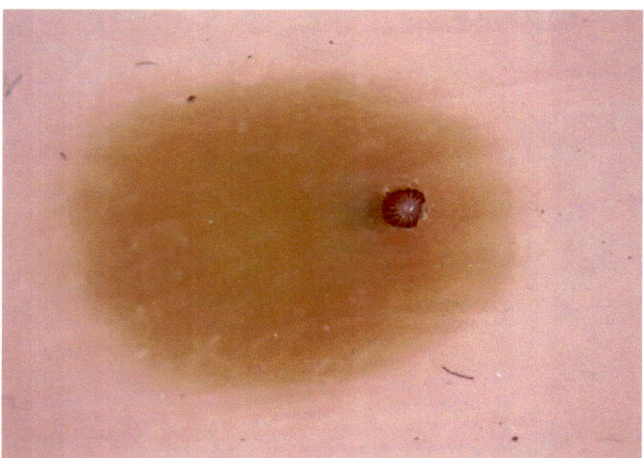

Individuo de 30 años con inflamación y molestias alrededor del sitio de una lesión por erizo de mar dos semanas antes: la dermatoscopia muestra un área verde-amarillenta homogénea (infección por *Pseudomonas*), con un disco crenulado correspondiente a la espina de erizo de mar.

La dermatoscopia *ex vivo* del material que causa una lesión por cuerpo extraño puede ser una adición útil a la historia clínica.

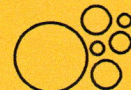
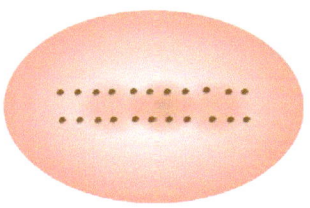

Las picaduras de medusa suelen acompañarse de antecedentes confiables, con identificación visual de la medusa agresora. Las características cutáneas son típicas y compatibles con contacto con los tentáculos urticantes, que causan líneas paralelas de eritema, hemorragia y vesiculación. Otros organismos marinos también pueden causar envenenamiento; por lo tanto, la inspección cercana de los signos cutáneos resultantes puede ser útil para identificar la causa.

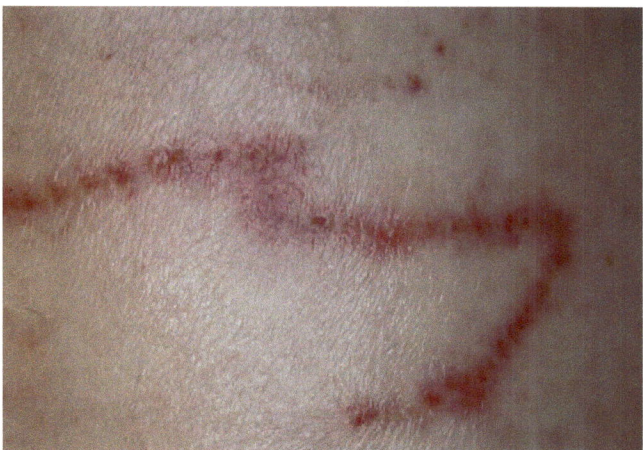

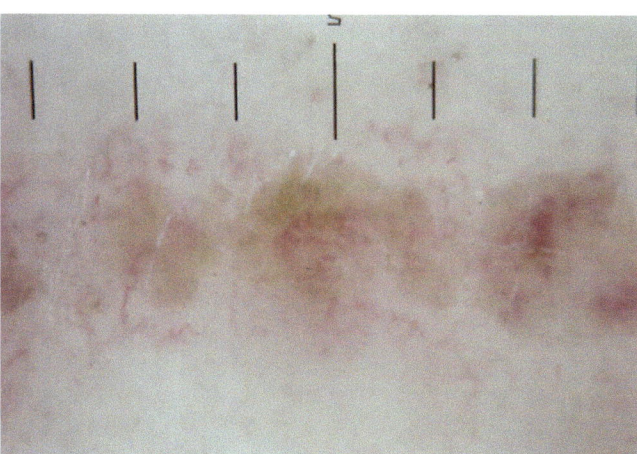

Mujer de 40 años que regresa del Mediterráneo dos semanas después del contacto con una especie no identificada de medusa: la dermatoscopia muestra una disposición lineal de telangiectasias, púrpura e hiperpigmentación regularmente espaciadas.

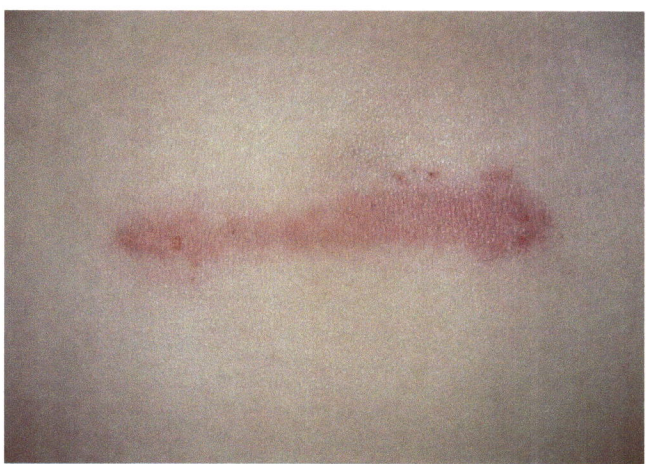

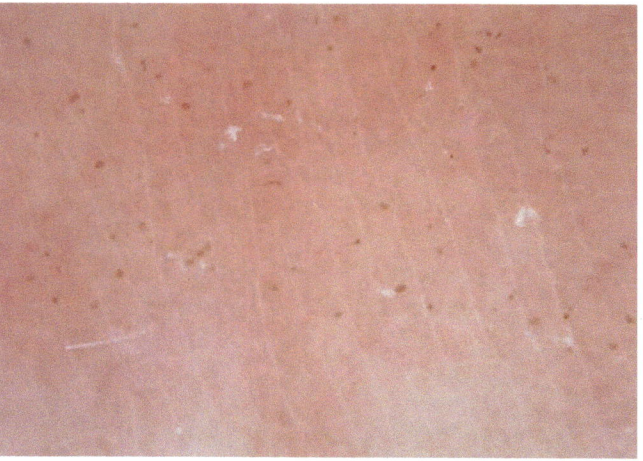

Reactivación de una picadura de medusa causada por *Pelagia noctiluca*, una semana después de la exposición: la dermatoscopia muestra eritema y múltiples puntos diminutos en líneas paralelas correspondientes a sitios de secreción de nematocistos y envenenamiento.

Del Pozo LJ, et al. Dermoscopic findings of jellyfish stings caused by Pelagia noctiluca. *Actas Dermosifiliogr* 2016;107(6):509-15.

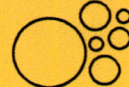
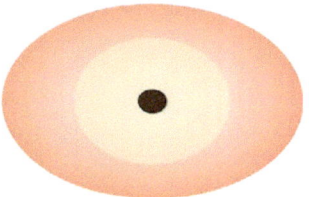 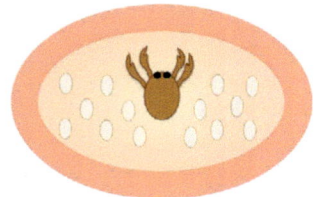 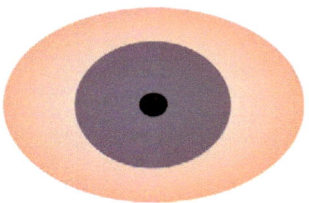

La infección por *Tunga penetrans* se manifiesta por una o múltiples pápulas acrales con un poro central visible. La piel alrededor del poro puede volverse pálida, a medida que la pulga preñada se agranda, o morada si sobreviene infección o hemorragia. Un diagnóstico clínico-dermatoscópico permite extraer intacta a la pulga para confirmación dermatoscópica *ex vivo*.

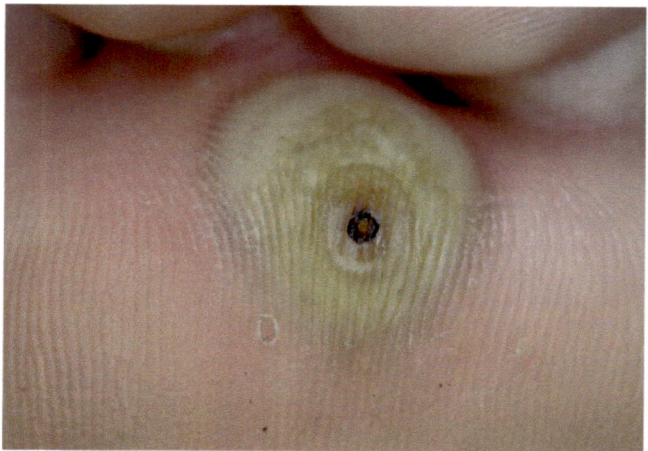 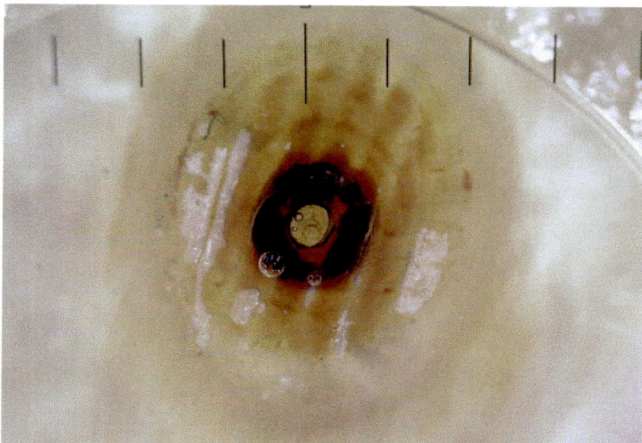

Pápula acral dolorosa a la palpación en el antepié de un viajero que regresa de Mozambique: la dermatoscopia muestra un poro central hemorrágico dilatado, con coloración amarilla pálida circundante.

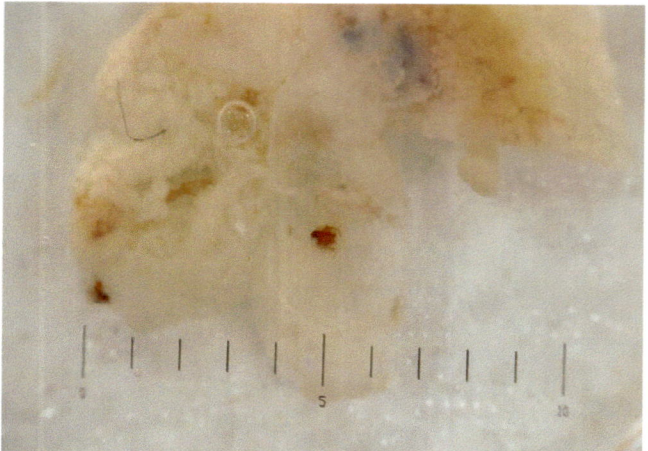 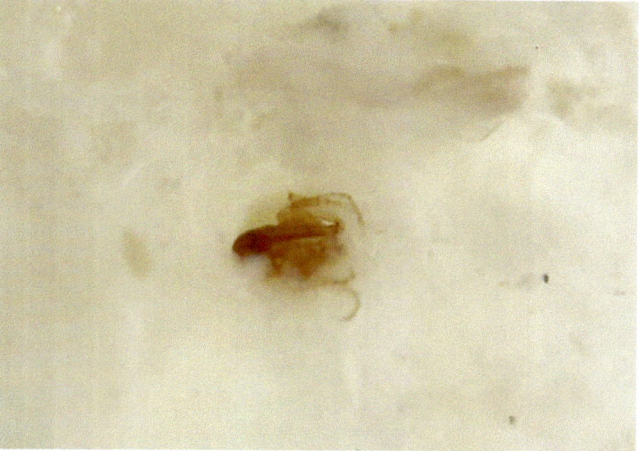

El examen *ex vivo* de la pulga muestra la cabeza y el tórax de la pulga por encima de un abdomen masivamente distendido lleno de huevos: la dermatoscopia de la cabeza y el tórax confirma el diagnóstico.

Dunn R, et al. Dermoscopy: Ex vivo visualization of flea's head and bag of eggs confirms the diagnosis of tungiasis. *Austral J Dermatol* 2012;53(2):120-2.

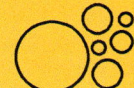

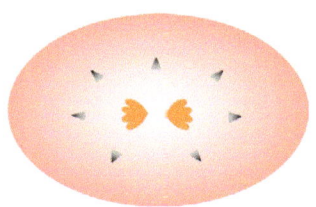

La miasis es una infección cutánea no infrecuente que afecta a los humanos en climas tropicales. La condición es causada por la larva de moscas de dos alas (Diptera) que excavan la piel. Habitualmente, se presenta como una pápula inflamatoria solitaria (aunque puede ser múltiple), similar a un forúnculo, a menudo acompañada de sensaciones de movimiento interno. La dermatoscopia de la larva *in vivo* puede mostrar estructuras en forma de "patas de pájaro" correspondientes a los espiráculos respiratorios de la larva.

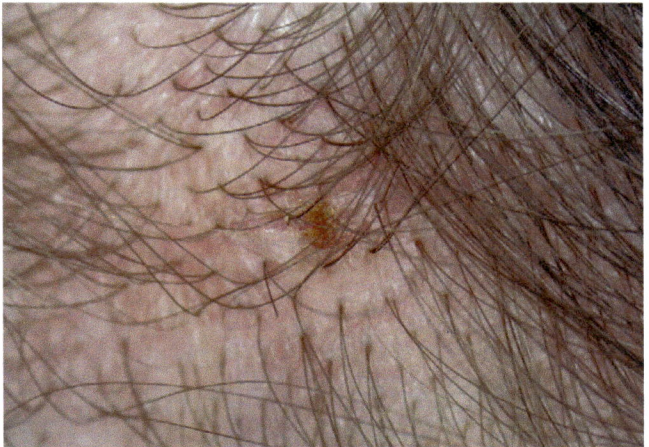

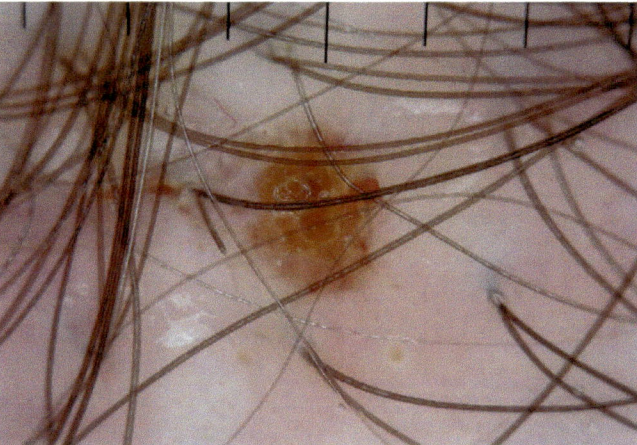

Forúnculo inflamatorio doloroso a la palpación en la sien izquierda de un viajero que regresaba de Belice, con antecedentes de sensación de movimiento dentro del forúnculo: la dermatoscopia solo mostró una erosión central y no se observaron características diagnósticas evidentes.

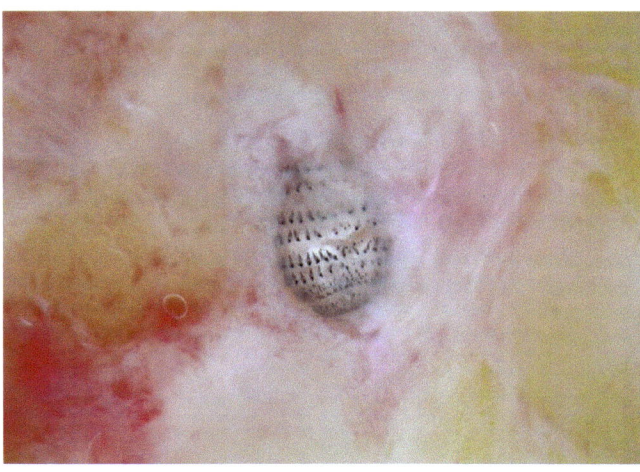

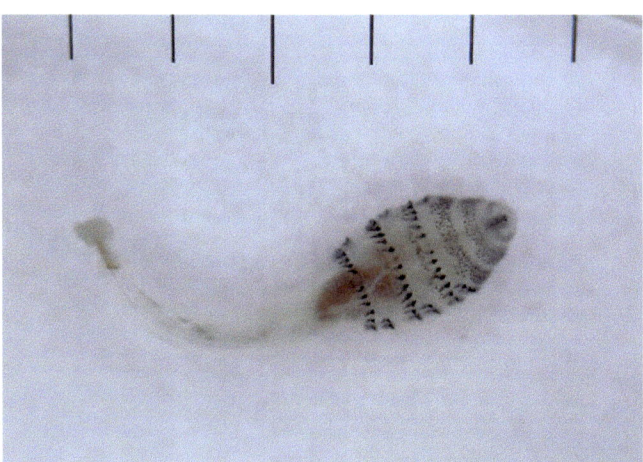

La exéresis y el examen ex vivo del tejido mostraron una larva con púas incluidas: la dermatoscopia confirmó infección por *Dermatobia hominis,* que causa miasis foruncular. (Reproducido de Esdaile y cols., con autorización de John Wiley).

Esdaile BA, et al. Residents' corner July 2013. Clues in DeRmosCopy: Entodermoscopy. *Eur J Dermatol* 2013;23(4):574-5.

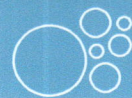

12 Otras lesiones

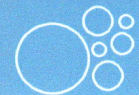

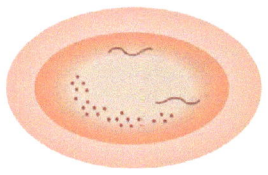

Los queloides y las cicatrices hipertróficas no son infrecuentes después de procedimientos quirúrgicos o traumatismos de la piel y, en este contexto, no preocupan desde el punto de vista del diagnóstico. Sin embargo, también pueden aparecer espontáneamente en pacientes con afecciones inflamatorias o infecciosas. Si son solitarios, pueden provocar preocupación diagnóstica, en especial si los signos de un proceso inflamatorio coexistente son sutiles o han desaparecido. Pueden simular tumores cutáneos y, por lo tanto, se debe realizar una anamnesis y exploración cuidadosas.

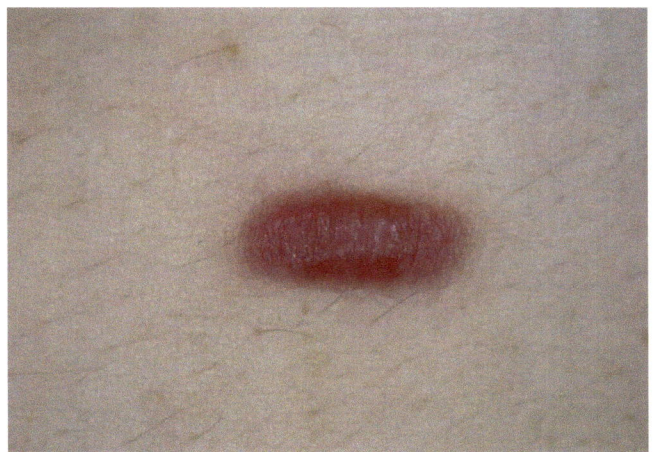

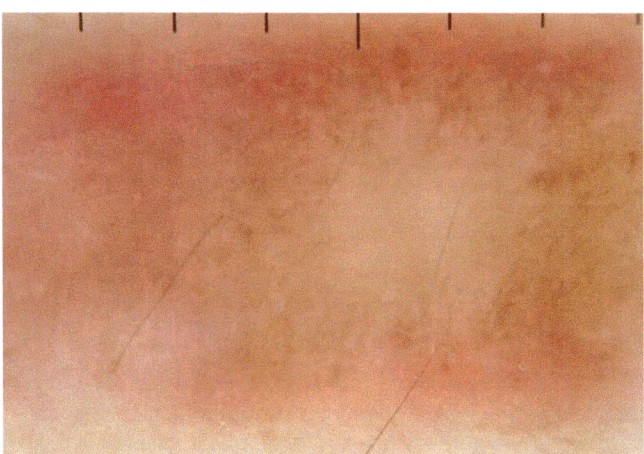

Placa lineal cicatrizada espontánea en el hombro de una mujer de 25 años con acné: la dermatoscopia muestra eritema periférico y pigmentación parda clara central sin estructura en esta cicatriz hipertrófica.

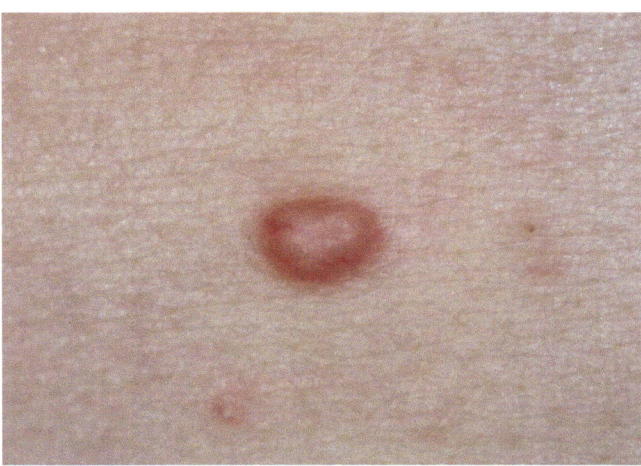

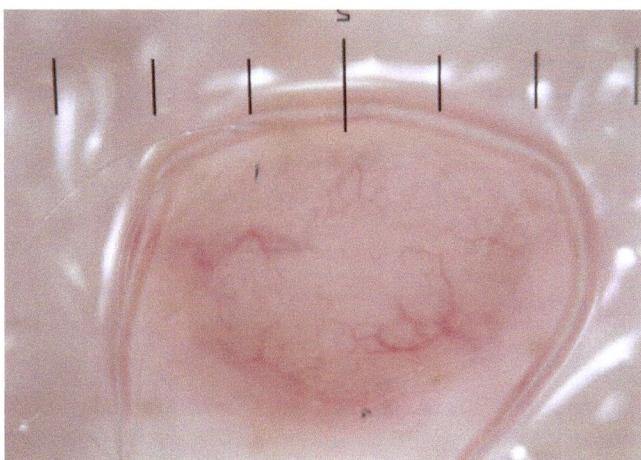

Nódulo firme bien circunscrito en la espalda de una mujer de 30 años con diagnóstico de acné: la dermatoscopia muestra vasos lineales ramificados mal enfocados y una base rosada homogénea, sin estructura, en esta cicatriz hipertrófica.

En pacientes con antecedentes de acné, considerar un queloide o una cicatriz hipertrófica en el diagnóstico diferencial de una placa rosada solitaria.

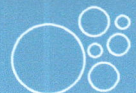

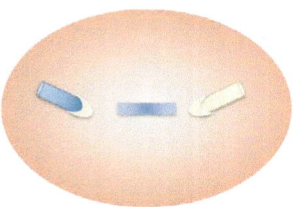

El examen dermatoscópico permite la identificación no solo de afecciones cutáneas inflamatorias, infecciosas y neoplásicas, sino que también puede ayudar en el diagnóstico cuando se alojan materiales extraños en la piel. El material extraño puede provenir de eventos traumáticos, quirúrgicos o accidentales.

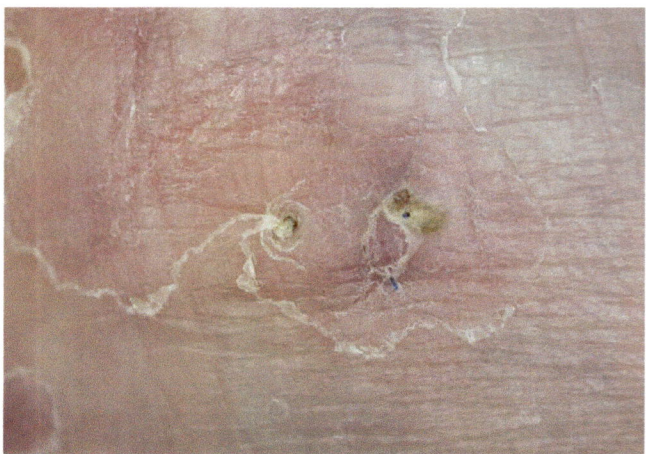

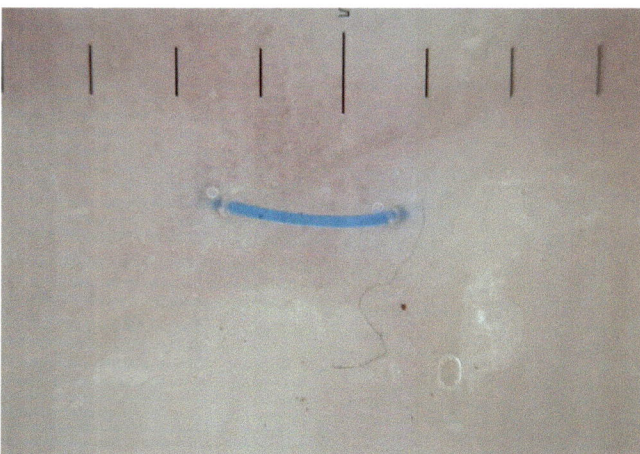

Dolor continuo e hiperqueratosis tras la laceración de una mano después de un accidente en bicicleta ocho semanas antes: la dermatoscopia muestra una sutura de polipropileno residual que sobresale a través de la piel.

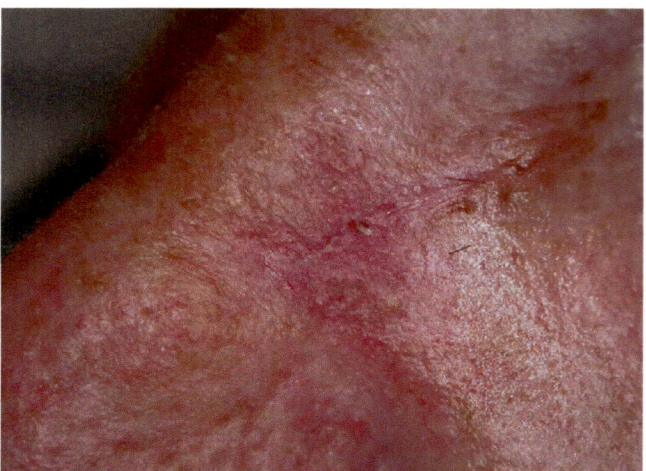

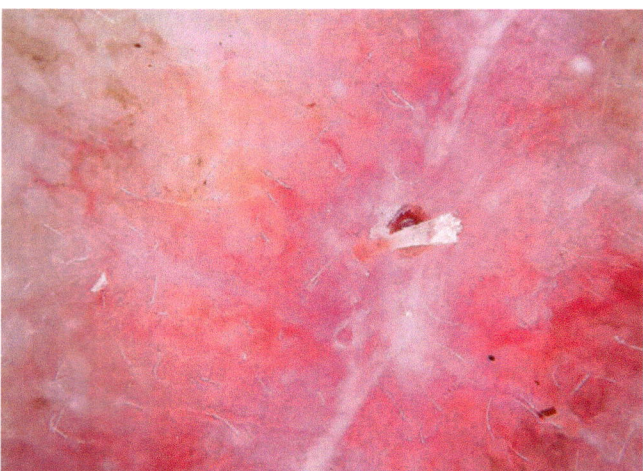

Eliminación transepitelial de una sutura dérmica de poliglactina seis semanas después de la extirpación de un carcinoma espino-celular bien diferenciado de la pared nasal lateral izquierda: la dermatoscopia con luz polarizada confirma el material de sutura y facilita la extracción.

Naimer SA. Dermoscopic prevention and improved detection of retained sutures. *J Am Acad Dermatol* 2014;70(3):e57-8.

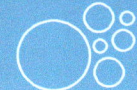
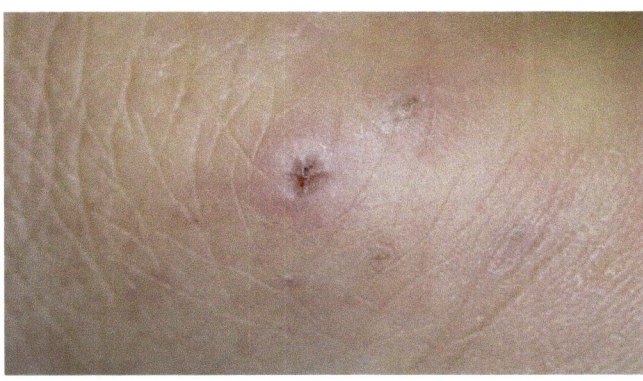

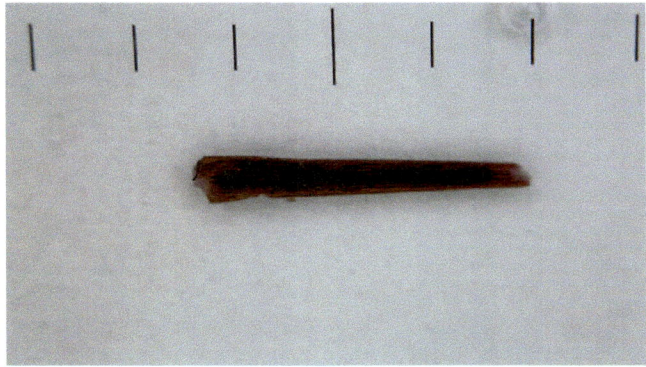

Animal: un hombre de 40 años con antecedentes de haber pisado un erizo de mar consultó por dolor persistente en el talón. Se extrajo un cuerpo extraño y se confirmó por dermatoscopia que era la punta fracturada de una espina de erizo de mar.

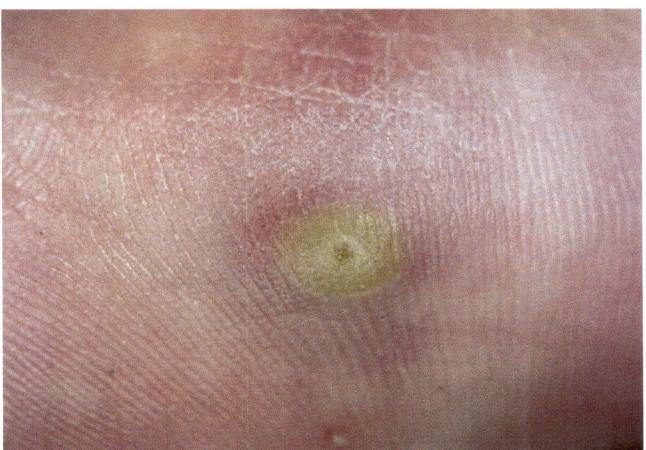

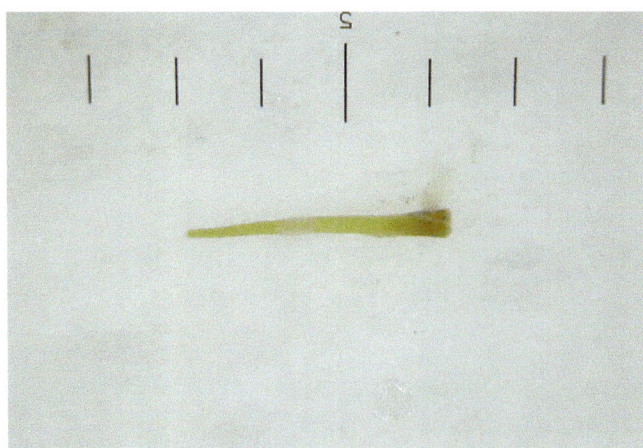

Vegetal: absceso doloroso a la palpación en el arco del pie de un jardinero aficionado; la dermatoscopia confirmó que la causa era una espina penetrante.

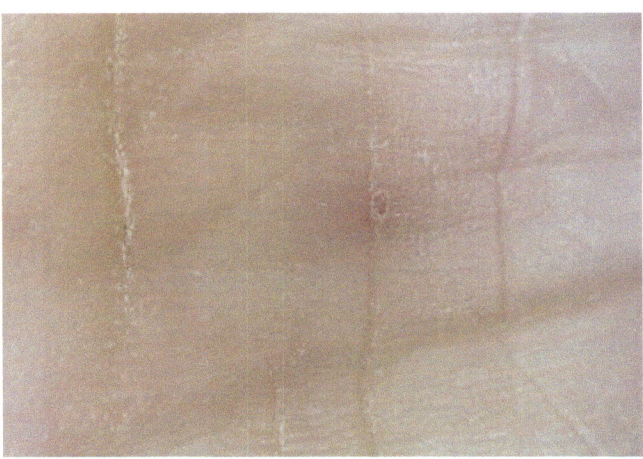

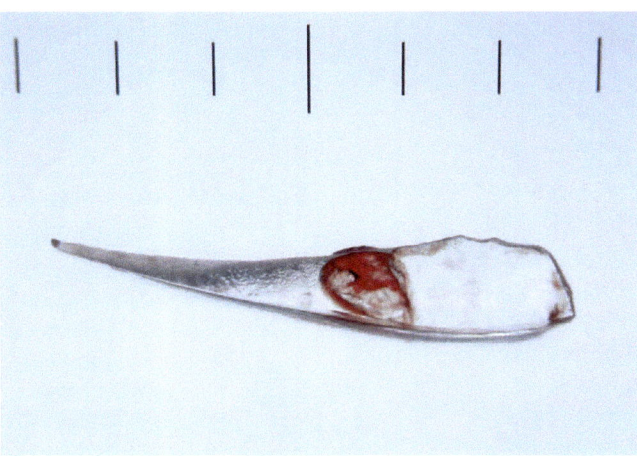

Mineral: mujer de 45 años con antecedentes de dolor persistente en el arco del pie cuatro meses después de sufrir una lesión penetrante por vidrio en la planta del pie. Se extrajo un fragmento de vidrio con anestesia local y se confirmó por dermatoscopia.

Se debe considerar la confirmación dermatoscópica e imágenes digitales de cualquier material extraño extraído. La confirmación del cuerpo extraño no solo puede ayudar a guiar el tratamiento médico, sino que también puede representar una adición precisa a la historia clínica.

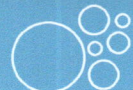

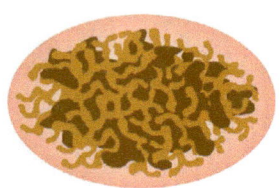

Cuando se aplica pigmento a la piel de manera intencional o accidental, este puede acumularse en los contornos superficiales de cualquier lesión cutánea con un componente epidérmico prominente. El pigmento se acumula en la superficie de la piel, lo que exagera las características topográficas de las lesiones subyacentes y, a menudo, induce patrones extraños. Las lesiones epidérmicas frecuentes que pueden verse afectadas son queratosis seborreicas, nevos dérmicos, queratosis actínicas y poroqueratosis (signo de "Saint-Tropez").

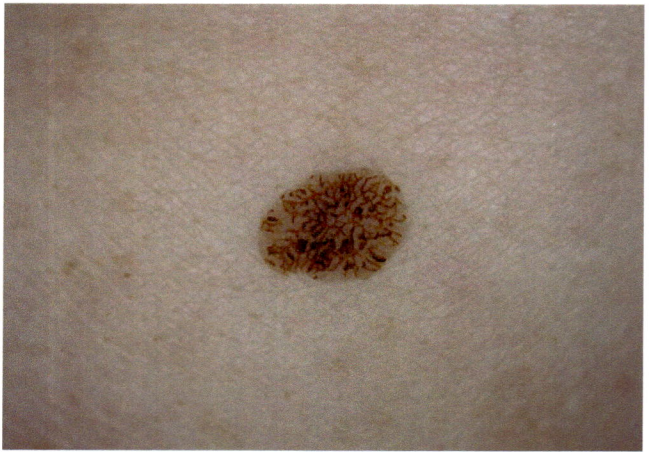

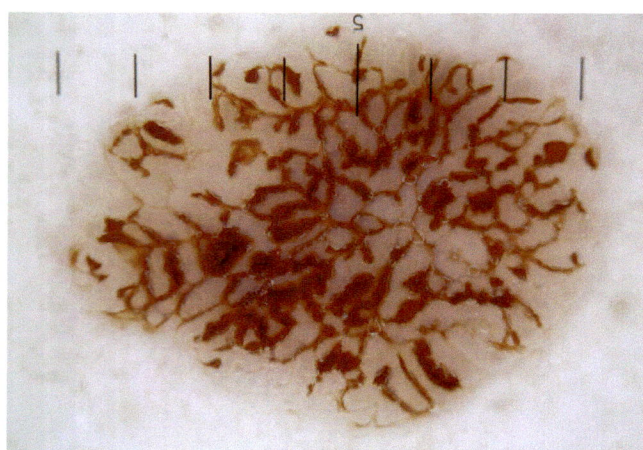

Bronceado falso aplicado en la piel de una mujer de 40 años con antecedentes de melanoma: la dermatoscopia muestra pigmentación acentuada dentro de las hendiduras superficiales de esta queratosis seborreica.

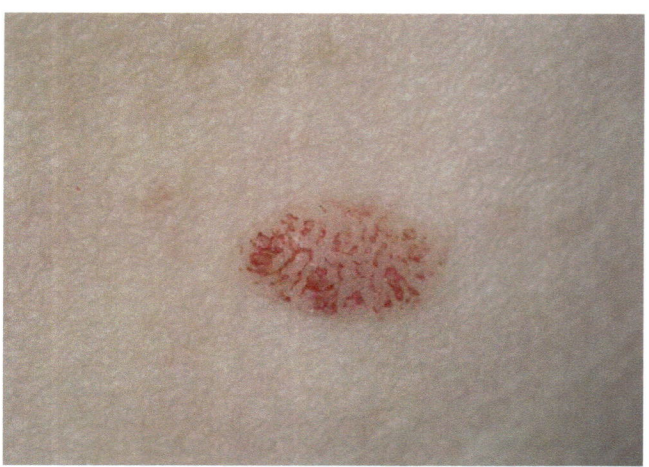

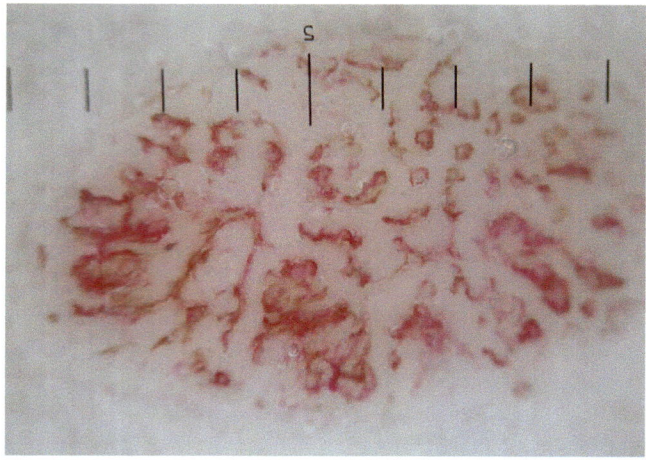

Mácula rosada inusual reciente que aparece después de una cirugía abdominal en una mujer de 30 años: la dermatoscopia muestra tinción rosada (marcador quirúrgico de la piel) de las hendiduras superficiales de esta queratosis seborreica.

Orpin SD, et al. The 'St. Tropez' sign; a new dermoscopic feature of seborrhoeic keratoses? *Clin Exp Dermatol* 2006;31(5):707-9.

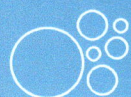
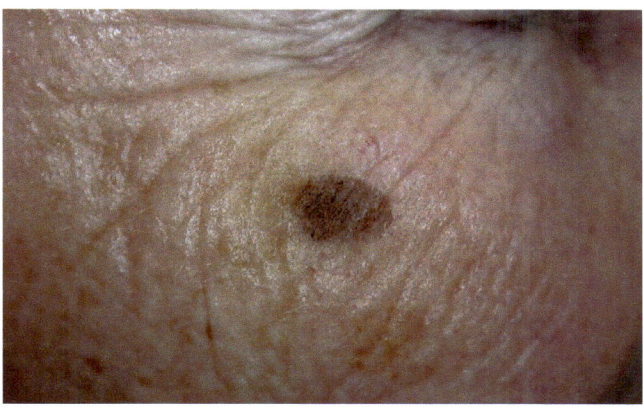

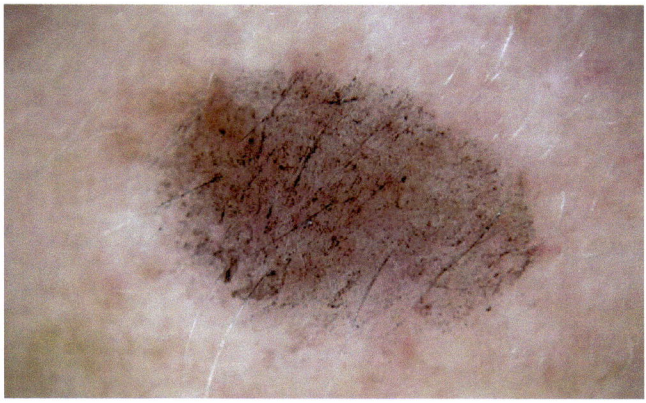

Aplicación diaria de maquillaje para crear un "lunar" en la mejilla de una mujer de 87 años: la dermatoscopia muestra pigmento que delinea las marcas superficiales de la piel, vellos y aberturas foliculares, lo que ilustra un pigmento exógeno.

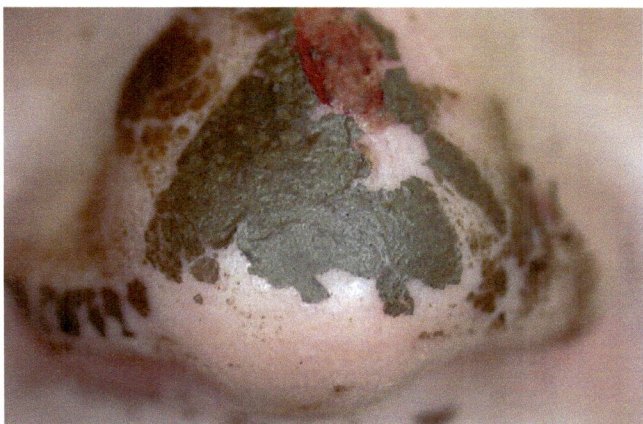

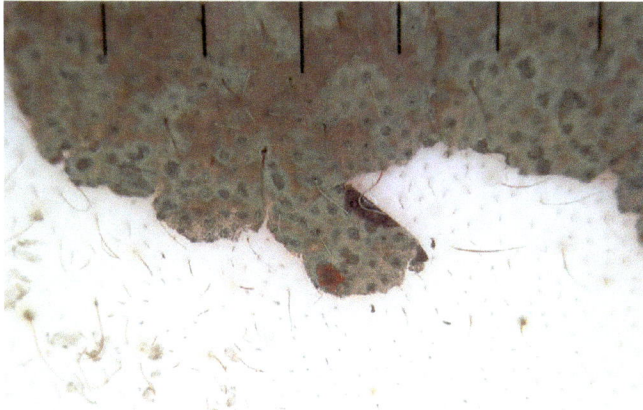

Niña de 14 años con tinción súbita de la región facial central luego de aplicar una crema para después de la exposición solar vencida: la dermatoscopia muestra la demarcación de la pigmentación externa con oxidación de un componente del producto.

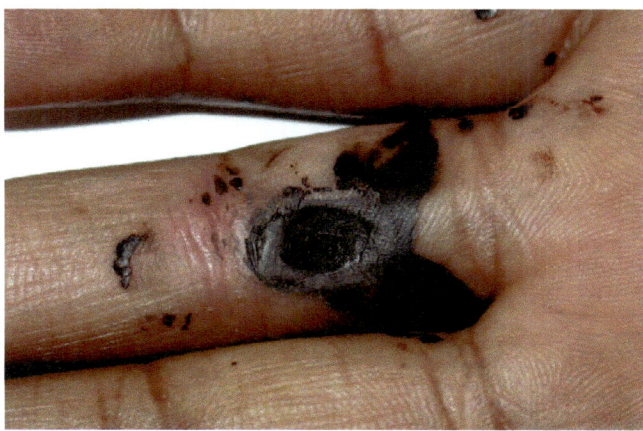

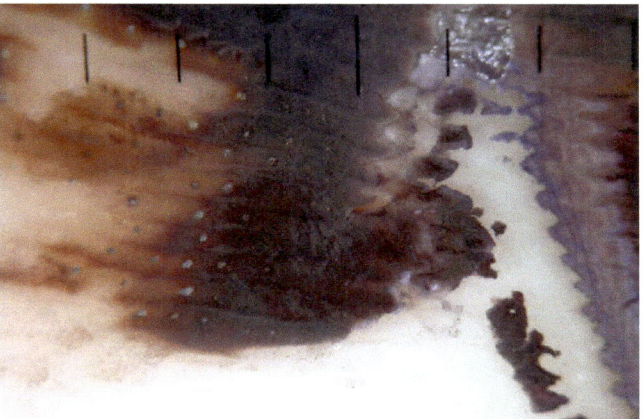

Autoaplicación de nitrato de plata para tratar una verruga viral en la mano de una mujer de 55 años: la dermatoscopia muestra la demarcación clara y múltiples colores del nitrato de plata oxidado que, efectivamente, tatúa la piel.

Si bien rara vez causa preocupación diagnóstica, la documentación digital de la pigmentación exógena puede proporcionar un dato adicional útil a la historia clínica.

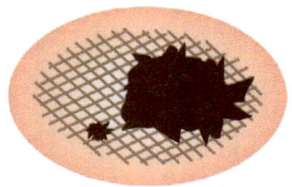

La terapia de depilación láser es un tratamiento cada vez más popular para eliminar el exceso de vello corporal pigmentado. Si el campo de tratamiento también incluye un nevo melanocítico, este puede presentar hiperpigmentación en su interior. Esta hiperpigmentación iatrogénica puede aparecer en diferentes momentos después del procedimiento, lo que causa manchas hiperpigmentadas extrañas e incertidumbre diagnóstica. La anamnesis confirmará el diagnóstico, ya que los cambios son de duración relativamente corta.

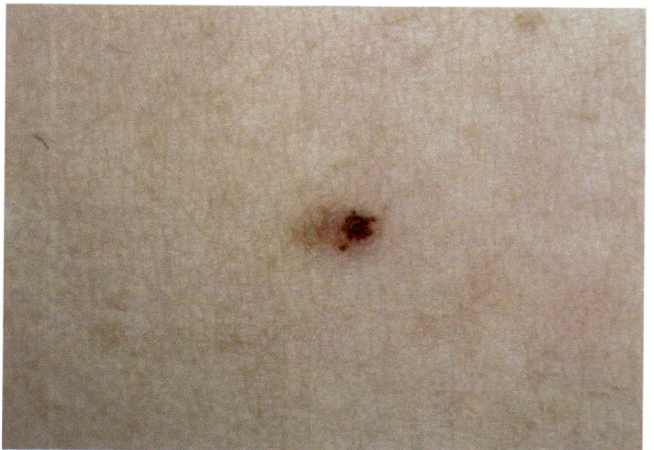
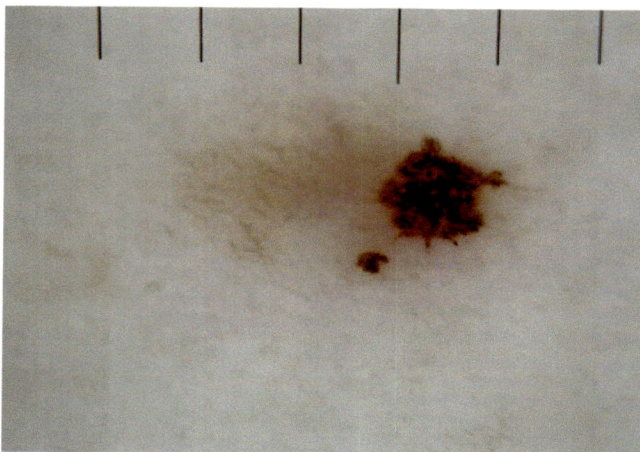

Hiperpigmentación focal de un nevo en la región lumbar de una mujer de 20 años con antecedentes de tratamiento de depilación láser reciente: la dermatoscopia muestra manchas hiperpigmentadas superpuestas a un nevo reticular de base.

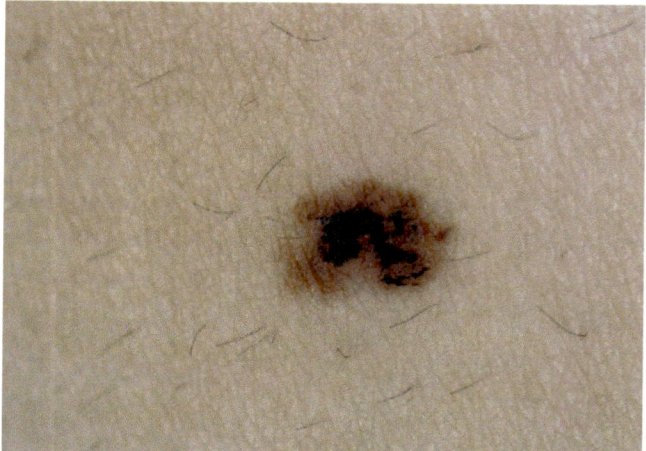
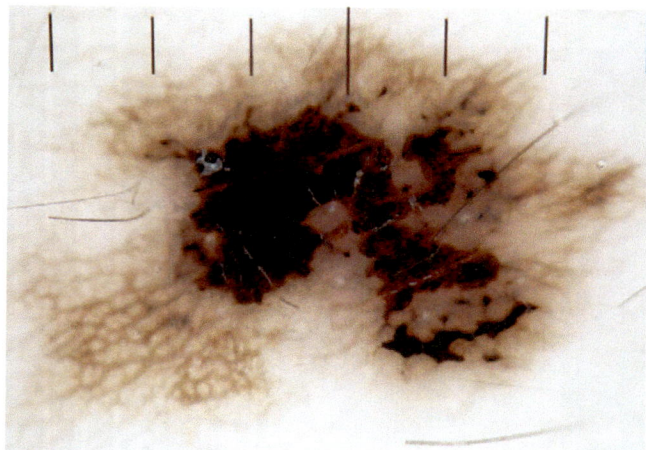

Múltiples focos de hiperpigmentación en un nevo en otra mujer de 20 años con antecedentes de tratamiento de depilación láser reciente: la dermatoscopia muestra manchas hiperpigmentadas en un nevo reticular de base.

Si el episodio de tratamiento con láser fue hace algunas semanas y persiste la incertidumbre diagnóstica, considerar una prueba inicial de eliminación con cinta adhesiva que, si atenúa la pigmentación, puede evitar una biopsia innecesaria.

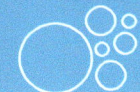

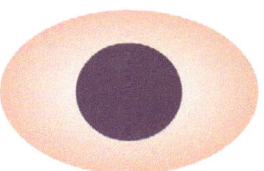

Después de la crioterapia de la piel, puede aparecer un hematoma subcórneo iatrogénico. Este no es un hallazgo infrecuente después del tratamiento de verrugas virales acrales. La zona de coloración morada tiende a ser circular y corresponde al área tratada con crioterapia. Además, el margen periférico está bien delimitado y es uniforme, y no tiende a mostrar glóbulos periféricos definidos separados, que están presentes cuando un hematoma subcórneo es secundario a un episodio traumático.

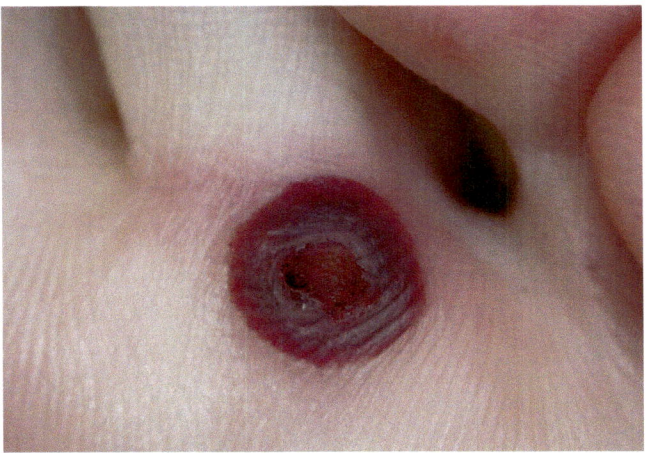 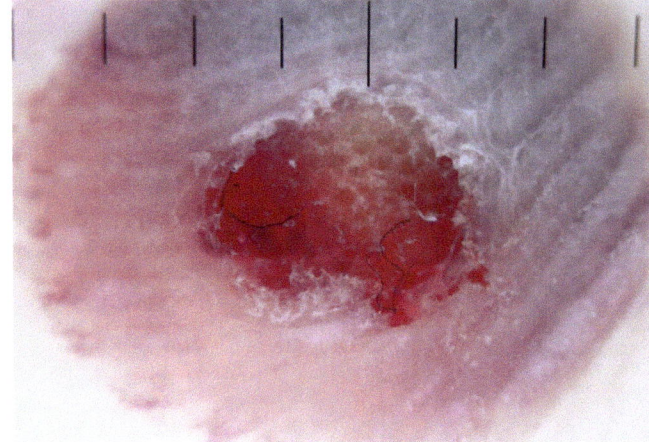

Hematoma subcórneo iatrogénico poscrioterapia en el antepié de una niña de 14 años: la dermatoscopia muestra una mancha circular uniforme de color morado, con un margen periférico definido alrededor de la zona central ulcerada.

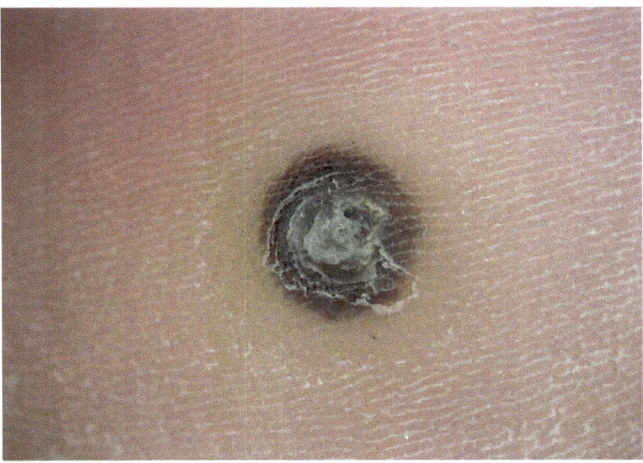 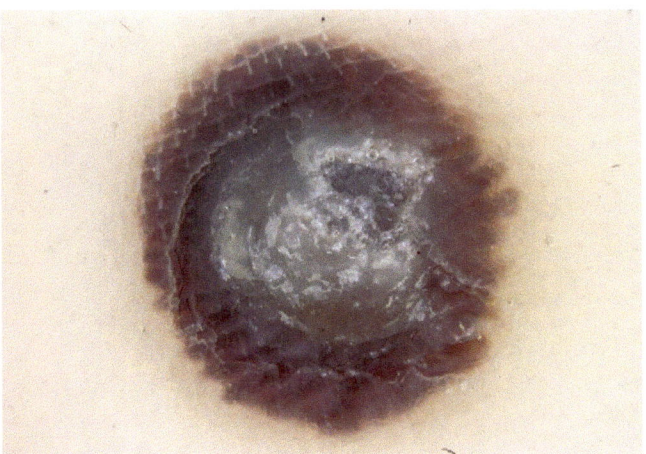

Hematoma subcórneo iatrogénico poscrioterapia en el talón de una mujer de 30 años: la dermatoscopia muestra una mancha circular morada solitaria, con hiperqueratosis central y un margen periférico definido.

Si bien es una característica sutil, la ausencia de glóbulos de sangre marginales/periféricos puede ser un buen discriminador para distinguir los hematomas subcorneales causados por lesiones térmicas de aquellos causados por impactos.

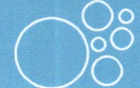

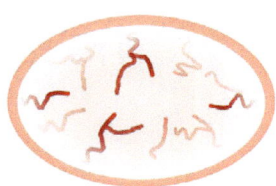

Las cicatrices de radioterapia pueden, por sí mismas, remedar carcinomas basocelulares (CBC) infiltrativos, debido a las estructuras vasculares y la cicatrización que aparecen con el tiempo. A diferencia de los CBC, los vasos sanguíneos dentro de las cicatrices de radioterapia tienen un calibre variable, son tortuosos y siguen un recorrido de profundidad y enfoque variables a través de la piel.

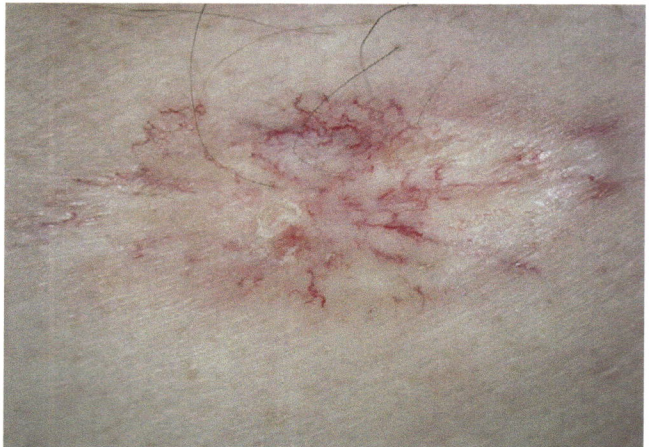

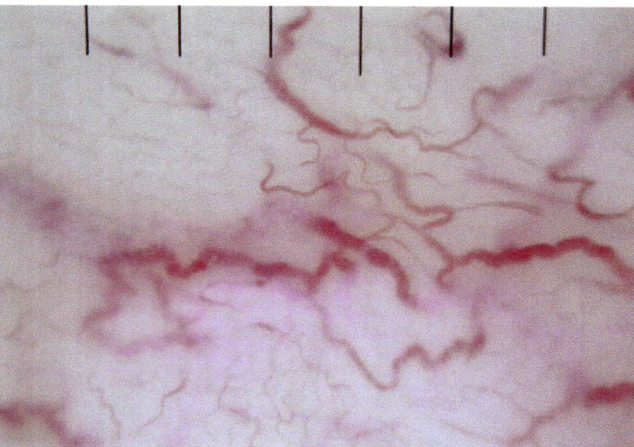

Cicatriz de radioterapia 10 años después del tratamiento de un CBC en el hombro de un hombre de 55 años: la dermatoscopia muestra vasos lineales gruesos que entran y salen del foco con un recorrido tortuoso.

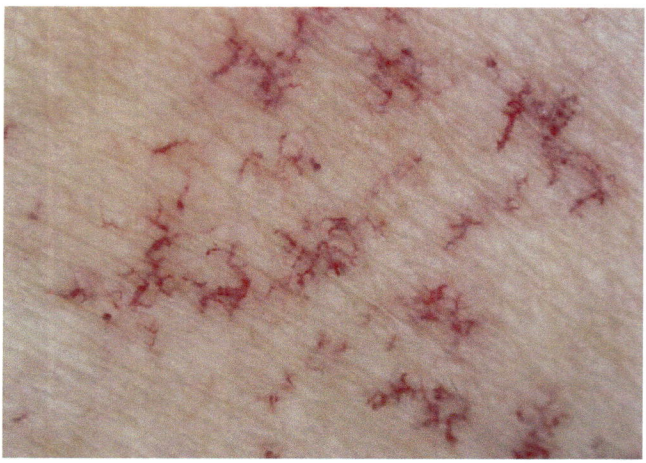

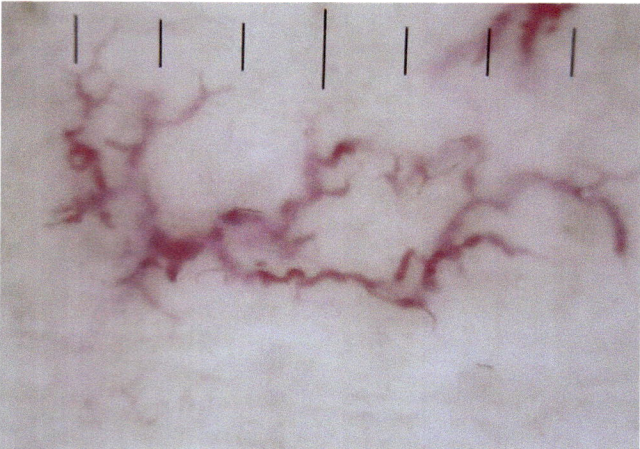

Parche de vasos telangiectásicos en la pared torácica de una mujer de 50 años tratada por cáncer de mama con radioterapia adyuvante cinco años antes: la dermatoscopia muestra vasos lineales tortuosos de diámetro y enfoque variable, compatibles con cicatrización por radioterapia.

Rara vez, pueden aparecer dermatosis y tumores secundarios dentro de los campos de radioterapia.
Soilleux EJ, et al. Cutaneous mastocytosis localized to a radiotherapy field. *Clin Exp Dermatol* 2009;34(1):111-2.

Índice analítico